Rainer Dierkesmann & Harald Morr

Tief durchatmen: Die Lunge erzählt ihre Geschichte

Rainer Dierkesmann & Harald Morr

Tief durchatmen: Die Lunge erzählt ihre Geschichte

lehmanns media

Impressum

Bibliografische Information der Deutschen Nationalbibliothek
Die Deutsche Nationalbibliothek verzeichnet diese Publikation in der Deutschen Nationalbibliografie; detaillierte bibliografische Angaben sind im Internet unter http://www.dnb.de abrufbar.

Bildnachweis:
Umschlag: Kranke bei der Luftkur, auf einer Veranda in einem Sanatorium in Davos. Aufnahme aus dem Fotoatelier Gysi, um 1897 (Stadtmuseum Aarau, Album Gysi Hergert, Inv. 61'728), Public domain, via Wikimedia Commons
Ab Seite 342

Helmholtzstr. 2-9
10587 Berlin
Umschlag: Jasmin Plawicki · Leipzig
Satz & Layout: LaTeX(Libertinus) Volker Thurner · Berlin
Druck und Bindung: Totem · Inowrocław • Polen

ISBN 978-3-96543-452-3 www.lehmanns.de

Inhaltsverzeichnis

Kapitel 1

Die Medizin in den Kinderschuhen: Von Pneuma, Galle und der Luft im Blut

1.1 Die Vier-Säfte-Lehre und das Pneuma

Wir sind es heute gewöhnt, naturwissenschaftlich zu denken. In die Medizin übertragen heißt das, man sucht bei Krankheiten nach einer naturbedingten Ursache. Dazu muss man aber zunächst wissen, wie der menschliche Körper normalerweise funktioniert; dies nennen wir die Physiologie. Kennen wir sie, sind wir in der Lage, Abweichungen von der Normalität zu erkennen und Rückschlüsse auf die Ursache zu ziehen; dies nennen wir dann die Pathophysiologie. Eine auf Naturgesetzen aufbauende Physiologie (=Funktionsweise des gesunden Körpers) oder gar Pathophysiologie (= krankhafte Funktion) gab es jedoch in der frühen Antike nicht. Die Welt war das Werk der Götter und der Mensch fühlte sich den willkürlichen Einflüssen der Götter weitgehend hilflos ausgeliefert.

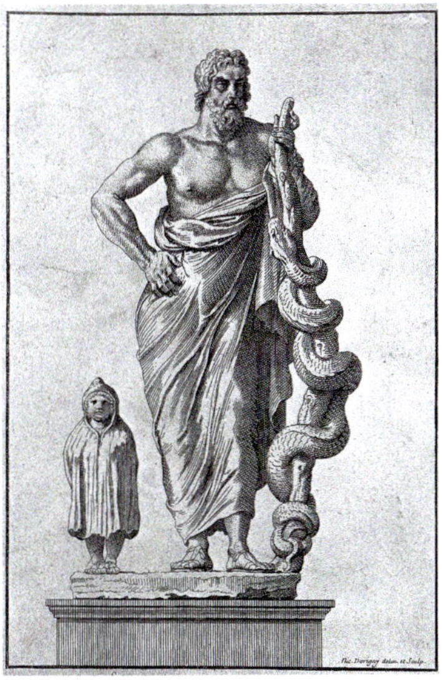

Abbildung 1: Asklepios und Telesphoros, Radierung von Nic. Dorigny

Den Göttern wurde unterstellt, dass sie das Weltgeschehen direkt steuerten, sodass vor diesem Hintergrund die Ursachen für die vielfältigen Erscheinungen und Ereignisse auf dieser Welt grundsätzlich außerhalb der Erkenntnismöglichkeit des Menschen zu liegen schienen. Aus dieser Vorstellung heraus ergab sich kein Bedarf, nach naturgesetzlichen Grundprinzipien zu suchen.

Auch Krankheiten waren von den Göttern gesteuerte Erscheinungsformen des Weltgeschehens. Man konnte zwar bestimmte Formen von Krankheiten differenzieren und deren Symptome beschreiben, die Therapie bestand jedoch darin, dass man versuchte, die Götter z. B. durch Opfer zu besänftigen oder mit bestimmten Riten den Göttern etwas näher zu kommen, um deren Willen zu erfahren.

Bei den Griechen war der Gott Asklepios (Abb. 1) zuständig für die Heilung von Krankheiten. Ein Kranker konnte in einen Tempel, der sog. Asklepieia, gehen, wo er dann nach Fasten und rituellen Waschungen über seine Träume während eines sog. Inkubationsschlafs Hinweise für die Therapie erhielt [1]. Die Deutung dieser Träume war Sache der Priester, eine gezielte, organbezogene Therapie gab es nicht.

Familie des Asklepios

- Sohn des Apollon und der Koronis (Tochter des Königs Phlegyas).
- Mit seiner Frau Epione hatte er 5 Töchter: Hygieia (war für „Gesundheit" zuständig) und Panakeia (war Heilerin durch Heilpflanzen).

Allerdings entwickelte sich parallel über Jahrhunderte oder gar Jahrtausende auch eine Art Volksheilkunde: Aus den empirischen Beobachtungen und alltäglichen Erfahrungen hatte man spezielle Wirkungen von einzelnen Pflanzen entdeckt, die – gottgegeben oder nicht – Einfluss auf bestimmte Krankheitserscheinungen hatten.

Die ersten griechischen Ärzte nannten sich Asklepiaden, da sie sich als Erben des Gottes Asklepios betrachteten. Dabei handelte es sich um eine Art Geheimbund, in dem das Wissen innerhalb der Familie vom Vater auf den Sohn weitergegeben wurde. Mit diesem Wissensvorsprung konnten sich die Asklepiaden ihren Lebensunterhalt verdienen. Man muss annehmen, dass sie neben chirurgischen Eingriffen auch über eine gewisse Kräuterkunde verfügten, die sie zumindest teilweise aus der überlieferten Volksheilkunde übernahmen. Homer beschreibt z. B. einen Trank, der alles Leid vergessen macht, wobei es sich wahrscheinlich um Opium gehandelt hat [1]. Die Epoche, in der Homer gelebt haben soll, wird kontrovers diskutiert. Herodot schätzte, dass es etwa 850 v. Chr. gewesen sein müsse; andere historische Quellen wiederum legen dies in die Zeit des trojanischen Krieges, also etwa 1200 v. Chr.

In Griechenland haben sich in den Jahrhunderten vor Christi Geburt medizinische Zentren gebildet, in denen der Arztberuf erlernt werden konnte. Hippokrates[1] (Abb. 2) entstammte einer solchen Asklepiaden-Familie. Zu seiner Zeit haben die Griechen unserer Kenntnis nach als Erste versucht, das durch Beobachtung gewonnene Wissen in abstrakter Weise aufzuarbeiten und nach Hinweisen für die Ursachen von krankhaften Veränderungen zu suchen. Dieser absolut neue Umgang mit der Natur war jedoch keineswegs auf die Medizin beschränkt, sondern man begann die vielfältigen Naturerscheinungen in einer für die damalige Zeit ganz neuartigen, revolutionären Denkweise abstrakt zu differenzieren und zu versuchen, hinter diesen Naturerscheinungen ein System zu erkennen. Damit war die Naturwissenschaft geboren. Dieser Prozess des abstrakten Nachdenkens über die Natur war sicherlich eine entscheidende Voraussetzung dafür, dass sich der Hellenismus daraufhin in der ganzen damals bekannten Welt ausbreiten konnte.

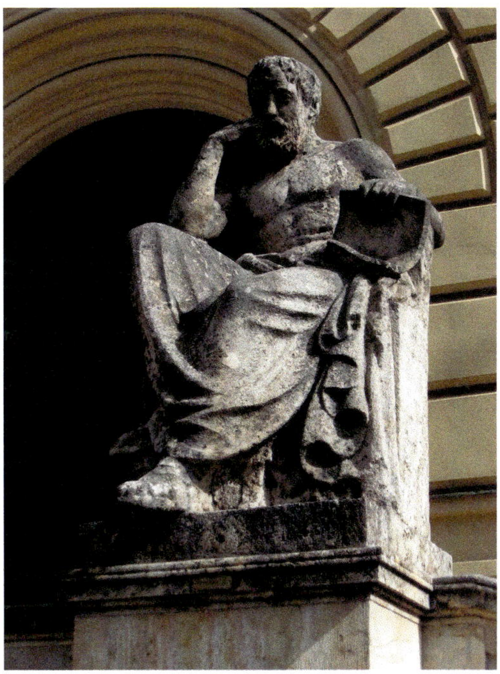

Abbildung 2: Hippokrates-Denkmal vor dem Eingangsportal der Bayerischen Staatsbibliothek München, Ludwigstraße 16; 1832–39 von Friedrich von Gärtner; Kopie von Karl Krohe (nach dem 2.Weltkrieg); Das Original von Francesco Sanguinetti (Entwurf: Ludwig Michael Schwanthaler) befindet sich seit 1964 auf dem Schulpark der Grundschule in Bernau am Chiemsee (Denkmal D-1-87-118-44).

1 * um 460 v. Chr. auf der Ägäisinsel Kos; † um 370 v. Chr. in Larisa, Thessalien

Hippokrates übernahm diese neue Denkweise und versuchte, die Medizin aus der mystischen Umklammerung zu befreien. Magische oder sonstige übernatürliche Kräfte spielten in seiner Krankheitslehre keine Rolle mehr. Dies war ein epochaler Einschnitt in die Betrachtungsweise der Natur mit besonderer Auswirkung auf den Umgang mit Krankheiten des Menschen. Auch wenn die Hippokratiker sich jetzt wissenschaftlicher Prinzipien bedienten, lagen die Funktionen der verschiedenen Organe jedoch noch weit im Dunkeln und man war im Wesentlichen auf Spekulationen angewiesen. Der hippokratische Arzt kannte keine Krankheiten, sondern nur kranke Menschen [18]. Das physiologische Grundkonzept ergab sich aus der Vorstellung, dass der Mensch ein integraler Bestandteil der Welt war.

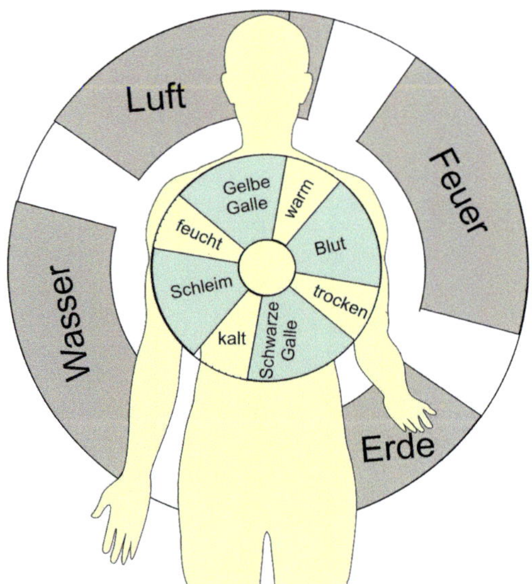

Abbildung 3: Elemente, Qualitäten und Körpersäfte der griechischen Humoral-Pathologie.

Nach der damaligen Naturphilosophie (Empedokles[2]) wurde die Welt aus den 4 Urstoffen Wasser, Erde, Luft und Feuer mit den 4 Grundqualitäten „warm", „kalt", „feucht" und „trocken" (Aristoteles s. u.) erklärt [17]. Die Vielfalt der Natur entstand durch die unterschiedliche Verflechtung dieser 4 Elemente. In analoger Weise verknüpfte man diese 4 Grundqualitäten mit 4 Säften, die das Leben im menschlichen Körper bestimmten (Abb. 3): Das Blut hatte – so wie das Feuer der Erde – die Eigenschaft „warm-feucht", der gelben Galle wurde „warm-trocken" zugeordnet, der schwarzen Galle „kalt-trocken" [13]. Unter Schleim verstand man alle farblosen

[2] * um 495 v. Chr. Akragas, dem heutigen Agrigent auf Sizilien; † um 435 v. Chr. wohl auf der Peloponnes

Sekrete. Dass dieser Schleim als „kalt-feucht“ eingestuft wurde, hatte möglicherweise seinen Grund darin, dass Erkältungskrankheiten vorwiegend in der kühlen Jahreszeit auftraten und häufig viel Schleim produzierten [2]. Das Mengenverhältnis der 4 Säfte bestimmte, ob der Körper gesund war (Eukrasie) oder nicht (Dyskrasie) [13]. Das Konzept sah vor, dass dieses Mischungsverhältnis und damit auch der Gesundheitszustand durch die Lebensweise des Menschen wie z. B. durch die Nahrungsaufnahme oder auch durch Umwelteinflüsse wie z. B. die Jahreszeiten beeinflusst werden könnte. Auch wenn man bereits Kenntnisse von verschiedenen Organen hatte, war von einer organbezogenen Krankheitslehre nicht die Rede. Krankheit war etwas, was systemisch im ganzen Körper vorhanden war. Dabei verursachte diese systemische Erkrankung unterschiedliche, definierbare, evtl. auch organbezogene Erscheinungen.

Die 4 Säfte sind auch heute noch in unserem Sprachgebrauch präsent, obwohl wir die Säftelehre längst verlassen haben. Man hat den Menschen nach seiner Veranlagung in 4 Typen eingeordnet: Da ist der „Sanguiniker“, der einen eher etwas leichtsinnigen, heiteren Menschen charakterisiert; bei ihm steht das Blut im Vordergrund. Wenn die schwarze Galle vorherrscht, führt das zu einer „positiven Traurigkeit“; oder man sagt, dieser Mensch habe etwas nahe am Wasser gebaut. Die schwarze Galle heißt griechisch „melan cholia“; man nennt diesen Menschentyp deswegen „melancholisch“. Etwa ein Viertel der westlichen Bevölkerung bekennt sich zur Melancholie. Der „Choleriker“ ist der „gallige“ Typ (=gelbe Galle), der sich häufig schon über Nichtigkeiten aufregt und schnell in Rage kommt. Der „Phlegmatiker“ hat seinen Namen vom griechischen Wort „Phlegma“, was Schleim bedeutet und also dem 4. Saft entspricht; bezeichnet wird damit ein Mensch, der eher etwas schwerfällig und weniger aktiv ist.

Die vier kosmischen Säfte waren also die Grundbausteine des Menschen und erklärten Krankheiten und evtl. auch bestimmte Verhaltensweisen. Die Tatsache des „lebendig Seins“, also das eigentliche Leben, war damit jedoch noch nicht erklärt. Da man das eigentliche Lebensprinzip mit den uns zur Verfügung stehenden Sinnen nicht erfassen konnte, musste eine Hypothese herhalten: Und hierbei spielte die Lunge durchaus eine zentrale Rolle: Man postulierte einen eigenen lebenserhaltenden Stoff; die Hippokratiker nannten diesen Stoff „Pneuma“, ein nicht näher definierbarer luftartiger Stoff, eine Art Lebenselixier oder Lebenshauch. Auch wir haben bis heute keine naturwissenschaftliche Erklärung für das, was einen Körper lebendig macht. Von einem solchen Leben erzeugenden Stoff war auch schon in der Bibel die Rede und stellt unter dem Begriff „Seele“ einen Grundpfeiler der christlichen Religion dar. Dieser Begriff der „Seele“ ist auch heute noch in unserer Denkungsweise tief verwurzelt, ohne dass wir aber diese Seele näher definieren könnten. Noch bis in das letzte Jahrhundert hinein, teilweise auch noch bis heute, herrscht die Vorstellung vor, dass der Tod dadurch eintritt, dass die Seele den Menschen mit seinem letzten Atemzug verlässt.

Diese Vorstellung ist weltweit verbreitet; auch im säkularen Vietnam spricht man z. B. beim Besuch der Gedenkstätte für Hồ Chí Minh in höchst ehrfurchtsvoller gedämpfter Stimme von seinem letzten Atemzug, mit dem er sein „Leben" aushauchte.

Das „Pneuma" der Griechen rekrutierte sich aus der Luft und musste – da es im Körper verbraucht wird – ständig nachgeliefert werden. Es gelangt über die Atmung in die Lunge und von hier über die vorhandenen „Verbindungsröhren" zum linken Herzen, wo es sich mit dem „gereinigten" Blut (s. u.) vermischt und dann im Körper verteilt wird. Die Röhren nennen wir heute Lungenvenen; nach der damaligen Vorstellung waren die Lungenvenen jedoch keine blutführenden Adern, sondern stellten eine lufthaltige Verbindung zwischen Lunge und Herz dar.

Das Herz war damals keine Pumpe, sondern man stellte sich eher eine Art Ofen vor, der durch die „eingepflanzte Wärme" und durch Kochen des Blutes die Körperwärme lieferte. Bei diesem Vorgang des Kochens entsteht eine Art Ruß, der dann der Lunge zugeführt und dort abgeatmet wird. Der Lunge kam noch eine weitere wichtige Funktion zu: Da beim Kochen im Herzen unkontrolliert zu viel Wärme erzeugt wird, muss das Herz über die eingeatmete Luft gekühlt werden. Man hatte damals bereits ein Grundprinzip der Natur erkannt: Wenn etwas geregelt werden soll, geschieht dies am besten durch zwei gegenläufige Prozesse: Die Hitze entsteht durch das Kochen im Herzen oder in der Leber und die Lunge ist der „Gegenspieler": durch die Atmung wird die Temperatur heruntergekühlt. Auf diese Weise wird die Körpertemperatur relativ konstant gehalten. Allerdings wissen wir heute, dass diese Temperaturregelung über die Atmung beim Menschen nur eine untergeordnete Rolle spielt, bei vielen Tieren, besonders bei felltragenden, wird jedoch die überschüssige Wärme tatsächlich in größerem Ausmaß über die Atmung abgeführt.

Die Lunge hatte also in der alten Zeit drei Funktionen: Sie musste das Pneuma liefern, den Ruß entfernen und das Herz kühlen. Bemerkenswert ist dabei, dass dieses Konzept in grundsätzlicher Form zumindest teilweise auch unserer heutigen funktionellen Vorstellung entspricht, wenn man das „Pneuma" durch Sauerstoff und den Ruß durch Kohlendioxid ersetzt. Allerdings ging der Begriff des „Pneuma" sehr viel weiter; Sauerstoff ist zwar eine in der Natur weit verbreitete lebensnotwendige Voraussetzung, erklärt aber nicht, warum etwas lebendig ist. Nach der Vorstellung der alten Griechen atmete man mit dem „Pneuma" auch dieses nicht näher bekannte Lebensprinzip ein. Das „Pneuma" gewährleistete die Lebensfunktionen der verschiedenen Organe und hielt die damit verbundene Körperwärme aufrecht.

Auch wenn man einen Blutkreislauf nicht kannte, so hatte man doch eine konkrete Vorstellung davon, dass dem Blut eine wesentliche Verteilerrolle zukommen musste: der Körper musste ernährt und der „Lebensgeist" verteilt werden. Nach der damaligen Vorstellung gelangte das Blut über die Venen durch Ansaugen in die Peripherie, es wird dort verbraucht und muss entsprechend diesem „Verbrauch" ständig neu gebildet werden. Die Arterien waren dagegen eher für die Verteilung des Lebensgeistes verantwortlich; zur Unterstützung dieses Transports war den Arterien nach der damaligen Vorstellung eine eigenständige aktive Ausdehnung unterstellt worden.

Da Hippokrates die damaligen naturphilosophischen Vorstellungen mit seinem medizinischen Gedankengebäude in Einklang gebracht hatte und auch offensichtlich eine große ärztliche Persönlichkeit war, konnte sich sein Grundkonzept mit der Vier-Säfte-Lehre über viele Jahrhunderte halten. Das Konzept basierte, nach unserem heutigen Wissen, zwar auf falschen Annahmen, war aber ansonsten in sich weitgehend schlüssig. Das Wissenschaftliche an der Methode der Hippokratiker beschränkte sich auf die damalige Erkenntnistheorie und war damit natürlich noch weit von unserer heutigen Vorstellung über wissenschaftliche Beweisführungen entfernt. Die Naturgesetzlichkeiten waren im Wesentlichen unbekannt. Soweit es überhaupt Experimente gab, dienten diese wohl eher der Bestätigung der vorgegebenen Vorstellung; d. h. man suchte die Theorie dadurch abzusichern, dass man möglichst viele Naturerscheinungen sammelte, die mit der vorgefassten Meinung im Einklang standen. Wenn irgendwelche Versuchsergebnisse nicht passten, hat man dies nicht als Gegenbeweis gegen die vorherrschende Theorie gewertet, sondern das Experiment wurde als ungeeignet deklariert. Aristoteles[3] hat die naturwissenschaftlichen Vorstellungen seiner Zeit in einer großartigen, anscheinend nahezu vollständigen Enzyklopädie zusammengefasst. Bereits mit 17 Jahren war er in Platons Akademie in Athen eingetreten. 343/342 v. Chr. wurde er Lehrer des makedonischen Thronfolgers Alexander des Großen. In seiner Enzyklopädie hat er die damaligen physiologischen Vorstellungen über den Körper des Menschen beschrieben. Das Blut wird zur Reinigung im Herzen gekocht. Bei diesem Prozess entsteht eine Art Ruß, der über die Lunge an die äußere Umgebung abgegeben wird. Durch die Hitze kommt es zu einer Ausdehnung des Herzens (= Diastole). Diese Herzerweiterung macht sich dann auch im Herzspitzenstoß bemerkbar. Die Systole, das heißt das Zusammenziehen des Herzens, kommt dadurch zustande, dass Luft über die Lunge in das Herz gelangt, es zur Abkühlung bringt und dadurch verkleinert. Eine aktive Muskelarbeit des Herzens hat Aristoteles nicht angenommen.

Galen[4] (Abb. 4a) trat zu einer Zeit auf die Bühne, als Rom die damals bekannte westliche Welt beherrschte. Galen war ein Meister der Selbstdarstellung, weshalb uns heute viele Einzelheiten seines Lebens bekannt sind [13]. Er litt nicht gerade unter Bescheidenheit oder Selbstzweifeln. Galen behauptete, auf eine Offenbarung des Heilgottes Asklepios hin Medizin studiert zu haben, er fühlte sich gottbegnadet, was

[3] * 384 v. Chr. Stageira; † 322 v. Chr. Chalkis

[4] * 129 bzw. zwischen 128 und 131 in Pergamon in Kleinasien; † zwischen 199 und 216 in Rom

ihm offensichtlich unbegrenztes Selbstvertrauen verschaffte. Galen war ein Verfechter der Hippokratischen Ideale. Hinsichtlich seiner ärztlichen Grundeinstellung ist allerdings bemerkenswert, dass er bei der herannahenden Antoninischen Pest (165–180 n. Chr.) nicht bereitwillig seine Dienste angeboten hat, sondern allem Anschein nach vor der Pest vorübergehend in seine Heimat nach Pergamon flüchtete [13].

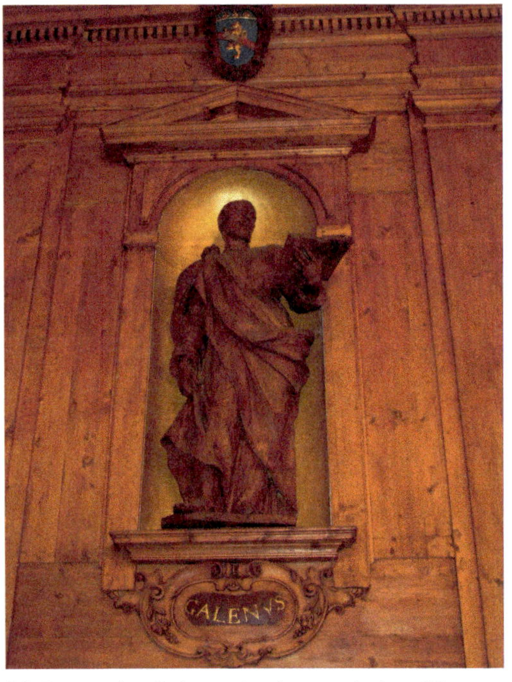

(a) Statue des Galenus im Anatomischen Theater, Palazzo dell'Archiginnasio, Bologna, Italien

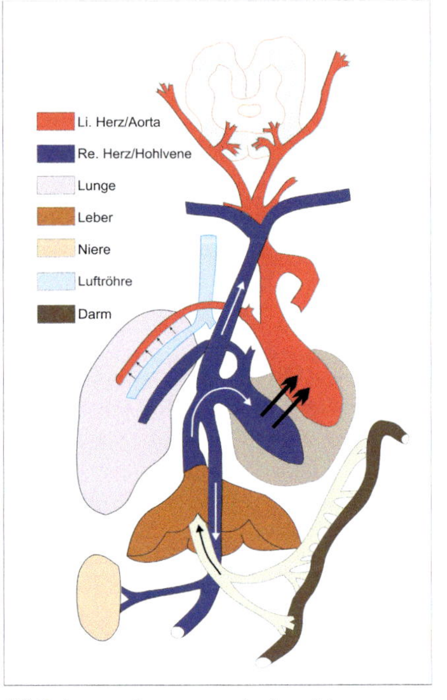

(b) Schema der energetischen Versorgung nach Galen.

Abbildung 4: Galenos von Pergamon

Galen hat kein neues Weltbild geschaffen. Er hat es jedoch in hervorragender Weise verstanden, das gesamte antike medizinische Wissen in ein durchgängiges und für die damalige Zeit in sich schlüssiges und mit der Naturphilosophie von Aristoteles vereinbartes System zu bringen. In Analogie zu der Philosophie von Aristoteles wurden den vier Säften dann auch die vier menschlichen Grundeigenschaften „warm – kalt" und „feucht – trocken" zugeordnet. Diese Grundeigenschaften konnten die Säfte so beeinflussen, dass sie ineinander übergingen, und so entstand aus gelber Galle die schwarze Galle oder möglicherweise auch Blut. Das Säftegleichgewicht veränderte sich infolge eines krankhaften Zustandes. Das eigentlich Agierende waren also die vier Grundeigenschaften. War das Mischungsverhältnis der vier Grundeigenschaften der eigentliche Hintergrund für Krankheiten, dann müssten sich daraus auch die wesentlichen Therapiekonzepte herleiten lassen, darauf wird später noch näher eingegangen (s. u.). Galen hat auch den Organen eine größere Bedeutung zugeordnet. Nach der teleologischen Vorstellung von Aristoteles hat die Natur alles mit einem bestimmten Ziel erschaffen; für Galen bedeutete dies, dass es möglich sein musste, aus anatomischen Studien Rückschlüsse auf die Funktion von Organen zu ziehen.

Für Galen stand der Bauch für die Entstehung des Blutes im Mittelpunkt. Im Rahmen eines ersten Verdauungsschritts wird aus dem Nahrungsbrei der Chylus abgetrennt, und der Rest der nicht benötigten Nahrungsbestandteile wird über den Darm ausgeschieden. Der Chylus gelangt in die Leber, in der im Rahmen eines 2. Verdauungsschrittes aus dem Chylus das Blut mit seinen vier Säften produziert wird. Dieses gelangt dann über die Venen zu den verschiedenen Körperregionen (Abb. 4b). Die bei der Bildung des Blutes übrigbleibenden Chylusbestandteile werden über den Urin ausgeschieden. Ein Teil des Blutes wird vom rechten Herzen aufgenommen; hier wird das Blut durch Kochen gereinigt, wobei der dabei entstehende Ruß zur Lunge geleitet und abgeatmet wird. Das Restliche des so gereinigten Blutes wird in der linken Herzkammer mit dem durch die Atmung aufgenommenen Lebenspneuma (Seele) vereinigt, um dann zusammen mit der Lebenswärme den ganzen Körper zu versorgen. Man kann davon ausgehen, dass es damals zum Grundwissen gehörte, dass auf diese Weise die Seele mit dem Blut verbunden war. Auf diese Vorstellung ist möglicherweise auch zurückzuführen, dass im Judentum und im Islam Tiere erst ausbluten müssen, bevor sie verzehrt werden dürfen (Schächten): „*Gott der Herr verboth vorzeiten dem Volck Israel, darumb das Blut der Tiere zu essen und zu trincken, weil die Seele in dem Blut wäre*“ [3].

Auf die Idee eines Blutkreislaufes konnte man in der Zeit Galens noch nicht kommen, da die Kapillaren in den Körpergeweben, in denen der Übergang von den Arterien zu den Venen stattfindet, nicht bekannt waren. Die Grundfunktion des Blutes, lebenswichtige Stoffe in die verschiedenen Organe zu transportieren, war jedoch klar. Die Bewegung des Blutes stellte man sich in Analogie zu Ebbe und Flut in einem Hin und Her vor. Dafür sprachen ein rhythmisches Dehnen und Zusammenfallen der Blutröhren, bis letztlich das Blut in der Peripherie verbraucht war und dadurch neu gebildetes Blut nach sich zog.

1.2 Medizin im Weströmischen Reich

Die eher nüchterne, wissenschaftliche Krankheitslehre von Hippokrates hat sich in der westlichen, zunehmend christlich orientierten Welt nur wenige Jahrhunderte gehalten. Der Verfall des weströmischen Reichs im 4. bzw. 5. Jahrhundert verursachte eine deutliche Verschlechterung der wirtschaftlichen Lage und eine gewisse Stagnation der

Wissenschaft. Im Mittelalter kam es zu einem allgemeinen Niedergang der Bildung, was sich auch auf die Medizin auswirkte. Zunehmend gerieten die hellenistischen Kenntnisse in Vergessenheit oder wurden gar abgelehnt

Zu dieser Richtungsänderung mag auch die Auseinandersetzung mit dem immer stärker werdenden Christentum beigetragen haben. Das Christentum, das sich außerordentlich schnell über die Mittelmeerwelt verbreitet hatte, war durch einen tiefen Glauben geprägt, der die Suche nach Naturgesetzen nicht gerade gefördert hat. Auch war die Seele ja als unsterblich deklariert worden, wodurch die körperliche Hülle, in der die Seele vorübergehend beherbergt wird, keine große Bedeutung mehr hatte [16]. Krankheiten wurden häufig als Strafe Gottes bzw. als Teufelswerk angesehen.

Andererseits war das Christentum schwerpunktmäßig eine Religion, die ihren Ursprung im Schutz der Armen und Kranken hatte. Das Christentum hat folgerichtig die Einstellung der Gesellschaft zu Kranken oder sonst bedürftigen Menschen verändert; der „Herr" macht keinen Unterschied zwischen arm und reich. In besonderer Weise wurde die Krankenpflege gefördert; dabei stand die eigentliche medizinische Versorgung nicht im Vordergrund, es ging vielmehr um die Sorge für die Seele. Dennoch muss man festhalten und betonen, dass unsere Welt ohne die christliche Religion viel ärmer wäre. Wahrscheinlich gäbe es keine Gleichberechtigung unter den Menschen und um die Grundrechte der Menschen wäre es sicher schlecht bestellt.

In Ermangelung der hellenistischen Kenntnisse tummelten sich unzählige wenig sachkundige „Heiler" auf den Marktplätzen, aber auch in den Fürstenhäusern, und boten ihre fragwürdigen Heilmethoden an. Böse Dämonen bzw. die Besessenheit durch den Teufel hatten Konjunktur. Ohne den sonstigen rationalen Hintergrund der antiken Medizin konnten sich zumindest vorübergehend wilde Heilungsvorstellungen durchsetzen. Im Mittelalter entwickelten sich zahlreiche „Arzneyen", die später als „Dreckapotheke" bezeichnet wurden [22,23]. Bei dieser Form der „Heilmittel" war jede perverse Idee erlaubt: So wurden z. B. Frösche an einem Faden aufgehängt und abgewartet, bis sie starben; der dabei von den Fröschen abgegebene „Geifer" wurde dann aufgefangen und zu einem „Heilmittel" verrührt. Auch getrocknete Exkremente gehörten zum Standard. „Im Koth und im Urin liegt GOTT und die Natur. Kuhfladen können dir weit mehr als Balsam nützen" [23]. Nicht nur, dass die damaligen „Ärzte" damit Geld verdienen konnten; auch der Kranke hatte wohl die Vorstellung, dass das Perverse besonders gut helfe, sonst hätte er es ja nicht mitgemacht. Ursprünglich ist diese Dreckapotheke wahrscheinlich sogar aus der primitiven Volksmedizin hervorgegangen.

Trotz der Abwendung von der hellenistischen Medizin war die grundlegende physiologische Vorstellung von dem Gleichgewicht der vier Körpersäfte bis ins späte Mittelalter weiterhin gültig und teilweise bis Anfang des 19. Jahrhunderts die wesentliche Basis für die Therapie. Die wichtigsten Therapieprinzipien waren unverändert der Aderlass, das Schröpfen, die Klistiere und das „Reinigen". Es gab zahlreiche, aus Pflanzen hergestellte Substanzen, die eine harn- oder schweißtreibende Wirkung hatten bzw. Stuhlgang oder Erbrechen förderten. All das sollte dazu dienen, das Säftegleichgewicht wiederherzustellen und den Körper von schädlichen Säften zu befreien. Nach dieser Vorstellung handelte es sich also durchaus um eine ursachenorientierte Therapie. Daneben gab es auch Kräuter, denen eine lindernde Wirkung bei Beschwerden zugeschrieben wurden, die also – man würde heute sagen – eine palliative Funktion hatten. Das Bildungsmonopol ging auf die Kirche über und die Klöster entwickelten sich zu Zentren der Medizin, wobei diese jedoch nur in geringem Maße an die hervorragende Tradition der hellenistischen Medizin anknüpften. Eine besondere Rolle spielte die Benediktinerin Hildegard von Bingen[5], eine Mystikerin des Mittelalters. Sie wurde von ihren adligen Eltern bereits mit 14 Jahren in ein Kloster gegeben; damals war es üblich, das 10. Kind als „Zehent" Gott zu weihen [12]. Hildegard lebte streng asketisch im Kloster Disibodenberg und übernahm 1136 die Leitung dieses Klosters (Abb. 5).

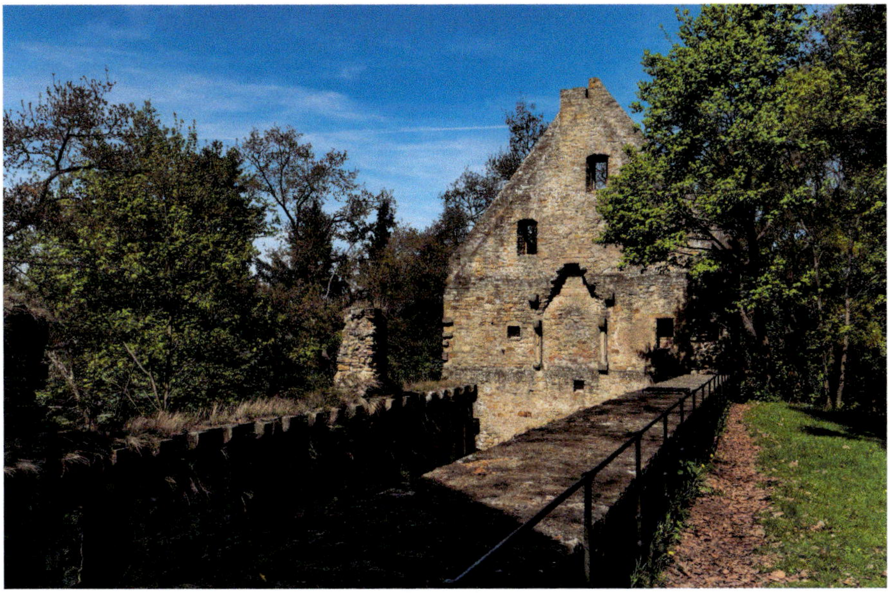

Abbildung 5: Kloster Disibodenberg.

Hildegard von Bingen wurde zu ihrer Zeit in erster Linie wegen ihrer selbst bekundeten göttlichen Visionen verehrt (Abb. 6a). In besonderer Weise hat sie

[5] * 1098 Bechelheim † 17.9.1179 im Kloster Rupertsberg bei Bingen am Rhein

sich mit der Kräuterlehre beschäftigt und viele Informationen darüber gesammelt. Wesentliche neue Gesichtspunkte waren dabei aber nicht zu verzeichnen. Fest überzeugt war Hildegard wohl davon, dass jegliche Heilmittel zwar eine gewisse Hilfe sein könnten, eine wirkliche Heilung aber nur mit einem entsprechenden Lebensentwurf und der Lebensdisziplin möglich sei. Ihr Heilungskonzept war bestimmt von dem Gedanken, dass allein die Hinwendung zum Glauben den kranken Menschen heilen könne, und damit entfiel eine wissenschaftliche Orientierung. Hildegards Resümee aus der Betrachtung der Heilmittel und ihrer Heilerfolge lautete daher: „*Nun aber werden die … von Gott gewiesenen Arzneien dem Menschen entweder helfen, oder er wird sterben, oder Gott will nicht, dass er von seiner Krankheit befreit werde* [12,15]. Hildegards Konzept enthielt viel Magisches. Der Medizinhistoriker Erwin Ackerknecht behauptet sogar, dass sich „*selbst die therapeutischen Formeln der Hl. Hildegard oft von heidnischen Zaubersprüchen im Wesentlichen nur darin unterscheiden, dass die Namen der Naturgeister durch die Namen von Heiligen ersetzt werden*“ [16].

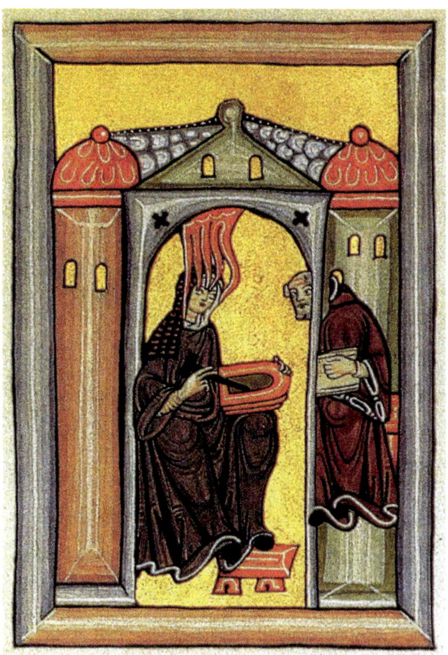

(a) Hildegard von Bingen empfängt eine göttliche Inspiration und gibt sie an ihren Schreiber weiter.

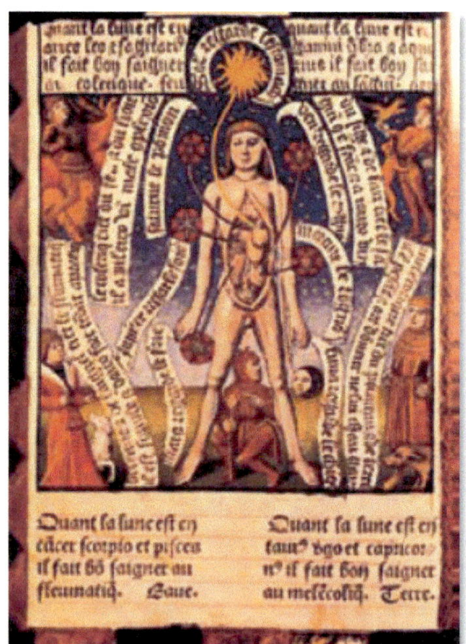

(b) Menschen- und Weltbild der Hildegard von Bingen; Zusammenhang von Mikro- und Makrokosmos.

Abbildung 6: Hildegard von Bingen

Den medizinisch-naturkundlichen Vorstellungen der Hildegard von Bingen wurden – im Gegensatz zu ihrem kirchlichen Wirken und ihren botanischen Werken – zu ihrer Zeit keine größere Beachtung geschenkt. Erst recht zog sie im 19. Jahrhundert die Verachtung der allein den physikalisch-chemischen Gesetzmäßigkeiten vertrauenden Naturwissenschaftler auf sich, die ihr Werk als ein „kurioses Gemisch von Mystik und Dreckapotheke", und als ein „Kompendium alter Druidenweisheit" schmähten [11,15]; sie betrachteten Hildegard als fromme Äbtissin, die sicher nicht die Pflanzen in der Natur angeschaut habe. In der Tat beschrieb sie 180 verschiedene Pflanzen [10], deren medizinische Bedeutung sie niemals durch eigene Erfahrung hätte herausfinden können. Ihr Werk ist jedoch eine hervorragende Sammlung naturkundlicher und volksmedizinischer Kenntnisse und Auffassungen [10].

Hildegard von Bingen hatte viele Anfeindungen zu ertragen, da sie es schaffte, sich als Frau gegen die damalige Männerwelt durchzusetzen. Bis zu ihrem Tod hatte sie häufig Probleme mit ihren Vorgesetzten zu überstehen, die sie sicher auch viel Kraft gekostet hatten [12]. Durch ihr selbstbewusstes Auftreten, ihre tiefe Religiosität und ihr verwurzeltes, grandioses Bekenntnis zur Verbundenheit der Schöpfung des Kosmos mit dem Dasein des Menschen (Abb. 6b) wurde sie weltberühmt. 2009 gab die Deutsche Bundespost zu Ehren dieser ungewöhnlichen Persönlichkeit eine Briefmarke heraus (Abb. 7).

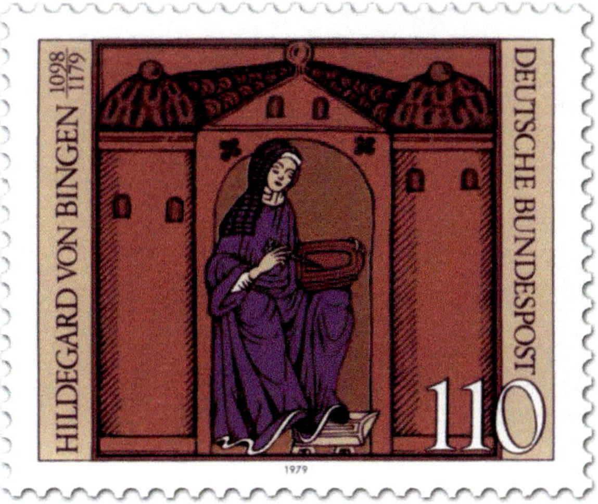

Abbildung 7: Briefmarke zum 800. Todestag der Hildegard von Bingen.

Nördlich der Alpen war das geistige und politische Leben weithin durch die Auseinandersetzung zwischen Kaiser und Papsttum bestimmt, worunter auch Hildegard von Bingen immer wieder zu leiden hatte. Der Süden Italiens nahm dagegen eine erstaunliche, außerordentlich positive Entwicklung, die später auch für ganz

Europa große Bedeutung erlangte. Im 11. Jahrhundert waren Sizilien und Teile Süditaliens zunächst noch von Arabern besetzt. Innerarabische Streitigkeiten führten aber zu chaotischen Zuständen, die so weit gingen, dass der Emir von Syrakus von seinem eigenen Schwager aus Apulien vertrieben wurde. Christlich-normannische Söldner unter dem ruppigen und skrupellosen Roger I. eroberten Sizilien, die letzte muslimische Stadt Noso fiel 1091. In dem bereits 529 durch Benedikt von Nursia an der Stelle eines früheren Apollotempels gegründeten Kloster Monte Cassino, gelegen zwischen Rom und Neapel (Abb. 8), entstand ein Hospital, das zunächst für Klosterbrüder gedacht gewesen war. Das Kloster bekam jedoch eine überregionale Bedeutung durch eine Kooperation mit der nahegelegenen Schule von Salerno, eine neu gegründete Schule für Medizin [15].

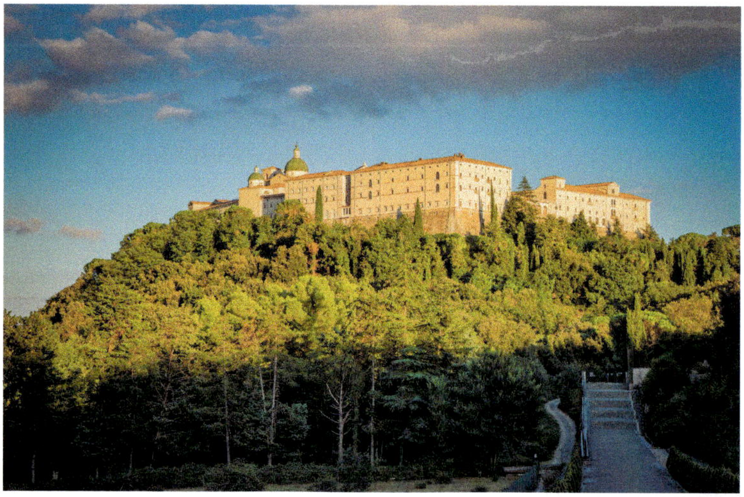

Abbildung 8: Kloster Monte Cassino.

Im Kloster wurden u. a. mit Hilfe des medizinkundigen Arabers, Constantinus Africanus (1020–1087) (Abb. 9) griechisch-arabische Texte ins Lateinische übersetzt, und somit konnte die eher rationale hellenistische Heilkunde wieder Basis der Behandlung kranker Menschen werden. Albertus Magnus (ca. 1200–12.11.1280) (Abb. 10) und sein Schüler Thomas von Aquin (ca. 1225–7.3.1274) (Abb. 11) waren nachfolgend hochrangige Vertreter der wiederbelebten arabischen und jüdischen Wissenschaft. Die medizinische Wissenschaft erlebte also mit der Übernahme durch die Normannen in der Schule von Salerno eine erste Blüte. Mit Unterstützung durch den von den Normannen abstammenden sizilianischen König Roger II. (1093–1152) und durch den Stauferkaiser Friedrich II. (1194–1250) entstand so in Salerno – neben Bologna – die erste medizinische Hochschule Europas, die zu den ältesten Universitäten Europas gehört (Abb. 12).

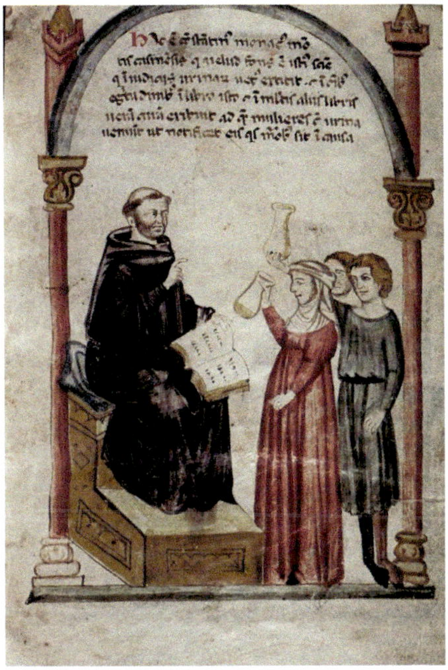

Abbildung 9: Constantinus Africanus bei der Harnschau.

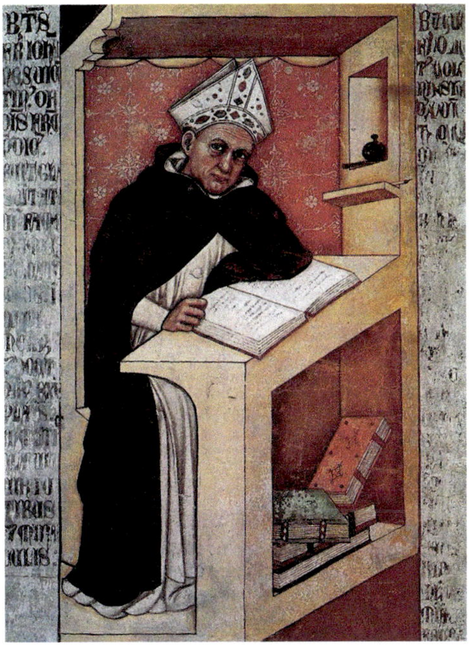

Abbildung 10: Albertus Magnus.

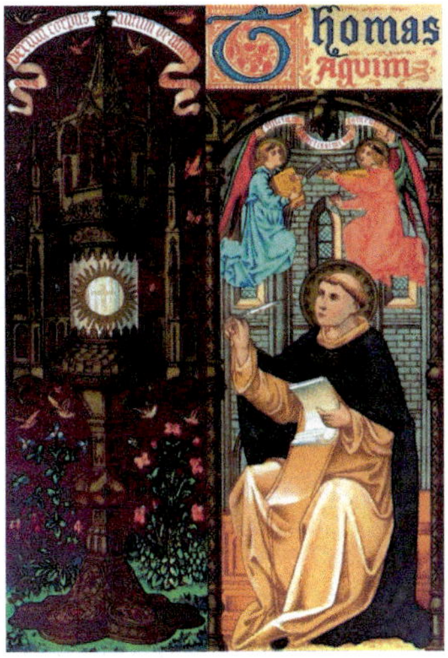

Abbildung 11: Thomas von Aquin.

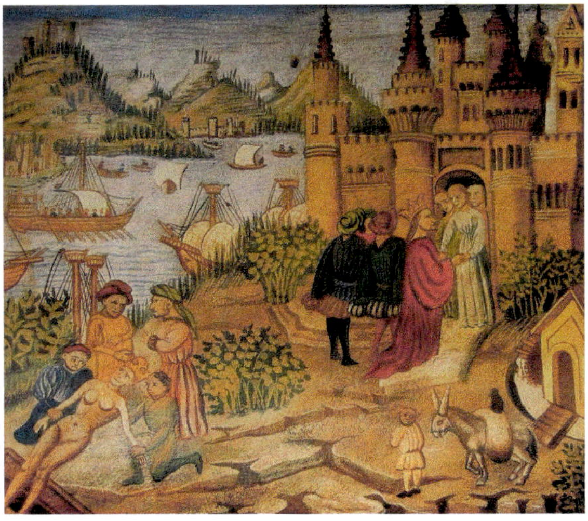

Abbildung 12: Die Scuola Medica Salernitana als Miniaturansicht im Canon des Avicenna.

In der Folgezeit verbreitete sich dann zusätzlich über Spanien und durch die Mauren die in den arabischen Ländern tradierte, eine im Wesentlichen auf Galen basierende, hochentwickelte Medizin nach Westeuropa; jetzt wurden auch die griechischen Texte in Westeuropa wieder zugänglich. Unter ihnen sind auch galenische und hippokratische Abhandlungen, die zusammen mit Texten byzantinischer und arabischer Herkunft im 11. Jahrhundert die sogenannte Articella, die erste Lehrsammlung des medizinischen Unterrichts an den neu gegründeten Universitäten bildeten. [13].

Jüdische Ärzte spielten bei der Übernahme der griechisch-arabischen Medizin im Islam wie auch der arabisch-lateinischen Kultur im Abendland eine große Rolle. Allerdings wird häufig übersehen, dass Christen, die aus dem byzantinischen Reich vertrieben worden waren, die griechischen Autoren in die semitischen Sprachen hebräisch und dann auch arabisch übersetzt haben [16]. Unzählige Werke der Antike konnten sich nur dadurch vor der Inquisition des 11. und 12. Jahrhunderts retten. Dabei waren jüdische Arztphilosophen große Botengänger zwischen Ost und West [13].

Eine erste Qualitätssicherung des ärztlichen Tuns erfolgte durch den Stauferkaiser Friedrich II. Er übernahm die durch Roger II. festgesetzte Regel, dass sich jeder Arzt *„Unseren Beamten und Richtern vorstellen und ihrem Urteil sich unterwerfen soll“* [1]. Er legte außerdem fest, dass das Studium der Medizin – ähnlich wie heute – 5 Jahre dauern sollte und ein zukünftiger Arzt ein Jahr unter Aufsicht eines erfahrenen Arztes gearbeitet haben muss [1]. Mit dem Dekret suchte Friedrich II. die medizinische Versorgung zu verbessern und dem Wildwuchs durch unzählige Quacksalber entgegenzuwirken.

1.3 Medizin im Oströmischen Reich

Im oströmischen Reich war die Entwicklung zunächst günstiger gewesen: Die ökonomischen Rahmenbedingungen waren wohl besser und man war weiterhin im wissenschaftlichen Denken auf der Basis der griechischen Philosophie und Medizin verhaftet. Aus diesem Grunde wollte man auch die griechischen Schriften als Lehrmittel verwenden und hat sie deswegen in die arabische Sprache übersetzt. Im Gegensatz zu den Verhältnissen im weströmischen Reich, in dem die griechischen Schriften in Vergessenheit geraten und größtenteils auch verloren gegangen waren, wurde also die griechische Tradition im oströmischen Reich aufrechterhalten. Die Originalschriften sind aber auch dort weitgehend nicht mehr existent; jedoch gab es immerhin eine arabische Übersetzung.

Während die Medizin im weströmischen Reich im Mittelalter eher in eine empirische Laienmedizin abgeglitten ist, hat in der arabischen Medizin – in beschränktem Umfang – eine eigenständige Weiterentwicklung stattgefunden. Die Vier-Säfte-

Lehre galt unverändert, aber das Galenische Gedankengebäude wurde dahingehend vervollkommnet, dass man versuchte, die letzten Widersprüche aufzuheben, um ein weitgehend widerspruchsfreies Gesamtsystem zu bilden. Eine besondere Anerkennung verdient der hochgebildete und geachtete persische Arzt Avicenna[6]. Sein fünfbändiges Werk „Canon medicinae" beherrschte für viele Jahrhunderte den medizinischen Alltag, auch wenn das Werk vorwiegend nur eine – allerdings hervorragende – Sammlung antiken Wissens wiedergibt. Die Stellung der Ärzte am Hofe der Herrschenden war aber nicht immer leicht. Avicenna war zunächst bei seinem Kalifen sehr angesehen und stieg bis zum Wesir auf. Nachdem er in politische Intrigen verwickelt wurde, fiel er in Ungnade und konnte sein Leben nur durch eine Flucht aus dem Gefängnis retten [18]. Avicenna soll ein sehr undiszipliniertes, ausschweifendes Leben geführt haben, und als er schwer erkrankte, nahm er wohl sehr zweifelhafte Arzneien zu sich, an denen er 1037 wahrscheinlich mit 57 Jahren verstarb [14].

In der Medizin des oströmischen Reiches gilt auch Ahmad ben Ibrahim ben Abi Hälid ben al-Gazzär (†1004) als bedeutende Persönlichkeit, der eine siebenbändige Enzyklopädie der Medizin geschrieben hat. Eines dieser Bücher trägt den Namen „Atemorgane". Das gesamte Werk ist etwas banal mit „*Der Proviant des Reisenden und die Nahrung des Sesshaften*" betitelt. Es ist aber ein Werk, das im Orient und später auch im Abendland große Verbreitung gefunden hat [24].

Eine besondere Erwähnung bedarf der Araber Ibn al-Nafis [7], der als Erster einen Blutfluss durch die Lunge beschrieben hat [25]. Die Vorstellung zu dieser Lungendurchblutung (als Kreislauf kann man dies noch nicht bezeichnen, da ein Kreislauf ja nur zusammen mit dem großen Kreislauf möglich ist) basierte auf rein theoretischen Überlegungen. Ibn an-Nafis hatte die Vorstellung, dass das Blut vom rechten Herzen über die Herzscheidewand in das linke Herz gelangt, polemisch abgelehnt. Da er selbst aber keine neuen empirischen Erfahrungen anzubieten hatte, und auch nicht erklären konnte, wie das Blut durch die Lunge hindurchfließen kann, wurden seine Ideen nicht weiterverfolgt.

1.4 Medizin am Ausgang des Mittelalters

An der Grenze zwischen Mittelalter und Renaissance betritt Philippus Theophrastus Aureolus Bombast von Hohenheim, genannt Paracelsus[8] die Bühne der medizinischen Lehre (Abb. 13). Selbstherrlich kritisierte er das seiner Meinung nach reine Bücherwissen der damaligen medizinischen Gelehrten.

[6] arabisch Ibn Sinä, * um 980 † 1037 im heutigen Usbekistan

[7] * 1210/1213 Damaskus; † 1288 Kairo

[8] * vermutlich 10. 11. 1493 Egg bei Einsiedeln (Schweiz); † 24. 9. 1541 Salzburg

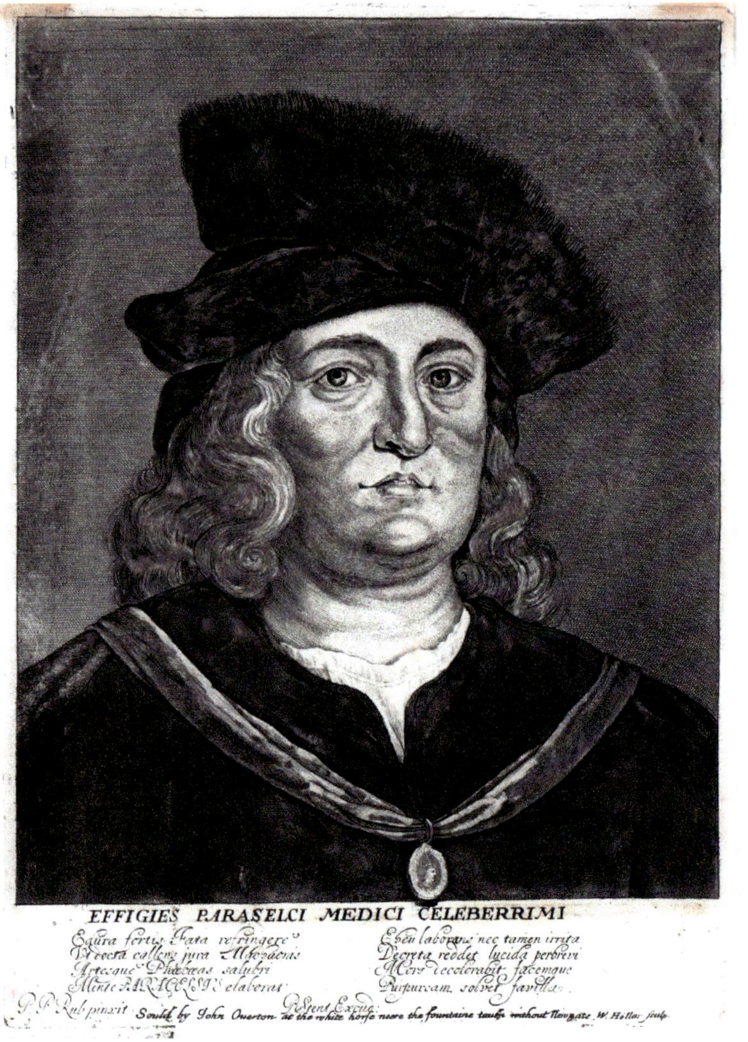

Abbildung 13: Paracelsus.

Die Vier-Säfte-Lehre wurde relativiert, aus der arabischen Medizin übernahm er die Grundstoffe Mercur (Quecksilber) und Sulphur (Schwefel), wobei man darunter aber nicht die chemischen Reinsubstanzen verstand. Unter Quecksilber fasste man alles zusammen, was lebendig flüssig die Natur durchströmte, und Schwefel war alles, was sich unter Wärmeeinwirkung in duftende Luft verwandeln konnte [28]. Nach der überlieferten Theorie bildeten sich Schwefel und Quecksilber aus den vier Grundelementen Erde, Wasser, Feuer und Luft. Paracelsus fügte neben Schwefel und Quecksilber noch das Salz hinzu, da er nicht nur die Metallentstehung darstellen wollte, sondern auch andere Materialien. Wahrscheinlich spielte auch eine Rolle, dass der Dreifaltigkeit von Vater, Sohn und Heiligem Geist einer Dreierkombination im Kosmos entsprechen sollte. In seiner Heilkunde hat Paracelsus entsprechend den antiken Vorstellungen ebenfalls die Theorie des Gleichgewichts seiner drei Grundelemente zugrunde gelegt. Kritisch ist festzuhalten, dass die neue „Physiologie" von Paracelsus keineswegs einen Einschnitt in der Medizinlehre darstellte, sondern lediglich eine Variante einer vorwiegend spekulativen Vorstellung war.

Ähnlich wie seine berühmten Vorgänger entwarf Paracelsus ebenfalls ein eigenes Weltbild. Sein Konzept sah allerdings noch komplexere Zusammenhänge zwischen dem Makrokosmos der ganzen Welt und dem Mikrokosmos des Menschen vor. *„Nur wer sich in diesem ganzen Weltbild auskennt, kann ein guter Arzt sein."* Der Bildungsanspruch an den Arzt war also gewaltig. *„Nur mit einer solchen Bildung, die auch einen entsprechenden Lebenswandel voraussetzt, kann der Arzt göttlich erleuchtet werden und den ganzen Menschen erkennen; sonst sieht er mit der äußeren Hülle nur den materiellen Körper, was für eine ärztliche Tätigkeit niemals ausreichen kann."* Heute würde man sagen, Paracelsus hatte ein „ganzheitliches" Behandlungskonzept, das einen hohen Anspruch an den Arzt stellt. Um ein naturwissenschaftliches Konzept handelte es sich jedoch nicht.

In der Medizinlehre des Paracelsus gibt es allerdings auch merkwürdig simple Thesen, wie z. B. sein Eintreten für die Signaturlehre: Angeblich kann man aus der äußeren Form und Farbe von Pflanzen auf ihre möglichen heilsamen Wirkungen beim Menschen schließen. Beispielsweise sollen herzförmige Blüten (z. B. Melisse oder Sauerklee) gegen Herzkrankheiten, höckerige Wurzeln gegen die Geschwülste des Aussatzes und stachelige Disteln gegen Stechen in der Brust helfen [8,18,27]. Selbst der Name einer Pflanze gibt Hinweise auf ihr Wirkungsspektrum, da Adam mit dem Wohlwollen von Gott als Erster den Pflanzen einen Namen gegeben hat. Man war also davon überzeugt, dass der Name von Pflanzen nicht zufällig war, sondern von Gott gesteuert wurde, um den Menschen zu zeigen, welche Wirkung von der Pflanze ausgeht [27].

Die Signaturlehre stellt eine der grundlegenden Theorien der heutigen Homöopathie dar, die versucht, Ähnliches mit Ähnlichem zu heilen [8]. Allerdings bleibt diese Form der Heilkunde den Beweis einer Heilung schuldig. Auch hat sich z. B. das Lungenkraut (Abb. 14), das wegen seiner getupften Blätter im Rahmen der Signaturlehre bei Lungenkrankheiten Verwendung fand, nach wissenschaftlichen Untersuchungen bis jetzt als weitgehend wirkungslos erwiesen. Zu den Heilmitteln der Signaturlehre gehören allerdings auch Mittel, die heute sehr seltsam anmuten. So empfahl Nicolas Lémery 1697 in einem damals Aufsehen erregenden Arzneibuch, den getrockneten und

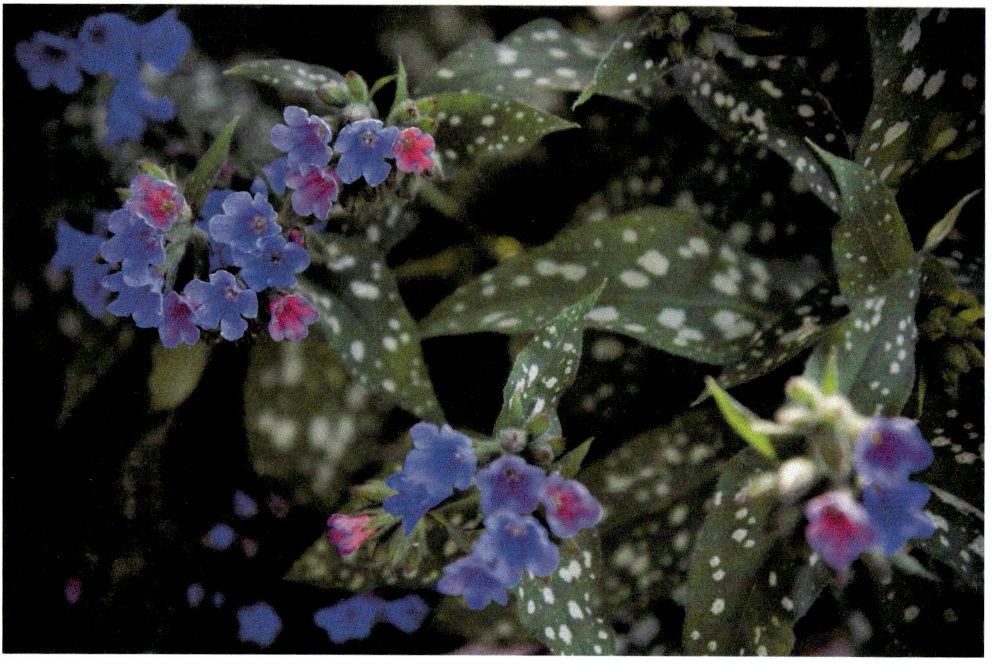

Abbildung 14: Lungenkraut.

pulverisierten Schädel eines gewaltsam zu Tode gekommenen Menschen als Heilmittel gegen Hirnkrankheiten [26].

Paracelsus erklärte, dass man ähnlich wie beim Menschen auch bei Pflanzen nur die äußere Hülle sehen könne, man bräuchte eine chemische Bearbeitung, um die inneren heilsamen Substanzen zu extrahieren. Somit kann Paracelsus auch als der Vorbereiter der Iatrochemie gelten. Hinsichtlich der späteren Toxikologie hat Paracelsus eine grundlegende und heute im Wesentlichen noch gültige These formuliert: *„All Ding' sind Gift und nichts ohn' Gift; allein die Dosis macht, dass ein Ding kein Gift ist* [30].

Paracelsus ist mit 47 Jahren früh gestorben. Er hatte sich mit seiner selbstherrlichen Verhaltensweise viele Feinde geschaffen und Auseinandersetzungen mit seinen geistigen Kontrahenten spiegeln sich auch in seinem Lebenslauf wider. Vor diesem Hintergrund war es nicht erstaunlich, dass der Verdacht aufkam, Paracelsus sei vergiftet worden. Dafür fanden sich jedoch keine ausreichenden Beweise. Auffällig war jedoch, dass in seinen Gebeinen eine massiv erhöhte Quecksilberkonzentration gefunden wurde, sodass nach heutiger Auffassung der Verdacht auf eine Quecksilbervergiftung nicht ausgeschlossen werden kann. Wie das Quecksilber allerdings in seinen Körper gelangt ist, bleibt unklar. Es wird vermutet, dass Paracelsus sich selbst wegen einer schweren Mittelohrentzündung mit Quecksilber behandelt haben könnte [31].

Paracelsus hat also am Übergang des Mittelalters in die Renaissance den bis dahin geltenden heilkundlichen Theorien eine neue hinzugefügt, die allerdings weiterhin von unserem neuzeitlichen naturwissenschaftlichen Denken weit entfernt war. Anzufügen ist, dass Paracelsus im Gegensatz zu der in der damaligen Zeit beginnenden Rückbesinnung auf die hellenistische Kultur mit einer auffallenden Theatralik die Werke von Galen auf dem Marktplatz von Basel verbrannte, ähnlich wie es Luther mit der Bulle des Papstes tat [28].

1.5 Der Abschied von 2000 Jahre geltenden Vorstellungen

Für die Physiologie und Medizin hat William Harvey [9] (Abb. 15) durch seine Entdeckung und Beschreibung des großen Blutkreislaufs ein ganz neues Zeitalter eingeläutet. Das 16. Jahrhundert ist gekennzeichnet durch zahlreiche berühmt gewordene Persönlichkeiten wie beispielsweise Luther, Kopernikus, Johannes Kepler, Leonardo da Vinci, Galileo Galilei und andere, und der mit Harvey verbundene Einschnitt in das medizinische Denken ist in Analogie durchaus mit Luthers Reformationsbewegung in der katholischen Kirche oder mit der Kopernikanischen Wende zur heliozentrischen Weltbetrachtung zu vergleichen.

Wenn sich in einem kurzen Zeitraum in so vielen Fachgebieten so grundsätzliche Änderungen durchsetzen konnten, sucht man nach einem Grundprinzip, das solche Änderungen möglich gemacht hat. Das Entscheidende dabei ist offensichtlich eine erkenntnistheoretische Änderung, d. h., man war zunehmend bereit, sich von dem Gebot zu trennen, einerseits die Welt nur als eine unantastbare Schöpfung Gottes anzusehen oder andererseits auch große Persönlichkeiten wie beispielsweise Galen als unantastbar zu glorifizieren. Während man über tausend Jahre versucht hat, neue Ideen an das vorgegebene Bild der Göttlichen Schöpfung oder an die Weltanschauung Galens lediglich anzupassen, begann man eigenständig nach Naturgesetzen zu suchen und Widersprüche in der Medizin, wie z. B. die Galenische Hypothese von den Poren in der Herzscheidewand, nicht mehr hinzunehmen. Früher hatte man natürliche Beobachtungen oder experimentelle Ergebnisse negiert, wenn sie nicht in die vorgegebene Theorie passten. Jetzt war man bereit, auch die Theorie selbst infrage zu stellen und ggf. die Theorie anzupassen – und nicht wie zuvor umgekehrt. Bei allem darf in der angesprochenen Zeitepoche nicht vergessen werden, dass inzwischen der Buchdruck erfunden worden war und sich damit neue Ideen besser und schneller verbreiten ließen.

Basierend auf einer sich verändernden Erkenntnistheorie wurden innerlich die absolutistischen gedanklichen Vorgaben des Mittelalters aufgekündigt. Viele Ideen,

[9] * 1.4.1578 Folkestone; † 3.6.1657 Hampstead

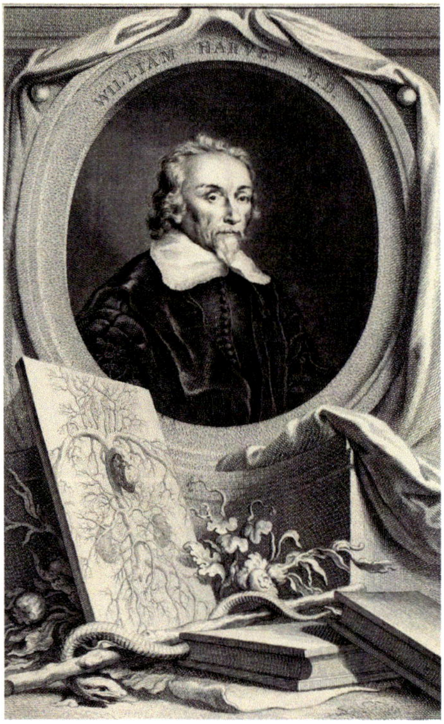

Abbildung 15: William Harvey (1578–1657).

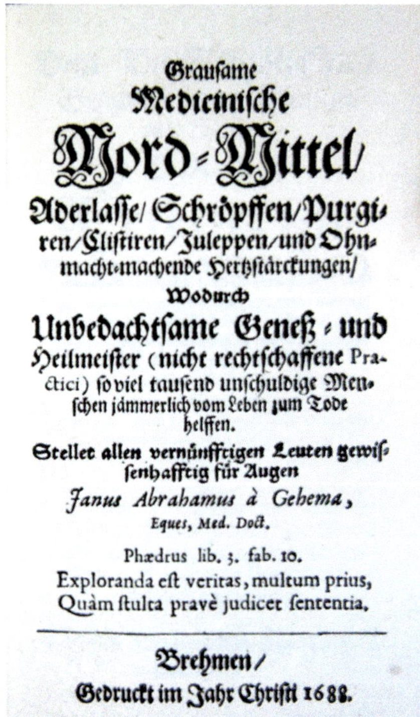

Grausame
Medicinische
Mord-Mittel/
Aderlasse/ Schröpffen/ Purgiren/ Clistiren/ Juleppen/ und Ohnmacht-machende Hertzstärckungen/
Wodurch
Unbedachtsame Geneß- und Heilmeister (nicht rechtschaffene Practici) so viel tausend unschuldige Menschen jämmerlich vom Leben zum Tode helffen.
Stellet allen vernünfftigen Leuten gewissenhafftig für Augen
Janus Abrahamus à Gehema,
Eques, Med. Doct.
Phædrus lib. 3. fab. 10.
Exploranda est veritas, multum prius,
Quàm stulta pravè judicet sententia.

Brehmen/
Gedruckt im Jahr Christi 1688.

Abbildung 16: Schmähschrift gegen den Aderlass.

die die beispielhaft genannten Persönlichkeiten an die Öffentlichkeit gebracht hatten, waren zwar auch schon früher von anderen bereits angedacht gewesen, konnten aber keine so öffentliche Wirkung erzielen, u. a., weil einfach die Zeit, solche neuen Ideen aufzunehmen, noch nicht reif gewesen war. Solch ein umwälzender Schritt vollzieht sich in der Regel nicht von einem Tag auf den anderen oder etwa durch die öffentlich gemachte Gedankenarbeit eines einzelnen Menschen; es ist ein Prozess, der sich aus vielen kleinen einzelnen Schritten ergibt. Es ist eine Zeit des grundsätzlichen Umdenkens gewesen, in der auch Harvey seine Forschungsergebnisse veröffentlicht hat.

Das Umdenken fand jedoch nur schrittweise statt. Zunächst blieb die grundsätzliche Vorstellung über die vier Säfte erhalten, auch wenn das weit verbreitete Therapiekonzept des Aderlasses schon früh in Frage gestellt worden war. Wer unbefangen die Ergebnisse des Aderlasses betrachtete, musste erkennen, dass eine solche Behandlungsform häufig nicht half. Immer wieder musste man miterleben, dass sich der Zustand des Kranken sogar wesentlich verschlechterte und evtl. sogar den Tod herbeigeführt hat. So gab es in dieser Umbruchzeit durchaus eine z. T. äußerst aggressive Kritik. In einer Schmähschrift von Dr. Janus Abrahamus à Gehema mit dem Titel „Grausame medizinische Mordmittel“ (Abb. 16) liest man 1688 „Blutdürstige und Tyrannische Medici und Chirurgi“ oder „dann hier ist offenbarer Mord“, oder „O ihr Tyrannen und Blut-Vergiesser“ [3]. Der Aderlass aber hat sich bis in die Anfänge des 19. Jahrhundert als grundlegendes Behandlungsprinzip gehalten. So wurden z. B. bei Friedrich Schiller noch bis zu dessen Tod Aderlässe durchgeführt, oder Laënnec, der berühmte französische Arzt und Erfinder des Stethoskops, ließ sich bis kurz vor seinem eigenen Tod im August 1826 noch zur Ader, und auch Johann Wolfgang von Goethe wurde noch im November 1830 wegen eines „heftigen Lungenblutsturzes“ mit einem Aderlass behandelt [43].

Bevor Harvey seine Erkenntnisse über den Großen Blutkreislauf publik machen konnte, hatte ihm die intensive Erforschung des „kleinen“ Kreislaufs (= Lungenkreislauf) den Weg der Blutbewegungen im Körper vorgezeichnet.

1.6 Der Lungen-Kreislauf

Aristoteles hat in seiner Enzyklopädie auch die damaligen physiologischen Vorstellungen über die Blutversorgung des Körpers zusammengefasst. Arterien enthielten allerdings, wie aus dem Altgriechischen abgeleitet, Luft und obwohl man heute natürlich weiß, dass unsere Arterien keine Luftröhren sind, sondern Blut enthalten, ist die alte griechische Bezeichnung beibehalten worden.

Unseren Vorfahren war bekannt, dass es bei den Tieren und den Menschen zwei Röhrensysteme im Körper gibt, wobei die Arterien nach dem Tod kaum mehr Blut enthielten – die Venen dagegen mit Blut angefüllt waren. Weiterhin war klar, dass etwas Lufthaltiges zum Lebenserhalt notwendig ist und der Körper mit seinen Organen durch Blut versorgt werden muss. Da lag es auf der Hand, zwei Versorgungswege anzunehmen: einmal über die Venen mit Blut und zum anderen über die Arterien mit dem luftartigen „Pneuma“. Auf die Idee, dass diese beiden Röhrensysteme über Kapillaren in Verbindung stehen könnten, konnte man ohne eine mikroskopische Untersuchungsmethode natürlich nicht kommen – und für einen Kreislauf war da auch kein Platz.

Erasistratus[10] hatte in Kos studiert, war dann nach Alexandria gegangen und hat dort eine anatomische Schule gegründet. Erasistratus war zwar vorwiegend als Anatom tätig, ist aber durch seine funktionellen Interpretationen der anatomischen Befunde verschiedentlich zum „Vater der Physiologie“ gekürt worden. Mit seinen Kenntnissen aus den Sektionen kam er schon sehr nahe an die Vorstellung heran, dass das Blut in Form eines Kreislaufs im Körper verteilt wird. Das Herz hatte er – im Gegensatz zu Aristoteles – bereits als Muskelpumpe beschrieben, wobei die

[10] * um 304 Iulis auf Kea, †um 250 Alexandria

verschiedenen Herzklappen an den vier Öffnungen ein Fließen immer nur in eine Richtung erlaubten.

Nach der Lehre der anatomischen Schule in Alexandria waren die Arterien leer und beförderten den durch die Lunge aufgenommenen „Lebensgeist“ [42]. Die Aufgabe der Atmung war es, die Arterien mit Luft und mit dem „Pneuma“ zu füllen, die auch sichtbaren Pulsationen der Arterien kamen durch die Bewegungen des „Pneuma“ zustande. Solange die Arterien mit dem „Pneuma“ gefüllt waren und das Blut auf die Venen beschränkt war, bedeutete dies eine gute Gesundheit. Wenn aber das Blut in die Arterien gedrückt wurde, entstanden Entzündung und Fieber. Interessant ist, dass Erasistratos bereits „Synanastomosen“ zwischen den Venen und Arterien postuliert hat, die normalerweise verschlossen waren. In krankhaftem Zustand konnte aber dann Blut von den Venen in die sonst nur mit Luft gefüllten Arterien gelangen [33].

Im 2. Jahrhundert n. Chr. betrat, wie schon beschrieben, mit Galen eine große Leuchtfigur die medizinische Bühne. Galen versuchte die damaligen Erkenntnisse zu einem schlüssigen System zusammenzufassen. Bei Tieren hatte er durch Anstechen der Arterien festgestellt, dass diese nicht mit Luft, sondern mit Blut gefüllt waren und dass sich auch im linken Herzen „pneumatisiertes Blut“ befand [42]. Auch hatte Galen eine gewisse Ahnung von einer Verbindung zwischen den Arterien und den Venen, da er von möglichen Anastomosen sprach, die er auch in der Lunge für möglich hielt. Dies hätte ihn in Anbetracht der Herzbewegungen und der bereits bekannten Klappen eigentlich zu der Idee eines Kreislaufs bringen können. Den Ursprung der Venen nahm er in der Leber an, weil in der Leber aus der Nahrung Blut gebildet und dann über die Venen im ganzen Körper verteilt wird. Den Herzmuskel sah Galen so, dass sowohl die Kontraktion als auch die Dilatation ein aktiver Muskelvorgang ist, sodass das Blut quasi aus der Hohlvene bzw. der Lungenvene angesaugt wird. Den Arterien hat Galen ähnlich wie bei einem Blasebalg sowohl eine eigene aktive Kontraktion als auch Dilatation zugetraut (Abb. 17).

Galens Konzept also zusammengefasst: das Blut wird im Sinne einer ersten Digestion in der Leber aus dem Chylus gebildet und der größte Teil gelangt über die Venen in die Peripherie. Dadurch, dass das Blut in der Peripherie des Körpers verbraucht wird, strömt es ständig über die Venen aus der Leber kommend nach. Die Blutströmung in den Venen ging demnach nach Galen im Vergleich zu unserem heutigen Wissen in die umgekehrte Richtung. Damals glaubte man, dass nur ein kleiner Teil des Blutes über die untere Hohlvene in das rechte Herz fließt. Im rechten Herzen wird das Blut dann durch „Verkochung“ gereinigt; bei dieser Verkochung entsteht eine Art Ruß, der über die Lunge abgegeben wird [42].

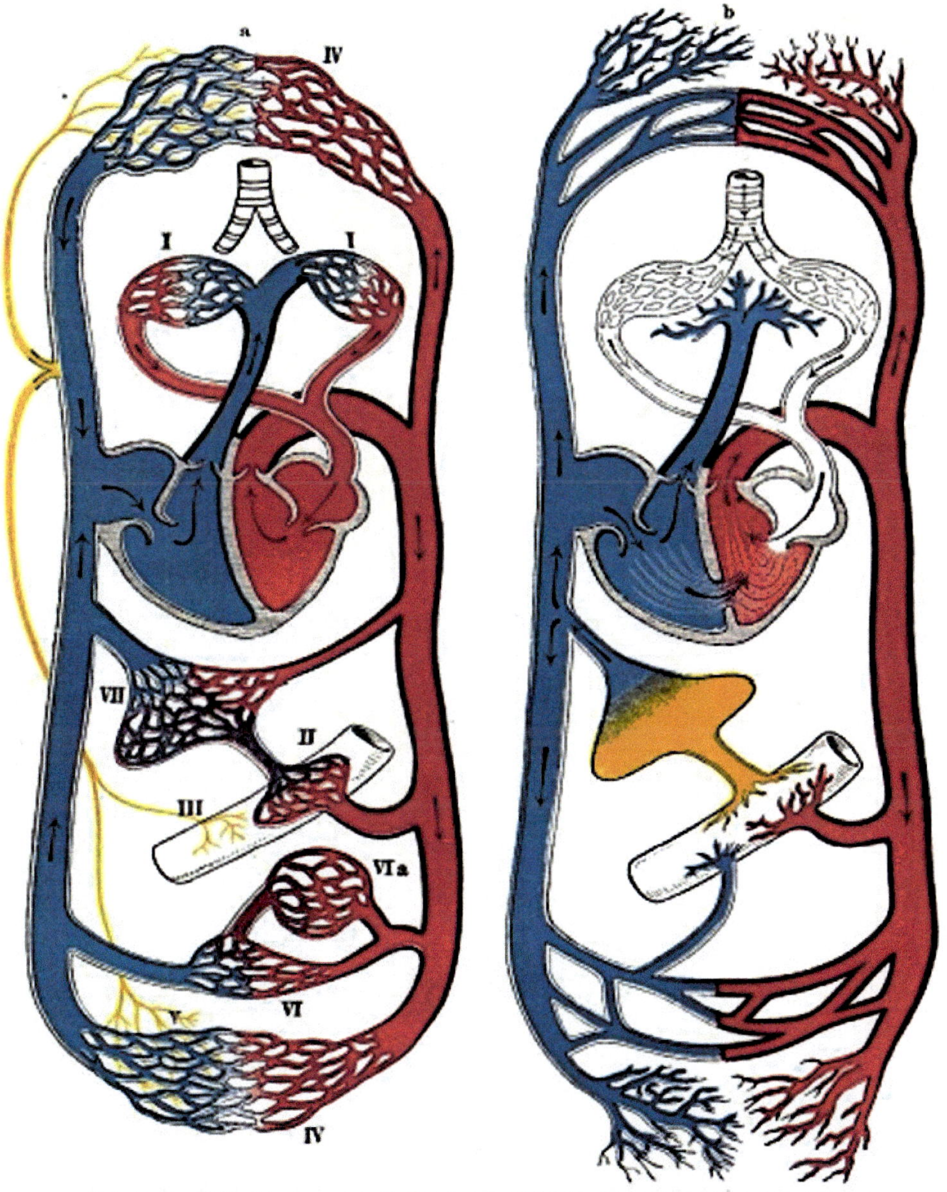

Schema des Blutkreislaufes. a) nach Harvey (modifiziert), b) nach Galenos (rekonstruiert).
Es sind: die Herzwandung schraffiert, die Arterienwandung stark konturiert, die Venenwandung doppelt konturiert, die Capillarwandung schwach konturiert, arterielles Blut rot, venöses Blut blau, Lymph- und Chylusgefäße (bzw. Nahrung) gelb. I Lungencapillaren, II Darmcapillaren, III Chyluscapillaren, IV Körpercapillaren, V Lymphspalten, VI Nierencapillaren, VI a Glomeruluscapillaren, VII Lebercapillaren.

Abbildung 17: Die Bewegungen des Blutes nach Harvey (a) und Galen (b).

Es war klar, dass das gereinigte Blut auf irgendeine Weise in das linke Herz gelangen muss. Doch wie kommt es dahin? Wir wissen heute, dass das Blut über Lungenkapillaren mit Sauerstoff versorgt und dann dem linken Herzen zugeführt wird. Lungenkapillaren waren aber damals noch nicht bekannt; man konnte sie ohne Mikroskop natürlich nicht sehen. Es scheint möglich, dass Galen wohl ebenfalls über solche Gefäßverbindungen in der Lunge nachgedacht hat, dies erschien ihm aber nicht als wahrscheinlich genug. Also entschied er sich für kleine, nicht sichtbare Poren in der Herzscheidewand, durch die das gereinigte Blut in die linke Herzkammer gelangen konnte. Dort kommt das Blut mit dem aus der Lunge via „Arteria venalis“ (heute als Pulmonalvene bezeichnet) dem linken Ventrikel zugeführten „Pneuma“ in Kontakt und dann wird es als verfeinertes, mit dem eigentlichen Lebensprinzip, dem sog. „Spiritus vitalis“, angereicherten Blut über Aorta und Arterien dem Körper zugeführt.

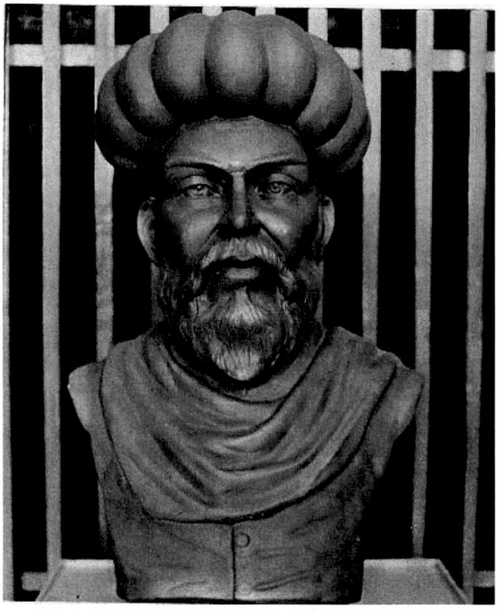

Abbildung 18: Büste des Ibn al-Nafis.

Die Lehren zur Anatomie und Physiologie des Galen mit den unsichtbaren Poren in der Herzscheidewand blieben wesentliche Grundlage der gesamten europäischen Medizin bis weit in das 17. Jh. hinein. Allerdings gaben diese imaginären Poren immer wieder viel Grund zur Diskussion, weil man sich nur schwer vorstellen konnte, dass sich größere Mengen von Blut durch diese völlig geschlossen erscheinende Scheidewand hindurchdrücken können. Und so kam es, dass sich ein Chefarzt im Mansouri Hospital in Kairo, Ibn al-Nafis (1213–17.12.1288 n. Chr.) (Abb. 18) 1240, bereits mit 27 Jahren, sehr deutlich und nicht ohne beißende Kritik von den Thesen Galens trennte und einen Lungenkreislauf des Blutes postulierte [42]. Die Scheidewand des Herzens sei ebenso dick und undurchlässig wie die übrigen Herzwände und hier sei eine Passage für das Blut unmöglich. Das Blut müsse vom rechten Herzen durch die Lungen zum linken Herzen fließen [37].

Die in Arabisch geschriebene Ansicht des Ibn al-Nafis (auch el Koraschi genannt) war seiner Zeit weit voraus [42]. Erst im 20. Jahrhundert, als der Lungenkreislauf längst bekannt war, ist man auf Ibn al-Nafis mit seiner klaren logischen Analyse gestoßen; und dies war mehreren Zufällen zu verdanken: Ein junger, der arabischen Sprache mächtiger ägyptischer Arzt, Muḥyī ad-Dīn at-Taṭāwī, war bei seiner Doktorarbeit „Der Lungenkreislauf nach el-Koraschi, Freiburg, 1924", in der preußischen Staatsbibliothek in Berlin auf das Manuskript von el Koraschi gestoßen [46]. Die Doktorarbeit ist aber nie veröffentlicht worden und der junge Arzt nahm seine berufliche Tätigkeit in einem entlegenen ägyptischen Ort auf. Ibn al-Nafis wäre also nicht aus der Vergessenheit herausgekommen, wenn nicht später ein deutscher Ägyptologe, Max Meyerhof, auf diesen jungen Arzt aufmerksam geworden wäre und das Ganze dann 1935 publik gemacht hätte [24,45].

Leonardo da Vinci[11] war bereits in einer Atmosphäre der sich anbahnenden naturwissenschaftlichen und technischen Umwälzung aufgewachsen. Das Universalgenie interessierte sich auch für anatomische Studien. Angefangen hat er diese wahrscheinlich nach seinem Umzug nach Mailand im Jahre 1482. Da Vinci hat insgesamt etwa 30 Sektionen durchgeführt, obwohl die Kirche 1163 und 1299 wegen des überhandnehmenden Handels mit gestohlenen menschlichen Knochen als heilige Reliquien Sektionen verboten hatte. Der größte Teil da Vincis sehr naturgetreuer Zeichnungen verschiedenster Organe befindet sich seit 1690 im Besitz des englischen Königshauses in der Windsor Castle Royal Library Collection [44]. Leonardo da Vinci hatte vor, mit seinen zahlreichen Zeichnungen und Gemälden ein Lehrbuch „De humanis corpore" zu schreiben. Dazu ist es aber nicht gekommen. Mit 64 Jahren bekam er – ständig in finanziellen Engpässen – ein äußerst lukratives Angebot des französischen Königshauses nach Amboise, wo er 1519 gestorben ist. Es gibt eine interessante Hypothese, warum da Vinci sein Buch nicht vollendet hat: Er schrieb einmal *„Ich könnte mehr sagen, wenn ich nur dürfte"* [44]. Möglicherweise hatte da Vinci Befürchtungen, ernsthafte Probleme zu bekommen, wenn er mit seinen neuen Ideen zu weit von der herrschenden Galenischen Vorstellung abwich.

Leonardo da Vinci beschränkte sich keineswegs auf eine beschreibende Anatomie, er hat sich auch intensiv Gedanken über die Funktionsweise (Physiologie) des menschlichen Körpers gemacht. Als er bei den Sektionen gesehen hatte, dass die Lungenarterie in ihren feinen Endästen ganz nah bei den kleinsten Aufteilungen

[11] * 15. April 1452 Anchiano bei Vinci; † 2. Mai 1519

der Bronchien liegt, äußerte er die Vermutung, dass das venöse, aus dem Körper kommende Blut an dieser Stelle in der Lunge mit frischer Luft versorgt wird, bevor es zurück zum Herzen fließt.

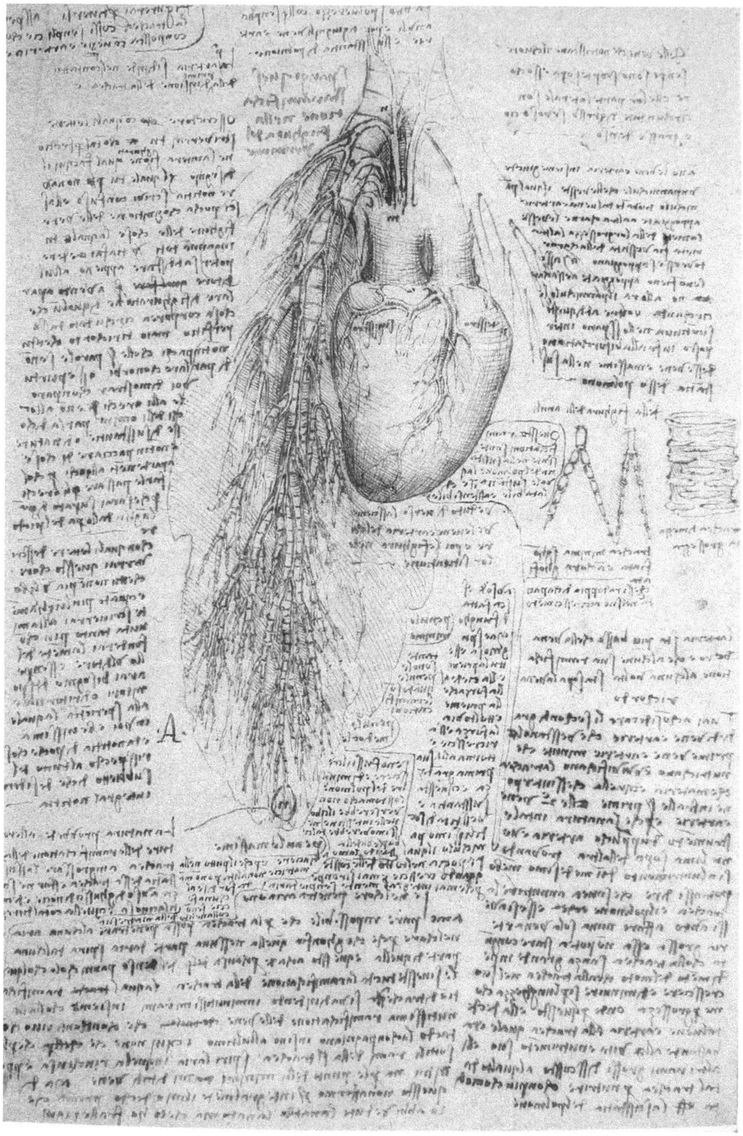

Abbildung 19: Leonardo da Vinci: Anatomische Studien.

Diese Erkenntnis da Vincis war zu seiner Zeit in der Tat revolutionär, bisher war man der Meinung, dass die Lungenarterie ausschließlich zur Versorgung der Lunge vorhanden sein müsse. Durch seine sehr genauen anatomischen Studien fand

Leonardo da Vinci heraus, dass sich entlang der Bronchien zusätzlich noch kleine Arterien, die Bronchialarterien, befinden, über die die Lunge mit Nahrung versorgt werden könnte (Abb. 19). Da Vinci war in der medizinischen Fachwelt nicht zuhause und seine Forschungsergebnisse blieben lange Zeit im Verborgenen; es ist fraglich, ob die großen Anatomen der folgenden 50 Jahre davon Kenntnis hatten.

Hinsichtlich des kleinen Kreislaufs war es in Europa etwa drei Jahrhunderte nach Ibn al-Nafis unverändert bei den Vorstellungen von Galen geblieben. Doch dann kamen im 16. Jahrhundert aus Padua neue Ideen. Einer der ersten ganz großen Forscher dieser neuen Zeit war Vesalius, Anatom in Padua (1514–1564). Auch wenn er selbst über den Blutkreislauf wenig gearbeitet hat, so gilt er in der Geschichte der Medizin doch als der Begründer der modernen Anatomie. Vesalius war einer der ersten, der an der Unfehlbarkeit des Galen rüttelte; anscheinend hat er dadurch zunächst keine wesentlichen Nachteile gehabt, was schon bemerkenswert ist, weil die Lehren des Galen zu dem offiziellen Kanon der Kirche gehörten. Die Zweifel Vesalius' an Galen fanden aber keine Resonanz und Zustimmung bei seinen früheren Lehrern in Paris, weshalb er dann im Alter von 23 Jahren nach Padua ging. Dort hat Vesalius bereits mit 28 Jahren durch sein 1543 veröffentlichtes epochales Werk „De humani corporis fabrica libri septem“ den Weg für eine morphologisch basierte Medizin bereitet und viele andere Forscher inspiriert. Die wichtigsten Erkenntnisse über den Blutkreislauf kamen fortan aus seiner anatomisch-physiologischen Schule. Allerdings hat Vesalius auch in Padua mit relevanten Anfeindungen zu kämpfen gehabt: u. a. hat Kaiser Karl V. ein Verfahren gegen ihn angestrengt, in dem er aber als nicht schuldig befunden wurde.

Wie tief die Autorität des Galen im 16. Jahrhundert noch in den Köpfen der akademisch gebildeten Menschen saß, zeigen auch die heute etwas lächerlich anmutenden Äußerungen des berühmten Pariser Anatomen Sylvius. Nachdem er Kenntnis von dem Buch des Vesalius bekommen hatte, schrieb er ironisch: *„Seit Galen muss sich die Anatomie des Menschen geändert haben“*. Jedenfalls hielt es Sylvius für ausgeschlossen, dass sich Galen geirrt haben könnte. Im Vergleich zum 14. Jahrhundert hatte Vesalius schon eine ziemlich realistische Vorstellung von der Anatomie wie sich in Abb. 20 zeigt. Die Funktion der verschiedenen Organe war ihm jedoch noch nicht bewusst; zu tief verwurzelt war er noch mit der über mehr als tausend Jahre tradierten Anschauung Galens. Durch seine genaue anatomische Beschreibung öffnete Vesalius jedoch das Tor für die Entwicklung einer organbezogenen Physiologie (Abb. 21). Ob er die Arbeiten von Leonardo da Vinci zu Gesicht bekommen hatte, ist nicht bekannt.

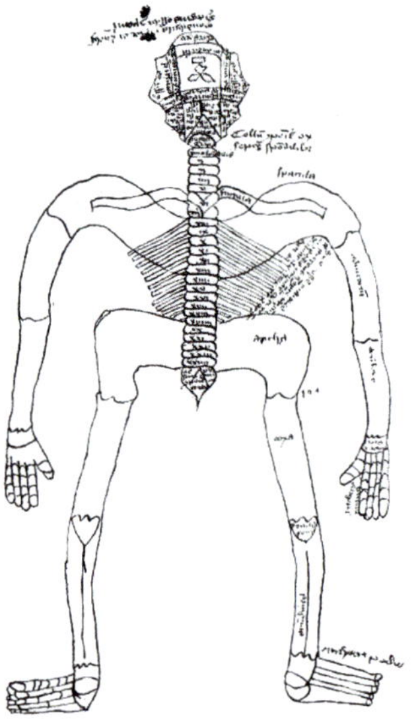

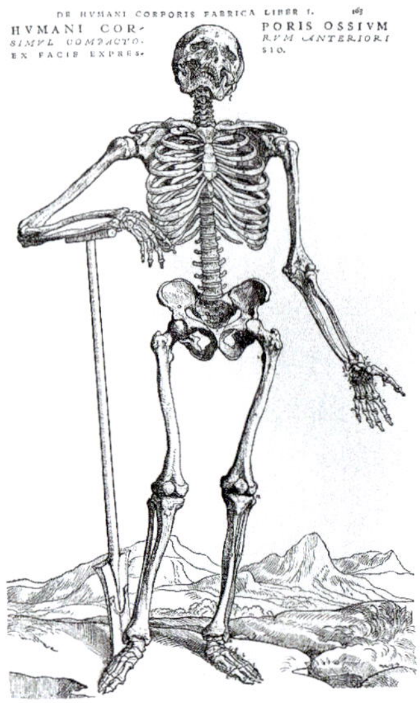

Abbildung 20: Links Skelettdarstellung aus dem 14.Jh., rechts Skelett aus dem Werk „Vesalius: De humani corporis fabrica“, Basel 1543.

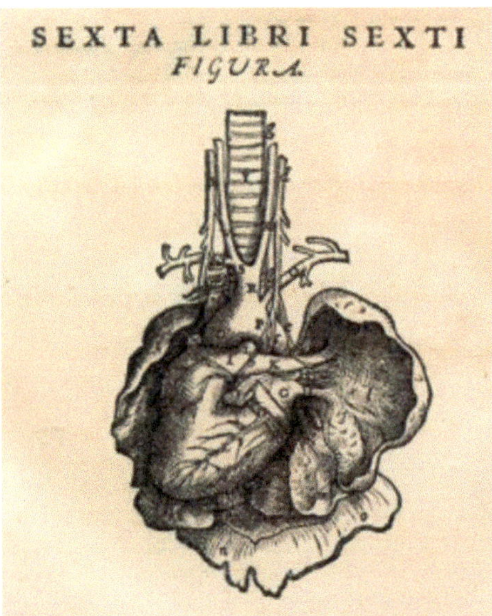

De humani corporis fabrica.

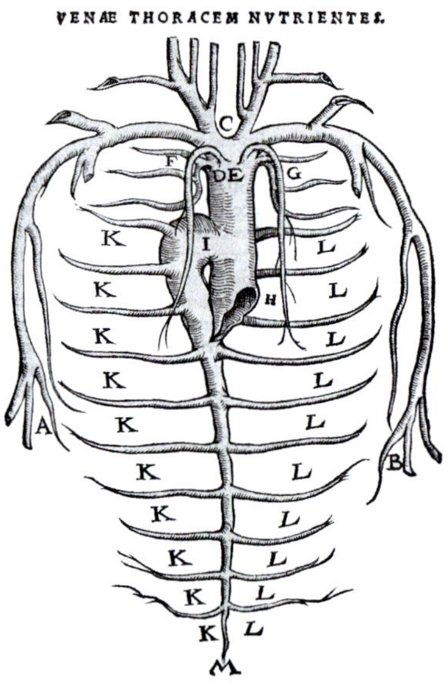

Vena azygos, Löwen 1538

Abbildung 21: Andreas Vesalius´ epochales Werk „De humani corporis fabrica“ (1543) enthielt auf 884 Seiten wesentliche neue Einsichten in Bau und Funktion der Thoraxorgane

Offensichtlich hat die Anatomie-Schule in Padua auch Renaldo Colombo (1516–1559) 1538 begeistert und geprägt. Nach seinem Studium war Colombo einige Jahre in Venedig chirurgisch tätig, kehrte dann aber 1543 wieder nach Padua zurück und übernahm dort für 2 Jahre Andreas Vesalius' Posten, der zur Beaufsichtigung des Drucks seines Buches *„De Humani Corporis Fabrica"* in die Schweiz gereist war. Anschließend ging Colombo nach Pisa und 1548 nach Rom, dort wollte er zusammen mit dem damals in Rom lebenden Michelangelo[12] ein illustriertes Anatomiewerk herausgeben, auch um Andreas Vesalius Konkurrenz zu machen. Das Buchprojekt wurde allerdings nicht realisiert, wahrscheinlich auch wegen des fortgeschrittenen Alters Michelangelos.

1559 hat Colombo noch kurz vor seinem Tod in seinem großen Werk „De re anatomica libri XV" (15 Bücher über die Anatomie) (Abb. 22), einen der größten Erkenntnisfortschritte der Medizin seit Galen publiziert. Nach der Galenischen Vorstellung wurde in der arteriellen Vene von der Lunge ausgehend Luft in die linke Herzkammer eingebracht, um sich hier mit dem Blut zu mischen. Colombo fand aber in den Lungenvenen Blut und nicht – wie nach Galen zu erwarten – ein Blut-Luft-Gemisch oder gar Luft allein; das Blut musste also vom rechten Herzen über die Lunge zum linken Herzen fließen. Colombo konnte sich mit der willkürlich erscheinenden Galenischen Hilfskonstruktion der Poren in der Herzscheidewand nicht abfinden. Ähnlich wie Ibn al-Nafis, aber anscheinend, ohne dessen Thesen zu kennen, argumentierte er, wenn das Blut nicht über die Herzscheidewand von der rechten in die linke Kammer gelangen konnte, dann blieb als zwingende Logik nur noch der Weg über die Lunge. Dass Colombos Theorie zunächst nur Hypothese blieb, ist in Anbetracht der damaligen Unkenntnis von den Lungenkapillaren nachvollziehbar.

Als weitere logische Schlussfolgerung aus den Studien Colombos musste der „spiritus vitalis", das „Pneumo Zötikon", in der Lunge erzeugt werden, und nicht – wie zuvor immer wieder behauptet worden war – im Herzen. Das Herz wurde – zumindest hinsichtlich des Zusammenhangs mit der Lunge – damit physiologisch zu einer schlichten Pumpe degradiert.

Colombo hatte offensichtlich kein gutes Verhältnis zu seinen Anatomiekollegen Andreas Vesalius und Gabriele Falloppio[13]; häufig geriet er mit beiden in einen öffentlichen Disput. Auch wird Colombo wohl darunter gelitten haben, dass er im öffentlichen Ansehen nie das Ausmaß der beiden Konkurrenten erreichen konnte. Schon zu deren gemeinsamen Zeit in Padua hatte er seinem Lehrer Vesalius fachliche Fehler vorgeworfen. Andererseits bezichtigte Falloppio ihn selbst des Plagiats.

---

[12] * 6.3.1475 Caprese, Toskana; † 18.2.1564 Rom

[13] * 1523 Modena; † 9.10.1562 Padua

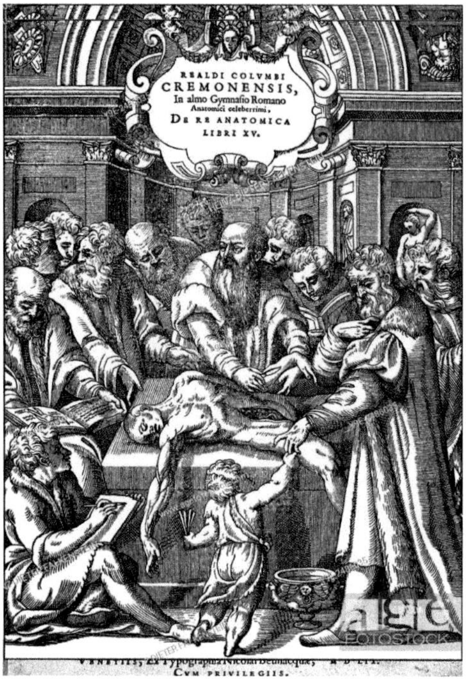

Abbildung 22: Titelseite von Colombos „De re anatomica".

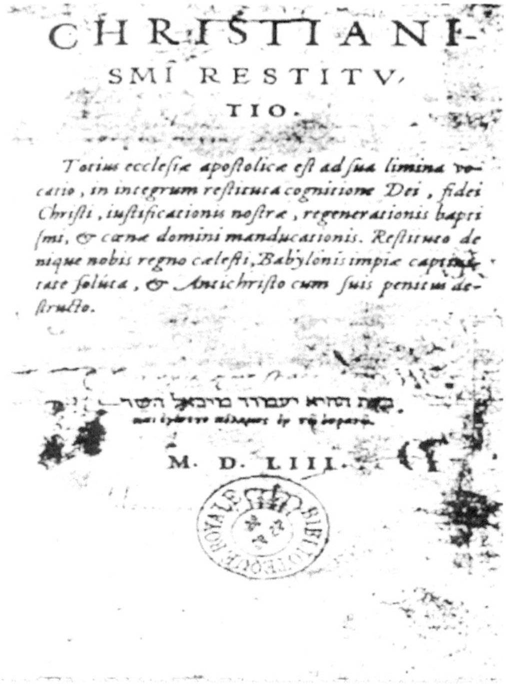

CHRISTIANI-
SMI RESTITV-
TIO.

Totius ecclesiae apostolicae est ad sua limina vocatio, in integrum restituta cognitione Dei, fidei Christi, iustificationis nostrae, regenerationis baptismi, et coenae domini manducationis. Restituto denique nobis regno caelesti, Babylonis impiae captivitate soluta, et Antichristo cum suis penitus destructo.

M. D. LIII.

Abbildung 23: Miguel Servet „Christianismi restitutio" Titelblatt, Vienne 1553.

Wahrscheinlich hat Colombo keine Kenntnisse von den nahezu zeitgleichen Untersuchungen des Spaniers Miguel Servet (* 1511; †27.10.1553) gehabt [33]. Servets anatomische und physiologische Entdeckungen gelten als eigenständig. Unabhängig von der Schule in Padua hat sich der Spanier intensiv mit der Anatomie und der Physiologie beschäftigt. Der vielseitig begabte und hoch gebildete Arzt und Theologe hat sich wie seine Kollegen in Padua gegen die Lehre Galens gestemmt. Gestützt auf eigene anatomische Studien hat Servet in seiner theologischen Streitschrift „Christianismi restitutio" (Wiederherstellung des Christentums) [34] (Abb. 23) bereits 1553, also zeitlich noch vor Colombo, mehrere Argumente angeführt, warum die bisherige Vorstellung Galens von der Blutversorgung des Menschen falsch sein müsse: Die Pulmonalarterie sei doch viel zu großkalibrig und der Blutfluss in ihr viel zu stark, um allein nur die Lungen mit Nahrung zu versorgen. Und so müsse das Blut *„auf einem langen wundersamen Wege"* durch die Lungen ins linke Herz fließen, sich in der Lunge mit der Luft, dem „spiritus vitalis" mischen, um dann zurück zum Herzen zu strömen. In der Lunge könne sich das Blut auch von dem „Abfall" befreien, der dann ausgeatmet würde. Servet bewies mit seinen Thesen seine offensichtlich sehr guten anatomischen Kenntnisse. Allerdings, und das ist wichtig anzufügen, Servets

Beschreibung des „kleinen Kreislaufs“ findet sich in einem Kapitel über den „Heiligen Geist“ unter dem Thema „Lebenskraft“ in einer seiner zutiefst theologischen Schrift, d. h. möglicherweise absichtlich versteckt auf ein paar Seiten und untergeordnet. [34].

Da Servet in seiner Schrift dem damaligen kirchlichen Dogma der Trinität entgegengetreten war, musste er sie unter einem Pseudonym veröffentlichen; auch konnte er das Buch nur heimlich in einem leeren Haus ohne Angabe des Ortes, des Druckers oder des Autors nach einer hohen Vorauszahlung drucken lassen. Als Servet dann jedoch zugeben musste, dass die niedergeschriebenen anatomischen Thesen von ihm stammten, war sein Schicksal besiegelt. Zunächst versuchte er noch das Wohlwollen des Reformators Calvin zu bekommen, fühlte sich dann aber zu einer noch wesentlich tiefgreifenderen Reform der Kirche berufen, und letztlich sah er sich zwischen alle Stühle gesetzt und hatte sowohl die Katholiken als auch die Protestanten zum Feind. Calvin hatte bereits verlauten lassen: *„... sollte Servetus einmal nach Genf kommen, würde er nicht lebendig weggehen“*. Und so war es dann auch: die Verbrennung Servets auf dem Scheiterhaufen in Genf hat viel Aufsehen erregt, selbst Voltaire hat sich später ausführlich damit auseinandergesetzt.

Es ist schon sehr bemerkenswert, dass die Arbeiten von Servet auch nach seinem Tod kaum in die Öffentlichkeit gelangt sind. Einerseits wurden die meisten seiner Bücher verbrannt, andererseits war es offensichtlich für jedermann gefährlich, Servets Auffassungen zu zitieren. Henri Tollin aus Magdeburg schrieb in seinem über Servet verfassten Buch 1876 [35]: *„... wie leicht damals, wo es keine Post gab, aufgefangene Briefe des Freundes den Freund compromittiert und in Kerker und Tod gebracht haben“*. Es gab aber zumindest in Paris noch eines der Bücher Servets: 1711 hat der frühere Besitzer dieses Exemplars, Dr. Mead in London, einen Nachdruck herausgegeben. Ein weiteres Exemplar ist dann auch in Wien aufgetaucht.

Letztlich geht die Entdeckung des kleinen Blutkreislaufs also bis ins 13. Jahrhundert auf Ibn Al-Nafis zurück, war aber dann wieder in Vergessenheit geraten. Eine überzeugende Wirkung hatten danach die Veröffentlichungen von Colombo. Die Arbeit von Servet lag zeitlich vor derjenigen von Colombo, hat aber mehr aus „religiösen Gründen“ nur geringe öffentliche Beachtung gefunden. Das Werk von Servet sollte eine Schrift zur Reformation der katholischen Kirche sein, und es war dem Titel der Schrift nicht anzusehen, dass sich darin eine revolutionäre Betrachtung über den kleinen Kreislauf versteckte.

1.7 Der große Kreislauf: Auftakt zur naturwissenschaftlichen Forschung in der Medizin

Der entscheidende Durchbruch zu der Erkenntnis eines geschlossenen Blutkreislaufs, d. h. also eine Verbindung des kleinen mit dem großen Kreislauf, ist erst William Harvey gelungen. Auch Harvey hat in Padua studiert und dort mit dem Anatom Hieronymus Fabricius ab Aquapendente zusammengearbeitet. Zurück in London, hat Harvey Elisabeth Browne, die Tochter des Leibarztes von Königin Elisabeth I., geheiratet, und dadurch sicher auch etwas mehr Rückendeckung für seine neuen Ideen bekommen. Harvey hat freundschaftliche Beziehungen zu dem 1625 zum König von England gekrönten Charles I. erlangt und konnte damit auch auf seine großzügige Unterstützung bauen [29]. Harvey hatte keine Naturphilosophie im Visier, sondern beschränkte sich auf die Frage des Blutkreislaufs, ohne dass er irgendwelche philosophischen Lebensfragen dabei diskutieren wollte. Er ist bei seinen Studien sehr systematisch vorgegangen und hat seine Theorie des Blutkreislaufs mit klar durchdachten Experimenten untermauert.

Aber auch Harvey hatte Probleme mit dem physiologischen Konzept Galens, besonders mit den hypothetischen Poren in der Herzscheidewand. Er ging davon aus, dass, weil sich beide Herzkammern gleichzeitig bewegten, kaum ein größerer Druckunterschied zwischen den beiden Kammern entstehen könne, der das Blut durch unsichtbare Poren hätte durchdrücken können. Sowohl die Herzklappen und auch die Venenklappen ließen nur eine Strömungsrichtung zu. Weil das Herz bei seinen Tierversuchen nach seiner Entfernung aus dem Körper noch eine Zeit lang weiter schlug, hatte es also eine autonome muskuläre Funktion. Harvey berechnete anhand des bei Leichen gefundenen Blutvolumens im Herzen, multipliziert mit einer mittleren Schlagfrequenz, dass am Tag dann so viel Blut in der Leber aus dem herangeführten Chylus hätte neu gebildet werden müssen, wie es einfach unvorstellbar war.

(A) 70 ml x 70 (Pulsschläge/min) = 4 900 ml (transportierte Blutmenge/min)
(B) Ergebnis von (A): 4 900 ml x 60 = 294 000 ml (Blutmenge/h)
(C) Ergebnis von (B): 294 000 ml x 24 = 7 056 000 ml = 7 056 l (Blutmenge(Tag)

Harvey selber bestimmte damals ein Gewicht von 2 Unzen = 60 g Blut im Herzen. Um auf gar keinen Fall einen Fehler zu machen, rechnete er nicht mit 2 Unzen Blut, sondern nur mit einer halben Unze pro Herzschlag = 15 Gramm. Bei 60–70 Pulsschlägen pro Minute kam er auf etwa 1000 Unzen = 30 000 g Blut pro halbe Stunde. Diese Masse entspricht etwa 30 Litern. Soviel Blut muss also das Herz mindestens in einer halben Stunde in den Körper pumpen.

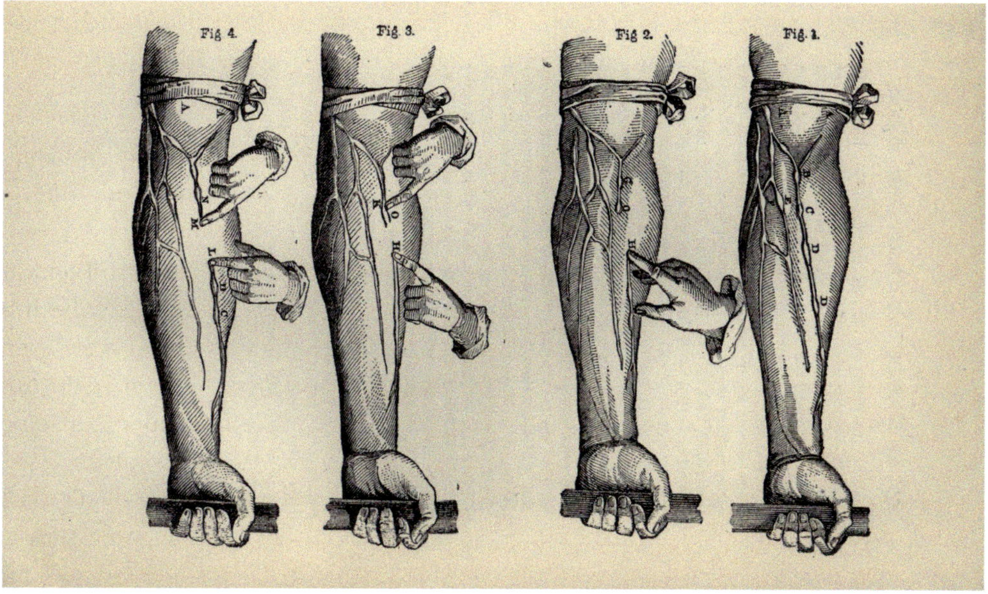

Abbildung 24: Entdeckung des Blutkreislaufes durch den Venendruckversuch von Harvey.

Weltbekannt ist Harveys Venendruckversuch bzw. der Abschnürversuch geworden. Zunächst soll der linke Arm für 15 Sekunden in Richtung Boden hängen gelassen werden. „*Balle dann die linke Hand zu einer Faust. Die Adern auf dem Handrücken und auf der Innenseite des Unterarms werden heraustreten. Streiche nun eine Ader, die gerade verläuft und sich nicht verzweigt, mit dem Zeigefinger und dem Mittelfinger der rechten Hand von Blut leer. Dies tue so, dass die beiden Finger nebeneinander auf die Ader gedrückt und dann – ohne den Druck zu vermindern – etwa einen Fingerbreit voneinander wegbewegt werden. Hebe dann zunächst den Zeigefinger, der zum Körper hin liegt, und beobachte. Hebe dann auch den Mittelfinger. Beobachte dabei genau die Färbung des Gefäßes.*" [36,47] (Abb. 24)

William Harvey ist, anders als die meisten bisherigen großen „Heilkundler", viel bescheidener aufgetreten. Er hat zunächst neben seiner ärztlichen Tätigkeit 10 Jahre lang experimentiert und geforscht und seine Vorstellungen intensiv mit anderen Kollegen diskutiert, bevor er die Ergebnisse ohne großes Theater im Jahre 1628 beim Royal College of Physicians in London vorgetragen hat. Erst als er sich seiner Sache wirklich sicher war, hat er seine Forschungsergebnisse in „Exercitatio anatomica de motu cordis et sanguinis in animalibus" (Anatomische Übung über die Bewegung des Herzens und des Blutes bei den Lebewesen) als Buch veröffentlicht. Auffällig ist, dass Harvey einen deutschen Verlag in Frankfurt für den Druck seines Buches gewählt hat; möglicherweise waren die englischen Verlage zu konservativ. Sicher hat er sich sehr genau überlegt, ob er gegen die übermächtige Verehrung von Galen opponieren sollte, aber er verstand einfach nicht, wie man so lange an einer falschen Theorie festhalten konnte, wenn man dies doch durch ein paar einfache Experimente und logisches Denken hätte klären können. Harvey war aber auch emotional mit den Porentheorien von Galen berührt: „Sed me Hercule, porositates nullae sunt". (Beim Herkules, es gibt keine Poren!)

Zur Geschichte der Entdeckung des großen Kreislaufs gehört aber auch, dass der hoch gefeierte Harvey offensichtlich Vorläufer hatte, die bereits eine Zirkulation des Blutes angenommen haben. Hier muss an erster Stelle Andrea Cesalpino (1519–1603) genannt werden, der in seinem Buch „Questorium medicarum libri II" 1598 die Anatomie des Herzens und den kleinen Kreislauf beschrieb. Warum Harvey Cesalpino nicht zitierte, ist nicht bekannt.

Da der Sauerstoff als Bestandteil der Luft noch nicht bekannt war, hatte Harvey offensichtlich noch keine konkrete Vorstellung davon, warum das Blut durch die Lunge fließt; einen Gasaustausch hat er jedenfalls nicht postuliert. Es ist aber bezeichnend für ihn, dass er sich mit den Ergebnissen seiner klaren Experimente zufriedengab und sich hütete, mit mancherlei willkürlich erscheinenden Hypothesen ein Weltbild aufzubauen, wie es die meisten vor ihm taten. In Ermangelung einer besseren Erklärung flüchtete er sich dann doch in die Galenische Vorstellung der Kühlfunktion der Lunge: „*Mag sein, dass das Blut, das die Lunge durchströmt, durch die eingeatmete Luft gekühlt und davor bewahrt wird, zu kochen oder gar zu verdampfen oder Ähnliches in dieser Richtung.*" Bezüglich der Aufgaben der Lunge war Colombo also einen Schritt näher bei der Wirklichkeit, indem er die „Pneuma"-Versorgung in der Lunge postulierte.

Wie zu erwarten, rief die Publikation Harveys über den Blutkreislauf erhebliche Proteste hervor, weil er für jeden nachvollziehbar beweisen konnte, dass die fast 2000 Jahre lang gültigen physiologischen Vorstellungen falsch waren und die nahezu wie Götter verehrten und als unangreifbar geltenden Vorgänger sich offensichtlich geirrt hatten. Ein Problem war, dass Harvey zwar durch seine einfachen und klaren Experimente nachweisen konnte, dass das Herz das Blut über die Arterien in die Peripherie pumpt, und dass das Blut über die Venen wieder zum Herzen zurückfließt, aber wie gelangt das Blut von den Arterien in die Venen? Dass ein Kreislauf des Blutes durch das Gewebe grundsätzlich möglich ist, hat Harvey kurz vor seinem Tod durch einen Perfusionsversuch der Lunge nachgewiesen. Dieses Experiment ist allerdings nicht mehr zu einer Veröffentlichung gekommen, er hat den Versuch und die Ergebnisse lediglich seinem deutschen Freund Paul Marquard Schlegel[14] in einem Brief mitgeteilt [37].

[14] * 23.8.1605 Hamburg; † 20.2.1653 ebd.

Drei Jahre nach dem Tod Harveys hat Marcello Malpighi[15], aufbauend auf den ihm bekannten Arbeiten von Harvey 1660, seine mikroskopischen Beobachtungen an der Froschlunge publiziert (Abb. 25, 26). Das Blut gelangt in feinsten Verästelungen, den Kapillaren, vom arteriellen in den venösen Bereich.

Malpighi war einer der ersten, der ein Mikroskop für seine medizinischen Forschungen benutzte. Ende des 16. Jahrhunderts hat wahrscheinlich der Brillenschleifer Hans Jannsen erstmals ein Mikroskop gebaut, das aber weitgehend unbeachtet geblieben ist. 1610 fand Galileo Galilei heraus, dass mit einem kleinen Umbau ein Fernrohr auch als Mikroskop verwendet werden konnte. Und 1619 schließlich trat das Mikroskop durch die Aktivitäten von Cornelis Drebbel (1572–1633) und Johannes Kepler (1571–1630) seinen Siegeszug an.

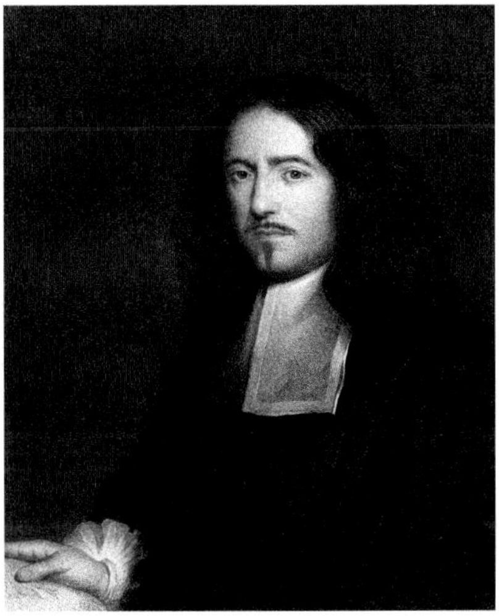

Abbildung 25: Marcello Malpighi (1628–1694)

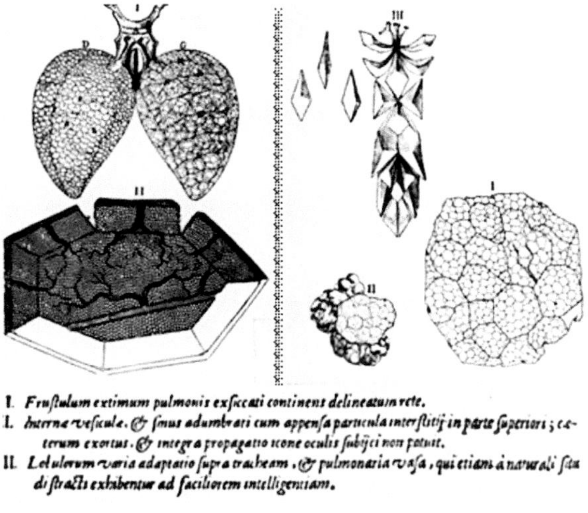

Abbildung 26: Malpighis Nachweis von Kapillaren in der Lunge.

Während Vesalius als Begründer der makroskopischen Anatomie bezeichnet werden kann, gilt Marcello Malpighi als Begründer der mikroskopischen Anatomie, und berühmt wurde er durch seine Entdeckung der Kapillaren. Wie erwartet, wurde aber auch Malpighis Forschungsarbeit durch die einseitige Haltung der etablierten Wissenschaftler behindert, und prompt brachte ihm seine Weigerung, bedingungslos den Lehren Galens zu folgen, eine Menge Schwierigkeiten ein. Mit 28 Jahren bekam Malpighi dann aber trotz aller Anfeindungen in Bologna einen Lehrstuhl für angewandte Medizin. Er machte eine glänzende Karriere und wurde 1669 Mitglied der Royal Society in London und mit 64 Jahren Leibarzt von Papst Innozenz XII.

[15] * 10.3.1628 Crevalcore, Italien; † 29.11.1694 Rom

Malpighi schrieb seine mit einem sehr einfachen Mikroskop gemachte Entdeckung in zwei an Borelli adressierten Briefen [38], die 1661 unter dem Titel „De pulmonibus observationes anatomicae" (Anatomische Betrachtungen der Lunge) als Buch veröffentlicht wurden: *„Ich kann deutlich erkennen, dass das Blut geteilt wird und durch gewundene Gefäße fließt"* und *„dass es nicht in Hohlräume strömt, sondern immer durch Kanälchen getrieben und von den mannigfaltigen Krümmungen der Gefäße verteilt wird …"*

Durch Harvey und Malpighi waren damit die grundlegenden physiologischen und anatomischen Fakten zum großen und kleinen Kreislauf etabliert. Die nächste wichtige Frage, die nunmehr zu klären war, betraf die eigentliche Funktion der Lunge, bisher hatte man sich von der Vorstellung des hippokratischen „Pneuma" noch nicht trennen können. Einen Teilaspekt auf diesem Wege konnte Robert Hooke (1635–1703) klären. 1667 war es ihm gelungen, am lebenden, mittels Doppelblasenbalg beatmeten Hund nachzuweisen, dass allein die stete Luftzufuhr und nicht – wie bislang geglaubt– die Atembewegung der Lungen der wesentliche Faktor in der Rotfärbung des dunklen Venenblutes ist [39]. Auch wenn dies bereits Servet beschrieben hatte, konnte Hooke im Experiment zeigen, dass die seit Galen gültige Vorstellung, der Farbwechsel des Blutes würde in der linken Herzkammer erfolgen, falsch war. Richtig nach Ansicht Hookes war, dass das Blut bei der Passage durch die Lunge eine ihm noch unbekannte Substanz aus der Atemluft aufnimmt. Die Natur dieser Substanz konnte dann 1783 mit der Entdeckung des Sauerstoffs durch Lavoisier geklärt werden.

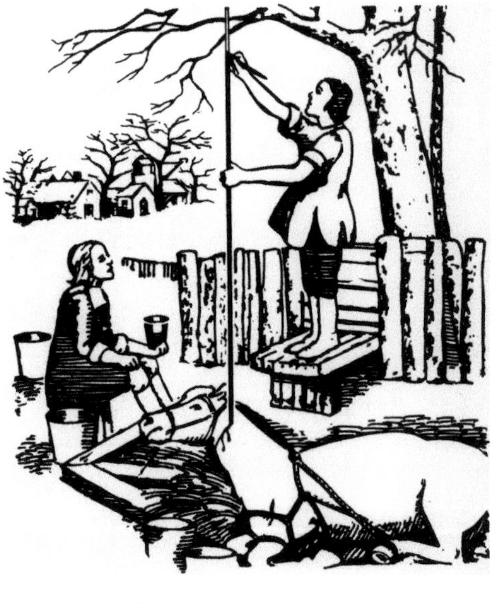

Abbildung 27: Stephen Hales: Father of Hemodynamics. Erste direkte Messung des Blutdrucks.

1733 begann mit den Untersuchungen des englischen Vikars und Naturforschers Stephen Hales (17.9.1677–4.1.1761) eine weitere neue Ära in der Medizin (Abb. 27). Er veröffentlichte mit seinem Werk „Kreislaufphysiologie in quantitativ messender Betrachtung" eine direkte blutige Druckmessung in Arterien und Venen bei Tieren [48]. Der nächste wichtige Schritt erfolgte 1863 mit den ersten Herzkatheteruntersuchungen an Pferden durch den französischen Physiologen Étienne-Jules Marey (1830–1904) und dem Tierarzt Auguste Chauveau (1827–1917).

1929, also 66 Jahre später, schuf der Chirurg Werner Forssmann (1904–1979) mit seinem historischen Selbstversuch 1929 die Grundlage für den Rechtsherzkatheterismus beim Menschen. 1930 berichtete O. Klein bereits über 11 erfolgreiche Katheteruntersuchungen im Lungenkreislauf nach dem FICK´schen Prinzip zur Bestimmung der Blutmenge, die das Herz minütlich fördert. Damit war die Neuzeit erreicht: Mit vertretbarem Aufwand und Risiko konnten jetzt routinemäßig Rechtsherzkatheteruntersuchungen in der klinischen Medizin durchgeführt werden, die wiederum Grundlagen für die Pathophysiologie und Therapie des Hochdrucks im Lungenkreislauf eröffneten.

Kapitel 2

Der ärztliche Werkzeugkasten

2.1 Aller Anfang war schwer: Warum Harnschau und Pulsfühlen so wichtig waren

Diagnostische Maßnahmen haben immer das Ziel, etwas über die Ursache von Krankheiten zu erfahren, um dann gezielt therapeutische Maßnahmen ergreifen zu können. In der Zeit vor der Antike wurden Krankheiten vorwiegend durch die Besessenheit von bösen Geistern oder als Strafe Gottes angesehen, folglich beruhte die Therapie deswegen auf Beschwörungen und der Besänftigung des Gottes bzw. der Götter oder der Austreibung von Dämonen. Seher und Medizinmänner beherrschten die Szene mit Begutachtung der Leber von Opfertieren oder mit Knochenwerfen, und dafür war eine differenzierte Diagnostik dann auch nicht notwendig. Die im Wesentlichen in einer Art Volksmedizin entwickelten pflanzlichen Heilmittel wurden ohne Bezug zur eigentlichen Ursache symptombezogen angewendet.

Noch bis zu Zeiten Galens war auch die Traumdeutung Bestandteil der Krankenuntersuchung: *„Die Träume erlauben uns, den körperlichen Zustand eines Kranken zu erkennen. Wenn er im Traum einen Brand sieht, quält ihn die gelbe Galle. Wenn er Rauch, Nebel oder dichte Finsternis sieht, dann ist es die schwarze Galle. Regen im Traum zeigt an, dass er an zu viel kalter Feuchtigkeit leidet; Schnee, Eis oder Hagel, dass er übermäßig viel kalte Feuchtigkeit erfährt."* Für Galen spielten seine eigenen Träume bei der Auswahl der Therapie eine wichtige Rolle: die notwendige Behandlung wurde ihm im Traum diktiert[9].

Die Diagnostik in den Anfängen der Medizin diente weniger der Ursachenforschung. In erster Linie wollte man erkennen, wie sich eine Krankheit entwickeln würde. Zum Beispiel ging es darum, unnötige Therapien zu vermeiden. Schon Hippokrates hatte davor gewarnt, sich auf unheilbare Krankheiten einzulassen. Aulus Cornelius Celsus[16] hat dies noch schärfer formuliert: *„Denn es liegt in der Verantwortung eines klugen Mannes, einen Patienten, der nicht gerettet werden kann, gar nicht erst anzufassen und so den Eindruck zu vermeiden, er sei an dessen Tod schuldig, obwohl ihn doch die Krankheit schicksalhaft hingerafft hat".* In diesen Situationen war man im alten Rom als Arzt also machtlos[5].

2.1.1 Die Harnschau

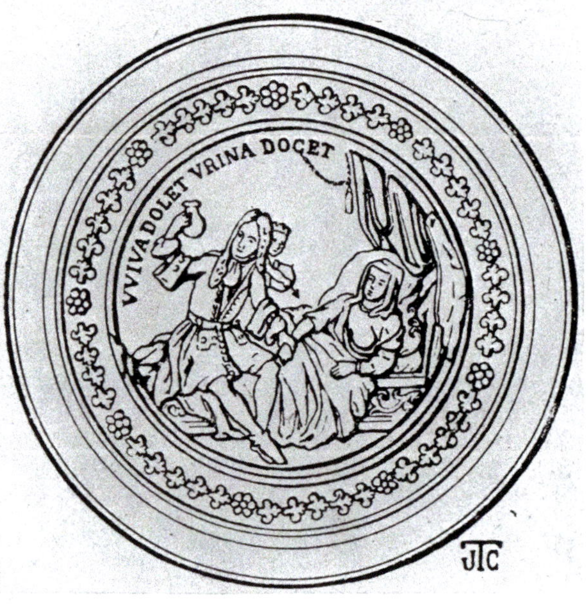

Abbildung 28: Die Insignien eines Arztes: Harnglas und Pulsfühlen.

Den Ärzten hatten früher lediglich ihre 5 Sinne (Riechen, Schmecken, Tasten, Hören und Sehen) als diagnostische Hilfen zur Verfügung gestanden. Technische, physikalische oder chemische Hilfsmittel gab es nicht, auch keine objektiven Messmethoden. Andererseits bemühte man sich in der Zeit von Hippokrates (*um 460 v. Chr.), Plato (* 428/427 v.Chr.), Sokrates (*469 v. Chr.) oder Aristoteles (* 384 v. Chr.) zunehmend, natürliche Vorkommnisse zu beobachten und näher zu untersuchen. Und so gehörte das Tasten des Pulses und die Harnschau zu den ältesten Versuchen, mehr über Krankheiten zu erfahren. Beide Maßnahmen wurden dann auch in bildlichen Darstellungen zum Symbol eines Arztes (Abb. 28). Ziel der Diagnostik war auch hier, vorausschauend zu erkunden, wie sich eine Erkrankung wohl weiter entwickeln würde.

[16] * um 25 v. Chr.–† um 50 n. Chr.

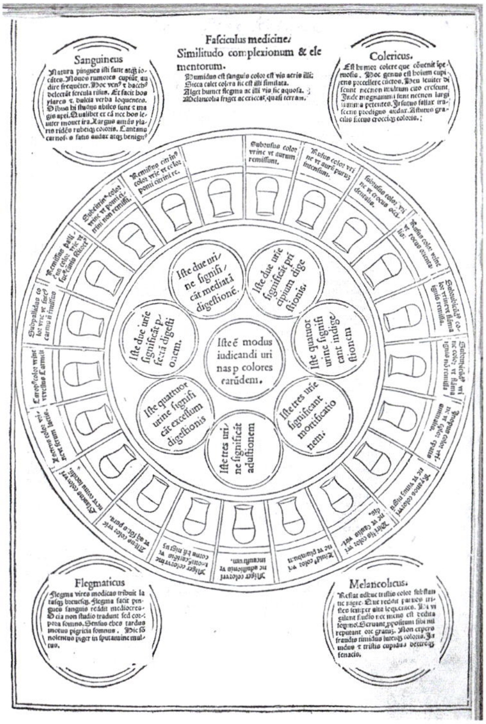

Abbildung 29: Farbtafel zur Urinschau; die Farben sollte der Arzt selber anbringen.

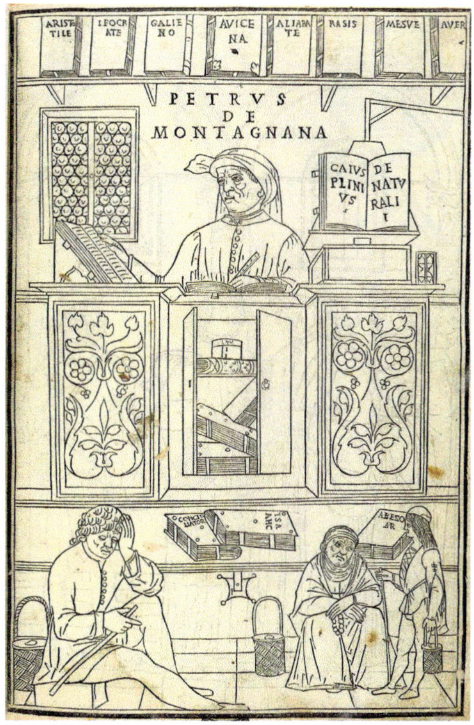

Abbildung 30: Wartezimmer des Arztes: Mit Urin-Tragekörbchen geht man zur Konsultation. Titelblatt Fasciculus Medicinae.

Von besonderer Attraktivität bei der Untersuchung eines Kranken war der Urin: Einerseits war er leicht verfügbar; andererseits erlaubte eine Untersuchung des Urins nach den damaligen Vorstellungen einen Blick in das Innere des Körpers. Was nach der 2. Verdauung übrig blieb und nicht mehr benötigt wurde, wurde mit dem Urin ausgeschieden. Man hatte also ein Abfallprodukt, das direkt mit der Produktion der Grundbausteine des Körpers, nämlich den vier Säften, in Verbindung stand. Und so ist es also nicht erstaunlich, dass eine Untersuchung des Urins bereits sehr früh in das Zentrum der medizinischen Interessen rückte.

Praktische Urinuntersuchung hieß: Betrachtung mit dem bloßen Auge – damit hat sich auch der Begriff der „Harnschau" eingebürgert. Man achtete besonders auf Bodensätze oder auf Trübungen; manchmal schwammen irgendwelche Substanzen im Urin oder sammelten sich an der Oberfläche. Ein besonderer Kult entwickelte sich bei der Farbe. Man hatte etwa 20 Farbtöne zu unterscheiden von nahezu farblos, wässrig über gelb bis rot oder auch einfach dunkel. Dafür gab es sog. Farbglastafeln (Abb.

29), mit denen man die Farbe des Urins vergleichen konnte. Allerdings waren diese Tafeln häufig nicht koloriert, zumal Farbdrucke für die damalige Zeit eine besondere Herausforderung darstellten. Der Arzt sollte die schwarz-weißen Zeichnungen dann nach eigener Erfahrung kolorieren und somit dokumentieren. Bestimmte Farbnuancen erlaubten sehr differenzierte Aussagen über Krankheitszustände, d. h. im Prinzip war also eine Diagnose allein aufgrund der Harnschau möglich. Im Mittelalter war es nicht unüblich, dass der „Herr" seinen Urin einem Hilfsboten mitgab, und dann von dem Arzt eine korrekte Ferndiagnose erwartete. Für den Transport waren sogar spezielle Tragekörbchen entwickelt worden (Abb. 30). Ärzte konnten sich dieser Art von Diagnostik ohne Sicht auf den Patienten kaum entziehen. Wenn der Arzt z. B. kund tat, dass er doch etwas mehr über den Patienten wissen oder den Patienten sogar selbst sehen müsse, so wurde ihm das als Schwäche ausgelegt und der Patient suchte einen anderen Arzt auf.

2.1.2 Das Pulsfühlen

Schon im 5. Jahrhundert v. Chr. finden sich in der griechischen Literatur Hinweise auf verschiedene Qualitäten des Pulsschlags. Man war der Meinung, dass die Arterien über eine eigene Fähigkeit verfügten, sich aktiv auszudehnen und dadurch das Blut aus dem Herzen anzusaugen. Diese Pulswellen waren demnach zwar synchron mit der Herzbewegung, man war aber weitgehend der Überzeugung, dass sie nicht direkt durch das Herz verursacht wurden. Lediglich Rufus von Ephesus[17] hatte bereits im 2 Jahrhundert n. Chr. behauptet, dass der Pulsschlag mit der Entleerung des Herzens in Zusammenhang steht[3]. Nach damaligen Vorstellungen wollte man also aus der Art des Pulses Rückschlüsse auf den inneren energetischen Zustand des Körpers ziehen. Eine Pulsbeschleunigung war ein wichtiges Merkmal zur Fieberdiagnostik und zur Steuerung der Therapie. Ein Thermometer gab es allerdings noch nicht (erste brauchbare Thermometer kamen erst Mitte des 18. Jh. auf) und so mussten indirekte Zeichen zur Definition von Fieber herangezogen werden[5]. Es galt die Devise: kein Fieber ohne erhöhten Puls. Aulus Cornelius Celsus (* um 25 v. Chr.; † um 50 n. Chr.) hatte erkannt, dass der Puls „höchst trügerisch" sein kann, da er durch zahlreiche Faktoren beeinflusst wird[5]. Bei der Interpretation des Pulsschlags müssten bestimmte Voraussetzungen berücksichtigt werden: z. B. können Gemütsbewegungen bei Eintreffen des Arztes die Pulsfrequenz erhöhen. *„Deshalb greift ein erfahrener Arzt nicht gleich nach seinem Eintreffen mit der Hand an den Arm des Patienten, sondern er macht zuerst ein freundliches Gesicht, er setzt sich neben ihn, er erkundigt sich nach dem Befinden, er beruhigt ihn, wenn er ängstlich wirkt, durch freundliches Zureden und tastet erst dann den Puls"*[5]. Dieser wohlgemeinte Rat gilt im Übrigen auch heute noch.

[17] * um 80 Ephesos; † um 150

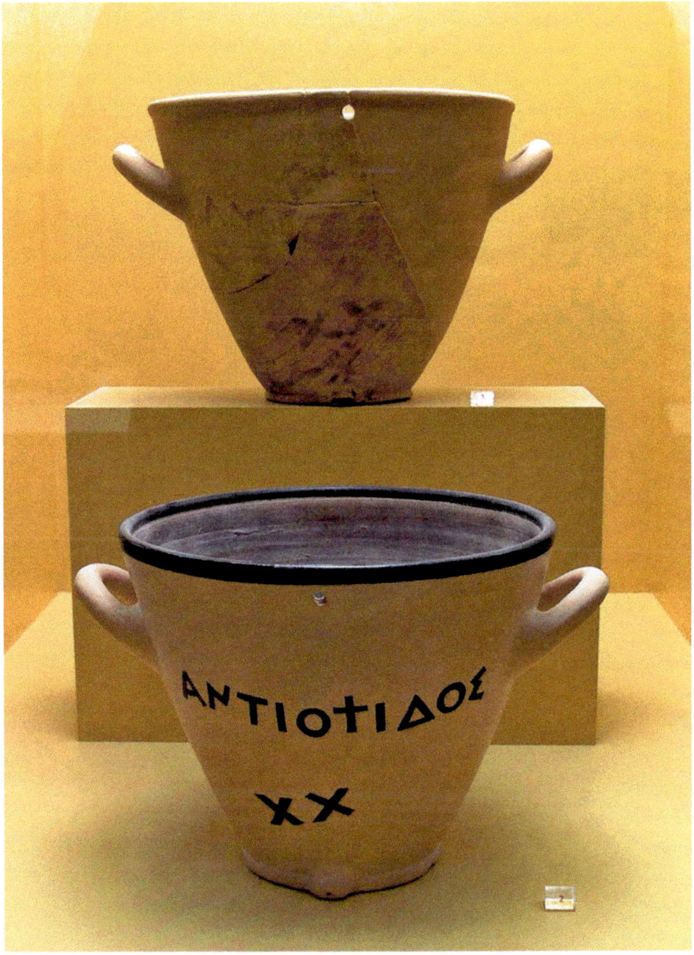

Abbildung 31: Klepsydra (Wasseruhr)

Bereits im 3. Jh. v.Chr. hat der griechische Arzt Herophilos[18] eine Wasseruhr, eine aus Ägypten bekannte Klepsydra, (Abb. 31) zur genauen und vergleichbaren Pulszählung benutzt[4,7]. Dazu wurde ein Bottich mit Wasser gefüllt und die Zeit genommen, die das Wasser brauchte, um über eine kleine Öffnung vollständig herauszulaufen. Einen absoluten Zeitbezug gab es nicht. Nach einer Schätzung hat Herophilos etwa ¼ Stunde lang den Puls gezählt. Seine Methode hat sich allerdings nicht durchsetzen können, ohne eine Uhr blieb die Messung der Pulsfrequenz ein sehr subjektives Unterfangen. War also die Pulsfrequenz nicht messbar, versuchte man die

[18] Herophilos von Chalkedon, auch Herophilos von Kalchedon und Herophilos von Alexandria; * um 325 v. Chr.; † um 255 v. Chr.

Art der Pulswelle zu analysieren, indem man den Zeige-, Ring- und Mittelfinger parallel auf die Ader legte, um das „Durchlaufen“ der Pulswelle zu erfassen. Dies führte zu teils sehr spitzfindigen Unterschieden in der Beschreibung des Pulses. Galen hatte 27 verschiedene Pulsqualitäten (lang. breit, tief, leer, voll usw.) ausfindig gemacht, denen allen eine gewisse Bedeutung beigemessen wurde (Abb. 32, 33). Die verschiedenen Pulsqualitäten hatten keinen absoluten Bezug, sondern waren immer relativ zum Normalen gemeint und nur durch viel Erfahrung zu erfassen. Und so meinte auch Galen, dass es ein ganzes Menschenleben braucht, um den Puls vollständig zu verstehen [3].

Abbildung 32: Pulseigenschaften: pulsus dicrotus (links) und pulsus caprizans (rechts). Eigene Zeichnung nach „Bedford, E.: The ancient art of feeling the pulse. Br Heart J, Br Heart J. 13 (1951) 423–437.

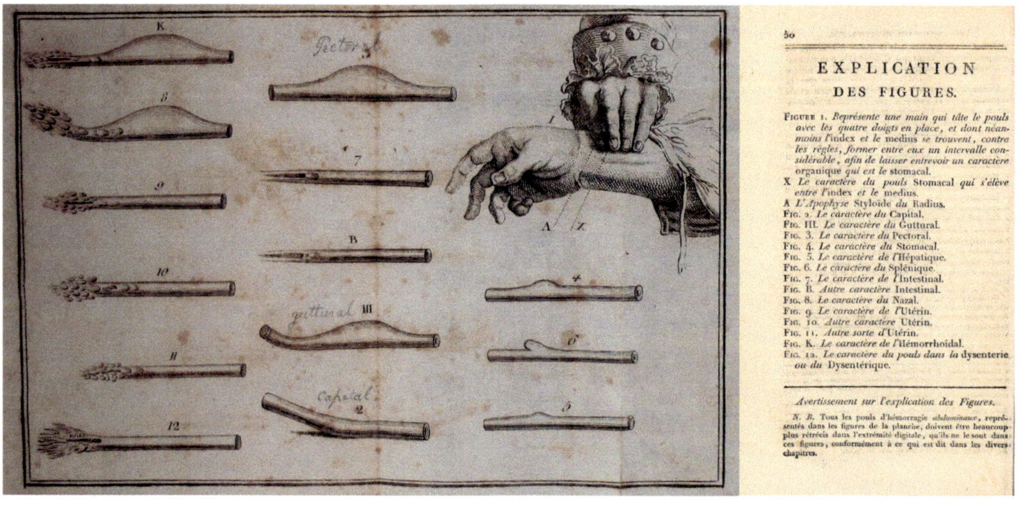

Abbildung 33: Abbildung aus „Essay sur le Puls par rapport aux affections des principeaux organs“ samt Bildlegende. Darstellung der Pulseigenschaften.

Nicht nur Galen, sondern auch dem in Rom in der Zeit von Kaiser Trajan tätigen griechischen Arzt Archigenes von Apamea (aus dem 1. und 2. Jh. n. Chr.) war die Untersuchung des Pulses ein großes Anliegen. Er verknüpfte komplexe und komplizierte Pulsauffälligkeiten mit ebenso komplexen und komplizierten Krankheiten: der Puls war das Maß aller Dinge schlechthin[3].

Ein schneller Puls war also kein häufiger Puls, sondern eine schnell laufende Pulswelle. Wenn Celsus schilderte, dass „ein heftiges Pulsieren der Adern" beim ruhig liegenden Menschen ein äußerst bedrohliches Zeichen sei[5], sprach er nicht von einem schnellen Puls in unserem heutigen Sinne, sondern es war eher die Qualität des Pulsverlaufs unter den parallel gehaltenen vier Tastfingern[2]. Dies wurde als ein direkter Hinweis auf den energetischen Zustand des Körpers angesehen.

Im Mittelalter war der Drang, den Mikrokosmos des Menschen mit dem Makrokosmos des Weltalls, besonders mit der Harmonie der Weltschöpfung, in Einklang zu bringen, sehr ausgeprägt. Und so versuchte man dann auch den Puls mit der damals aufgekommenen komplizierten musikalischen Mensurallehre, mit „dieser wunderbaren harmonisch-musikalischen Ordnung" in ein Bild zu setzen[4]. Den Puls hat man dann später auch mit Musiknoten dargestellt, und das ging so weit, dass selbst die vier Finger, mit denen man den Puls zu erfühlen pflegte, den Notenlinien entsprechen sollten[4].

Man kann sich gut vorstellen, dass ein so kompliziertes und spitzfindiges System mit nur schwerlich wahrnehmbaren Merkmalen in der alltäglichen Praxis kaum umzusetzen war. Hinzu kam, dass es keinen messbaren zeitlichen Bezugspunkt z. B. in Form von Minuten oder gar Sekunden gab. Allen Problemen zum Trotz hat Galen die Untersuchung des Pulses für Jahrhunderte zu einer ärztlichen Pflichtübung erhoben, doch war der Nutzen in der ärztlichen Praxis gering und es blieb im Wesentlichen bei einer Beschreibung von Einzelfällen. Der durchschnittliche Arzt stand der Pulsgeschichte recht verständnislos gegenüber, sah wahrscheinlich deswegen mit größter Hochachtung zu den großen Lehrern auf, war aber ständig von einem schlechten Gewissen geplagt, weil er dieses komplizierte System in seiner täglichen Praxis nicht anwenden geschweige denn beherrschen konnte. Einer der Protagonisten der musikalischen Analogie, Athanasius Kircher (1602–1680), ein durch seine universellen Begabungen und Forschungen weltberühmt gewordener Jesuit, führte dagegen die geringen Erfolge der Medizin vor allem auf die mangelnde Einsicht der Ärzte, in die Geheimnisse des Pulses einzudringen, zurück[4].

Da es keine ausreichend genaue Zeitmessung gab, blieb die ganze Geschichte des Pulstastens also subjektiv und ungenau. Interessanterweise war es eher umgekehrt: man benutzte den Puls wegen seiner Regelmäßigkeit sogar als Zeitmaß. Von Galilei, dem größten Genie des 16. Jh., erfahren wir 1583 von seinen Versuchen mit dem Pendel im Dom zu Pisa. Galilei hatte zunächst seinen Puls als Zeitmaßstab zur Messung der Pendelbewegung benutzt, obwohl es seit dem 14.Jahrhundert bereits Sanduhren gab, die besonders auf hoher See Anwendung gefunden hatten. Erst später ging Galilei dazu über, das Pendel als das genauere Zeitmaß anzuwenden[2,5]. Die Pendelbewegungen wurden zusammen mit einer Skala von Sanctorius als „Pulsilogon" zur Messung der Pulsfrequenz in die Praxis eingeführt. Mit Veränderung der Länge des Fadens, an dem das Pendel hing, konnte man an einer Skala die Pulsfrequenz ablesen (Abb. 34).

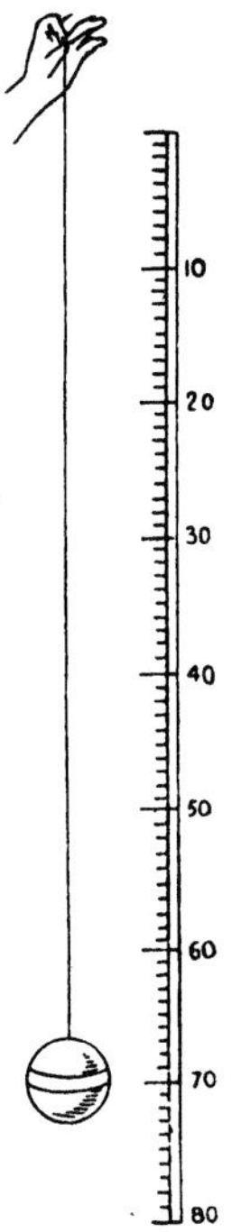

Abbildung 34: Pulsilogon nach Sanctorius.

Auch Johannes Kepler (* 27.12.1572 Weil der Stadt; † 15.11.1630 Regensburg) hat die Pulsschläge als Zeitmaß benutzt[2]. Später hat er dann als einer der ersten die Pulsfrequenz mit einer Uhr genau bestimmt und festgestellt, dass Melancholiker oder ältere Menschen häufig einen Puls von nur 60/Minute hatten. Und so besaß man gegenüber den anderen, sonst üblichen Pulsqualitäten jetzt mit der Pulsfrequenz eine objektiv messbare Größe, die mit verschiedenen Krankheitserscheinungen in Bezug gesetzt wurde.

Anfang des 18. Jh. hat der englische Arzt John Floyer 1707 eine Pulsuhr vorgestellt, die mit einem Sekundenzeiger versehen war[2]. Floyer war ein Mess-Fanatiker: Im Gegensatz zu diesem Drang nach Objektivität entwickelte er allerdings in Anlehnung an die chinesische Vorstellung der Pulsmessung ein recht absurdes System, mit dem über die Pulsmessung auch äußerst differenzierte Aussagen zur Prognose von Krankheiten möglich sein sollten[7,8].

Zunehmend wurden also die sehr subjektiven Pulskriterien Galens zugunsten wirklich wahrnehmbarer Merkmale verlassen. Es hat aber noch Jahrzehnte gebraucht, bis sich eine genauere Pulszählung durchgesetzt hat. Noch zu Goethes Zeiten war eine Sekunden-Uhr bei Ärzten nicht üblich. Galen hatte den Eindruck erweckt, dass mit dem Fühlen des Pulses sehr genaue Kenntnisse zu den Krankheiten zu erzielen seien: dem hat in über 1000 Jahren niemand widersprechen wollen oder können.

2.2 Dann ziehen Sie mal Ihr Hemd aus: Warum Hände und Ohren notwendig wurden

Der Hinweis, dass heute die körperliche Untersuchung durch den Arzt seiner fünf Sinne bedarf, wäre banal und entbehrlich, müsste man nicht darauf hinweisen, dass es dem akademisch gebildeten Arzt viele Jahrhunderte nicht gestattet war, einen fremden und unter Umständen unbekleideten Körper zu betrachten, zu berühren oder gar zu betasten. Religion, Stand, Sitte und Scham standen damit der Erkennung innerer, nach außen projizierter Leiden weitgehend entgegen, und Vorgänge im Inneren des Körpers konnten allenfalls durch die Eröffnung von Leichen zugänglich gemacht werden. Der Arzt hatte sich in den Jahrhunderten der Humoralpathologie, in der ausgehend vom Corpus Hippocraticum Blut, Schleim, gelbe und schwarze Galle als Lebensträger angenommen wurden, vornehmlich auf die Pulsdiagnostik zu beschränken. Es ist bemerkenswert, dass noch im ausgehenden 19. Jahrhundert Hermann von Helmholtz (1821–1894), einer der bedeutendsten Physiologen, in einer Rede zum „Denken in der Medizin" die besondere Wichtigkeit des Pulszählens bei der Diagnostik des praktizierenden Arztes ausdrücklich betonte: *„... um die Reaktionsweise der Lebenskraft kennenzulernen"*[1].

Aber es gibt auch andere, offenere Kapitel in der Geschichte der körperlichen Untersuchung. Der *Papyrus Edwin Smith* (auch *„Wundenbuch"*; 17.–16. Jh. v. Chr.) und der *Papyrus Ebers* (16. Jh. v. Chr.) gehören zu den ältesten medizinischen Schriften, die sichtbare Zeichen von Krankheiten und deren Behandlungen aufzählen und dabei eindeutig von der äußeren Betrachtung und dem Betasten des kranken Körpers ausgehen[2].

Hippocrates von Kos (vermutlich 460–370 v.Chr.) beschrieb und differenzierte Geräusche in der Brust *(„Succusio Hippocratis")*, wenn er den Oberkörper des Kranken an beiden Schultern schüttelte, dabei das Ohr direkt an die Brust legte und auf diese Weise die Ansammlung von Wasser oder Eiter im Brustraum feststellen konnte [das ist allerdings nur bei gleichzeitigem Vorliegen von Luft und Flüssigkeit im Pleuraspalt (Hydropneumothorax) möglich]. Caelius Aurelianus, ein spätantiker, in Nordafrika lebender Arzt (vermutlich 1.Hälfte des 5. Jh. n. Chr.) diagnostizierte auf gleiche Weise Krankheiten in den Luftwegen. Nicht unerwähnt soll noch der französische Chirurg Ambroise Paré (vermutlich 1510–1590) bleiben, der sich insbesondere als Militärarzt mehrerer französischer Könige einen Namen gemacht hat und der – wenigstens in Frankreich – als Wegbereiter der modernen Chirurgie angesehen wird. Paré schilderte in Analogie zu Hippokrates, dass bei Ansammlung von Eiter oder anderer Flüssigkeit im Brustkorb dort ein Geräusch zu hören sei, ähnlich einer *„... halb gefüllten gluckernden Flasche"*[3].

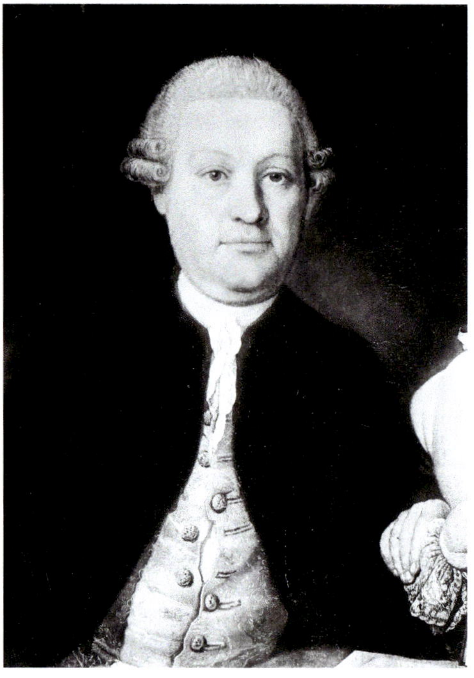

(a) Porträt, Ausschnitt aus einer Fotografie

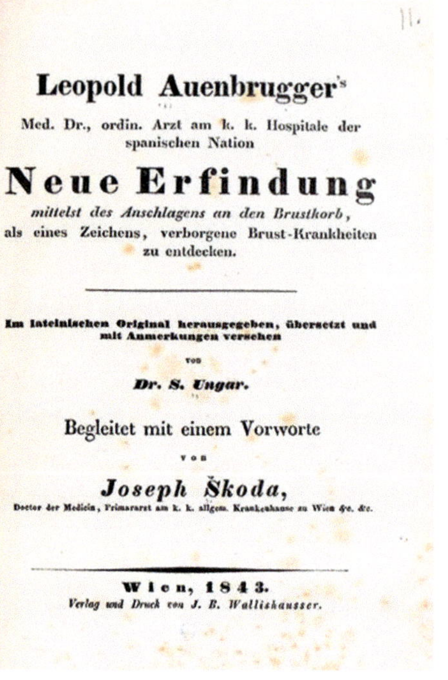

Leopold Auenbrugger's

Med. Dr., ordin. Arzt am k. k. Hospitale der spanischen Nation

Neue Erfindung

mittelst des Anschlagens an den Brustkorb, als eines Zeichens, verborgene Brust-Krankheiten zu entdecken.

Im lateinischen Original herausgegeben, übersetzt und mit Anmerkungen versehen

von

Dr. S. Ungar.

Begleitet mit einem Vorworte

von

Joseph Škoda,

Doctor der Medicin, Primararzt am k. k. allgem. Krankenhause zu Wien &c. &c.

Wien, 1843.

Verlag und Druck von J. B. Wallishausser.

(b) Auenbruggers „Inventum novis ex percussione thoracis humani ....“ 1761, Deutsche Übersetzung 1843.

Abbildung 35: Leopold Auenbrugger

Joseph Leopold von Auenbrugger (1722–1809) (Abb. 35a) gebührt das Primat und die Ehre, mit seinem Vorschlag zur Perkussion des Brustkorbs die Medizin aus der Zeit der Humoralpathologie in eine Zeit nunmehr naturwissenschaftlich ausgerichteter physikalischer Untersuchungsmethoden des kranken Menschen geführt zu haben. Auenbrugger, zunächst Primärarzt am Spanischen Spital in Wien, publizierte 1761 auf nur 95 Seiten sein Manuskript *„Inventum novum ex percussione thoracis humani ut signo abstrusos interni pectoris morbos detegendi“*. (Abb. 35b) Auenbrugger beschrieb in seinem Werk nicht nur die Technik des Klopfens (dabei wird mit gerade gestreckten und aneinandergelegten Fingerspitzen direkt auf die Brustwand geschlagen) und die damit ausgelösten verschiedenen Klangqualitäten (schriller, gedämpfter und dumpfer Ton), sondern er ordnete die von der Norm abweichenden „widernatürlichen Töne“ auch unterschiedlichen Krankheitsentitäten und -verläufen zu. Möglicherweise hat Auenbrugger das Verfahren der Perkussion auf Kindheitserfahrungen zurückgeführt: er hatte als Spross eines Gastwirtes gelernt, die Füllung von Weinfässern mittels Beklopfens des Fasses zu schätzen. In jedem Fall hat er sich durch eingehende Untersuchungen von der Richtigkeit seiner neuen Methode überzeugt. Auenbrugger verglich die geklopften Lebendbefunde mit der Organpathologie der später Verstorbenen, füllte darüber hinaus den Brustkorb von Leichen mit Flüssigkeit und konnte damit unterschiedliche Schallqualitäten in Abhängigkeit von der Menge der jeweiligen Flüssigkeit und ihres Spiegels im Thorax nachweisen.

Persönlichen Erfolg hatte Auenbrugger mit „seiner" Perkussion nicht. Sowohl die Patienten als auch die Ärzte empfanden die neumodische Untersuchungsmethode als lästig und umständlich. Entscheidend kam hinzu, dass die in Medizinangelegenheiten mächtigen Lehrer von Auenbrugger in Wien, Gerhard van Swieten (1700–1772) und Anton de Haen (1704–1776), die Methode weder selbst praktizierten noch sie in ihren Publikationen erwähnten. Immerhin, verhindern konnten die Herren der Wiener Medizinischen Schule und zugleich Leibärzte von Kaiserin Maria Theresia die Verbreitung von Auenbruggers Schrift jedoch nicht. Das Werk erreichte schon 1765 eine zweite Auflage, wurde alsbald ins Französische übersetzt, und der Leipziger Professor für Medizin und Botanik Christian G. Ludwig (1709–1773) nannte Auenbruggers Werk „eine Fackel, die Licht in die Finsternis der Brustkrankheiten bringen werde". Auenbrugger war mit seiner Perkussion der „Auskultation", also der durch Abhören direkten Wahrnehmung von Geräuschen im Brustkorb, sehr nahe gewesen: er hätte nur das Ohr anstelle der Hand an die Brust legen müssen.

Den endgültigen Durchbruch erlebte die Perkussion fast 50 Jahre nach ihrer Erstbeschreibung: Jean Nicolas Corvisart (1755–1821), Leibarzt des Kaisers Napoleon, hatte nach langjähriger eigener Prüfung die neue physikalische Untersuchungsmethode bei Brustkrankheiten für bewährt, hilfreich und demnach wichtig befunden. Corvisart publizierte 1808 eine mit Kommentaren und Ergänzungen angereicherte französische Übersetzung des „Inventum novum" und vergaß dabei nicht, Auenbrugger rühmend als den eigentlichen Vater der Perkussion ins rechte Licht zu rücken[4].

In der ersten Hälfte des 19.Jahrhunderts gab es zahlreiche Bemühungen, die Schallqualitäten bei der Perkussion, aber auch deren Praktikabilität im ärztlichen Alltag, zu optimieren. Pierre Adolphe Piorry (1794–1879), Schüler u. a. von Corvisart und inspiriert durch die Arbeiten von Laënnec, führte das Pleximeter in die Perkussion ein, ein flaches Stück Elfenbein, das zum Beklopfen fest an die Brust gedrückt wird. Seine Erfahrungen und Untersuchungsergebnisse publizierte Piorry 1828 unter dem Titel „De la Percussion Médiate"[5] (Abb 36).

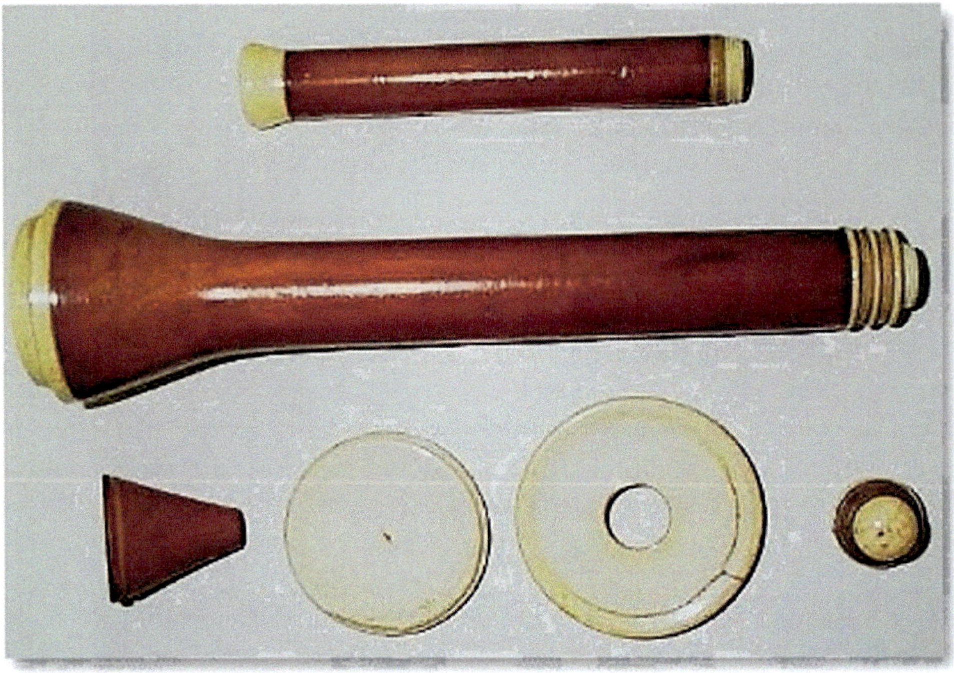

Abbildung 36: Piorry Stethoskop, Elfenbein-Pleximeter (runde Scheibe unten 2.Bild von links) und Elfenbein-Fingerhut zur Perkussion (unten rechts).

In Deutschland ist es Max Anton Wintrich (1812–1882), der 1841 zusätzlich zum Pleximeter den ersten Perkussionshammer vorstellte[6] (Abb. 37). Äußerst pragmatisch und sehr realitätsnah hat der Wiener Arzt Gustav von Gaal den Gebrauch des Pleximeters in seinem Lehrbuch über die physikalische Diagnostik empfohlen: *„…an der Rückenfläche des Thorax jederzeit, ferner zur Untersuchung des Bauches bei musculösen, fetten Individuen, bei vollbusigen Frauen und um auch den Widerstand, den der anklopfende Finger erfährt, als diagnostisches Zeichen zu benutzen.“*[7].

Diese und andere Zeugnisse von verschiedenen Perkussionshilfsmitteln haben letztlich allerdings keine lange Lebensdauer gehabt. Schon seit geraumer Zeit sind Pleximeter und Perkussionshammer aus den Kitteltaschen der Ärzte verschwunden und nur noch als handwerkliche Raritäten in kostbarer Ausstattung in Medizinhistorischen Museen zu bewundern.

Der Weg von der indirekten Wahrnehmung von Geräuschphänomenen im Thorax mittels Perkussion (Auenbrugger, Corvisart) zur direkten Tonregistrierung mittels Auskultation (Laënnec) war geographisch und zeitlich kurz (Abb. 38). René Théophile Hyacinthe Laënnec (1781–1826) begann 14-jährig das Medizinstudium in Nantes, ging nach dortigem Staatsexamen nach Paris und wurde 1801 Schüler von Corvisart am Hôpital de la Charité. Zusammen mit seinem Freund und Kollegen Gaspard Laurent Bayle (1774–1816) erforschte er an über 1000 postmortalen Gewebsproben die pathologisch anatomischen Formen der Tuberkulose einschließlich ihrer extrapulmonalen Manifestation. Laënnec gab einer Form der Leberzirrhose seinen Namen (Laënnec-Zirrhose) und engagierte sich begeistert in der klinisch-praktischen Medizin. 1816 wurde Laënnec an das Hôpital Necker in Paris berufen, 1822 übernahm er die Nachfolge von Corvisart an der Charité und wurde 1823 zum Professor am Collège de France ernannt. Laënnec starb mit nur 45 Jahren 1826 in seiner bretonischen Heimat an der Tuberkulose.

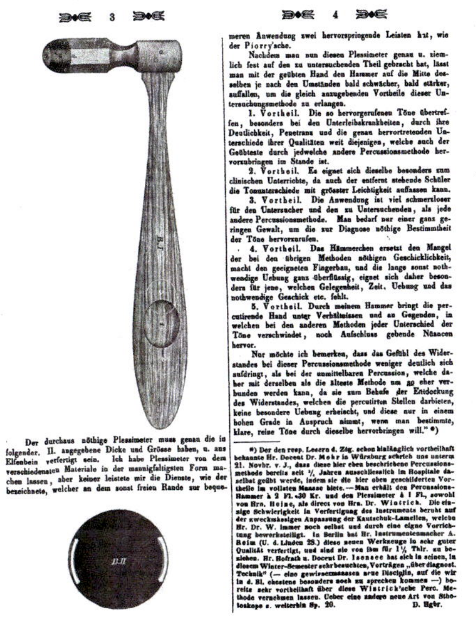

3

Der durchaus nöthige Plessimeter muss genau die in folgender. II. angegebene Dicke und Grösse haben, u. aus Elfenbein verfertigt sein. Ich habe Plessimeter von dem verschiedensten Materiale in der mannigfaltigsten Form machen lassen, aber keiner leistete mir die Dienste, wie der bezeichnete, welcher an dem sonst freien Rande zur beque-

4

meren Anwendung zwei hervorspringende Leisten hat, wie der Piorry'sche.

Nachdem man nun diesen Plessimeter genau u. ziemlich fest auf den zu untersuchenden Theil gebracht hat, lässt man mit der geübten Hand den Hammer auf die Mitte desselben je nach den Umständen bald schwächer, bald stärker, auffallen, um die gleich anzugebenden Vortheile dieser Untersuchungsmethode zu erlangen.

1. Vortheil. Die so hervorgerufenen Töne übertreffen, besonders bei den Unterleibskrankheiten, durch ihre Deutlichkeit, Penetranz und die genau hervortretenden Unterschiede ihrer Qualitäten weit diejenigen, welche auch der Geübteste durch jedwelche andere Percussionsmethode hervorzubringen im Stande ist.

2. Vortheil. Es eignet sich dieselbe besonders zum clinischen Unterrichte, da auch der entfernt stehende Schüler die Tonunterschiede mit grösster Leichtigkeit auffassen kann.

3. Vortheil. Die Anwendung ist viel schmerzloser für den Untersucher und den zu Untersuchenden, als jede andere Percussionsmethode. Man bedarf nur einer ganz geringen Gewalt, um die zur Diagnose nöthige Bestimmtheit der Töne hervorzurufen.

4. Vortheil. Das Hämmerchen ersetzt den Mangel der bei den übrigen Methoden nöthigen Geschicklichkeit, macht den geeigneten Fingerbau, und die lange sonst nothwendige Uebung ganz überflüssig, eignet sich daher besonders für jene, welchen Gelegenheit, Zeit, Uebung und das nothwendige Geschick etc. fehlt.

5. Vortheil. Durch meinem Hammer bringt die percutirende Hand unter Verhältnissen und an Gegenden, in welchen bei den anderen Methoden jeder Unterschied der Töne verschwindet, noch Aufschluss gebende Nüancen hervor.

Nur möchte ich bemerken, dass das Gefühl des Widerstandes bei dieser Percussionsmethode weniger deutlich sich aufdringt, als bei der unmittelbaren Percussion, welche daher mit derselben als die älteste Methode um so eher verbunden werden kann, da sie zum Behufe der Entdeckung des Widerstandes, welchen die percutirten Stellen darbieten, keine besondere Uebung erheischt, und diese nur in einem hohen Grade in Ausspruch nimmt, wenn man bestimmte, klare, reine Töne durch dieselbe hervorbringen will." *)

*) Der den resp. Lesern d. Ztg. schon hinlänglich vortheilhaft bekannte Hr. Docent Dr. Mohr in Würzburg schrieb uns unterm 21. Novbr. v. J., dass diese hier eben beschriebene Percussionsmethode bereits seit ¼ Jahren ausschliesslich im Hospitale daselbst geübt werde, indem sie die hier oben geschilderten Vortheile im vollsten Maasse biete. — Man erhält den Percussions-Hammer à 2 Fl. 30 Kr. und den Plessimeter à 1 Fl., sowohl von Hrn. Heine, als direct von Hrn. Dr. Wintrich. Die einzige Schwierigkeit in Verfertigung des Instruments beruht auf der zweckmässigen Anpassung der Kautschuk-Lamellen, welche Hr. Dr. W. immer noch selbst und durch eine eigne Vorrichtung bewerkstelligt. In Berlin hat Hr. Instrumentenmacher A. Reim (U. d. Linden 28.) diese neuen Werkzeuge in sehr guter Qualität verfertigt, und sind sie von ihm für 1½ Thlr. zu beziehen. Hr. Hofrath u. Docent Dr. Isensee hat sich in seinen, in diesem Winter-Semester sehr besuchten, Vorträgen „über diagnost. Technik" (— eine gewissermassen neue Disciplin, auf die wir in d. Bl. ehestens besonders noch zu sprechen kommen —) bereits sehr vortheilhaft über diese Wintrich'sche Perc. Methode vernehmen lassen. Ueber eine andere neue Art von Sthetoskope s. weiterhin Sp. 20. D. Hgbr.

Abbildung 37: Erster Perkussionshammer nach Wintrich.

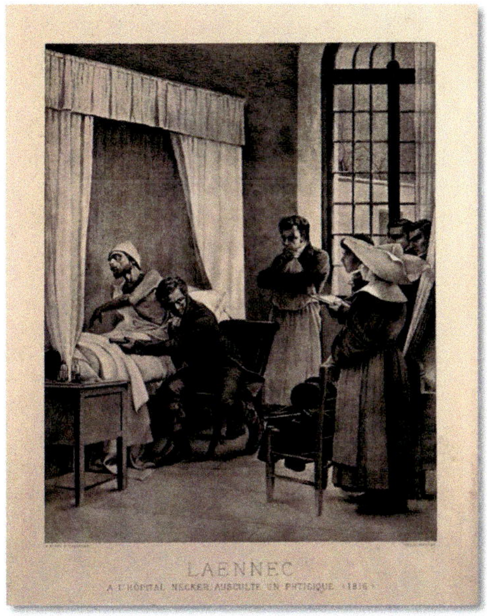

Abbildung 38: Laënnec im Hospital Necker, Paris 1816. Heliogravüre nach einem Gemälde von T.Chartran.

Die Ärzte in aller Welt verdanken ihr Statussymbol, das Stethoskop, nicht nur Laënnec sondern auch einer jungen französischen Patientin, die nicht nur an einer Herzinsuffizienz, sondern auch an einer übermäßigen Fettleibigkeit litt. Laënnec, der wie sein Freund Bayle durch das Auflegen des bloßen Ohres auf die Herzregion Herztöne und Herzschlag analysierte und registrierte, schilderte den Ablauf der körperlichen Untersuchung selbst wie folgt:

„Ich wurde im Jahre 1816 wegen einer jungen Person zu Rathe gezogen, bei der sich allgemeine Symptome einer Herzkrankheit zeigten, und bei welcher das Auflegen der Hand und die Percussion wegen der Körperfülle wenig Erfolg hatten. Da mir das Alter

und das Geschlecht der Kranken die in Rede stehende Untersuchungsweise verboten, so fiel mir eine sehr bekannte akustische Erscheinung ein: wenn man nämlich das Ohr an das Ende eines Balkens legt, so hört man sehr deutlich einen am andern Ende angebrachten Nadelschlag. Es schien mir, dass man vielleicht in diesem Falle von dieser Eigenschaft der Körper Nutzen ziehen könnte.

Ich nahm einen Bogen Papier, rollte ihn fest zusammen, setzte das eine Ende auf die Präcordialgegend, legte das Ohr an das andere, und hörte zu meinem Erstaunen und zu meiner Freude die Herzschläge weit reiner und deutlicher, als ich sie jemals beim unmittelbaren Auflegen des Ohres vernommen hatte." [8].

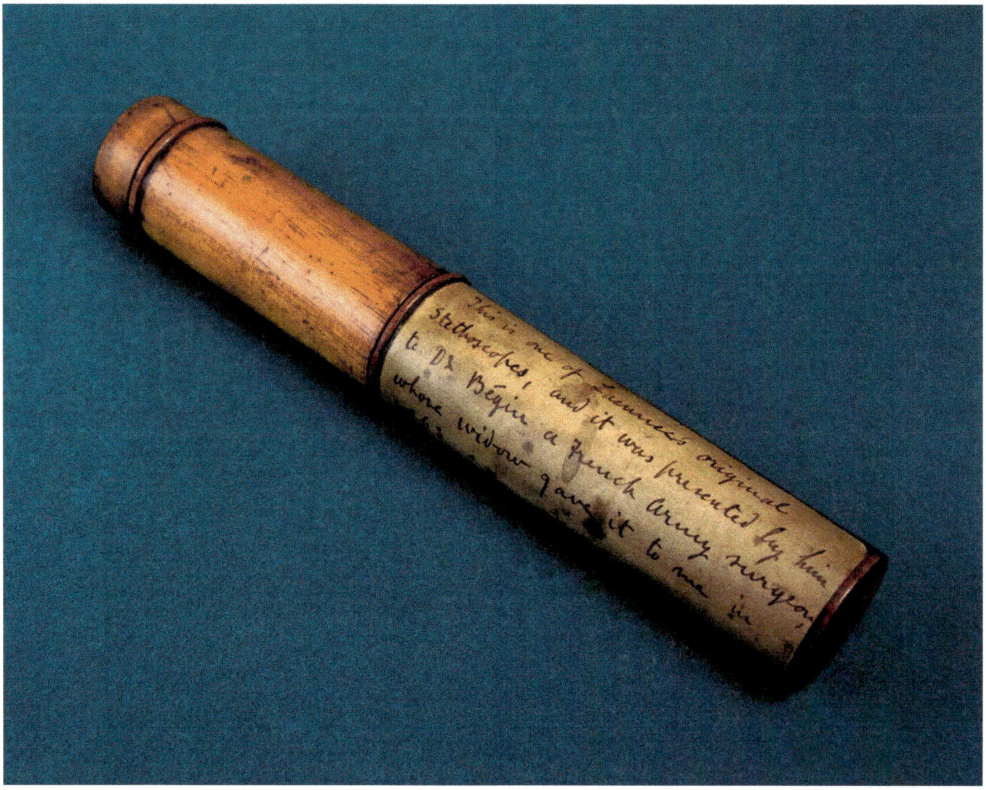
stethoscopes, and it was presented by him
to Dr Bégin a French Army surgeon
whose widow gave it to me

Abbildung 39: Laënnecs Stethoskop, ca.1820.

Natürlich war das zusammengerollte Papierheft auf der Brust der jungen Französin und am Ohr Laënnecs nur eine spontane Probe und Verlegenheit und auch die erste Namensgebung seines neuartigen Untersuchungsinstrumentes „Le cylindre" war ein Provisorium. Laënnec konstruierte nach seiner Ersterfahrung eine 32 cm lange und 36 mm starke Eichenholzrolle, durchbohrte sie innen, erweiterte seinen Kanal am Thoraxende zu einem trichterförmigen Ansatz und gab seiner Erfindung schließlich den Namen „Stethoskop" (Abb. 39). Seine ersten Erfahrungen mit dieser „mittelbaren Auskultation mittels Stethoskops" hat Laënnec in vielfachen Kasuistiken gesammelt. Beispielhaft schrieb er über die Untersuchung der 40-jährigen Marie-Melanie Basset im März 1816[9]:

Beobachtung XI. Oedem der Lunge, welches in der Wiedergenesungsperiode einer Lungenentzündung eingetreten war

Marie Melanie Basset, Kammerfrau, 40 Jahre alt, von einem lymphatischen Temperamente, hatte immer eine schwankende Gesundheit gehabt. Seit ihrer frühesten Jugend litt sie an einer beträchtlichen Athmungsbeschwerde und an häufigem Herzklopfen…

Im 27sten Jahre wurde sie aufs Neue schwanger, und es ging diese neue Schwangerschaft eben so glücklich, wie die früheren, vorüber; allein nach der Niederkunft kamen die Regeln nicht wieder zum Vorschein. Bald nachher trat eine allgemeine Hautwassersucht, auf welche Bauchwassersucht, eine außerordentliche Beklemmung und eine hartnäckige Schlaflosigkeit folgte …

Den 1. Januar 1817 verfiel sie … es drohte ihr Erstickung, wenn sie nur eine einigermaßen rasche Bewegung machte. Es wurde ihr bald unmöglich, eine Treppe zu steigen. Es fand ein leichter Husten mit schleimichter, manchmal schwärzlicher Expectoration statt, Appetit und Schlaf waren null. Da die Kranke gezwungen war, das Bett zu hüten, so entschloß sie sich den 7. März, ins Necker-Hospital zu gehen.

Den 8. März ließen bei der ersten Untersuchung die Gesammtheit der Symptome und die herrschende Constitution das Vorhandensyn einer Lungenentzündung vermuthen. Die Brust gab rechts nach hinten und links nach vorn einen weniger guten Ton; in der Gegend des Herzens fehlte der Ton; die Respiration wurde an diesen Stellen mittels des Cylinders nicht gehört. Uebrigens bot die Kranke folgende Symptome dar: Gesicht und äußerer Habitus sehr blaß, mit leichter Auftreibung; sehr deutliches Oedem an den Unterschenkeln, violettblasse Lippen, außerordentliche Beklemmung, häufiges Herzklopfen, Schlaflosigkeit oder durch Auffahren unterbrochener Schlaf. Die Kranke beklagte sich über Stiche im Kopfe. Seit vier Tagen fand Diarrhoe statt. Die durch den Cylinder untersuchten Herzschläge gaben beinahe keinen Anschlag, hatten aber einen hellen Ton. Man stellte demnach folgende Diagnose auf: partielle Peripneumonie der beiden Lungen an einem an Erweiterung des Herzens ohne Hypertrophie leidenden Subjecte."

Marie-Melanie Basset verstarb zwei Monate später an einer pathologisch-anatomisch gesicherten eitrigen Pleuropneumonie beiderseits zusammen mit einer Perimyokarditis. Laënnec vollzog die systematischen Untersuchungen zur mittelbaren Auskultation im Hôpital Necker, das 1778 von der Gattin des Finanzministers Ludwig XVI. für die arme Bevölkerung in Paris gebaut worden war. Die Ergebnisse seiner Arbeit wurden im August 1819 in zwei Bänden unter dem Titel *„De l'auscultation ou traité du diagnostic des maladies des poumons et du coeur"*. veröffentlicht. Laënnec beschrieb nicht nur die Technik der Auskultation, die auftretenden und hörbaren Atemgeräusche (vesikuläres, bronchiales, pueriles und amphorisches Atmen) sowie systolische und diastolische Herzgeräusche, er gab auch eine systematische Übersicht über Lungen- und Brustfellerkrankungen (Pneumonie, Lungenödem, Lungeninfarkt, Bronchiektasen, Emphysem, Tuberkulose), sodass sein Werk über die Erfindung des Stethoskops hinaus zu einem äußerst wertvollen Handbuch zur Diagnostik und Therapie der Brustorgane wurde.

Die weltweite Verbreitung des Laënnec'schen Stethoskops und seines großartigen Nutzens für die Medizin von der ersten Hälfte des 19. Jahrhunderts an hat nicht lange auf sich warten lassen. John Forbes, Schotte und Arzt der englischen Königin Victoria, übersetzte Laënnecs Werk 1821 ins Englische, Johann Daniel Hofacker, Tübingen, 1826, sowie Friedrich Ludwig Meissner, Leipzig,1832, ins Deutsche[8,10,11].

Und natürlich gab es zu Laënnecs Zeiten in der hochgelehrten Medizinerszene auch Neider und Ignoranten, die die mittelbare Auskultation ablehnten. Nicht nur, dass man befürchtete, das technische Hilfsmittel könnte durch den Druck des Auflegens Schmerzen im Thorax verursachen, man kritisierte auch den (unnötigen) Zeitaufwand und eine unzureichende Übereinstimmung von gewölbtem Thorax und starrem Stethoskopende, die zu Verfälschung des Gehörten beitragen würde. Einzelne Mediziner waren tatsächlich der Überzeugung, dass Gott dem Arzt ein Ohr gegeben habe, das er den Kranken auflegen könne und das keiner zusätzlichen Hilfe bedürfe.

Mit dem ursprünglich starren Stethoskop aus Holz konnte man nicht wie heute, mit beiden Ohren hören und so hat es nicht an der Entwicklung vielfacher Varianten gefehlt, die sich in den Materialien, der Länge und Dicke sowie in der Bauart der Endstücke unterschieden (Abb. 40a). 1851 konstruierte der irische Arzt Arthur Leared ein erstes brauchbares Stethoskop für beide Ohren, 1852 erhielt der New Yorker Arzt Georg Cammann für sein verbessertes und kommerziell hergestelltes Stethoskop ein Patent. Dabei waren Ohrstöpsel aus Elfenbein auf zwei Röhren aus deutschem Silber montiert, die wiederum von einem Scharniergelenk zusammengehalten wurden (Abb. 40b). Leider fielen im heute gebräuchlichen Littmann-Stethoskop all diese Schönheiten dem Alltagsgebrauch der Ärzte zum Opfer.

Auch das Lehrbuch von Laënnec zur Diagnostik von Erkrankungen der Lunge und des Herzens hat Nachahmer und Ergänzer gefunden. Erwähnenswert sind das beinahe 500 Seiten starke Werk von Piorry zur „Zur Diagnostik und Semiotik mit vorzüglicher Berücksichtigung der neusten mechanisch-nosognostischen Hilfsmittel" sowie die Publikationen von Josef von Škoda (1805–1881)[12]. Škoda zählt zusammen mit dem Pathologen Carl von Rokitansky (1804–1878) und dem Dermatologen Ferdinand von

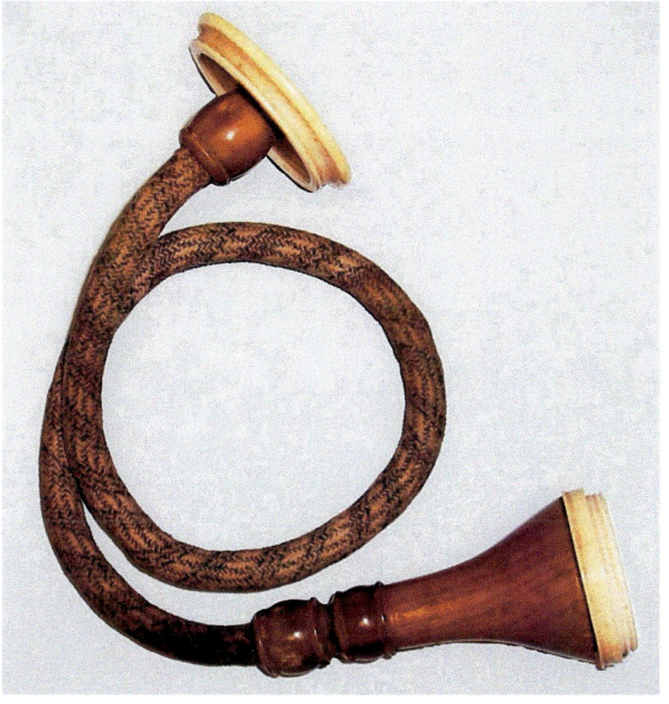

(a) Flexibles Piorry Stethoskop

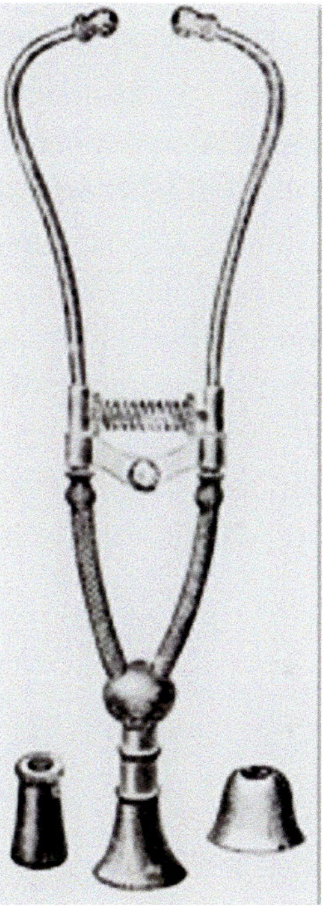

(b) Binaurales Stethoskop

Abbildung 40: (a) Flexibles Piorry Stethoskop aus Holz, Elfenbein und Horn, ca. 1835. (b) Binaurales Stethoskop, konzipiert von G.Cammann, New York 1855.

Hebra (1816–1880) zu den Gründern der zweiten Wiener Medizinischen Schule, die nach Jahrhunderten einer philosophisch orientierten Medizin nunmehr eine vorrangig naturwissenschaftlich ausgerichtete Medizin propagierte und auch praktizierte. Škoda führte die Untersuchungen von Auenbrugger und Laënnec weiter und gab ihr die physikalischen Grundlagen. Seine Abhandlung über „Perkussion und Auskultation" erschien 1864 bereits in der 6. Auflage und vertrat die grundlegende und bis heute gültige These, dass es keinen eigenständigen spezifischen Schall von Herz, Lunge, Magen oder Leber gibt, sondern die Schallphänomene der Organe allein Resultat der Verschiedenheit von Menge, Verteilung und Spannung der enthaltenen Luft sind[13].

Über 200 Jahre nach Laënnec und Auenbrugger muss man sich angesichts von Smartphones und Tablets in den Händen und Kitteltaschen der heutigen Ärzteschaft die Frage stellen, ob die klinischen und physikalischen Untersuchungsmethoden sich nicht überlebt haben und das locker um den Hals gelegte Stethoskop somit nicht mehr den Arzt in der Realität des Alltags, sondern nur noch in der Welt der Fernsehärzteserien abbildet. Ultraschallgeräte für die Untersuchung des Herzens haben heute nur noch die Größe eines Kartenspiels, Anlass für die Forderung einiger (weniger) Kardiologen, das Stethoskop den medizinhistorischen Museen zu überlassen. Andererseits sind erfahrene Ärzte in der Lage, allein mit Hilfe von Anamnese, Palpation, Perkussion und Auskultation den größten Teil aller Diagnosen von Lunge und Herz korrekt zu erfassen. Dabei symbolisiert zusätzlich das Stethoskop eine patientennahe, im ersten Schritt technisch zurückhaltende Medizin, in der die Zuwendung zum Kranken auch sichtbar wieder in den Vordergrund rückt. In Zeiten vorrangig kostenkalkulierender Medizin, in denen Patienten zu Kunden und Ärzte sowie Pflegende zu Ausgabenfaktoren reduziert werden, kann es demnach durchaus sinnvoll, wenn nicht geboten sein, mit dem Stethoskop auch ein äußeres Zeichen für die tiefe Sinnhaftigkeit des ärztlichen Tuns zu setzen. Das ist keineswegs antiquiert und schließt keinesfalls jeden Fortschritt und jede Forschung in allen nicht-klinischen Untersuchungen aus.

2.3 Die X-Strahlen und der Ring am Finger: Warum Röntgen den Nobelpreis bekam

Curriculum [1]

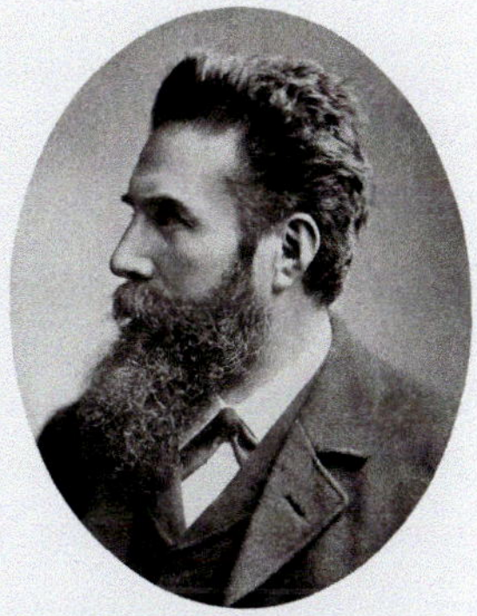

Wilhelm Conrad Röntgen*

1845	Geburt am 27. März in Lennep-Remscheid
1863	Verweis von der Schule in Utrecht ohne Abitur
1865–68	Studium der Maschinenbaukunde an der ETH Zürich
1869	Promotion in Physik an der Universität Zürich Titel der Arbeit: „Studien über Gase"
1870	Assistent bei dem Experimentalphysiker August Kundt an der Julius-Maximilian-Universität Würzburg
1873	Habilitation an der Universität Straßburg – die Universität Würzburg verweigert ihm dies aufgrund fehlenden Abiturs
1875	Außerordentliche Professur für Physik und Mathematik an der Landwirtschaftlichen Akademie Hohenheim
1876	Außerordentliche Professur für Physik an der Universität Straßburg
1879	Berufung auf eine ordentliche Professur für Physik an der Justus-Liebig-Universität Gießen
1888	Berufung auf das Ordinariat für Physik an der Julius-Maximilian-Universität Würzburg
1893	Wahl zum Rektor der Universität Würzburg
1895	Entdeckung am 8.November bei Experimentalarbeiten mit der Kathodenstrahlröhre der „X-Strahlen" (später Röntgenstrahlen)
1895	Erste „Röntgenbilder" vom Menschen, am 22.12.1895 das Bild der linken Hand der Ehefrau
1900	Berufung auf das Ordinariat für Physik an der Ludwig-Maximilian-Universität München
1901	Verleihung erster Nobelpreis für Physik
1920	Emeritierung
1923	Röntgen stirbt am 10. Februar in München an Darmkrebs

Abbildung 41: * Wilhelm Conrad Röntgen, 1901.

Wilhelm Conrad Röntgen (Abb. 41) wird als introvertierte und bescheidene Persönlichkeit beschrieben. Er liebte Wanderungen in den Alpen und seit seiner Würzburger Zeit die Jagd. Röntgen stiftete das Preisgeld des ihm verliehenen Nobelpreises der Universität Würzburg (obwohl diese ihm die Habilitation aufgrund seines fehlenden Abiturs verweigert hatte), verzichtete auf Patente und Lizenzen seines bahnbrechenden Experimentes (sein Credo: „Erfindungen und Entdeckungen gehören der Allgemeinheit") und lehnte eine ihm angetragene Erhebung in den Adelsstand ab.

Röntgen gilt als Entdecker und Erstbeschreiber der von ihm im November 1895 selbst zunächst mit „X" bezeichneten Strahlen, die nur wenig später, im Januar 1896, nach einem Vortrag vor der Physikalisch-Medizinischen Gesellschaft in Würzburg auf Vorschlag des Würzburger Anatomen und Physiologen Albert Kölliker den Namen „Röntgenstrahlen" erhielten. Allerdings, W.C.Röntgen war nicht der erste: andere vor ihm haben die gleiche Strahlung in ihren Experimenten bereits erzeugt, wenngleich nicht differenzierter beschrieben und in keinem Fall mit den zukunftsweisenden Konsequenzen bedacht. Der Bonner Mathematiker und Physiker Julius Plücker (1801–1868) beobachtete bei Experimenten mit elektrischen Entladungen in luftleer gepumpten Glasröhren ein Lumineszieren an der Glaswand, die der Kathode gegenüber lag, und sprach von den „Strahlen des negativen Lichts" (später „Kathodenstrahlen")[2]. Sein Schüler Johann Wilhelm Hittorf (1824–1914) konnte zeigen, dass magnetische Felder diese von den Kathodenstrahlen erzeugten Leuchteffekte („Strahlen des Glimmens") abzulenken vermögen [3,4]. Der Engländer William Crookes (1832–1919) machte die Kathodenstrahlen durch Fluoreszenz sichtbar und auch Heinrich Hertz (1857–1894) und Philipp Lenard (1862–1947) experimentierten mit Kathodenstrahlen und wiesen sie nicht nur mit der Schwärzung fotografischer Platten nach, sondern demonstrierten auch, dass diese Strahlen dünne Schichten von festen Stoffen zu durchdringen in der Lage waren[5].

Die Geburtsstunde der originären Röntgenstrahlen schlug am späten Freitagabend des 8. November 1895 in den Räumen des Physikalischen Instituts der Justus-Maximilian-Universität Würzburg. Um die Wirkung von Kathodenstrahlen im verdunkelten Raum zu erforschen, wickelte Röntgen seine Entladungsröhre mit lichtundurchlässigem Karton ein, als Spannungsquelle benutzte er den von dem deutsch-französischen Mechaniker Heinrich Daniel Rühmkorff (bei Röntgen heißt es Ruhmkorff) erfundenen Funkeninduktor (Abb. 42). Röntgen schreibt in seiner Originalarbeit [Abb. 43]:

> *1. Lässt man durch eine Hittorf'sche Vacuumröhre, oder einen genügend evacuirten Lenard'schen, Crookes'schen oder ähnlichen Apparat die Entladungen eines grösseren Ruhmkorff's gehen und bedeckt die Röhre mit*

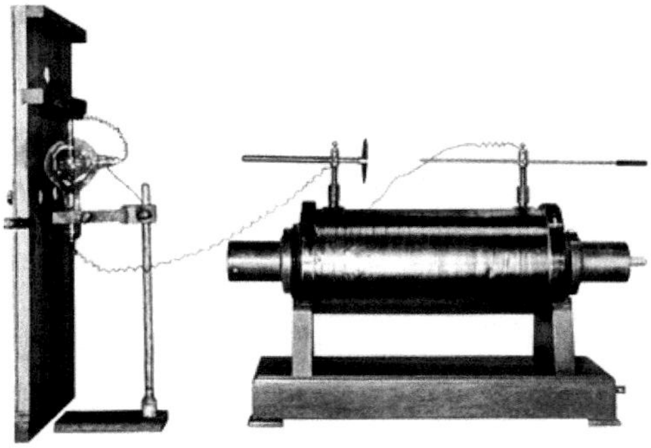

Abbildung 42: Rühmkorff'scher Funkeninduktor

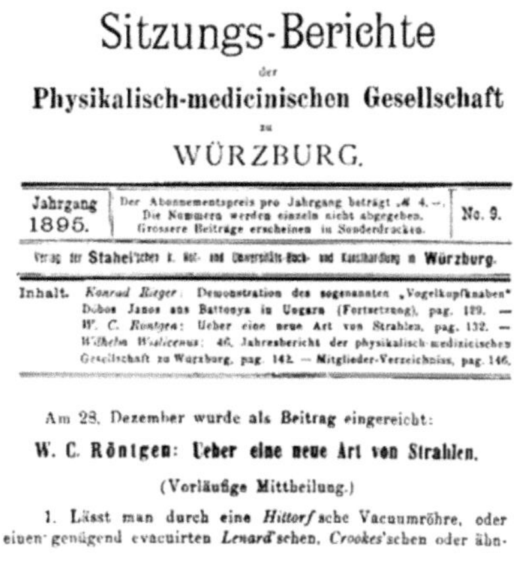

Sitzungs-Berichte

der

Physikalisch-medicinischen Gesellschaft

zu

WÜRZBURG.

Jahrgang 1895.	Der Abonnementspreis pro Jahrgang beträgt ℳ 4.–. Die Nummern werden einzeln nicht abgegeben. Grossere Beiträge erscheinen in Sonderdrucken.	No. 9.

Verlag der Stahel'schen k. Hof- und Universitäts-Buch- und Kunsthandlung in Würzburg.

Inhalt. *Konrad Rieger*: Demonstration des sogenannten „Vogelkopfknaben" Dobos Janos aus Battonya in Ungarn (Fortsetzung), pag. 129. — *W. C. Röntgen*: Ueber eine neue Art von Strahlen, pag. 132. — *Wilhelm Wislicenus*: 46. Jahresbericht der physikalisch-medicinischen Gesellschaft zu Würzburg, pag. 142. — Mitglieder-Verzeichniss, pag. 146.

Am 28. Dezember wurde als Beitrag eingereicht:

W. C. Röntgen: Ueber eine neue Art von Strahlen.

(Vorläufige Mittheilung.)

1. Lässt man durch eine *Hittorf*'sche Vacuumröhre, oder einen genügend evacuirten *Lenard*'schen, *Crookes*'schen oder ähn-

Abbildung 43: Originalarbeit von Röntgen 1895 (Ausschnitt).

einem ziemlich eng anliegenden Mantel aus dünnem, schwarzem Carton, so sieht man in dem vollständig verdunkelten Zimmer einen in die Nähe des Apparates gebrachten, mit Bariumplatincyanür angestrichenen Papierschirm bei jeder Entladung hell aufleuchten, fluoresciren, gleichgültig ob die angestrichene oder die andere Seite des Schirmes dem Entladungsapparat zugewendet ist. Die Fluorescenz ist noch in 2 m Entfernung vom Apparat bemerkbar. Man überzeugt sich leicht, dass die Ursache der Fluorescenz vom Entladungsapparat und von keiner anderen Stelle der Leitung ausgeht. 2. Das an dieser Erscheinung zunächst Auffallende ist, dass durch die schwarze Cartonhülse, welche keine sichtbaren oder ultravioletten Strahlen des Sonnen- oder des elektrischen Bogenlichtes durchlässt, ein Agens hindurchgeht, das imstande ist, lebhafte Fluorescenz zu erzeugen, und man wird deshalb wohl zuerst untersuchen, ob auch andere Körper diese Eigenschaft besitzen. Man findet bald, dass alle Körper für dasselbe durchlässig sind, aber in sehr unterschiedlichem Grade … [6]

Röntgen gab in seiner Publikation über die „neue Art der Strahlen" Beispiele über die „Durchlässigkeit" seiner „X-Strahlen" an, und in Kenntnis, dass Kathodenstrahlen in der Lage waren, Fotoplatten zu schwärzen, gelangen ihm „X-Strahlen-Fotos" u. a. von seinem Jagdgewehr. Berühmtheit erhielt die Aufnahme der linken Hand seiner Frau Anna Bertha, die er am 22. Dezember 1895 anfertigte (Abb. 44). Diese Skelettaufnahme mit Ehering am Ringfinger hat das Zeitalter der Röntgenologie stilvoll eingeläutet. Die praktische Durchführung der „Röntgenaufnahmen" aus heutiger Sicht mutet etwas skurril an und ließ vor allem jede Form von Strahlenschutz für alle Beteiligten

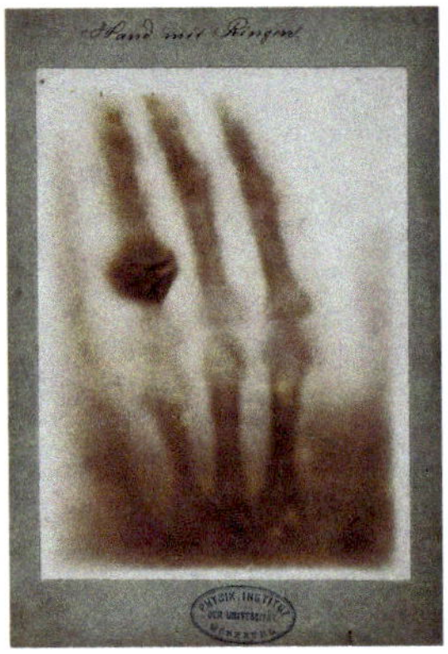

Abbildung 44: Linke Hand von Anna-Bertha Röntgen.

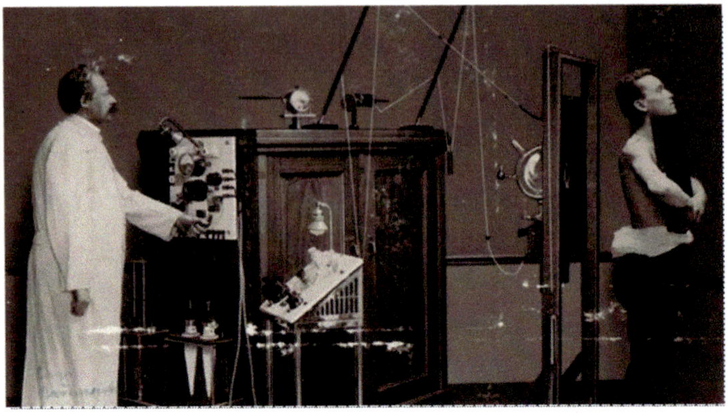

Abbildung 45: Röntgenuntersuchung um 1910. Die Fotoplatte wird vor die Stelle des Körpers gehalten, die Ziel der Untersuchung ist. Die Strahlen, die durch den Körper gelangen, färben die Fotoplatte schwarz.

unberücksichtigt (Abb. 45/46/47/48): der untersuchende Arzt wurde in jedem Fall kräftig mitbestrahlt. Wie unbedarft auch in der Öffentlichkeit mit Röntgenstrahlen umgegangen wurde, zeigen die sogenannten Schuh-Durchleuchtungsgeräte (Pedoskope), die nach dem 1. Weltkrieg patentiert und eingeführt wurden und noch bis in die 70er Jahre unbekümmert in den Schuhgeschäften standen. Ziel der Schuhdurchleuchtung war – insbesondere auch bei Kindern – zu überprüfen, ob die neu gekauften Schuhe auch „richtig saßen". Zweifelsfrei haben aber die Kinderfüße in den Pedoskopen relevante Strahlendosen abgekommen, und auch die Schuhverkäufer wurden infolge der Streustrahlen täglich mit bis zu 1 mGy belastet, eine Strahlendosis, die für das medizinische Personal heute dem Jahresgrenzwert entspricht. Dass Röntgens Entdeckung der X-Strahlen die medizinische Diagnostik revolutionierte, bedarf keiner Betonung. Die Einführung von Röntgenaufnahmen in die Diagnostik von Lungenkrankheiten geschah durch den Franzosen und Pionier der Radiologie und Radiotherapie Antoine Béclère (1856–1939) [7].

Weitere Protagonisten der pneumologischen Radiologie waren Henry Williams (1852–1936) in Boston sowie Guido Holzknecht (1872–1939) in Wien [8,9]. André Bocage (1892–1953) entwickelte 1921 in Paris die tomographische Technik, wenig später, 1924, waren Jean-Athanase Sicard (1872–1929) und Jaques Forestier (1890–1978) Wegbereiter der Bronchographie (Abb. 49) [10,11].

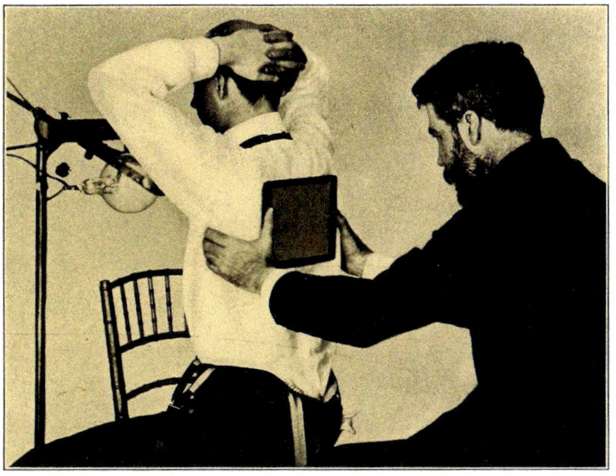

Abbildung 46: Durchleuchtung um 1900; die Lunge wird mit einem mobilen Schirm betrachtet.

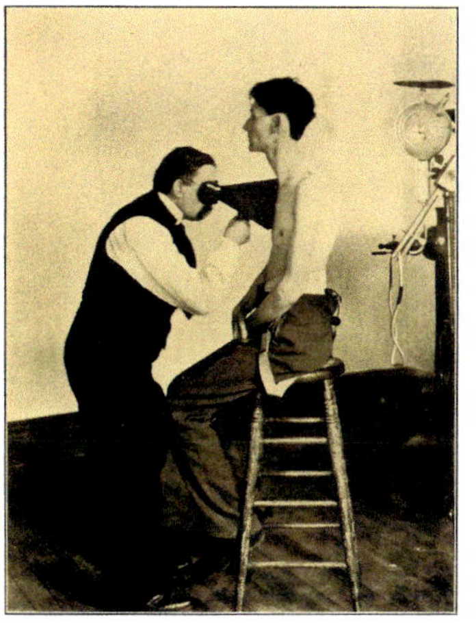

Abbildung 47: Durchleuchtung eines tuberkulösen Patienten mit einem Fluoroskop (1901/1902); Strahlenexposition 10 Minuten, 4x/Woche

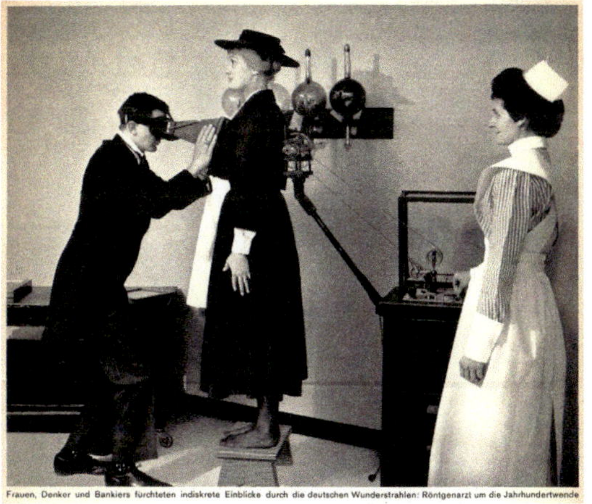

Abbildung 48: Durchleuchtung einer Patientin mit einem Fluoroskop um die Jahrhundertwende; die Damen blieben vollständig bekleidet.

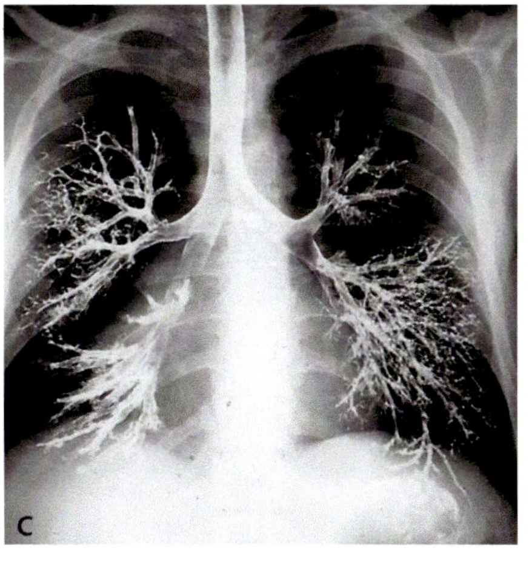

Abbildung 49: Beiderseitige Bronchographie ohne krankhafte Veränderungen des Bronchialbaums.

2.4 Mit Kerzen, Spiegeln und starren Röhren: Warum es so schwierig war, in das Dunkel der Lunge zu sehen

Vor hunderten von Jahren mussten auch besonders junge Menschen, beispielsweise im Rahmen von Infektionskrankheiten, schwerste Atemnot erleiden und kamen in kurzer Zeit durch Ersticken zu Tode. Es muss sicher fürchterlich gewesen sein, mit anzusehen, wie die Betroffenen um jeden Atemzug kämpften. Angesichts der großen Kraftanstrengung, die bei jedem Ein- und Ausatmen aufgebracht werden musste und angesichts der ziehenden Atemgeräusche war das ursächliche Hauptproblem klar: in den Atemwegen war es extrem eng geworden. Auch wenn man einzelne Krankheitsentitäten noch nicht richtig unterscheiden konnte, versuchte man bereits zu Zeiten von Hippokrates das Problem dadurch zu lösen, dass man Röhren in die Atemwege steckte, um diese offen zu halten und den vom Ersticken bedrohten Menschen dadurch Erleichterung zu verschaffen. Ein anderes, kaum lösbares Problem bestand darin, dass Fremdkörper, z. B. eine beim Essen in die „falsche Röhre" gekommene Fischgräte oder ein kleines Knochenstück, nicht auf einfache Weise entfernt werden konnten, und damit zu lebenslangem Husten oder zu hochfieberhaften todbringenden Lungenentzündungen führten. Sicher hätte man gern irgendwelche Instrumente für die Entfernung gehabt, aber die gab es nicht, schon gar nicht für eine Entfernung unter Sicht des bloßen Auges.

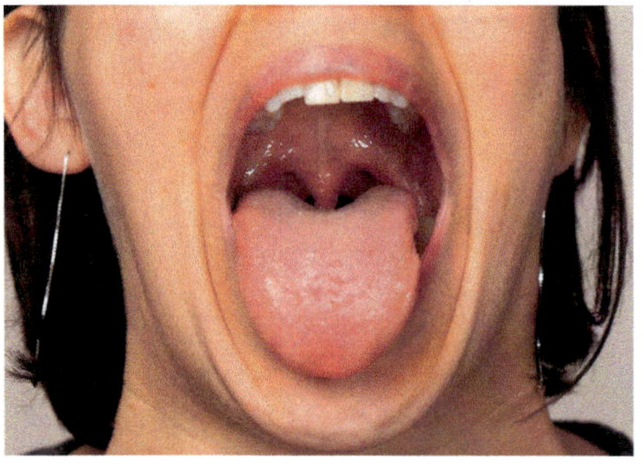

Abbildung 50: Sicht in den Rachen; der Zugang zur Lunge ist nicht zu sehen.

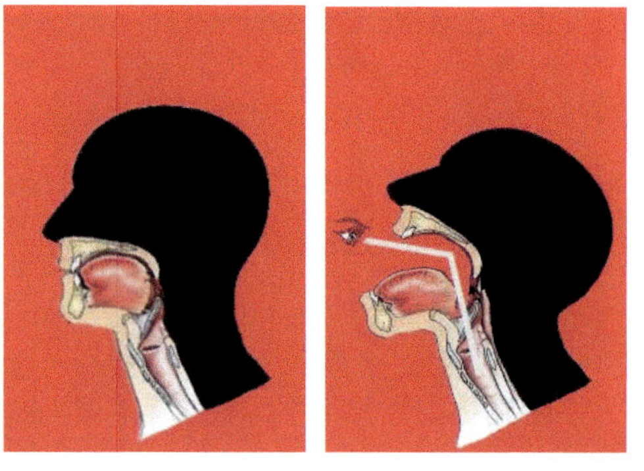

Abbildung 51: Der Rachen von der Seite: Der Zugang zur Lunge geht um die „Ecke".

Zweifellos sind Mund und Rachen der Eingang zur Lunge. Auf den Abb. 50 und 51 sieht man schnell die großen Schwierigkeiten, die sich einem Eintreten in die Atemwege in den Weg stellen. Wenn man in den Rachen hineinschaut, dann geht es hinten im Schlund hinter der Zunge in einer steilen Kurve abwärts, sodass man nur die Rachenwand sehen kann, aber nicht weiter in die Tiefe des Körpers. Im seitlichen

Bild des Kopfes kann man die Kurvengänge sehen (Abb. 51), die man überwinden muss, wenn man in die Luftröhre hineinsehen will. Dies erscheint auf den ersten Blick unmöglich – und so haben es auch unsere Vorfahren gesehen.

Das nachfolgende Kapitel befasst sich mit der Entwicklung der Bronchoskopie und der Überwindung der genannten Schwierigkeiten. Es waren lange und komplizierte Wege, bis es gelang, die Atemwege mit künstlichem Licht sichtbar zu machen. Im Unterschied zur Speiseröhre galt es ein zusätzliches Problem zu bewältigen: es musste sichergestellt werden, dass bei allen Manipulationen im Rachen und in den Luftwegen die lebenserhaltene Atmung nicht behindert wird.

2.4.1 Die Ausgangssituation: der Kehlkopf stört

Wer auf natürlichem Wege Zugang zur Luftröhre und zur Lunge haben will, muss zunächst durch den Kehlkopf und durch die Stimmritze. Bereits Ende des 18. Jahrhunderts wusste man, dass die Stimmritze außerordentlich abwehrend reagiert, wenn Fremdmaterial dorthin gelangt: „*Deutlich sieht man hier das Bestreben der Natur, alles zu entfernen, was nicht an diesen Ort gehört, und dabei Gefahr drohen kann.*“ [1]. Die Natur hat also dafür gesorgt, dass Luftröhre und Lunge in besonderer Weise geschützt werden und für diesen Schutz hat sie den Kehlkopf geschaffen. Dieser erfüllt die lebenswichtige Aufgabe zu verhindern, dass Nahrungsbestandteile beim Essen, Trinken und Schlucken in die falsche, nämlich in die Luftröhre, gelangen. Rutscht dennoch ein Fremdkörper durch die Stimmritze, wird dies mit erheblichen Hustenattacken beantwortet. Damit ist also bewiesen, dass man nicht so ohne weiteres mit einem Gerät in die Luftröhre eindringen kann, um einen Fremdkörper auf dem gleichen Wege wieder herauszuziehen.

Der Kehlkopf war also tabu! Aber was tun mit den in die Atemwege gelangten Fremdkörpern, die nicht nur den lästigen Husten verursachten, sondern auch lebensbedrohlich waren, weil sie die Atmung blockierten? Die ersten Versuche waren wenig sensibel: man griff zum Messer, um die Luftröhre von außen im Halsbereich zu eröffnen (= Tracheotomie oder Luftröhrenschnitt). Aber selbst mit einem Luftröhrenschnitt war das Problem noch keineswegs gelöst. Die meisten Fremdkörper rutschten etwas tiefer in die Atemwege hinein. Kam es dazu, dann bemühte man sich, den Eindringling mit einem etwas längeren und gebogenen Instrument in der Tiefe zu fassen zu bekommen, d. h. man stocherte notgedrungen dabei im Dunkeln herum. Es ist gut nachvollziehbar, dass die damalige Chirurgie mit ihrer Messermethode häufig nicht erfolgreich war und den Patienten damit seinem Schicksal überlassen musste.

Es hat bis in das 19.Jahrhundert gedauert, ehe ein erstes schwaches Licht in das Dunkel hinter den Kehlkopf drang. 1840 betrat ein New Yorker Arzt die Bühne und behauptete, die Stimmlippen, d. h. also Anteile des Kehlkopfes, auf direktem Wege behandelt zu haben. Die lange Geschichte von und über diesen New Yorker Arzt Dr. Horace Green (1802–1866) (Abb. 3) eignet sich in besonderer Weise zur Darstellung der damaligen Sichtweise von Ärzten und Forschern. Green wird heute als einer der größten HNO-Ärzte aller Zeiten hochstilisiert und zusätzlich als ein zu Unrecht angegriffener, verkannter Wissenschaftler dargestellt. Dies muss man allerdings relativieren. Green selbst hat sich mit William Harvey verglichen [3] und das scheint schon etwas anmaßend, immerhin hatte Harvey die medizinische Welt mit der Erforschung des Blutkreislaufs verändert. Der medizinische Fortschritt durch Green ist im Vergleich zu Harveys Leistungen sehr viel bescheidener und im Übrigen hat Green außerhalb der wissenschaftlichen Fachwelt ausreichend Zustimmung erfahren [52], sodass er sich keinesfalls in einer Märtyrerrolle befand.

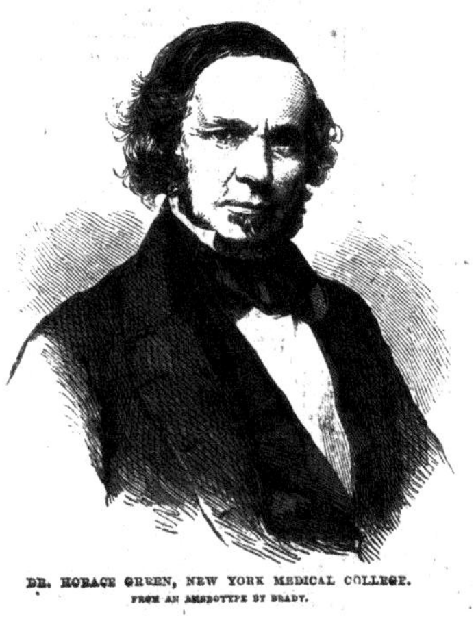
DR. HORACE GREEN, NEW YORK MEDICAL COLLEGE.
FROM AN AMBROTYPE BY BRADY.

Abbildung 52: Horace Green

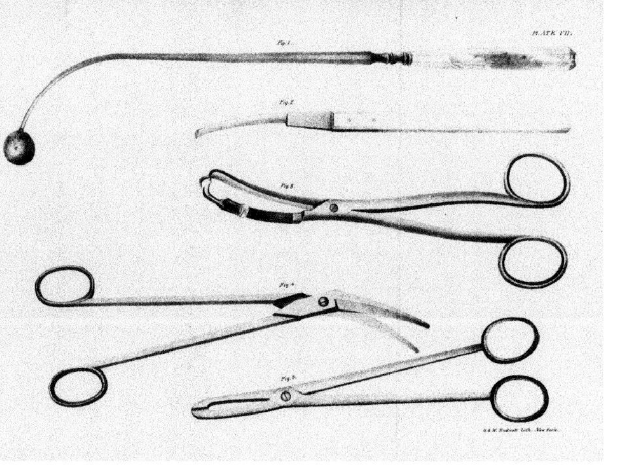

Abbildung 53: Werkzeuge, die Green verwendet hat.

Green berichtete also im September 1840 vor der ehrwürdigen „New York Medical and Surgical Society" darüber [4], wie er Krankheiten des Kehlkopfs und auch Krankheiten der Atemwege direkt mit Silbernitrat (volkssprachlich Höllenstein) behandelt habe. Mit einem gekrümmten Walfischknochen, an dessen Spitze er ein kleines, mit Silbernitrat getränktes Schwämmchen befestigt hatte, habe er direkt vom Mund aus und durch den Kehlkopf hindurch das Silbernitrat aufgetragen (Abb. 53, fig. 1). Die Autoritäten der Medizinischen Gesellschaft in New York allerdings hielten das von Green vorgetragene Verfahren für nicht durchführbar, und obwohl Green Mitbegründer dieser hohen Gesellschaft gewesen war, ging der Streit so weit, dass manche ihn der Lüge bezichtigten, jedenfalls lehnte die Gesellschaft den Druck seines Vortrages ab. Green hat 1846 daraufhin eine eigene Monographie publiziert, mit der er seine Glaubwürdigkeit unter Beweis stellten wollte. Er führte zahlreiche

Behandlungsfälle auf, nannte auch viele Ärzte als Zeugen und machte damit seinen ablehnenden Fachkollegen öffentlich schwere Vorwürfe [4].

Im „Boston Medical and Surgical Journal“ [5] (heute das „New England Journal of Medicine", eine der besten medizinischen Zeitschriften weltweit) musste sich Green unter der Rubrik „Bronchitis War“ herbe Kritik über sein Buch gefallen lassen: Die „*monströse Vorstellung*“ mit einem Schwämmchen voll Silbernitrat durch die Stimmritze hindurch die Bronchitis heilen zu wollen, hat die Fachwelt als “*lächerlich absurd und als undurchführbar gefunden*“ (this *montrous assumption which was scouted by the profession as ludicrously absurd, and physically impossible*). Weiterhin sei es nicht glaubhaft, dass er nichts davon gewusst haben will, dass bereits Armand Trousseau[19] in Paris eine ähnliche Behandlung des Kehlkopfes beschrieben habe, er, Green, habe doch 1838 in London Dr. William Johnson getroffen und sich mit ihm über dieses Thema unterhalten. Dr. Johnson seinerseits hatte zu dieser Zeit bereits die Arbeit Trousseaus kommentiert, allerdings die lokale Behandlung des Kehlkopfs wohl nicht als etwas Besonderes angesehen und in seinem Kommentar nicht einmal erwähnt! [6]. Im Klartext hieß das: Die lokale Verätzung mit Silbernitrat im Kehlkopf war jedenfalls auch schon vor Green bereits eine praktizierte Behandlungsmethode gewesen. Und tatsächlich, 1816 hatte Charles Bell berichtet, wie er einen kleinen Streifen Stoff, getränkt mit Silbernitrat, direkt mit den Fingern in die Stimmritze eingeführt habe [7], und auch Trousseau hatte bereits mehrere Jahre vor Green ebenfalls einen Walfischknochen mit einem Schwämmchen bestückt und damit lokal den Kehlkopf mit Silbernitrat „kauterisiert“, allerdings war er über einen Luftröhrenschnitt von der Trachea aus an die Stimmritzen gelangt. Am Ende war Greens neue Methode mit dem Silbernitratschwämmchen nicht so neu, neu war lediglich der von ihm propagierte Zugang zum Kehlkopf mit einem gebogenen Instrument auf direktem Wege durch den Mund und ohne Luftröhrenschnitt.

Nachdem Green bei seiner heimatlichen medizinischen Gesellschaft keine Resonanz und Anerkennung gefunden hatte, suchte er in Europa bei den führenden Chirurgen in London und Paris Gehör und Akzeptanz, jedoch bestand auch hier große Skepsis gegenüber seiner Behandlungsmethode. Trousseau aus Paris teilte ihm mit, dass er zwar ebenfalls eine lokale Behandlung der Stimmbänder mit Silbernitrat durchgeführt habe, dies aber immer nur nach einem Luftröhrenschnitt von der Luftröhre aus. Er halte eine Behandlung über den Rachenweg, wie Green sie proklamierte, für nicht durchführbar [8].

Und der hochangesehene Chirurg Sir Eric Erichsen aus London schrieb in seinem Buch „The science and Art of Surgery“ in der ersten amerikanischen Ausgabe 1854 (britische Ausgabe 1853) bereits mit Bezug auf Green: Physiologisch sei eine solche

[19] Französischer Internist und Kliniker, * 14.10.1801 † 23.6.1867

Prozedur wegen der Empfindlichkeit des Kehlkopfs und der Luftröhre gar nicht machbar; auch anatomisch sei dies nicht möglich. Er habe es mehrfach an Leichen versucht; wegen der Krümmung um den Zungengrund sei es ihm nie gelungen, mit einem starren Instrument vom Mund aus über die Stimmritze bis tief in die Trachea und die Bronchien zu gelangen [9]. Noch in der zweiten Auflage seines Buchs stellte Erichsen sich klar hinter die ablehnende Haltung der New Yorker Kommission [10].

THE

TRANSACTIONS

OF THE

NEW YORK

ACADEMY OF MEDICINE.

INSTITUTED 1847.

VOL. I.

PRINTED FOR THE ACADEMY.

NEW YORK:
PUBLISHED BY S. S. & W. WOOD, 389 BROADWAY.
1857.

MAJORITY REPORT

OF THE

SPECIAL COMMITTEE,

TO WHICH THE PAPER OF DR. HORACE GREEN, ON "INJECTIONS INTO THE BRONCHIAL TUBES, AND INTO TUBERCULAR CAVITIES OF THE LUNGS," WAS REFERRED.

READ JUNE 20, 1855.

The Committee to whom was referred the paper of Dr. Horace Green, "On the employment of Injections into the Bronchial Tubes and into Tubercular Cavities of the Lungs," beg leave to Report:—

That they have given this subject that serious attention which its importance demands, and respectfully submit to the Academy the results of their investigations.

At the preliminary meeting of the committee, held on the 8th of January, it was determined,

1st. To settle the question of the passage of the instrument into the air-passages;

2d. To ascertain, as far as possible, the utility of injections of nitrate of silver into these passages.

The committee met on five different occasions: twice, viz., on the 13th of January and on the 1st of February, at the office of Prof. Green; and three times, viz., on the 20th and 27th of January, and on the 5th of June, at Bellevue Hospital. At these different meetings, thirty-eight patients, in the aggregate, were submitted by Dr. Green and others to the test of the operation of passing instruments into the air-passages, and three to that of the injection of nitrate of silver into these air-passages.

The details of these experiments will be found appended to this Report, of which they are the basis.

1st. As to the practicability of the operation of passing instruments into the air-passages.

Abbildung 54: Majority Report über Green.

Im Dezember 1854 versuchte Green mit einem Vortrag bei der New Yorker Medizinischen Akademie zu landen [8]. Jetzt ging er noch einen Schritt weiter: er wollte mit der Applikation von Silbernitrat sogar die kavernöse Lungentuberkulose behandeln. Er appellierte dabei an das amerikanische Nationalgefühl: „... *of our ability, as Americans, ... to perform operations of which the conservative Englishmen and skeptical French men have never dreamed*" [20]. Und diesmal wollte sich die Medizinische Gesellschaft persönlich ein Bild von dem machen, was Green in seiner Schrift behauptete, und den

[20] ... unsere Fähigkeit als Amerikaner, Operationen durchzuführen, von denen die konservativen Engländer und die skeptischen Franzosen nicht einmal geträumt haben.

Wahrheitsgehalt seiner Aussagen überprüfen. Die Fachgesellschaft bildete eine Kommission, die in der Folge 69 Behandlungsversuchen bei 38 Patienten beiwohnte. Die Beobachtungen dieser Kommission wurden in der Gesellschaft am 20. Juni 1855 bekannt gegeben und 1857 in *„The Transactions of the New York Academy"* [11] veröffentlicht (Abb. 54). *„Es sei zwar recht häufig gelungen, einen biegsamen und stärker gekrümmten Tubus durch die Stimmritze hindurchzuführen; allerdings seien die Patienten teilweise so in Not geraten, dass die Untersuchung abgebrochen werden musste. Einige Male sei Mr. Green überzeugt gewesen, dass er in der Luftröhre gelandet sei; nachdem sich aber dann Mageninhalt aus der* Röhre *entleerte, war klar, dass er sich nachweislich geirrt hatte. Mit dem Walfischknochen als Schwämmchenträger sei keiner der Versuche erfolgreich gewesen".* Ein Mitglied des Komitees, B. Fordyce Barker, gab allerdings eine gegenteilige Stellungnahme [12] als Minoritätsvotum ab. Barker kam zu dem Ergebnis, dass die Behandlungsmethode Greens sehr wohl machbar sei. Er behauptete, dass die Empfindlichkeit des Kehlkopfs für eine Passage nach einmaliger Behandlung mit Silbernitrat kein Problem mehr sei. Allerdings hatte Green zuvor nichts von einer solchen Vorbehandlung geschrieben. Die New Yorker Medizinische Akademie hat den Bericht der Kommission 1855 zwar zur Kenntnis, aber nie abschließend Stellung dazu genommen. Green schrieb später, dass der Bericht *„5 Jahre lang unbehelligt auf deren Tisch geschlafen habe"*! [13]. Insofern hat die Akademie vermieden, ihrem honorigen Mitglied [15] Horace Green auf die Füße zu treten und den Streit weiter anzufachen. 1855 wurde ein Nachfolger auf seine Stelle als Professor an der Fakultät berufen [16].

Aber auch nach dem Kommissionsbericht ist die Geschichte Green mit der Kauterisierung des Kehlkopfes und der oberen Atemwege mit Silbernitrat und der Überwindung des so empfindlichen Kehlkopfes mit einem Walfischknochen noch nicht zu Ende. Zweifelsfrei hat Green hinsichtlich der Empfindlichkeit des Kehlkopfes nicht mit offenen Karten gespielt. Er hat immer den Eindruck erweckt, dass der Kehlkopf gar nicht so empfindlich sei. Dass man sich beim „Verschlucken" so schwertue, habe weniger mit dem Kehlkopf als mit dem Akt des Schluckens zu tun. Darauf, dass andere Ärzte bei dem Verfahren der Passage des Kehlkopfes teils Stimmbandkrämpfe mit bedrohlicher Atemnot ausgelöst hatten, war Green nie näher eingegangen, er hinterließ eher den Eindruck, dass die anderen Ärzte einfach nicht gut genug waren.

Am Ende seiner beruflichen Tätigkeit 1860 rückte Green dann aber von seiner Anfangseuphorie ab und publizierte seinen Artikel: *„On the Difficulties and Advantages of Catheterism of the Air-Passages in Diseases of the Chest"* [21] [13]. Den Report der „N.Y. Academy of Medicine" bewertete er jetzt positiv: *„... von 32 Patienten habe das Verfahren doch immerhin bei 11 funktioniert"* [13]. Green verschwieg, dass es 51 Intubationsversuche gewesen waren und nicht 32; und berücksichtigte man nur

[21] Über die Schwierigkeiten und Vorteile einer Katheterisierung der Atemwege bei Brustkrankheiten

den von Green angewandten Tubus, so war die Intubation sogar in nur 3 von 38 Fällen gelungen [11,14]. Auch hinsichtlich der „völlig problemlosen“ Durchführung schrieb Green jetzt, „*man müsse den Kehlkopf bis zu 2 Wochen vorbehandeln, um das Durchdringen mit dem Silbernitrat-Schwämmchen erträglich zu machen; der sog. Laryngospasmus sei ein Problem; auch gäbe es durchaus Fälle, bei denen es überhaupt nicht gelinge.*“ [13] Green hat sich 1857 noch einmal in einer Protestschrift gegen den Angriff von Kollegen in der New York Times gewehrt: „*... bei tracheotomierten Patienten sei der Walfischknochen über den Kehlkopf eingeführt worden und man habe diesen dann durch das Tracheostoma sehen können [2]. Wer also damit Probleme habe, sei unfähig*“.

Die Frage, ob man mit einem leicht gebogenen starren Instrument (Abb. 53, fig. 1) bis in die Luftröhre vordringen kann oder nicht, hat die Kommission der New Yorker wissenschaftlichen Gesellschaft klar verneint: in keinem der 18 überprüften Fälle war es gelungen, mit dem starren „Probang“ (=Walfischknochen) in die Trachea vorzudringen [11]. Diese Ansicht vertrat auch der schon genannte Londoner Chirurg Sir Eric Erichsen [14]. „*Trotz mehrerer Berichte darüber sei er sich sehr sicher, dass dies in Wirklichkeit keiner geschafft habe, und dies bedeute, dass Green sich getäuscht oder gelogen habe*“. Und am Ende ruderte Green dann endlich zurück. In seiner letzten Veröffentlichung 1860 [13] schrieb Green überraschend, dass er für die Behandlung der Luftröhre und der Bronchien nicht den Walfischknochen, sondern einen flexiblen Gummitubus und eine Spritze benutzt habe. Dass dies möglich war, war jedoch seit langem bekannt und keineswegs neu. Letztlich ist also von dem, wofür Green 20 Jahre lang erbittert gekämpft hatte, wirklich nicht viel übriggeblieben.

Wenn man überhaupt etwas durch den Kehlkopf hindurchstecken wollte, so musste dies in der damaligen Zeit, also in der ersten Hälfte des 19.Jahrhunderts, blind geschehen. Es gab keine direkte Sicht auf die Stimmritze und man führte die Instrumente mit taktiler Kontrolle der tief im Mund versenkten Finger ein. Eine Sicht auf die Stimmritze war nur mit einem kleinen Spiegel im Rachen möglich. Und so konnte man aus der langen Streitgeschichte Greens nur lernen, dass die Zunge dem direkten Blick auf die Stimmritze im Wege steht; daraus folgt, dass man entweder mit einem Spiegel um die Ecke schauen oder die Zunge zur Seite schieben muss, ferner folgt daraus, dass die Kehlkopfregion in Hinblick auf ihre Funktion zu Recht besonders empfindlich ist, sodass Methoden gefunden werden müssen, diese Empfindlichkeit auf irgendeine Weise zu verringern.

Wie bekommt man Licht in das Dunkel?

Das Licht war ein echtes Problem für die Endoskopie und Wilhelm Brünings (* 31.1.1876 † 3.10.1958), Ordinarius für HNO-Krankheiten zuletzt in München und führender Kopf der Weiterentwicklung endoskopischer Techniken, hat es dann auch immer für das größte und entscheidendste Problem gehalten [18,19].

Im Prinzip wäre das Sonnenlicht zum Blick in das Innere unseres Körpers ideal: stark genug, unverfälschte Farben, parallele Strahlenrichtung, sodass das Licht sich optisch gut konzentrieren lässt. Allerdings war darauf zu achten, dass der Rachen des Patienten nicht genau in den Brennpunkt des reflektierenden Hohlspiegels geriet, da es sonst zu Verbrennungen kommen konnte. Ein großer Nachteil war zusätzlich, dass Sonnenlicht nur tagsüber und nur bei wolkenfreiem Himmel zur Verfügung stand, auch in den Wintermonaten war es deutlich schlechter. Es war also wichtig, andere Lichtquellen als das Sonnenlicht zu finden. Und da gab es nur Kerzen, Gas oder Petroleum. Die elektrische Glühbirne ist erst in den 80er bzw. 90er Jahren des 19. Jahrhunderts von dem Amerikaner Thomas Alva Edison[22] erfunden worden.

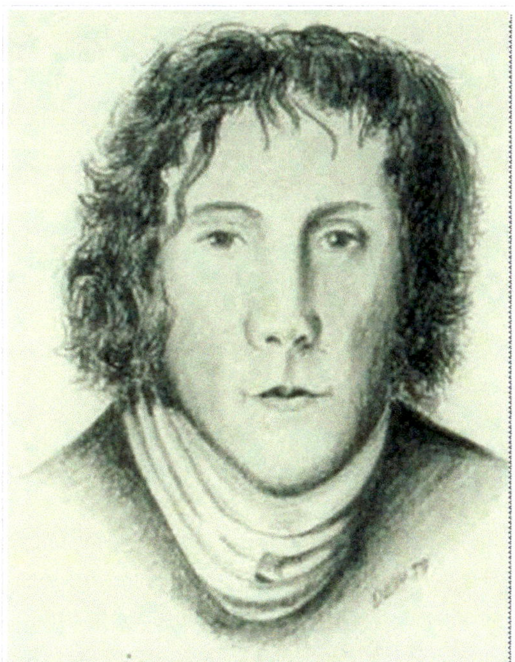

Abbildung 55: Portät von Philipp Bozzini.

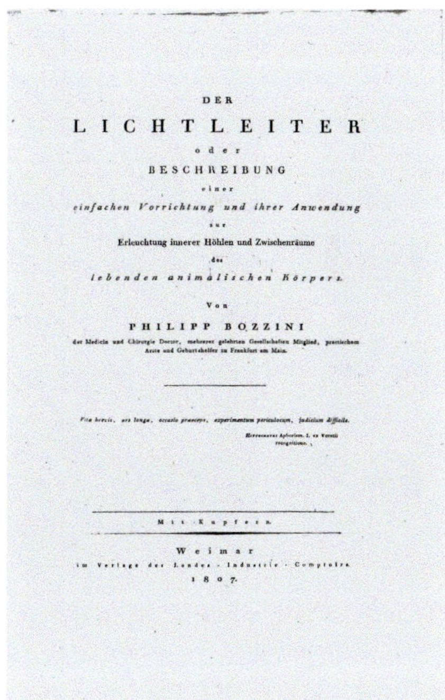

DER
LICHTLEITER
oder
BESCHREIBUNG
einer
einfachen Vorrichtung und ihrer Anwendung
zur
Erleuchtung innerer Höhlen und Zwischenräume
des
lebenden animalischen Körpers.
Von
PHILIPP BOZZINI
der Medicin und Chirurgie Doctor, mehrerer gelehrten Gesellschaften Mitglied, practischem Arzte und Geburtshelfer zu Frankfurt am Main.

Vita brevis, ars longa, occasio praeceps, experimentum periculosum, judicium difficile.
Hippocrates Aphorism. I. ex Vorstii recognitione.

Mit Kupfern.

Weimar
im Verlage des Landes-Industrie-Comptoirs.
1807.

Abbildung 56: Der Lichtleiter von Bozzini.

[22] * 11.2.1847 Milan, Ohio; † 18.10.1931 West Orange, New Jersey

Die ersten Versuche, mit künstlichem Licht in Körperöffnungen hineinzuschauen, gehen auf den genialen Mainzer Arzt Philipp Bozzini[23] (Abb. 55) zurück. Er hat einen für seine Zeit technisch sehr aufwändigen Apparat konstruiert, den man in alle natürlichen Körperöffnungen einführen konnte. Bozzini nannte sein Gerät den „Lichtleiter" [21] (Abb. 56), und brachte damit bereits zum Ausdruck, dass Licht der entscheidende Gewinn für eine Endoskopie war. Der Begriff „Endoskopie" (Einblick in das Innere des Körpers) wurde 1853 von dem Franzosen Antonin Jean Desormeaux (* 25.12.1815; † Oktober 1894) in die medizinische Nomenklatur eingeführt.

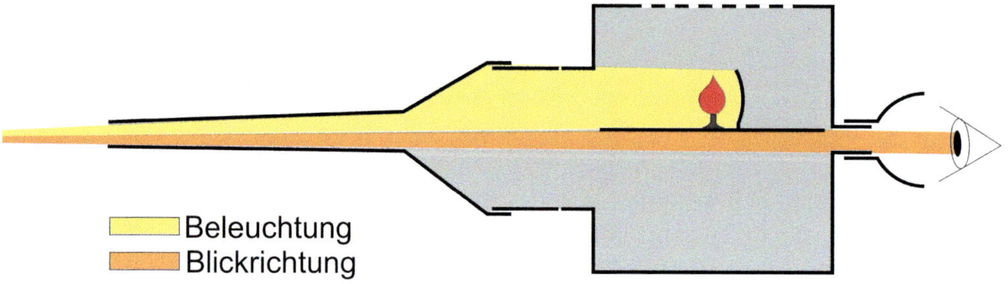

Abbildung 57: Schema der Lichtquelle und Blickrichtung: gelb=Beleuchtung; orange= Sichtkanal.

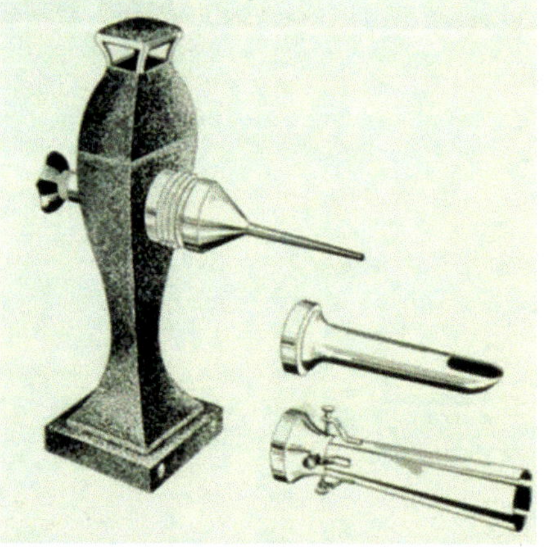

Abbildung 58: Lichtquelle mit Winkelleiter und Spreitzer sowie verschiedenen Tuben für die Untersuchung verschiedener Organe.

Bozzini hat als Lichtquelle eine Wachskerze verwendet. Ein Hohlspiegel konzentrierte das Licht auf eine Röhre, die man in eine der Körperöffnungen steckte. Getrennt davon gab es eine zweite, parallele Röhre, über die das in der Tiefe reflektierte Bild für das betrachtende Auge sichtbar wurde (Abb. 57). Wegen der langen, engen Röhre mussten Richtung des Lichtstrahls und Blickrichtung möglichst identisch sein. Die Kerze war in einem eigenen „Kamin" untergebracht, der nach oben hin einen Abzug hatte. Die Kerzenhalterung hatte eine besondere technische Vorrichtung, die die Flamme mittels einer Feder immer vor das Zentrum des Spiegels hielt, auch wenn die Kerze herunterbrannte [21].

[23] * 25.5.1773 Mainz; † 4.4.1809 Frankfurt/Main

Eine ähnliche Vorrichtung kannte man bereits bei Pferdekutschen. An das Kerzengehäuse (Kamin) konnten verschiedene Röhren für unterschiedliche Körperöffnungen angebracht werden (Abb. 58). Bozzini konstruierte auch einen „Winkelleiter", mit dem man über einen kleinen Spiegel den Kehlkopf inspizieren konnte. Fazit: Bozzinis Apparaturen waren für die damalige Zeit eine gedankliche und technische Meisterleistung,

Bozzini hat auf vielen Wegen versucht, sein Instrument bekannt zu machen und zu verkaufen. Dabei war sogar der damalige Kaiser Franz I. von Österreich[24] involviert. Dieser gab sowohl dem Josephinum in Wien als auch dem Militär den Auftrag, zu prüfen, ob es sich um eine wichtige und brauchbare Erfindung handele [22]. Die Rückmeldungen waren sehr unterschiedlich, insgesamt aber negativ, wobei möglicherweise auch eher Konkurrenzdenken als sachbezogene Beurteilung ausschlaggebend gewesen ist. Bozzinis Apparatur fand keinen Eingang in die klinische Praxis. Das Licht einer Kerze war ungenügend und das Gerät in der Handhabung nicht einfach. Der Kerzenhalter erhitzte sich stark, sodass es zu Verbrennungen am Gesicht des Untersuchers oder z. B. an den Oberschenkeln des Patienten kommen konnte. Bozzini hat viele zukunftsweisende Vorschläge für die klinische Anwendung seiner Apparatur gemacht, aber er erntete vielerorts nur Unverständnis, sodass seine Erfindung letztlich in Vergessenheit geriet [23].

Nicht allein die Geschichte von Bozzinis Erfindung, auch sein gesamter Lebensweg waren wenig glücklich. Bozzini stammte aus einer vornehmen italienischen Familie; sein Vater musste jedoch wegen eines tödlich endenden Duells aus Italien fliehen. Während des Medizinstudiums traf Bozzini auf den Anatomen und Chirurgen Thomas Samuel Soemmerring (1775–1830). Dieser vielseitig begabte Arzt, der 1809 einen elektrischen Telegraphen entwickelte, hat Bozzini technisch und naturwissenschaftlich sehr geprägt. Bozzinis Studium in Jena machte ihn außerdem mit dem berühmten Naturforscher und Arzt Christoph Wilhelm Hufeland (1762–1836) bekannt, in dessen *„Journal der practischen Arzneykunde und Wundarzneykunst Berlin"* er später seinen ersten Bericht über den Lichtleiter veröffentlichte [24]. Nach seinem Studium fand Bozzini eine Anstellung als Stadtarzt in Mainz und übernahm in dem Koalitionskrieg ein Lazarett der kaiserlichen Feldarmee. Der Friedensvertrag zwischen Napoleon und Kaiser Franz schlug Mainz den Franzosen zu, Bozzini zog daraufhin nach Frankfurt [24]. Trotz Vermittlung durch den Erzherzog Karl von Österreich lehnte die Stadt Frankfurt seine Einbürgerung ab, möglicherweise empfand der für eine solche Zulassung zuständige städtische Sanitätsrat Bozzini als unliebsamen Konkurrenten [24]; bei der erforderlichen Fachprüfung wurden ihm nur mittelmäßige medizinische Kenntnisse bescheinigt. Erst nach einer erneuten Prüfung konnte Bozzini sich 1803 als Arzt in

[24] * 12.2.1768 Florenz; † 2.3.1835 Wien

Frankfurt niederlassen und wurde 1808 Stadtarzt, mit nur geringer Besoldung. Über seinen Lichtleiter hat Bozzini 1804 in einer Frankfurter Zeitung berichtet [22], erntete aber nur Hohn und Gelächter [24,47]. Wie sein Vorgänger im Amt erkrankte auch Bozzini an Fleckfieber (früher als Typhus deklariert) und starb verarmt am 4.4.1809 mit nur 35 Jahren [24,47].

In der 1.Hälfte des 19 Jh. wurden zahlreiche Ideen zur Beleuchtung innerer Körperteile erprobt, die alle auf einem sehr ähnlichen Prinzip beruhten (Abb. 59). Ob Bozzinis Ideen dabei mitverarbeitet worden sind, lässt sich nicht sicher klären. Manche Wissenschaftler versuchten das Licht über eine eher externe und etwas weiter entfernte Lichtquelle mit z. B. einem im Zentrum durchbohrten Stirnspiegel einzufangen. Andere entschieden sich für Lampen, ähnlich den Grubenlampen an der Stirn oder brachten zur besseren Lichtausbeute eine Kerze direkt vor den Stirnspiegel an [22].

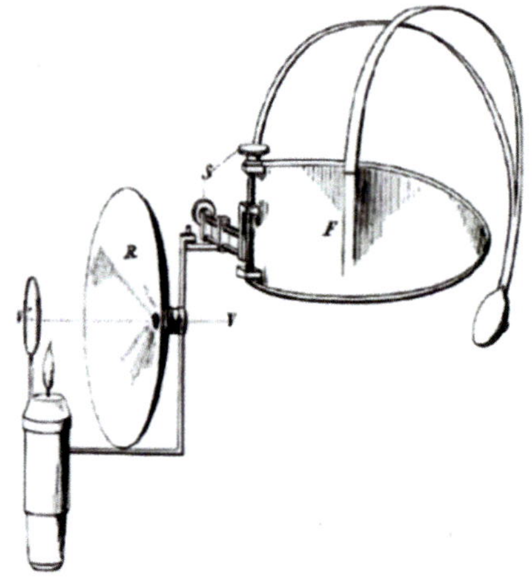

Abbildung 59: Beleuchtungsvorschlag von Avery, 1844: Kerze vor Hohlspiegel mit Kopfriemen.

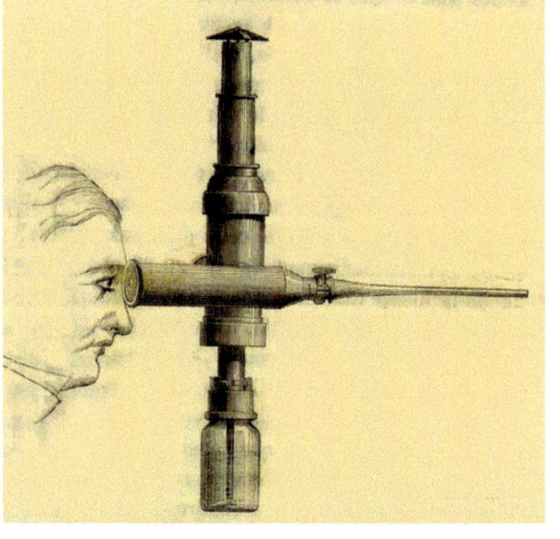

Abbildung 60: Endoskop von Desormeaux.

Antonin Jean Desormeaux (1815–1894) war der erste, der die Endoskopie klinisch eingesetzt hat, und wird vielfach als der Vater der Endoskopie genannt. Als Urologe hat Desormeaux Stenosen des Harnleiters mit Silbernitrat geätzt und damit den Ablauf des Urins verbessert; weiterhin hat er erstmals ein Papillom (gutartige Wucherungen von äußeren und inneren Hautzellen) in der Harnröhre entfernt [26]. Möglich wurde ihm dies dadurch, dass er statt einer Kerze eine Gaslampe (Alkohol und Terpentin) einsetzte, die deutlich helleres Licht lieferte; auch konnte sie besser vor dem Hohlspiegel platziert werden. Ansonsten war das Grundprinzip im Wesentlichen unverändert; es gab weiterhin einen zylinderförmigen Kamin, aus dem das Licht der

Flamme mit einem Spiegel in die Betrachtungsröhre gelenkt wurde [26] (Abb. 60). Desormeaux' Endoskop war noch weit entfernt von einem routinemäßigen Einsatz: die Beleuchtung war ziemlich schlecht, das Gerät unhandlich und ca. 1 kg schwer; auch die Hitzeentwicklung durch die Lichtquelle war noch nicht gut gelöst.

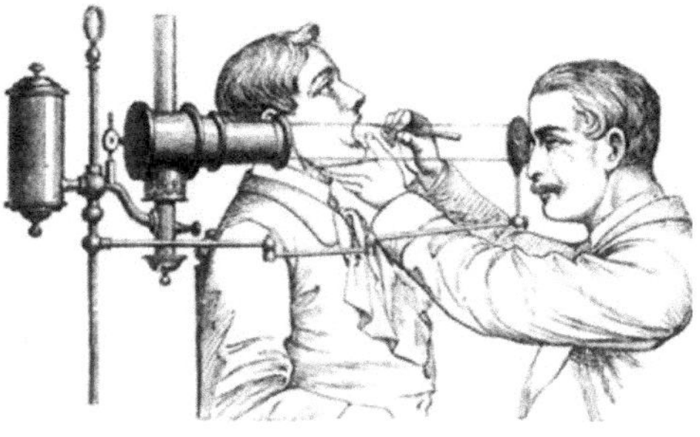

Abbildung 61: Tobold bei einer Endoskopie mit externer Lichtquelle über Spiegel.

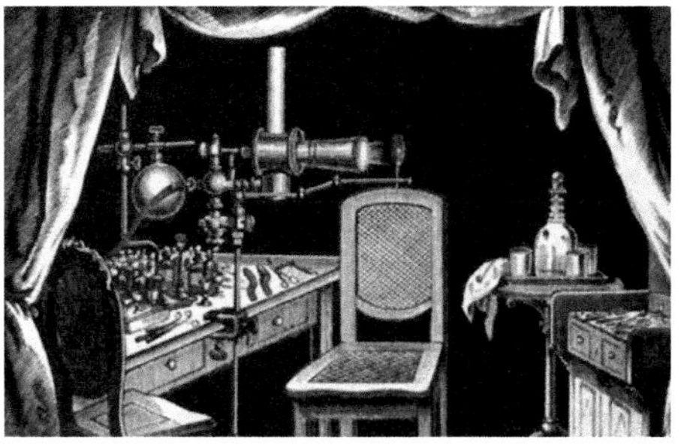

Abbildung 62: Dunkelkammer von Tobold.

Natürliches Licht war bis Mitte des 19.Jahrhunderts ein grundsätzliches Problem. Sobald die Sonne untergegangen war, wurde es duster. Auch Adelbert Tobold (1827–1907), Lehrbuchautor mit besonderer Berücksichtigung der Kehlkopfendoskopie, ein Schüler des Wiener HNO-Experten Ludwig Türck (1810–1868), hat sich intensiv mit den Lichtverhältnissen bei der Endoskopie des Kehlkopfes beschäftigt. Er konzentrierte das Licht einer Ölflamme über ein 3-Linsensystem (Abb. 61). Seine 1863 beschriebene externe Lichtquelle [20] befand sich im Gegensatz zur Lichtquelle von Bozzini getrennt von dem eigentlichen Endoskop. Das Licht wurde über ein im Zentrum durchbohrtes Loch in Blickrichtung gelenkt. Damit umging Tobold auch die Verbrennungsgefahr während der Untersuchung. Die Flamme für das Licht konnte Tobold über eine flüssige Energiequelle betreiben, die dafür mit einem kleinen Tank ausgestattet war (Abb. 61). Zusätzlich versuchte er die Sichtbarkeit des kleinen beleuchteten Feldes dadurch zu verbessern, dass er den Untersuchungsraum in eine Dunkelkammer oder – wie Jahn und Blitzer schrieben – in eine Totenkammer [27] verwandelte (Abb. 62).

Die Einführung der Elektrizität schließlich brachte für die Endoskopie den Durchbruch. Zuvor hatte noch der hochangesehene Chirurg und Geheimrat in Preußen, Mitbegründer der Endoskopie der Speiseröhre und des Magens, Johann von Mikulicz (1850–1905), Versuche mit einem durch die Beobachtungsröhre geführten glühenden Platindraht gemacht, was aber wegen der starken Hitzeentwicklung doch erhebliche Einschränkungen mit sich brachte. Erst die Glühbirne von Edison brachte den wirklichen Erfolg, besonders als kleine Glühbirnen hergestellt werden konnten. Rudolph Voltolini (1819–1889) hat 1888 in Breslau erstmals endoskopische Instrumente mit elektrischen Glühlampen ausgestattet und der polnische HNO-Arzt Theodor

Heryng (1847–1925) entwickelte einen Zungenspatel, auf dem ein Korken mit einer kleinen Glühlampe aufgeklebt war [26] (Abb. 63). Diese Konstruktion allerdings behinderte jegliche Operationen im Mund und Rachen und so erlebte der Stirnspiegel eine Renaissance. Alfred Kirstein (* 25.6.1863; † 2.12.1922), Internist und Kehlkopfspezialist aus Berlin, brachte eine kleine Glühlampe vor einem Spiegel an (Abb. 64), durch ein Loch in dessen Zentrum konnte der behandelnde Arzt in die gleiche Richtung des Lichtstrahls schauen [29].

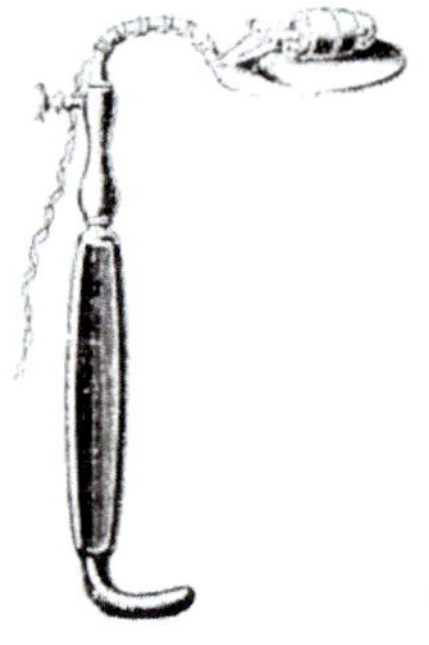

Abbildung 63: Elektrische Glühlampe auf einem Zungenspatel nach Heryng.

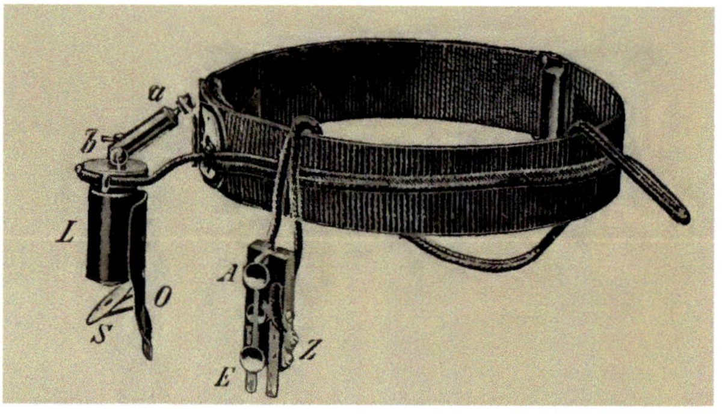

Abbildung 64: Stirnspiegel mit elektrischer Glühlampe von Kirstein.

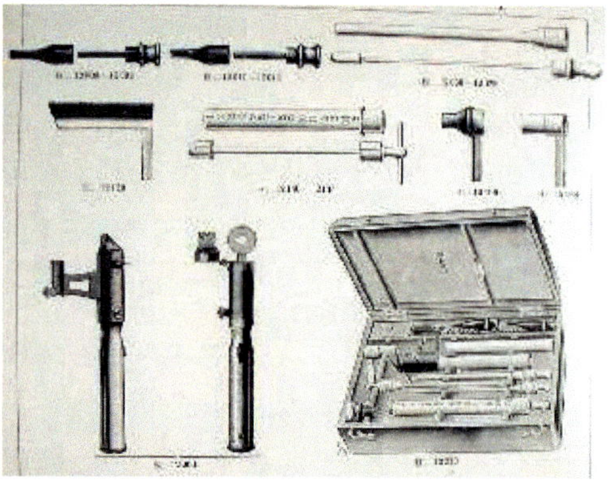

Abbildung 65: Caspersches Elektroskop.

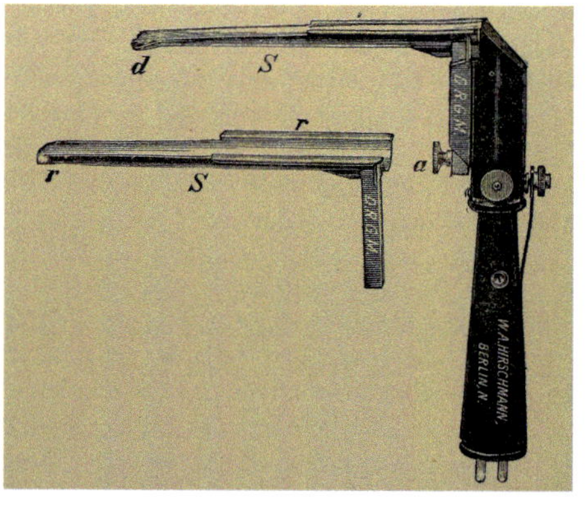

Abbildung 66: Autoskop von Kirstein.

Beim Casperschen Elektroskop (Abb. 65) war die Glühbirne im Handgriff untergebracht und das Licht wurde über einen Spiegel in die Blickrichtung gelenkt. Der Urologe Leopold Casper (* 31.5.1859; † 16.3.1959), der wegen seiner jüdischen Abstammung 1933 Deutschland verlassen musste und in die USA emigrierte, hat verschiedene Tuben konstruiert, mit denen in verschiedene Körperbereiche eingegangen werden konnte. Die Casparsche Lichtquelle ist lange Zeit für viele Endoskopiker die Standardbeleuchtung gewesen. Alfred Kirstein (1863–1922) übernahm die Caspersche Lichtquelle ebenfalls für sein starres geradliniges Endoskop und nannte es „Autoskop" (Abb. 66) [29]. Dabei handelte es sich um ein praxistaugliches Endoskop, mit dem Bronchoskopien zwar möglich gewesen wären, aber zu diesem Zweck noch nicht eingesetzt wurde.

2.4.2 Der Blick in die Luftröhre über die Spiegel

Neben der internen Beleuchtung gibt es noch ein weiteres Problem in der oberen Halsregion: der Kehlkopf ist ohne besondere Hilfsmittel nicht einsehbar. Schaut man in den Mund, sieht man einen Teil des Rachens; der Kehlkopf ist jedoch hinter der Zungenwurzel versteckt (Abb. 50). Mit den Fingern kommt man zwar in vielen Fällen an den Kehlkopf heran, kann hier ggf. auch Unregelmäßigkeiten ertasten [30]; aber direkt sichtbar ist nichts.

Erstaunlicherweise kam man erst Anfang des 19. Jahrhunderts auf die Idee, den Kehlkopf mit Hilfe eines kleinen Spiegels, den man in den Rachen einführte, dem Auge zugänglich zu machen. Möglicherweise hat bereits 1743 André Levret[25], ein sehr bekannter Pariser Geburtshelfer, einen Kehlkopfspiegel und einen Zungenspatel benutzt, sein Ziel war aber keineswegs, den Kehlkopf einzusehen, sondern den Gaumen, um dort Polypen mit einer Schlinge zu entfernen[30,31]. Levrets Mundspekulum (in der deutschen Übersetzung missverständlich als „Mundspiegel" bezeichnet) diente dazu, die Zunge vom Operationsinstrument fernzuhalten, einen Spiegel benutzte Levret nur zur Beleuchtung. Wie zuvor erwähnt, hatte Bozzini bereits einen für die Praxis allerdings nur sehr bedingt tauglichen Spiegel für seinen „Lichtleiter" vorgesehen (Abb. 58) [32]. 1825 haben der französische Ingenieur und Physiker Charles Cagniard de la Tour und 1827 der Schweizer L. Senn über ihre Spiegelkonstruktionen berichtet, waren aber ebenso wie Bozzini letztlich erfolglos. 1829 schuf Benjamin Guy Babington, englischer Arzt und Epidemiologe, sein „Glottisscope" und präsentierte es vor der „Hunterian Society" (Gesellschaft für Ärzte und Zahnärzte in Erinnerung und zu Ehren des schottischen Chirurgen John Hunter) in London. Für eine breitere Anwendung hat aber auch diese Untersuchungsmethode nicht gereicht[20].

1855 trat stilgerecht ein Opernsänger auf die Bühne der Laryngologie: Manuel Patricio Rodríguez García (eigentlich *Manuel del Pópolo Vincente*)[26]. Er interessierte sich nicht für Medizin, sondern für die Funktion des Kehlkopfes, weil er als Sänger und Gesangslehrer verstehen wollte, was da beim Singen vor sich geht (Abb. 68).

[25] * 6.1.1703 Paris; † 22.1.1780

[26] * 17.3.1805 Zafra, Spanien; † 1.7.1906 London

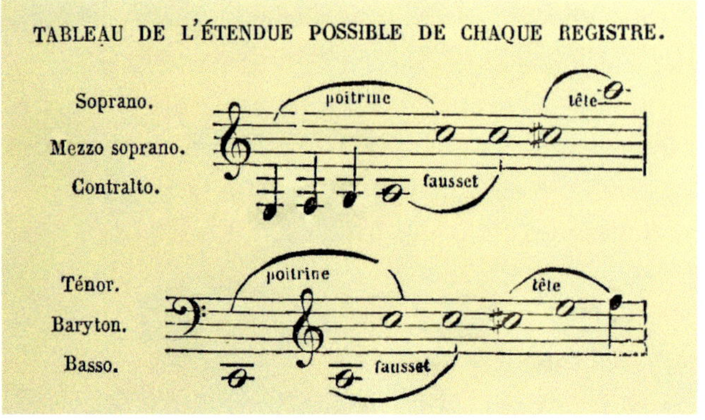

Abbildung 67: Tonbeispiel, das Garcia für seine Studie benutzt hatte.

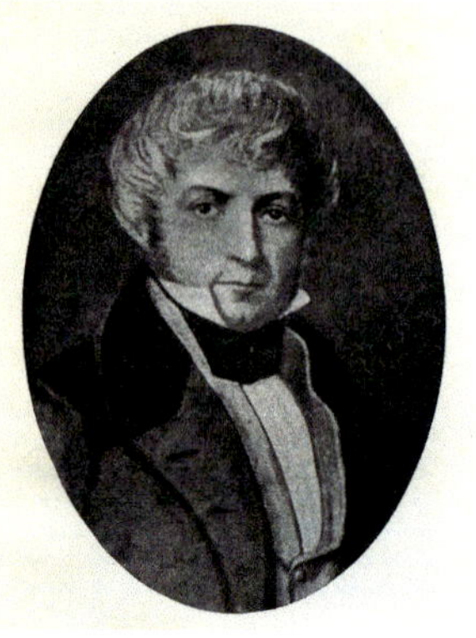

Abbildung 68: Portrait Manuel García.

Zugetragen hat sich dabei wohl Folgendes: „*Als ich an einem Septembertag 1854 im Palais Royal umherging (und die Spiegelung der Sonnenstrahlen in den Glasfenstern sah), kam mir plötzlich in den Sinn, 2 Spiegel zu benutzen, um meinen Kehlkopf sehen zu können. So kaufte ich für 6 Francs einen Dentisten-Spiegel, den der Instrumentenmacher Charrière von der Londoner Ausstellung 1851 noch übrighatte.*" Garcia war zu dieser Zeit zu Besuch bei seiner Schwester in Paris und wahrscheinlich hat er die Spiegel dann bei ihr, einer damals bereits bekannten Sängerin, ausprobiert. „*Die Art, in der die Glottis sich leise öffnet und wieder schließt, und sich zur Tonerzeugung bewegte, erfüllte mich mit Wunder.*" [17]. Garcia hat erstmals im Eigenversuch seine eigene Stimmritze sehen können. Er benutzte dafür einmal einen Spiegel, mit dem er das Sonnenlicht auf seinen Kehlkopf umlenkte; einen zweiten Spiegel hielt er in der Hand, um über den ersten Spiegel seinen Kehlkopf für seine Augen sichtbar zu machen. Auf diesem Weg analysierte Garcia die Stimmritze bei verschiedenen Tonhöhen.

Nach zahlreichen Experimenten trug Garcia seine Arbeit „Observations physiologiques sur la voix" am 21. Mai 1855 vor der Royal Society of London vor [33], erntete aber wenig Beifall [24], weil man offensichtlich die Tragweite seiner Erkenntnis nicht erfasste. (Abb. 67). Dass diese Art der Untersuchung des Kehlkopfes fortan bis in unsere Zeit hinein eine Standardmethode bei den HNO-Ärzten werden sollte, blieb den hohen Herren der Royal Society schlichtweg verborgen.

Zur gleichen Zeit gab es gottlob eine parallele Entwicklung, der mehr Erfolg beschert war und die dann rückwirkend auch unseren Opernsänger berühmt machte: Der Wiener Internist Ludwig Türck hat wahrscheinlich die Arbeit von Garcia gelesen[17,34], jedenfalls hat Türck 1857 den Kehlkopfspiegel in Wien erstmals bei einem Patienten eingesetzt, diese Methode aber nicht weiter publik gemacht. Als der Physiologe

Johann Nepomuk Czermak[27] eines Tages bei ihm zu Besuch war, hat Türck ihm den „Garcia-Spiegel" leihweise mitgegeben. Czermak erkannte sofort die weitreichende Bedeutung dieser „Kehlkopfspiegelung" und führte zahlreiche Untersuchungen damit durch. Nach einem Vortrag am 9.4.1858 hat er die Ergebnisse seiner Studien dann noch im gleichen Jahr unter seinem eigenen Namen veröffentlicht. Unter dem Titel „Physiologische Untersuchungen mit Garcias Kehlkopfspiegel" [34] (Abb. 69) hat Czermak allerdings beschrieben, dass er die Spiegel von Ludwig Türck bekommen habe und auch Garcia wurde eindeutig als Erfinder des Spiegels im Titel seiner Publikation erwähnt. Türck fühlte sich dennoch nicht genügend als der eigentliche Urheber gewürdigt und machte Czermak schwere Vorwürfe. So brach der sog. „Türkenkrieg" aus, der keine bewaffnete Auseinandersetzung zwischen zwei verfeindeten Ländern war, sondern der verbale Krieg zwischen zwei Ärzten: Ludwig Türck und Johann Czermak. Dieser in der Öffentlichkeit ausgetragene „Krieg" und die damit verbundene sehr aktive Werbetätigkeit Czermaks in Deutschland, Frankreich und England kannte am Ende keine Sieger, hat aber wenigstens den Durchbruch für den gestielten kleinen Kehlkopfspiegel gebracht.

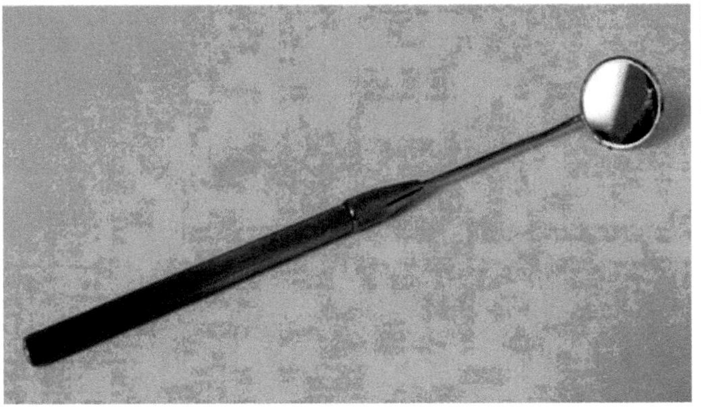

Abbildung 69: Der Kehlkopfspiegel.

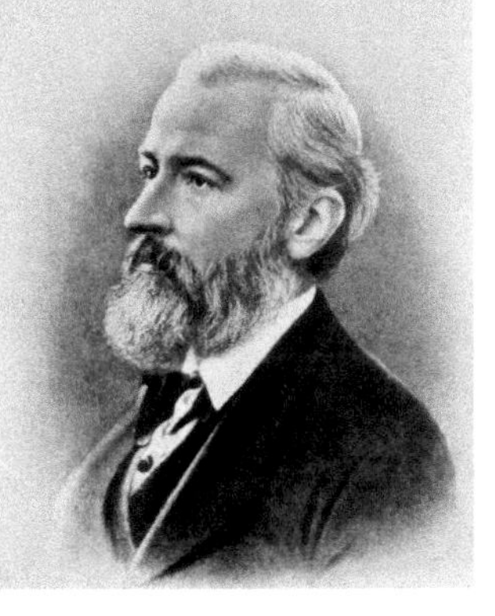

Abbildung 70: Portrait Johann Nepomuk Czermak.

Die Spiegeluntersuchung des Kehlkopfs hat sich allgemein durchgesetzt und wird noch heute in jeder HNO- Praxis benutzt. Aus der alten Zeit stammt auch die heute teilweise noch übliche Bezeichnung der Endoskopie als „Spiegelung"; auch die Bronchoskopie wird immer wieder als „Spiegelung der Bronchien" bezeichnet, obwohl diese Untersuchung heute mit Spiegeln nichts mehr zu tun hat.

[27] * 17.6.1828; † 16.9. 873 Pest [Budapest]

2.4.3 Der Zungenspatel

Operative Behandlungen waren mit dem Umleiten der Sicht über einen Spiegel naturgegeben kompliziert und setzten sehr große Übung voraus. Würde man die Untersuchungen ohne Spiegel mit direkter Sicht auf den Kehlkopf durchführen können, erst dann wären auch Maßnahmen in den tieferen Atemwegen unter direkter Sicht, also auch eine Bronchoskopie, möglich. Der Haupthinderungsgrund für eine direkte Sicht auf die Kehlkopfregion ist die Zunge. Unter besonders günstigen Bedingungen war es in früherer Zeit gelungen, durch leichtes Wegdrücken der Zunge den Kehlkopf ins Blickfeld zu bekommen. Über solch einen Fall berichtete der Berliner Adelbert von Tobold 1864 bei einer jungen Sängerin mit einer außergewöhnlich dünnen und schmalen Zunge [20,27]. Mitte des 19. Jahrhunderts konstruierte man Zungenspatel. Man traute sich aber nicht, die Zunge so weit weg zu verschieben, dass der ganze Kehlkopf ins Blickfeld rückte. Selbst der angesehene Londoner Chirurg John Eric Erichsen hat in seinem bereits zitierten, weltweit hoch geachteten Buch über die Kunst der Chirurgie fest behauptet, dass die Zunge immer einem direkten Blick im Wege stehen würde [14]. Heute wissen wir, dass man die Zunge zumeist ohne Probleme so zur Seite drücken kann, dass der Kehlkopf für das bloße Auge unmittelbar sichtbar wird.

Alfred Kirstein[28] war es, der mit seinen Untersuchungen und Berichten über den direkten Zugang zum Kehlkopf große Verdienste erworben hat. Kirstein hat während seiner Tätigkeit bei dem Berliner Internisten und Gastroenterologen Theodor Rosenheim (1888–1896 Medizinische Universitäts-Poliklinik Berlin) die Ösophagoskopie kennengelernt. Diese ist technisch einfacher als die Bronchoskopie durchzuführen, da die Speiseröhre leichter zu erreichen und weniger empfindlich ist. Aber versehentlich haben Kirstein und sicher auch andere bei der Endoskopie der Speiseröhre die Erfahrung gemacht, dass man mit dem Ösophagoskop nicht in der Speiseröhre, sondern in der Luftröhre landet, und das hieß, dass es demnach möglich war, mit einem starren Instrument auch in die Luftröhre einzudringen. Aus Sorge vor einer Verletzung der Luftröhre durch das Instrument ist man dem Weg in die Tiefe der Atemwege aber nicht weiter gefolgt.

Unbeeindruckt von dem Dogma, dass die direkte Sicht auf den Kehlkopf beim Menschen nicht möglich sei, war es das Ziel Kirsteins, eine Methode zu entwickeln, mit der man direkt auf den Kehlkopf blicken und dann auch dort operieren konnte. Dass dies eine äußerst wichtige Frage war, erlebte Kirstein während seiner Berliner Assistentenzeit hautnah: Kaiser Friedrich III. war am 15.6.1888 gestorben, nachdem man offensichtlich den Kehlkopfkrebs des Kaisers unzureichend diagnostiziert hatte. Bereits etwa 3 Wochen nach seinen eigenen ersten Versuchen konnte Kirstein vor der

[28] * 2.6.1860 Mainz; † 24.2.1921 Berlin

Berliner medizinischen Gesellschaft über seine grundlegenden Erkenntnisse berichten und demonstrieren [35], dass man den Kehlkopf sehr wohl direkt auf geradem Wege betrachten kann und in der Lage ist, notwendige chirurgische Maßnahmen dort auch vorzunehmen. Dass Kirstein danach, 1903, seine medizinische Tätigkeit vollständig aufgegeben hat, Kunst studierte, zu malen begann und im Ersten Weltkrieg wieder als freiwilliger Arzt seinen Dienst tat, beschreibt seine besondere Persönlichkeit und die Vielfalt seiner Begabungen [35].

2.4.4 Die Überwindung der Empfindlichkeit des Zugangs zur Luftröhre

Eine Untersuchung der Luftröhre mit einem starren Rohr war vor Zeiten zwar technisch möglich, aber für den Patienten zumeist eine Quälerei. Die Versuche, den Reflexmechanismus des Kehlkopfs bei Annäherung des Rohrs dadurch zu reduzieren, dass man dies mit dem Patienten wochenlang einübte, war gleichbleibend unangenehm oder es gelang gar nicht. Auch die Empfehlung, dass der untersuchende Arzt eine besonders gute Übung haben müsse, damit die Untersuchung möglichst schnell erledigt werden könne, war gleichwohl erfolglos, wobei bei operativen Eingriffen in der damaligen Zeit derjenige Arzt das größte Ansehen besaß, der besonders schnell operierte.

Es waren also die dem Patienten nicht zumutbaren Martyrien die wesentlichen Gründe dafür, dass sich eine Bronchoskopie nicht zur allgemeinen Routineuntersuchung entwickeln konnte. Selbst der große Internist und Magen-Darm-Spezialist Alfred Kussmaul (* 22.2.1822; † 28.5.1902) hat die starre Ösophagoskopie nicht routinemäßig nutzen können, weil die meisten Patienten diese Prozedur nicht über sich ergehen lassen wollten. Kussmaul hätte zwar Chloroform zur Schmerzlinderung bzw. Narkose geben können, dies erschien aber als zu gefährlich und kam deswegen nicht in Betracht. Kussmaul wusste nicht, dass der Augenspezialist Carl Koller (* 3.12.1857; † 22.3.1944) in Wien die lokale Betäubungswirkung von Kokain bereits gefunden und eingesetzt hatte und der Wiener HNO-Spezialist Edmund Jellinek (* 14.5.1852; † 19.4.1928) bei seinen endoskopischen Untersuchungen und Operationen des Kehlkopfes gleiches tat [37].

Erst die Möglichkeit, den Kehlkopf und die Luftröhren lokal zu betäuben, hat die Situation grundlegend geändert und die Basis für eine breite Anwendung der Bronchoskopie geschaffen. Dass die Droge Kokain zur lokalen Betäubung in sehr enger Beziehung zu Sigmund Freud steht, überrascht sicher, muss aber hier Erwähnung finden, auch wenn Freud natürlich durch die Psychoanalyse und nicht durch das Betäubungsmittel berühmt wurde. Freud war getrieben von dem Gedanken, dass er, wenn er Karriere machen wollte, etwas Neues in der Medizin entdecken müsse [39]. Auch konnte er seine ziemlich mittellose Martha, mit der er heimlich verlobt war, nur heiraten, wenn er eine stabile gesellschaftliche Stellung vorwies. Nun sah Freud seine Chance in der therapeutischen Nutzung des damals erstmals rein dargestellten und synthetisierten Kokains, das ein Allheilmittel zu werden schien. Als erster Arzt wollte er seinen engen Freund, den Mediziner und Physiologen Ernst Fleischl von Marxow mit Kokain heilen, Fleischl hatte sich mit Leichengift infiziert, musste sich einer notwendigen Daumenamputation unterziehen und klagte über unerträgliche Schmerzen. Wirklich geholfen hat das Kokain seinem Freund nicht: Fleischl von Marxow wurde morphinabhängig, brauchte zunehmend mehr von den Drogen und benötigte dafür bis zu 6000 Mark im Monat. 7 Jahre später starb er verarmt im Alter von nur 45 Jahren [38].

Freud nahm das Kokain auch selbst [38] und realisierte, dass sich seine depressive und zurückhaltende Stimmung dadurch aufhellte. Er schilderte seine Erfahrungen in der Arbeit „Über Coca" [39], allerdings war die wissenschaftliche Qualität dieser Arbeit nicht sonderlich berühmt. Bemerkens- und lesenswert ist der Briefwechsel Freuds mit seiner damaligen Verlobten Martha Bernays. Freud sang ein Loblied auf das Kokain und sprach von sich als *„großen wilden Mann, der Kokain im Leib habe und dem sein süßes Mädchen nicht widerstehen könne"*. Freuds exponierte Auffassungen zur Sexualität dürften wohl kaum vom Kokain zu trennen sein.

Freud war es auch gewesen, der Carl Koller dazu gebracht hat, mit Kokain zu experimentieren. Als Koller selbst etwas Kokain auf die Zunge bekommen hatte, fiel ihm auf, dass die Zunge danach taub war. Dieses Erlebnis brachte ihn auf die Idee, die Droge als lokales Betäubungsmittel bei Augenoperationen zu nutzen. Am 15.9.1884 berichtete er darüber auf dem Deutschen Kongress der Augenärzte. So gab es letztlich viele Zufälle, dass Kokain schließlich als Lokalanästhetikum bei vielen kranken Menschen eingesetzt wurde. Koller ist mit seiner Kokainbehandlung weltweit berühmt geworden, Freud jedoch konnte Kokain – sehr zu seinem Missvergnügen – nicht für die eigene medizinische Karriere nutzen.

2.4.5 Die erste Bronchoskopie

In Anbetracht der Probleme, die sich durch den Kehlkopf als Eingang zu den tieferen Atemwegen ergaben, war es nicht verwunderlich, dass sich die Bronchoskopie zuerst im Umfeld von Kehlkopfspezialisten entwickelt hat. Auch die Magenexperten haben Einfluss genommen, wenngleich endoskopische Untersuchungen der Speiseröhre anatomisch einfacher und auch lange nicht so risikoreich waren.

Für die Entwicklung der Bronchoskopie spielt die Stadt Freiburg eine wesentliche Rolle. Einer der Pioniere der direkten Endoskopie innerer Organe war der nach Freiburg berufene Ordinarius der dortigen Medizinischen Universitätsklinik Alfred Kussmaul (1822–1902). Kussmaul hatte sich intensiv mit Krankheiten des Magens

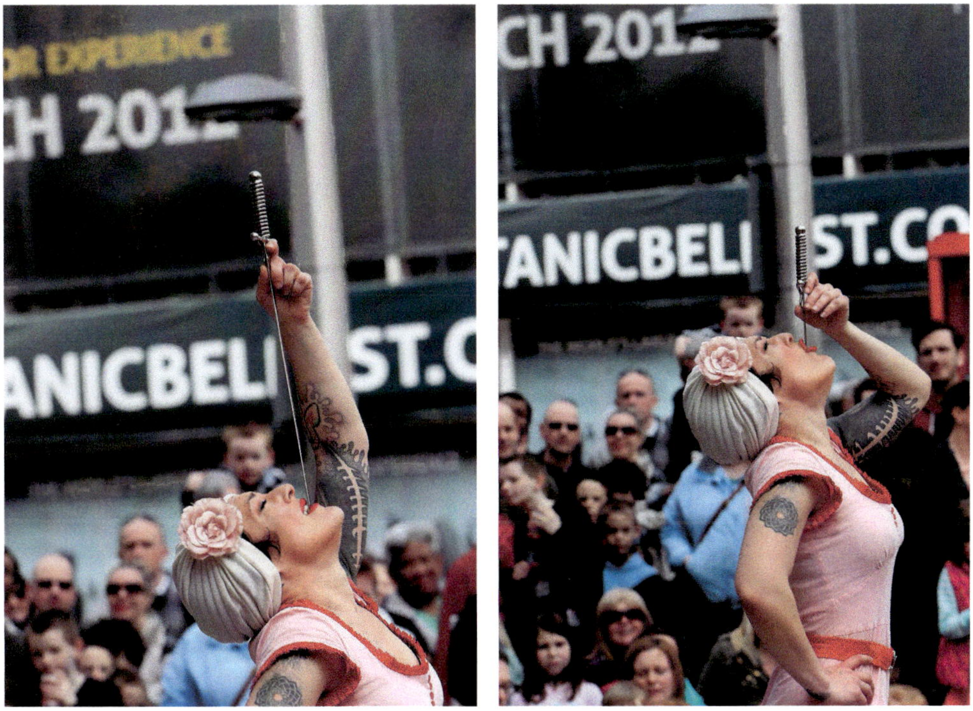

Abbildung 71: Schwertschluckerin Miss Behave, Festival of Fools, Cornmarket, Belfast, Mai 2013, die beweist, dass man auf direktem Weg in die Speiseröhre gelangen kann.

beschäftigt und wollte unbedingt „Licht in den Magen“ bringen, um dessen Inneres besser sehen zu können. 1868 hat ein Assistent Kussmauls in dem Freiburger Varieté „Die Wolfsmühle“ der Vorführung eines Schwertschluckers beigewohnt (Abb. 71). Dieser Abend hatte Folgen. Nach Überzeugung des Assistenzarztes musste es möglich sein, nicht nur ein Schwert, sondern auch ein gerades Rohr zu „schlucken“ und mit dem Rohr könnte man Licht in den Magen lenken. Und in der Tat, der Schwertschlucker wurde in die Klinik von Kussmaul gebeten, und es gelang, diesem ein Rohr bis in den Magen einzuführen [40]. Die Beleuchtungsverhältnisse waren allerdings noch sehr unbefriedigend. Für die ersten endoskopischen Untersuchungen der Speiseröhre benutzte Kussmaul das Endoskop des Urologen Desormeaux, das Desormeaux jedoch für Untersuchungen der Harnblase nutzte und das somit für den Magen zu dünn und auch zu kurz war. Es musste also an der Länge und Stärke verändert werden. Leider waren die meisten der Freiburger Patienten dennoch nicht in der Lage, einfach mal das Endoskoprohr zu „schlucken“, das Projekt „Mageneinsehen“ hat Kussmaul danach zunächst nicht weiterverfolgt.

In der Zwischenzeit war die lokale Betäubung des Kehlkopfes mit Kokain Routine geworden – und mit dem elektrischen Licht war das Beleuchtungsproblem auch zur Zufriedenheit gelöst. Auf der jährlichen Zusammenkunft der süddeutschen Laryngologen in Heidelberg [41] hat Kirstein 1895 darüber berichtet, wie er mit seinem Autoskop die Trachea einsehen konnte, und er hielt diese Methode insbesondere für geeignet, Fremdkörper aus der Trachea bzw. den Hauptbronchien zu entfernen [42]. Ob Kirstein selbst dieses dann auch tatsächlich durchgeführt hat, wird bezweifelt.

Gustav Killian[29] lernte auf der Tagung 1895 in Heidelberg die Untersuchungstechnik von Kirstein kennen. Davon angeregt, beschäftigte er sich daraufhin intensiv mit der Endoskopie der Luftröhre und der großen Bronchien. Einen Altersheimbewohner namens Rast konnte Killian motivieren, sich gegen ein geringes Entgelt immer wieder mit dem starren Rohr intubieren zu lassen [43]. Herr Rast muss sicher im Rachen ziemlich unempfindlich gewesen sein, sodass er als „Übungsobjekt" ideal war. Am 30. März 1897 hatte Killian die Gelegenheit, bei einem Schwarzwaldbauern, der ein kleines Knochenstück „verschluckt" hatte, dieses Knochenstück mit Hilfe einer „direkten" Bronchoskopie mit dem handelsüblichen Mikulicz-Rosenthal'schen Ösophagoskop zu entfernen. Der Eingriff gelang. Nach 2 Jahren des Experimentierens war damit Killian der erste Arzt, der einen Fremdkörper aus der Trachea entfernt hat, ohne dass eine Tracheotomie erforderlich wurde [41].

Killians berufliche Karriere war steil. Mit 24 Jahren legte er 1884 in Heidelberg das Staatsexamen ab. Nach kurzer chirurgischer Ausbildung in Mannheim und Absolvierung seines Wehrdienstes im Oktober 1884 in Freiburg ging Killian 1885 zunächst nach Frankfurt und 1886 nach Berlin zur Ausbildung zum Rhinolaryngologen. 1887 praktizierte er für einige Monate in Mannheim, und nachdem der Rhinologe Wilhelm Hack an der Universität Freiburg frühzeitig gestorben war, wurde ihm im Mai 1887 provisorisch die Leitung der Hackschen Poliklinik für Rhinolaryngologie (ein Bereich der Inneren Medizin [36] übertragen. 1888 war er mit 28 Jahren bereits habilitiert und trat dann auch offiziell die Nachfolge Hacks an. Mit 32 Jahren war er wahrscheinlich einer der jüngsten Ordinarien an deutschen Universitätskliniken.

Die Aussage, dass Killian die Veröffentlichung über die erste Fremdkörperentfernung ohne Tracheotomie seinem Assistenten Otto Kollofrath allein überlassen hätte, stimmt nicht ganz. Killian selbst hat am 7. Juni 1897 bei der IV. Versammlung süddeutscher Laryngologen über dieses Ereignis berichtet [41].

Dass Kollofrath die erste schriftliche Arbeit über eine tracheoskopische Fremdkörperentfernung in der Münchner Medizinischen Wochenschrift [44] verfassen durfte, zeigt, dass Killian offenbar nicht nur bescheiden, sondern auch großzügig war, und selbst diese epochemachende Arbeit nicht für sich allein in Anspruch genommen hat.

[29] * 2.6.1860 Mainz; † 24.2.1921 Berlin

Killian muss ein Mensch mit viel Empathie gewesen sein, was durch eine Kleinigkeit aus seinem kollegialen Umfeld recht treffend unterstrichen wird: Als er graue Haare bekam, wurde er von den Mitarbeitern wegen seines Rauschebarts liebevoll „Heiliger Nikolaus" genannt [45].

Am 3. April 1899 berichtete Killian nochmals über 2 Fälle, bei denen es um Fremdkörper in den Bronchien ging. Dieser Bericht machte deutlich, wie komplikationsreich einerseits die Aspiration eines Fremdkörpers sein konnte, andererseits unterstrich er, wie Killian äußerst behutsam bei der Prozedur des Entfernens vorging. Killians Arbeit beschreibt jeden kleinen Schritt der Tracheoskopie mit all seinen möglichen, auch bedrohlichen, Auswirkungen. Dass Killian einen 9-jährigen Jungen dreimal in Narkose erfolglos endoskopierte und sich letztlich herausstellte, dass sich der Fremdkörper inzwischen selbst aufgelöst hatte, unterstreicht noch einmal die Persönlichkeit dieses Arztes, der es für unverzichtbar hielt, auch negative Erfahrungen mitzuteilen, weil man daraus am meisten lernen könne.

Auf jeden Fall war mit Killian die Lanze für die Bronchoskopie gebrochen – weltweit wurde er zu einem viel gefragten Spezialisten. Es ist wohltuend, mit Killian einen Arzt zu beschreiben, der sich nicht ständig in den Vordergrund drängte und dennoch seiner Leistungen wegen berühmt wurde. Sich hartnäckig um eine Lösung des Problems eines Kranken zu kümmern und dabei so einfühlsam vorzugehen, dass kein Schaden entsteht: das sind grundlegende Eigenschaften eines guten Arztes, die auch heute in unserer lauten Welt ihre große Bedeutung nicht verloren haben.

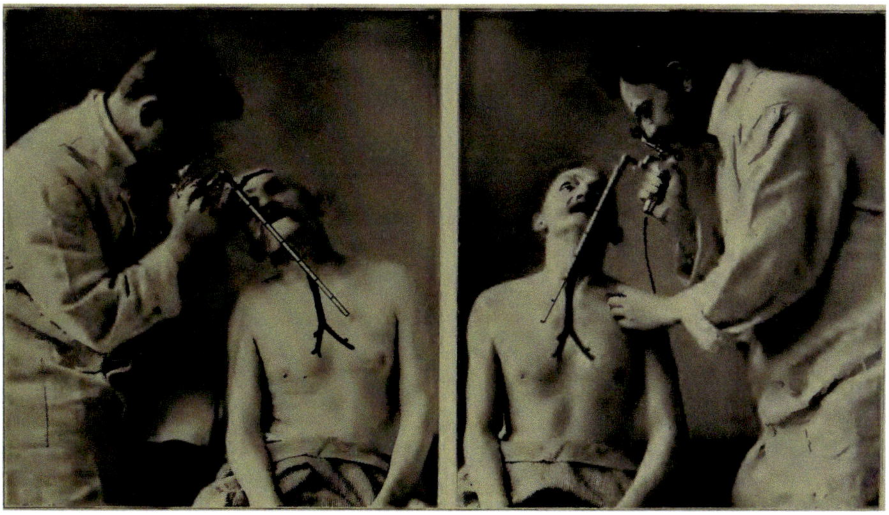

Abbildung 72: Verschieblichkeit des Bronchialbaums.

Killian hat durch Versuche an seinem freiwilligen „Übungspartner" feststellen können, dass der Bronchialbaum innerhalb des Brustkorbs relativ gut verschiebbar ist; dies war bis dato unbekannt, und Killian notierte für sich bescheiden: *„Ich glaube, ich habe eine wichtige Entdeckung gemacht."* [43]. Die Verschiebbarkeit der Atemwege ermöglichte ein „Geradebiegen" der Bronchien und somit die Sicht weiter und tiefer in die kleineren Bronchien hinein [46] (Abb. 72).

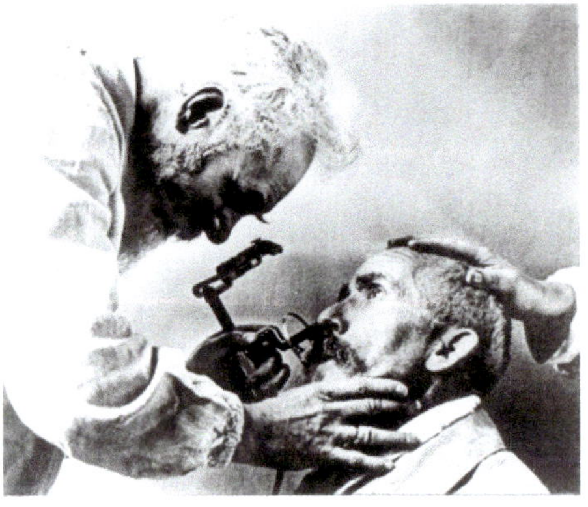

Abbildung 73: Gustav Killian bereitet eine Bronchoskopie vor.

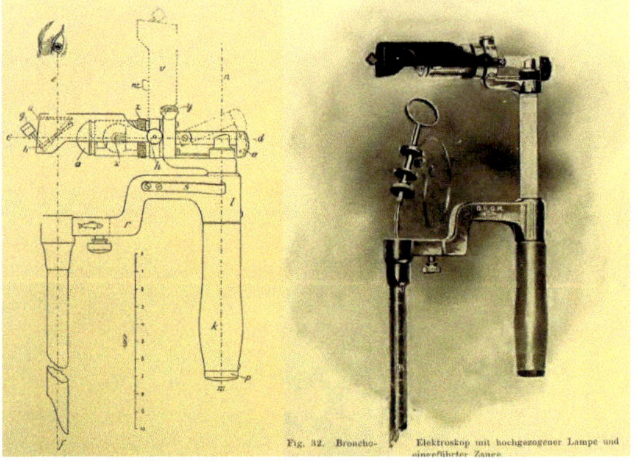

Abbildung 74: Das Elektroskop nach Brünings.

Killian wurde 1911 auf einen Lehrstuhl nach Berlin berufen. Es blieben ihm fast 10 Jahre, bis er am 24. Februar 1921 an Dickdarmkrebs verstarb. Sein ehemaliger Mitarbeiter in der Freiburger Klinik, Wilhelm Brünings (* 31.1.1876; † 3.10.1958) erhielt das Ordinariat der Oto-Laryngologischen Abteilung der Universitäts-Ohrenklinik in Jena. Brünings hat das Bronchoskop zu einem leicht anwendbaren Instrumentarium weiterentwickelt und es entstand ein spezielles „Elektroskop" (Abb. 74). Dabei ist einerseits der Handgriff bemerkenswert, der es ermöglichen soll, die Zunge mit mehr Kraft zu verschieben, andererseits hat Brünings eine fest montierte Beleuchtung angebracht, die über einen justierbaren, mit zentralem Loch versehenen Spiegel genügend Helligkeit bis zum Ende des Rohrs sicherte.

Die Bronchoskopie hatte längst ihren ursprünglichen Schrecken verloren, sie war einfacher und sicherer geworden, sodass sie sich dann auch rasch in den Krankenhäusern weltweit verbreiten konnte.

In der ersten Hälfte des 20.Jahrhunderts wurden in der Regel Bronchoskopien ohne Vollnarkose durchgeführt: man befürchtete – zu Recht – Komplikationen der Atmung durch das Einatmen von Chloroform oder Äther. Die Patienten waren also bei vollem Bewusstsein, wenn auch die lokale Betäubung, die „Cocainisierung", weiterhin üblich war. Die Patienten saßen für die Bronchoskopie mit nach hinten geneigtem Kopf auf einem Stuhl und das Bronchoskopierohr wurde von oben in den Schlund eingeführt

(Abb. 75). Brünings hatte eigens einen „Bronchoskopie-Stuhl" entwickelt: der Patient saß somit gezwungenermaßen mit dem Oberkörper etwas nach vorne gebeugt, beugte seinen Kopf möglichst weit nach hinten und zog mit einer Hand seine Zunge etwas heraus (Abb. 76). Ein zu weites Vorbeugen des Oberkörpers allerdings erschwerte die Untersuchung: Der Bronchoskopiestuhl war zwar gut gemeint, durchgesetzt hat er sich jedoch nicht.

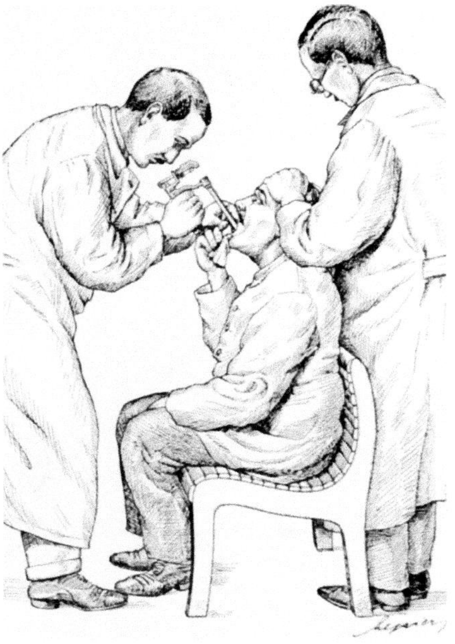

Abbildung 75: Brünings bronchoskopiert einen Patienten in sitzender Position.

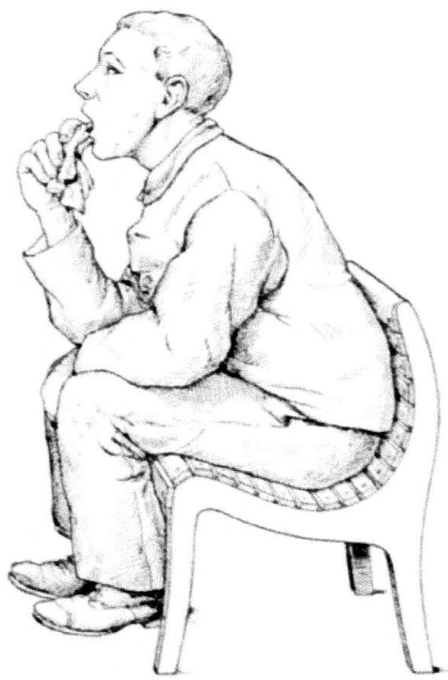

Abbildung 76: Der Bronchoskopiestuhl nach Brünings.

Mitte des 20 Jh. hatte die Bronchoskopie mit starrem Rohr die Kinderschuhe zwar abgelegt, für den Patienten blieb sie aber immer noch eine recht unangenehme Untersuchung. Erst mit der Entwicklung der Fiberglas-Endoskopie in den 70er Jahren des 20. Jahrhunderts erlebte die Bronchoskopie weltweite Verbreitung. Heute ist sie mit ihren diagnostischen und auch therapeutischen Möglichkeiten aus der täglichen Praxis nicht mehr wegzudenken. Philipp Bozzini war also mit seinen Ideen seiner Zeit um gut 200 (!) Jahre voraus. Er hatte davon geträumt, dass man die Gebärmutter endoskopisch entfernen oder ein zerrissenes Blutgefäß unterbinden könne. Mit den „minimal invasiven" Eingriffen ist dies heute alles möglich.

2.5 Tief ein- und ausatmen: Warum und wie das Atmen messbar wurde

Die zahlenmäßige Erfassung unseres Atmens, die Lungenfunktion, ist ohne den Namen des englischen Arztes John Hutchinson (1811–1861) nicht vorstellbar. Seine Forschung hat bis heute den Grundstein für die Messung von Lungenvolumina mit der Spirometrie gelegt: Hutchinson kann deswegen mit Fug und Recht als der „Vater“ der Lungenfunktion gelten [53].

In der Zeit vor Hutchinson gab es keine praktikable Methode zur Messung des Atemvolumens beim Menschen. In der allgemeinen Vorstellung der antiken Welt diente die Lunge ausschließlich zur Kühlung des Herzens bzw. war Bewegungsantrieb für das Herz. Vom heutigen Wissen, dass in der Lunge ein Gasaustausch mit dem Blut stattfindet, war man meilenweit entfernt. Noch 1796 hat sich der Engländer Robert Menzies in seiner Dissertation über die Atmung dafür gerechtfertigt, dass er sich überhaupt mit der genauen Messung der Atmung beschäftigte: er schrieb: *„Though this, at first sight, appears insignificant“ (Obwohl dies auf den ersten Blick nicht bedeutsam erscheint.)* [1].

Als grobes Maß für die Atemfunktion wurde verschiedentlich der Brustumfang bei tiefer Ausatmung und bei tiefer Einatmung bestimmt (= Mensuration). Eingeführt wurde diese Messung für die Beurteilung der Militärdiensttauglichkeit: in Abhängigkeit von der Körpergröße wurden minimal 80 bis 90 cm verlangt. Bei ausgedehnter einseitiger Lungenentzündung sollte die Mensuration eine Zunahme des Thoraxumfanges auf der kranken Seite ergeben, größere Bedeutung und insbesondere einen diagnostischen Zugewinn hat diese Beobachtung aber nicht erlangt [2,4].

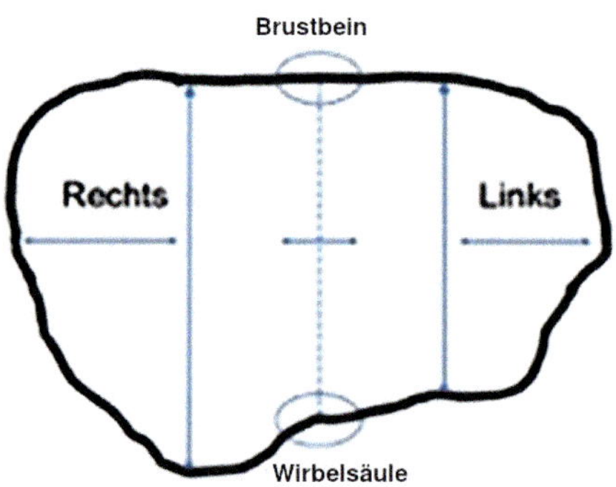

Abbildung 77: Cyrtometrie bei linksseitigem Pleuraerguss.

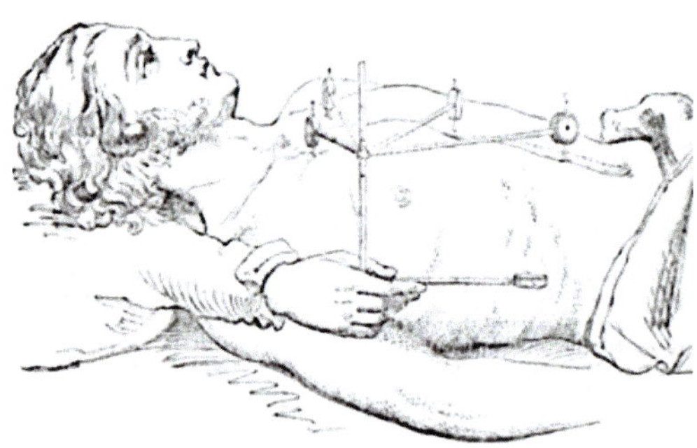

Abbildung 78: Das Stethometer (Brustmesser) von Sibson.

Gleiches gilt für die Aufzeichnungen der Brustkorbkonturen mit dem sogenannten Cyrtometer [3]. Dazu wird eine schwergängige Kette oder ein dicker Blei- oder

Kupferdraht um den Thorax bei tiefer Exspiration gelegt, anschließend wird die Umfangsform und -größe auf Papier übertragen (Abb. 77). Zur Untersuchung der Atembewegungen ist von Franz Riegel[30] nach dem Muster von Sibson [4] ein Stethograph bzw. Doppelstethograph konstruiert worden [46,47]. Dabei wird an einer vertikalen Stange ein Stab angebracht, der sich z. B. bei einem auf dem Rücken liegenden Menschen entsprechend dem Anheben bzw. Absenken des Brustkorbs auf- und abbewegt (Abb. 78). Mit einer Registriervorrichtung konnte Riegel damit auch feststellen, dass die Ausatmung bei Patienten mit Emphysem besonders gegen Ende deutlich verlangsamt ist [48]. Aber auch die Stethographie [57] hat in der Folge keine besondere Verbreitung gefunden: ihre Apparate wiesen zu große Mängel auf.

Die hier skizzierten Untersuchungsmethoden sind ein deutliches Zeichen dafür, dass man in der Zeit nach dem Mittelalter einerseits dringend nach mehr Information über die Funktion der Lunge suchte, andererseits man jedoch in Anbetracht der damaligen technischen Möglichkeiten recht hilflos war. Wintrich hat sich Mitte des 19. Jahrhunderts eingehend mit solchen Brustkorbmessungen beschäftigt. Er kam jedoch zu dem Schluss: *„Die Thoracometrie wird deshalb (glaube ich) bei uns Deutschen nicht viel Nachahmer finden, sondern blos als interessanter Gegenstand diagnostischer Raffinirtheit betrachtet werden“.* [5]

Die antiken Vorstellungen davon, wie die Luft überhaupt in den Brustkorb gelangt, waren vage. Erst Galen hat wohl aufgrund von Tierversuchen korrekterweise beschrieben, dass die Lunge passiv den Bewegungen der Brustwand folgt. Wenn sich der Brustkorb ausdehnt, kommt die Lunge nach und zieht Luft ein. Galens Erkenntnisse wurden aber in den nachfolgenden 1500 Jahren entweder bezweifelt oder ignoriert. Bis ins hohe Mittelalter hinein bestand die Überzeugung, dass die Funktionen der inneren Organe des Menschen gottgegeben sind: warum sollte man also hier etwas messen?

Im 17. Jahrhundert haben 1661 der Ire Robert Boyle[31], 1668 der Engländer John Mayow (* 24.5.1640; † September oder Oktober 1679) und 1680 der Italiener Giovanni Alfonso Borelli[32] die Gedanken Galens wieder aufgegriffen und konstatiert, dass die Lunge selbst keine eigene mechanische Leistung erbringt [55]. Boyle konnte nachweisen, dass das Zwerchfell der wichtigste Atemmuskel ist[6,7,8], und John Mayow hat seine Erkenntnisse mit einer für die damalige Zeit ungewöhnlich offenen und verständlichen Sprache publiziert [11], dass die Einatmung durch Aktivierung der Zwerchfell- und Brustmuskulatur vonstattengeht und die Lunge passiv der Ausdehnung der Brustwand folgt.

---

[30] * 9.2.1843 Würzburg; † 28.8.1904 Ems

[31] * 4.2.1627 Lismore; † 10.1.1692 London

[32] * 28.1.1608 Neapel; † 31.12.1679 Rom

Der englische Arzt Richard Lower[33] hat die Wichtigkeit des Zwerchfellnervs durch ein Experiment gestützt, dass sich die Atmung dann erheblich verschlechtert, wenn der Zwerchfellnerv durchgeschnitten wird. Auch Galen hatte anhand von Tierversuchen bereits die Bedeutung des Zwerchfellnervs betont, und nicht nur das. Galen war als sogenannter „Gladiatoren-Arzt“ tätig gewesen und hatte beobachtet, dass schwere Halsverletzungen trotz offensichtlich intakter Atmung eine komplette Lähmung des Zwerchfells verursachten und dass manchmal dann auch die Atmung versagte, was sofort zum Tode führte. Diese Beobachtungen haben ihn wahrscheinlich zu entsprechenden Tierversuchen veranlasst und zu dem Schluss geführt, dass der Zwerchfellnerv im Bereich der Halswirbelsäule lokalisiert ist.

Hinsichtlich der Kräfte, die auf die Lunge beim Atmen einwirken, konnte Stephen Hales (1677–1761), Naturforscher und Theologe und der Vater der Blutdruckbestimmungen, ganz Wesentliches beigetragen. Hales wies nach, dass die Lunge bei normaler Atmung mit einem Unterdruck von etwa 6 inches an die innere Thoraxwand herangezogen wird, bei forcierter Atmung wird ein Unterdruck von 24 bis 30 inches aufgebracht [17].

Aber trotz all dieser klaren und eindeutigen Erkenntnisse von Boyle, Mayow, Lower und Hales wurde die Atmungsfunktion auch in den nächsten 100 Jahren von maßgeblichen Wissenschaftlern weiterhin falsch gedeutet. In dem Buch *„Novæ hypotheseos de pulmonum motu et respirationis usu specimen“* [13] aus dem Jahre 1671, das immerhin den berühmten „Philosophical Transactions of the Royal Society of London“ eine Besprechung wert war [1], heißt es: *„Die Luft wird infolge ihrer ‚Elastizität‘ durch die Wärme in der Lunge ausgedehnt, wodurch indirekt auch der Brustkorb angehoben wird. Wenn die Luft dann durch die ‚Abgase‘ in der Lunge ihre ‚Elastizität‘ verliert, dann lässt der Druck nach und der Brustkorb sinkt wieder in seine ursprüngliche Position zurück“*. Nach den Vorstellungen des Buchautors Robert Brady folgt also der Brustkorb passiv den Bewegungen der Lunge und nicht umgekehrt, wie es Galen bereits vor über 1000 Jahren beschrieben hatte. Die Veränderungen des Luftvolumens durch Wärme und Verbindung mit den Abgasen entsprach wohl der damals gültigen Auffassung, wie sie auch der hoch geachtete Stephen Hales in seinem Buch beschrieben hatte [17]. Nach Hales wurden jedoch diese Volumenänderungen innerhalb der Lunge durch nachströmende frische Luft ausgeglichen. Somit war es für Hales erwiesen, dass die Lunge passiv der Ausdehnung des Brustkorbs folgt und nicht umgekehrt.

Man muss beiden Forschern und Autoren, Brady und Hales, zugutehalten, dass sie von dem erstmals Mitte des 18. Jahrhunderts beschriebenen Blutkreislauf (William Harvey, 1751) und dem im 3. Quartal des 18. Jahrhunderts entdeckten Sauerstoff

[33] * 1631 St Tudy, Cornwall; † 17.1.1691 London

nichts wussten. Hutchinson hat in der Einleitung zu seiner Arbeit darauf hingewiesen, dass diese Kenntnisse unabdingbare Voraussetzung für das Verständnis der Arbeit und Funktion der Lunge wären. Hutchinson waren die Fakten bereits in die Wiege gelegt worden, er brauchte sich keine Gedanken mehr darüber zu machen, dass Luft in der Lunge so einfach „verschwindet“.

Die Geschichte über die Experimente zur Messung der Atemvolumina sind bunt, vielfältig und variantenreich. Sie hat tatsächlich schon bei Galen begonnen und erstreckte sich über viele Jahrhunderte. Geräte mussten erfunden und entwickelt werden, mit denen man verlässlich die vom Menschen ausgeatmete Luft auffangen konnte, ohne, und dies war das Kernproblem, dass sie sich mit der Umgebungsluft vermischte.

Hier hat zunächst Boyle wesentliche Vorarbeit geleistet. Er setzte ein Glas umgekehrt, also mit der Öffnung nach unten, in ein Wasserbad, und konnte damit die im Glas befindliche Luft darin „gefangen“ halten [9]. John Mayow, wahrscheinlich ein vorübergehender Mitarbeiter von Boyle, schuf nachfolgend eine sehr praktikable Versuchsanordnung: der luftdichte Abschluss des in das Wasser eingebrachten Glaskolbens erlaubte unabhängig von der Umgebungsluft die Analyse des Kolbeninhaltes; nahm man zusätzlich ein Brennglas zu Hilfe, dann konnte man auch Verbrennungsprozesse in dem Kolben untersuchen [11,49].

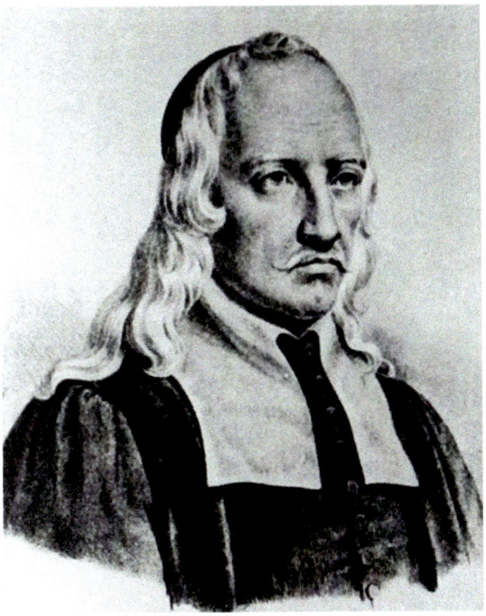

Abbildung 79: Giovanni Alfonso Borelli.

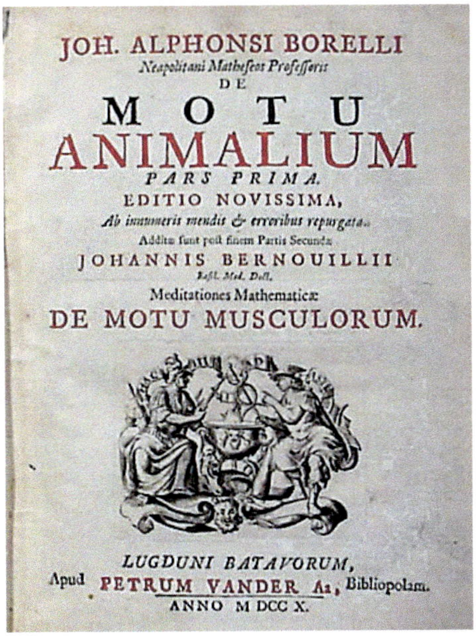

JOH. ALPHONSI BORELLI
DE
MOTU
ANIMALIUM
PARS PRIMA.
EDITIO NOVISSIMA,
Ab innumeris mendis & erroribus repurgata.
Additæ sunt post finem Partis Secundæ
JOHANNIS BERNOUILLII
Meditationes Mathematicæ
DE MOTU MUSCULORUM.
LUGDUNI BATAVORUM,
Apud PETRUM VANDER AA, Bibliopolam.
ANNO M DCC X.

Abbildung 80: Originalarbeit von Borelli von 1680.

Lange hat man nach Methoden gesucht, mit denen man eine halbwegs qualifizierte Aussage über die Menge der ein- oder – vor allem – ausgeatmeten Luft machen konnte. Und das hat mit einer präparierten Harnblase angefangen. So wird berichtet, dass Galen einen jungen Mann in eine solche Blase ein- und ausatmen ließ; eine quantitative Aussage war mit solch einer Methode natürlich nicht möglich. Galen äußerte sich lediglich darüber, dass das ausgeatmete Luftvolumen über eine bestimmte Zeitspanne unverändert blieb.

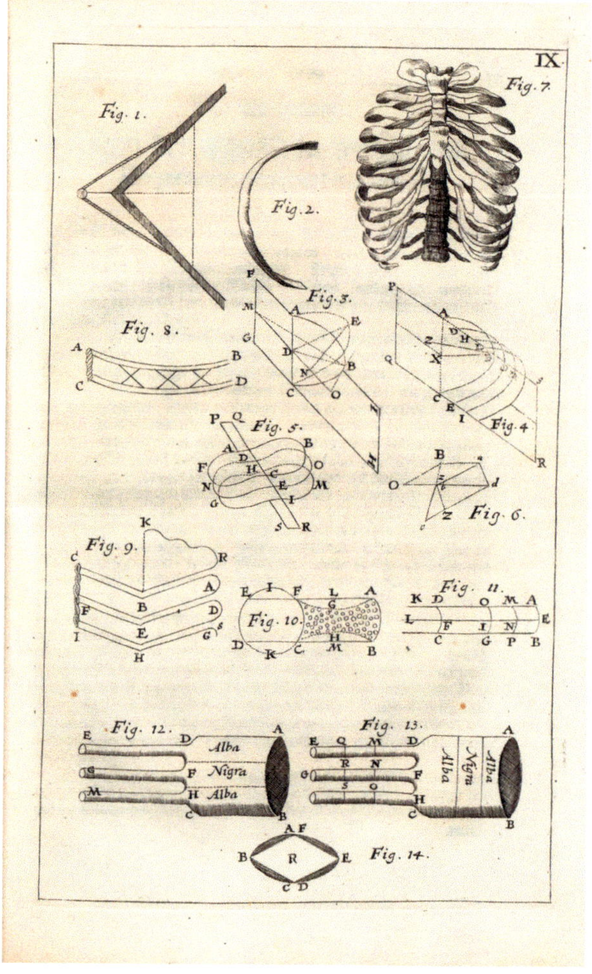

Abbildung 81: Borelli: Untersuchungen über die Thoraxbewegungen.

Die erste überlieferte quantitative Messung eines Atemvolumens stammt wohl von Giovanni Alfonso Borelli[34] etwa Mitte des 17. Jahrhunderts (Abb. 79). Borelli,

[34] * 28.1.1608 Neapel; † 31.12.1679 Rom

Nachfolger von Galileo Galilei an der renommierten Universität von Pisa, und im wissenschaftlichen Austausch mit dem großen Schweizer Mathematiker und Physiker Daniel Bernoulli (1700–1782) stehend, ist vor allem durch seine Werke über die muskuläre Bewegung von Tieren bekannt und berühmt geworden (Abb. 80, 81) (Deutsche Übersetzung 1706: „Von der wundersamen Macht der Muskeln")[1,4,55]. Für die Messung von Atemvolumina saugte Borelli aus einer Seifenlösung eine einzelne Seifenblase in einen Glaszylinder hinein und schloss damit indirekt auf das eingeatmete Gasvolumen[15,54]. Ähnliches tat auch Daniel Bernoulli. All diese Messungen blieben aber ungenau und waren für praxisnahe Untersuchungen der Atmung völlig unbrauchbar [25]. Sehr viel später, aber ebenfalls mit der Seifenblasenmethodik, hat der Arzt F. Chelius versucht, das Volumen der ausgeatmeten Luft zu messen und dies 1857 publiziert [50]. Chelius blies mit einem Röhrchen in eine besonders präparierte Seifenlösung hinein, produzierte dabei eine große intakte Seifenblase und nahm dann als Maß für das Ausatmungsvolumen die Zeit, die bis zur Entleerung der Blase verging [50].

Zurück zur Harnblase. 1718 hat James Jurin die Atemluft in eine präparierte Harnblase ausgeatmet und das Volumen nach dem Archimedes-Prinzip bestimmt (wenn ein Körper in Wasser getaucht wird, verdrängt er genauso viel Wasser wie seinem Volumen entspricht) [16]. Jurins Methode erwies sich allerdings als unzureichend, da sich die Luft in der Harnblase beim Eintauchen in das Wasser durch den Wasserdruck komprimierte und im Volumen somit nicht mehr der ausgeatmeten Luft entsprach.

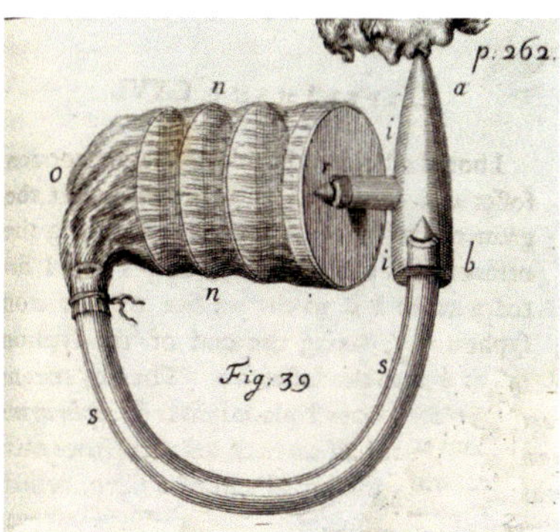

Abbildung 82: Der von Hales benutzte „Syphon" mit Blase und 2 Ventilen.

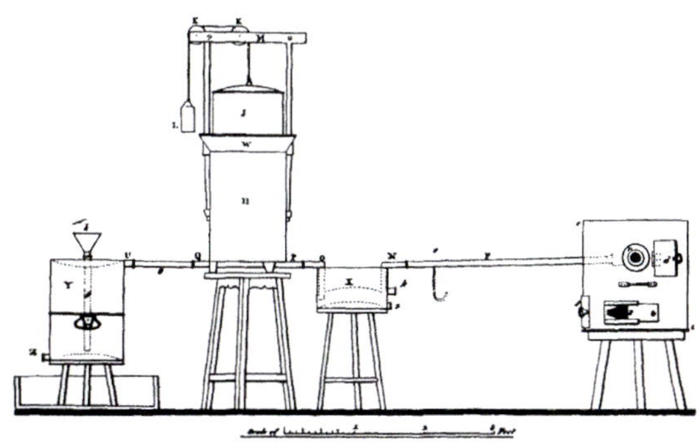
Abbildung 83: Das Gasometer von Th. Beddoes und J. Watt.

Bei Stephen Hales, dem außerordentlich vielseitig begabten Kleriker, findet sich in seinem 1727 veröffentlichtem Buch „Statical experiments on the sap in vegetables" (Über statische Experimente mit Gemüsesäften) allerdings tief in den Seiten des Buches versteckt im Kapitel „Luftanalyse" eine Atemvolumenmessung mit ähnlicher

Methode wie der von Jurin [17] (Abb. 82). Hales Messergebnisse erscheinen vor dem Hintergrund des heutigen Wissens nicht nur durchaus plausibel, sondern sind auch weitgehend exakt: angegeben wurden 220 cubic inches (3,60 Liter) für die Menge der ausgeatmeten Luft.

1775 hat der Ingenieur James Watt (* 30.1.1736; † 25.8.1819) einen „pneumatic apparatus“ entwickelt, in dem er Gase aufbewahren konnte [19] (Abb. 83). Dieser Apparat war dem späteren Wasserspirometer schon sehr ähnlich und Vorbild für zahlreiche nachfolgende Konstruktionen. Erwähnenswert ist schließlich die Untersuchung des englischen Chemikers Humphry Davy (* 17.12.1778; † 29.5.1829). Er hatte im „Pneumatic Institute“ in Bristol mit seinem „Gasometer“ seine eigene Atmung gemessen und kam zu einem glaubhaften Wert von 213 cubic inches (= 3,49 Liter) [9].

Ein weiteres und besonders phantasiereiches Beispiel für die Messung des Atemvolumens zeigt das Modell des englischen Chirurgen Dr. Edmund Goodwin (1756–1829) [20]. Er ersann dafür eine besonders trickreiche Vorrichtung (Abb. 84). In dem pfannenartigen Gefäß *„G“* befand sich Wasser, in das die geknickte Röhre *„a,b,c“* eingetaucht wird. Bei der Einatmung durch die Röhre *„E“* wurde dann Wasser angesaugt. Die Menge des angesaugten Wassers entsprach relativ genau der Menge an eingeatmeter Luft und konnte durch ein Gegengewicht in der Waagschale *„C“* bestimmt werden [20].

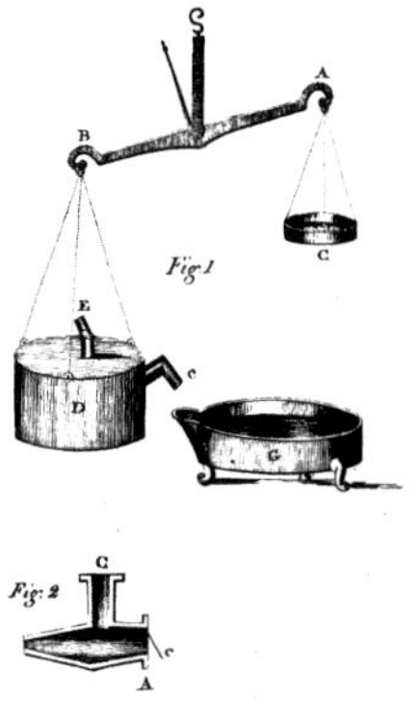

Abbildung 84: Messvorrichtung von Edmund Goodwin.

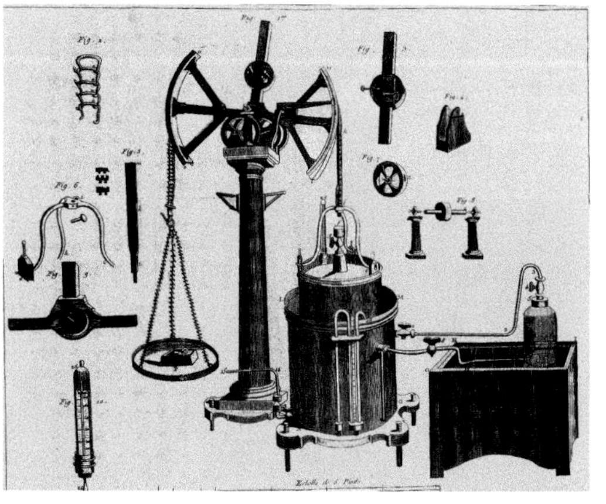

Abbildung 85: Der Gasometer von Lavoisier.

Weniger trickreich, aber dafür sehr viel komplizierter, war das „Gasometer“, das Antoine Laurent de Lavoisier (* 26.8.1743; † 8.5.1794), französischer Chemiker und Naturforscher, 1793 zur Volumenmessung beschrieben hat (Abb. 85) [21]. Lavoisier betonte ausdrücklich, dass für routinemäßige Untersuchungen der Atmung auch ein einfacheres Instrument, wie z. B. das etwas erweiterte Gerät von Joseph Priestley

(* 27.3.1733; † 6.2.1804) ausreichen würde, besonders wenn es nicht auf eine ganz exakte Volumenbestimmung ankäme.

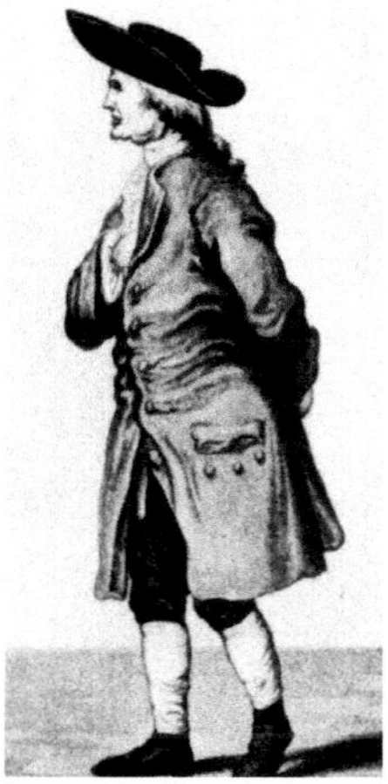

Abbildung 86: Henry Cavendish.

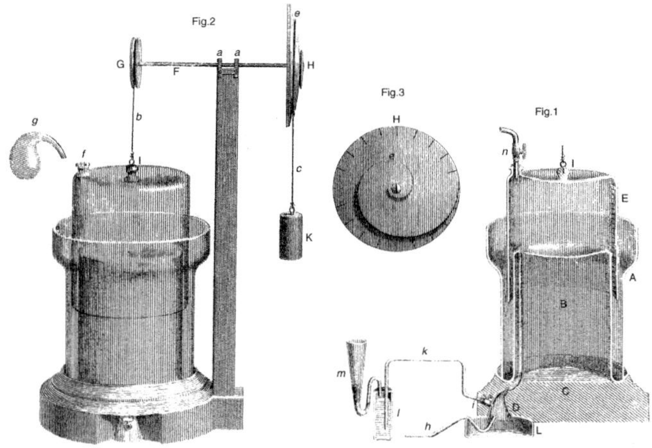

Abbildung 87: Clayfields „mercurial air holder", Exzenter-Scheibe mit Skala für die Volumenanzeige.

Der exzentrische, aber gut betuchte Henry Cavendish[35] (Abb. 86), englischer Naturforscher und Entdecker des Elements Wasserstoff, hat als Erster Quecksilber zum Abschluss der aufgefangenen Gase benutzt, weil sich verschiedene Gase in Wasser lösen und dadurch keine quantitative Aussage möglich ist [18]. Priestley und viele andere Forscher haben dieses Prinzip in ihrer Apparateweiterentwicklung übernommen [22]. Es wird vielfach berichtet, Lavoisier habe das teure Quecksilber von Priestleys Apparat durch das billigere Wasser ersetzt – dies stimmt nicht. Zwar hat Lavoisier immer sehr auf Wirtschaftlichkeit geachtet, aber es war ihm sicher klar, dass bei den meisten Untersuchungen wasserlösliche Gase auftreten und sich in diesen Fällen die Verwendung von Wasser verbietet und nur das relativ teure Quecksilber zum Abdichten des Gaszylinders infrage kommt [21].

Ähnlich wie Lavoisier hat auch William Clayfield seinen „mercurial air holder" konstruiert [23]. Dabei taucht ein Hohlzylinder in Quecksilber ein, wodurch die aufgefangene Luft gegenüber der Umgebung abgedichtet wird. Ein Gegengewicht sorgt dafür, dass der verschiebbare Zylinder nahezu schwerelos wird (Abb. 87). Im Vergleich zu Lavoisier hat Clayfield jedoch eine bedeutsame Vorrichtung hinzugefügt: durch die exzentrische Seilführung passt sich das Gegengewicht der jeweiligen Höhe des Zylinders an, und an der Exzenter-Scheibe ist zugleich die jeweilige Volumenmenge ablesbar. Während sich also das Gasometer von Lavoisier mehr

[35] * 10.10. 1731 Nizza; † 24.2.1810 London

für spezielle Gasanalysen eignete, hatte das Gerät von Clayfield Vorteile bei einer Atemvolumenmessung. Entwickelt wurde dieses Gerät im „Pneumatic Institute“ in Bristol, in dem auch Humphry Davy forschte und seine Versuche mit Lachgas gemacht hat [9]. Davy benutzte die Messeinrichtung von Clayfield auch, um mit Hilfe des Fremdgases Wasserstoff die Residualluft in der Lunge zu bestimmen. Bei diesen Untersuchungen dürfte Davy reichlich Wasserstoff eingeatmet haben, die Folge war aufgrund von Sauerstoffdefiziten ein nicht unerheblicher Schwindel, sodass Davy einen Teil seiner Versuche nicht verwerten konnte.

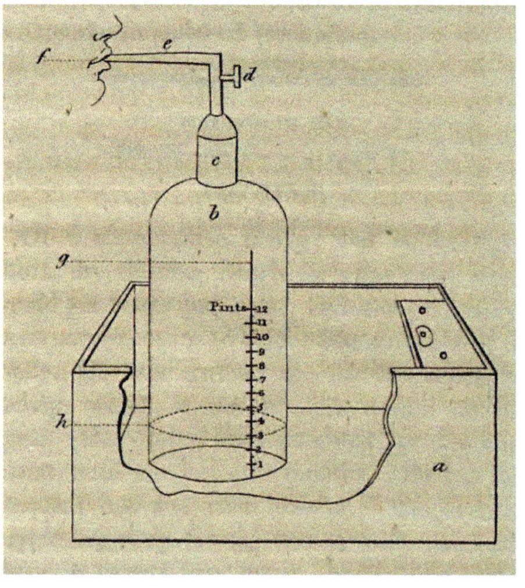

Abbildung 88: Das einfache Pulmometer von Kentish.

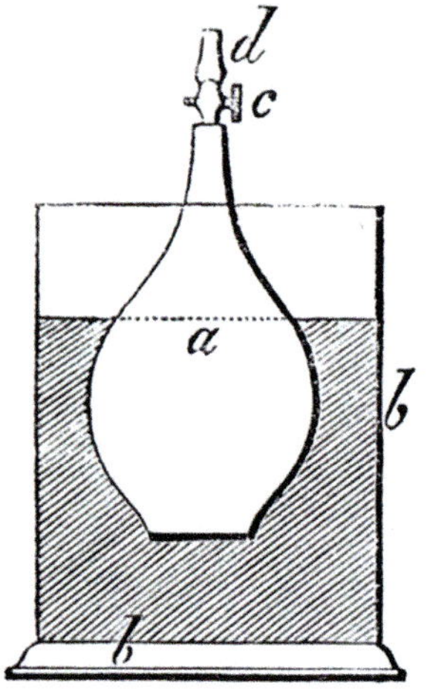

Abbildung 89: Der Exspirator von Vierordt.

Relativ simpel war das Gerät des Engländers Edward Kentish von 1813. Sein „Pulmometer” bestand aus einer graduierten Glasglocke, die mit offenem Boden in Wasser stand (Abb. 88). Die Änderung des Wasserspiegels in der Glocke zeigte das jeweilige Atemvolumen an, allerdings waren die Messergebnisse durch die unterschiedlichen Druckverhältnisse recht ungenau [16].

Karl Vierordt (1818–1864), zuletzt als Physiologe Rektor der Universität Tübingen, hat dieses Problem dadurch zu lösen versucht, dass sein in Wasser eingetauchter Exspirator so angehoben bzw. gesenkt werden musste, bis die Wasserspiegel innerhalb und außerhalb des Glaskolbens auf einer Ebene blieben (Abb. 89) [24].

Dem jungen englischen Arzt John Hutchinson (1811–1861) gebührt die Ehre, der geistige Vater der noch heute angewandten Spirometrie zu sein. Er hat Mitte des 19. Jahrhunderts einen – wenn auch noch ziemlich komplizierten – Apparat konstruiert, der es jedoch erlaubte, die Volumina bei der Ein- und Ausatmung wiederholt und recht genau zu erfassen. Dabei wird die Atemluft in zwei gegeneinander verschiebbaren Holzylindern gesammelt. Für die Abdichtung gegenüber der Außenluft übernahm

Hutchinson das Prinzip seiner Vorgänger: Das zweite verschiebbare Gefäß steckte in Wasser, sodass keine Luft nach außen entweichen konnte, während das Gewicht dieses zweiten Zylinders über einen Seilzug mit Gegengewichten ausbalanciert wurde (Abb. 90) [8,26].

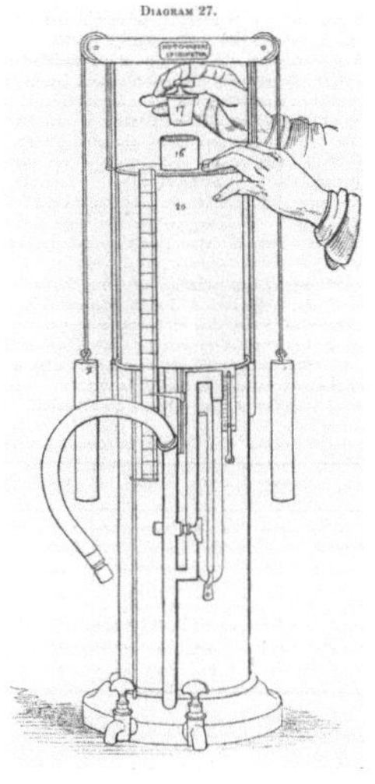

Abbildung 90: Das Spirometer von Hutchinson.

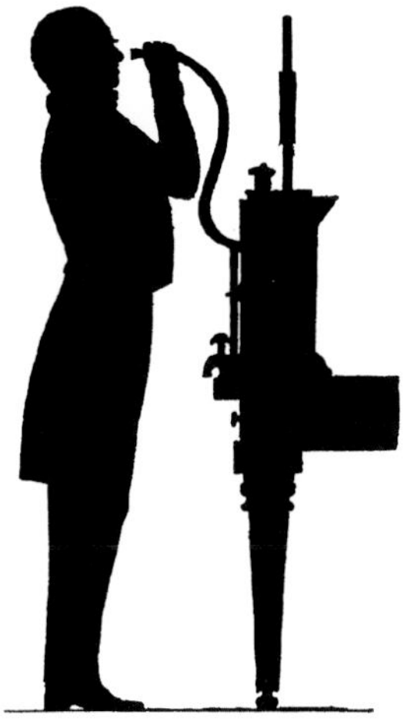

Abbildung 91: Militärisch stramm mit Gehrock: Spirometrie im 19. Jahrhundert.

Hauptzielwert der Messungen von Hutchinson war die Luftmenge, die nach maximaler Einatmung ebenfalls maximal wieder ausgeatmet werden kann; er nannte diese Luftmenge die „Vitalkapazität". Der Ablauf der Untersuchungen erforderte genaue Anweisungen, was prinzipiell auch heute noch gilt. Zuerst wurde der Patient aufgefordert, seine Weste zu öffnen, um eine Einengung des Brustkorbes zu vermeiden, der Gehrock konnte anbehalten werden. Der Patient musste militärisch geradestehen, die Schultern zurückgezogen (Abb. 91). Dann erfolgte mit vehementen Worten der Befehl, ganz tief einzuatmen (mit Nachdruck mehrfach *„tiefer, tiefer, tiefer"*); danach mit ähnlichem Nachdruck *„jetzt ganz tief ausatmen"*. Insgesamt waren Vorbereitung und Ausführung der Messung der Vitalkapazität also aufwändig, der Messapparat musste vor jeder neuen Messung vollständig entleert und neu justiert werden, von Hygiene keine Spur! Die weitere Aufschlüsselung der Atmung wurde durch die Anteile der normalen Ruheatmung im Verhältnis zur Vitalkapazität bestimmt, also Reserve-, Atem-, und Komplementärluft. Diese Werte sind, wie auch die Vitalkapazität, noch heute, nach über 150 Jahren, gebräuchlicher Standard (Abb. 92).

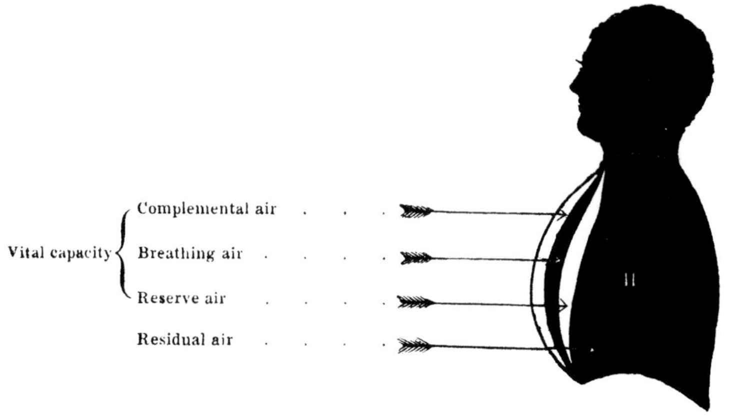

Abbildung 92: Aufteilung der Ventilationsgrößen.

Das Besondere an der Arbeit von Hutchinson war, dass er für damalige Verhältnisse sehr viele Messungen (über 2000!) an vielen Menschen mit unterschiedlichen Berufen vorgenommen hat. Hutchinson stellte fest, dass Körpergröße und Alter, nicht jedoch der Brustumfang, einen statistischen Einfluss auf die Atemvolumina haben, das Körpergewicht sei dagegen nur am Rande wichtig[27,28]. Hutchinson hat fast ausnahmslos Männer untersucht, *„Frauen seien wegen ihrer engen Kleidung nicht leicht zu untersuchen"* [43]. Gemessen wurde im Stehen, da sich die Atmung im Sitzen und im Liegen ändert [26]. *„Der Apparat wird so hochgestellt, dass der Kranke, wenn er das Rohr im Mund hält, davor ganz bequem in einer das Einathmen begünstigenden militärischen Haltung stehen kann."* [32]. Hutchinsons berühmtes Werk ist 1849 in deutscher Übersetzung erschienen und war für 2,50 Mark zu erhalten [30].

Ein Jahr zuvor, 1848, hatte sich Julius Vogel (1814–1880) um eine Verbesserung des Hutchinson-Spirometers bemüht, in dem er eine exzentrische Aufhängung des Gegengewichtes anbrachte (Abb. 93) [31]. Vogels gemessene Volumina der Vitalkapazität waren allerdings erheblich kleiner als die von Hutchinson. Grund dafür war, dass der Zylinder während der Messung verschiedentlich stecken blieb, was von außen nicht zu erkennen war, da der Messzylindermantel geschlossen aus Metall bestand. Max Anton Wintrich (1812–1882) behob dieses Problem, indem er ein Fenster in den Messzylindermantel einbrachte, sodass nunmehr leicht zu sehen war, wenn eine Messung nicht korrekt ablief. Wintrich führte 1854 mit seinem modifizierten Spirometer Untersuchungen an mehr als 4.000 Personen durch und kam zu nachvollziehbaren Ergebnissen (Abb. 94) [5]. 1859 stellte E. Smith ein portables Spirometer vor und im weiteren Verlauf gab es im 19. Jahrhundert auf der ganzen Welt zahlreiche Spirometer-Eigenkonstruktionen.

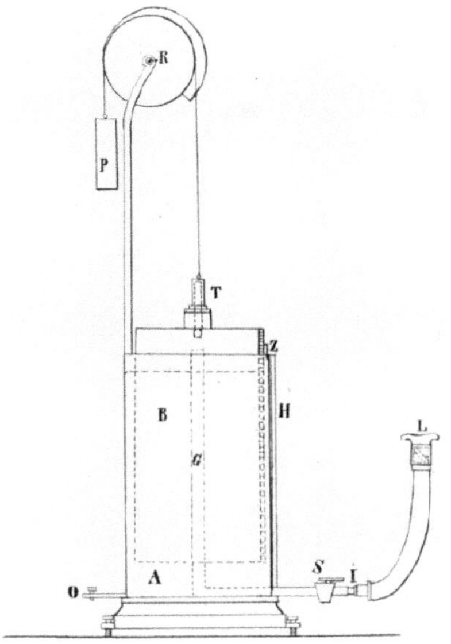

Abbildung 93: Einfaches Spirometer von Simon/Vogel.

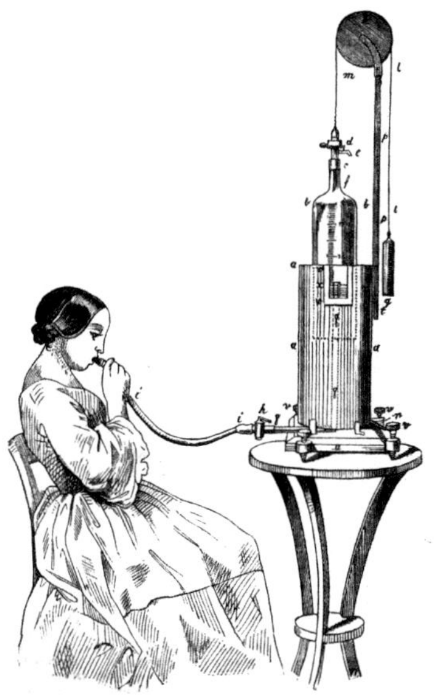

Abbildung 94: Das Spirometer von Wintrich.

Wenngleich der Apparatebau also recht zügig Fortschritte machte, war der Weg der Spirometrie in den medizinischen Alltag zunächst recht holprig. Erst in den dreißiger Jahren des 20.Jahrhunderts war Ludolph Brauer (1865–1951) in Hamburg-Eppendorf einer der ersten, der die Funktionsuntersuchungen der Atmung routinemäßig an seiner Klinik durchführen ließ [33]. Gustav Simon (1824–1876) aus Darmstadt, ein Schüler Vogels und späterer Hochschullehrer in Rostock und Heidelberg, schrieb 1848 in seiner Dissertation „Untersuchung über den Luftgehalt der Lungen durch das Spirometer" [10]: *„Alles zusammengefasst, kann man mit Recht behaupten, dass das Spirometer in seiner Anwendung eine sehr dankenswerthe Erfindung für die Pathologie genannt zu werden verdient, und dass der Werth desselben gewiss nicht überschätzt ist, wenn ich es für die Pflicht eines jeden Arztes halte, sich mit der Konstruction und dem Gebrauche des Spirometers, ebenso gut bekannt zu machen, als mit dem Stethoskope, dessen praktischer Werth, ganz abgesehen von der leichter zu erhaltenden Erlaubniss der Anwendung des Spirometers auch bei dem weiblichen Geschlechte, dem praktischen Werthe dieses letzteren vielleicht sogar nachzusetzen ist".* Kritisierend äußerte sich 1869 Hermann Brehmer, der Initiator der Heilstättenbewegung: *„So vortrefflich nun auch diese Methode ist, eben so wenig ist sie leider unter den Aerzten verbreitet"* [25]. Immerhin: auf Jahrmärkten wurde die Spirometrie erfolgreicher angeboten, man konnte also damit anscheinend in der Bevölkerung gut Geld verdienen (Abb. 95).

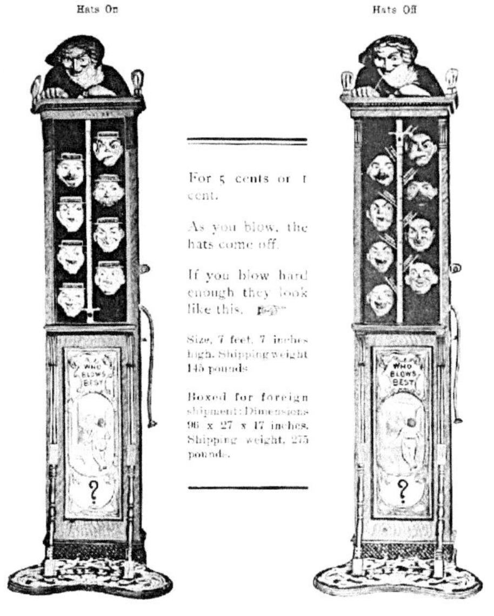
Hats On
Hats Off
For 5 cents or 1 cent.
As you blow, the hats come off.
If you blow hard enough they look like this.
Size, 7 feet, 7 inches high. Shipping weight 145 pounds.
Boxed for foreign shipment: Dimensions 96 x 27 x 17 inches. Shipping weight, 275 pounds.
WHO BLOWS BEST
?

Abbildung 95: Das Spirometer auf Jahrmärkten.

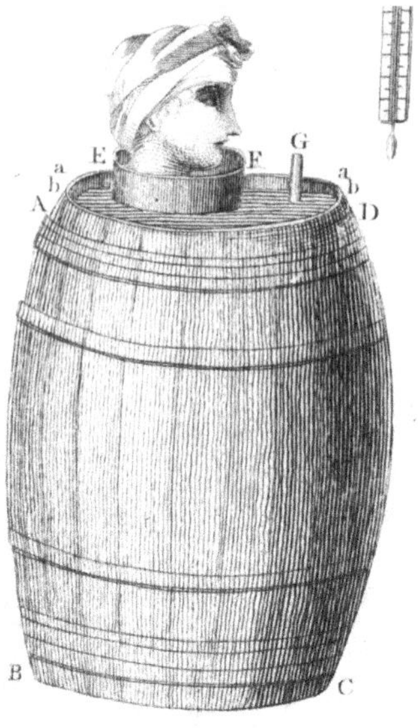

Abbildung 96: Boerhaaves „Menschendose“.

Hutchinson hat seine Forschungsarbeit über die Atemvolumina der hoch angesehenen Royal Medical and Chirurgical Society of London am 28. April 1846 vorgestellt [26]. Er war so überzeugt von seiner Methode, dass er es wagte, zum Beweis der Messgenauigkeit seines Gerätes einem Mitglied des honorigen Auditoriums eine Messung seiner „Lungenkapazität“ anzubieten. Diese Messung entsprach dann auch ziemlich genau der Vorgabe nach Größe und Gewicht. Der ehrenwerte Dr. John Taylor, Late Professor of Clinical Medicine im University College Hospital, London, war voll des Lobes. Die ganze Ärzteschaft sollte Hutchinson für seine so hervorragende Arbeit dankbar sein. Während die bisher praktizierten Untersuchungsmethoden wie Auskultation und Perkussion sehr von der Erfahrung des Untersuchers abhängen würden und deswegen in hohem Maße subjektiven Einschätzungen unterworfen seien, liefere die Spirometrie einen objektiven Wert, ohne dass eine spezielle Ausbildung für die Untersuchung notwendig sei. Und W. P. Bain bekundete in seinem Artikel über ein portables Spirometer im British Medical Journal: *"This was one of the most brilliant papers ever read before the Royal Medical and Chirurgical Society of London"* [51].

Inspiriert durch die Thesen des berühmten Hermann Boerhaave (1668–1738), *„dass es kaum etwas im Körper gibt, dass nicht mehr oder weniger mit der Atmung zu tun hat“* [34], versuchte Hutchinson im medizinischen Alltag besonders die Frühstadien der Tuberkulose zu erkennen. Die Vitalkapazität sei zwar vorwiegend abhängig von der Beweglichkeit des Thorax, bei der Tuberkulose und wahrscheinlich auch bei anderen Krankheiten sei aber diese Beweglichkeit der Brust – so behauptete

Hutchinson einfach – bereits in einem frühen Stadium eingeschränkt, sodass selbst Frühformen dieser Erkrankungen mit der Spirometrie festgestellt werden könnten.

Durch die in Aussicht gestellte Frühdiagnose der Tuberkulose gewann die Spirometrie damit erheblich an Bedeutung, obwohl diese Erkenntnis nur auf sehr wenigen einzelnen Messungen beruhte. Bei fünf Patienten, die im weiteren Verlauf an Tuberkulose gestorben waren, hatte Hutchinson die Chance gehabt, die Atemvolumina zu einem Zeitpunkt zu messen, als diese Personen noch keine sonstigen Anzeichen ihrer tödlichen Krankheit hatten und alle fünf hatten bereits bei der ersten Messung tatsächlich eine zu geringe Vitalkapazität [44]. Umgekehrt hatte Hutchinson aber auch einen Patienten mit dem dringenden Verdacht auf das Vorliegen einer Tuberkulose untersucht, der Mann war aber nach einiger Zeit wieder gesund geworden. Dieser Patient hatte nicht wie erwartet eine eingeschränkte, sondern eine normale Vitalkapazität. Letztlich führten Hutchinsons Tuberkuloseuntersuchungen in wirklich sehr kleiner Zahl aber doch dazu, dass die Spirometrie in den folgenden Jahrzehnten sehr häufig zur Tuberkulose-Diagnostik eingesetzt wurde.

Bezüglich der Tuberkulosediagnostik vertrat der Initiator der Heilstättenbewegung, Hermann Brehmer, die gleiche Auffassung wie Hutchinson. Er äußerte die Überzeugung, dass die Vitalkapazität nicht selten schon lange vor dem Sichtbarwerden von klinischen Tuberkulosezeichen eine bedeutende Einschränkung zeige. *„Auch die genaueste Untersuchung vermittelst der Percussion und Auskultation ergäbe manchmal erst nach 2 Jahren Hinweise auf die käsige Infiltration in der Lungenspitze und so sei also das Spirometer ein vortreffliches, ja bis jetzt das einzige Mittel, um schon die ersten Anfänge der Schwindsucht unter allen Verhältnissen mit Sicherheit zu erkennen.“* [25]. Ansonsten, also unabhängig von der Diagnostik der Tuberkulose, beschränkte sich der Nutzen der Spirometrie und die Messung der Vitalkapazität darauf, dass eine „normale vitale Kapazität als ein Zeichen gesunder Respirations-Organe anzusehen“ war.

Aus unserer heutigen Sicht steht außer Zweifel, dass sich die Spirometrie nicht zur Frühdiagnostik einer Lungentuberkulose eignet. Wie kommt dieser Widerspruch zu Hutchinson und Brehmer zustande? Da die Tuberkulose im 19. Jahrhundert außerordentlich gefürchtet war und ihr viele Menschen zum Opfer fielen, ist nachzuvollziehen, dass jeder auch noch so geringe Hinweis auf irgendeinen Fortschritt in Bezug auf die Diagnostik und Therapie der Tuberkulose von Ärzten und Betroffenen gleichermaßen dankbar aufgenommen wurde, und dass jemand, der kleinste Fortschritte zu berichten hatte, große Aufmerksamkeit auf sich zog. So ging es auch Hutchinson, der ohne seinen Hinweis auf die vermeintliche Frühdiagnose einer Tuberkulose wahrscheinlich nicht so berühmt geworden wäre. Allerdings hat man zu seiner Zeit auch etwas anderes unter einer Frühdiagnose verstanden: „Früh“ war das Stadium, bei dem man weder durch Perkussion noch durch Auskultation etwas Krankhaftes erkennen konnte.

Anzumerken ist, dass Hutchinson neben der Tuberkulosefrühdiagnostik noch zwei weitere gewichtige Abnehmer für sein Spirometer im Visier hatte: die Soldaten und die Versicherung. Und so propagierte er, dass die Spirometrie von großem Nutzen für die Einstellung von Offizieren beim Militär sei und sich vortrefflich auch für die Risikobeurteilung bei Abschlüssen von Lebensversicherungen eigne [45].

Was ist aus Hutchinson geworden? Zum Zeitpunkt, als er seine Epoche machende Arbeit veröffentlichte, war er Assistenzarzt in dem neu eröffneten und später berühmten Brompton-Hospital in London. Hutchinson war ein vielseitig begabter Mann. Er hat nicht nur Vorschläge für eine bessere Belüftung im Bergwerk und damit für mehr Sicherheit von Bergarbeitern gemacht *(„die meisten ersticken bei Unfällen, nur wenige verbrennen"!)*, er konnte sehr gut zeichnen und malen und wurde auch als ein Meister der Violine beschrieben [27]. Aus nicht näher bekannten Gründen verließ Hutchinson 1852 seine Frau und seine 3 Kinder und wanderte nach Australien aus. Die Entdeckung von größeren Goldvorkommen in Australien mögen das ausgelöst haben. Nicht auszuschließen ist auch, dass Hutchinson enttäuscht und frustriert darüber war, dass sein Spirometer in der medizinischen Praxis Londons doch nicht wie erhofft oder erwartet akzeptiert wurde [28]. Und tatsächlich hat 1857 einer seiner früheren Kollegen in der medizinischen Zeitschrift „The Lancet“ publiziert, dass das Spirometer im Brompton-Hospital nicht häufig benutzt würde, da der Apparat doch viel Aufwand zur Einweisung des Patienten, besonders bei nervösen Frauen erfordere [16].

Mit der Spirometrie hat sich Hutchinson nach seiner Londoner Zeit nicht mehr befasst. In Melbourne ist er in einen peinlichen und vor Gericht ausgetragenen Streit geraten. Jemand hatte Anstoß an ihm genommen und ihm den Bart abgerissen. Als dieser „Jemand“ dann im Gerichtssaal den abgerissenen Bart aus seiner Tasche zog, konnte er, zum Nachteil von Hutchinson, einen großen Lacherfolg erzielen [19]. Hutchinson wanderte 1861 auf die Fiji-Inseln aus, um mit Schafen sein Geld zu verdienen. Er starb dort noch im gleichen Jahr an einer schweren Durchfallerkrankung.

Hutchinsons Spirometrie, man könnte sie auch seine „Lebens-Kapazität“ nennen, hat sich zwar nur langsam im medizinischen Alltag durchsetzen können, dennoch hat sie Hutchinson über 150 Jahre überlebt, und sie wird es auch noch weiterhin tun. Heutzutage dient die Spirometrie vorwiegend zur Diagnostik von verengenden (obstruktiven) Atemwegskrankheiten wie das Asthma bronchiale oder die chronisch obstruktive Bronchitis. Hierbei ist allerdings weniger die Vitalkapazität der entscheidende Messwert als vielmehr diejenige Menge Luft, die bei maximaler Anstrengung in 1 Sekunde ausgeatmet werden kann. Eine solche Messung hatte der „Vater der Spirometrie“ Hutchinson noch nicht durchgeführt. Die Messgeräte waren bis zur Erfindung des Pneumotachographen durch Alfred Fleisch auch etwas zu schwerfällig, als dass man damit so schnelle Atemmanöver genau genug registrieren konnte.

2.5.1 Die Ganzkörperplethysmographie

Eine ganz neue Dimension der Funktionsuntersuchung der Lunge stellt die Ganzkörperplethysmographie dar („plethos“ = Menge resp. Fülle und „graphein“ = registrieren). Während die Ganzkörperplethysmographie die Volumenänderung im gesamten menschlichen Körper misst, beschränkt sich dagegen die Spirometrie allein auf die Messung von Volumenänderungen bei der Ein- bzw. Ausatmung. Heute wird vorwiegend der Atemfluss gemessen und das Volumen als Integral errechnet. Die Spirometrie gibt also keine Auskunft darüber, wie viel Luft tatsächlich in der Lunge enthalten ist.

Als Erster hat der holländische Mediziner Hermann Boerhaave (1668–1738) zum Zweck der Atemvolumenbestimmung einen Menschen bis zum Kinn in ein mit Wasser gefülltes Fass gesteckt (Abb. 96 S. 108). Wenn dieser Mensch nun einatmet, dann dehnt sich der Brustkorb aus, verdrängt dadurch Wasser und dies kann man daran erkennen, dass der Wasserpegel in dem Fass ansteigt. Der Anstieg des Wasserpegels ist also ein Maß für die Menge Luft, die eingeatmet worden ist. Robert Menzies hat diese Methode verbessert und in seiner Dissertation 1796 eingehend beschrieben [15].

Die Bestimmung von Atemvolumina mittels eines Holzfasses ist sehr aufwändig und ohne Zweifel für den Probanden nicht besonders komfortabel. In diesem Zusammenhang ist die Äußerung von Menzies in seiner Dissertationsschrift nicht wirklich glaubhaft, dass der Proband über mehrere Stunden *„without any inconvinience“* bis zum Hals in einem mit Wasser gefüllten Fass sitzen kann [15]. Auf jeden Fall war die Fassmethode nicht für routinemäßige Untersuchungen am Patienten geeignet. Nachdem jedoch später das Spirometer von Hutchinson zur genauen Messung von Atemvolumina zur Verfügung gestanden hat, ist eine leere, nur mit Luft gefüllte Kammer (= der Plethysmograph) benutzt worden, die mit Gummi am Hals des zu Untersuchenden abgedichtet war. Jetzt konnten die Atembewegungen des Brustkorbs mit dem angeschlossenen Spirometer erfasst werden [35]. Der Vorteil gegenüber der direkten Messung mit dem Spirometer war, dass der Patient keine Nasenklemme und kein Mundstück benötigte. Viel später ist dann im umgekehrten Verfahren die luftdichte Kammer des Plethysmographen als „Sarkophag“ zur künstlichen Beatmung eingesetzt worden, indem rhythmisch Luft in und aus dieser Kammer geleitet wurde („eiserne Lunge“).

1882 hat sich der Physiologe Eduard Friedrich Wilhelm Pflüger (* 7.6.1829; † 16.3.1910) (Gründer der Zeitschrift „Archiv für die gesamte Physiologie des Menschen und der Tiere“) Gedanken darüber gemacht, wie man die Luft im Thorax mit Hilfe des Boyle-Mariott'schen Gesetzes bestimmen kann [37]. Im Jahr zuvor hatte der Physiologe Emanuel Wilhelm Johannes Gad (* 30.6.1842 Posen; † 1.2.1926 Prag) auf der 54. Versammlung deutscher Naturforscher und Ärzte in Salzburg darüber diskutiert, dass sich mit dieser Methode auch der bronchiale Widerstand messen lassen müsse [36]. Für solch eine Messung waren jedoch sehr sensible Manometer notwendig, die technischen Möglichkeiten gab es dafür Ende des 19.Jahrhunderts aber noch nicht. W. Kochs hat mit dieser Methode zwar die Residualluft bestimmen können, hat sie jedoch als sehr kompliziert bezeichnet: *„Kaum ein Gesunder könne die erforderlichen Atemmanöver korrekt ausführen"* [38].

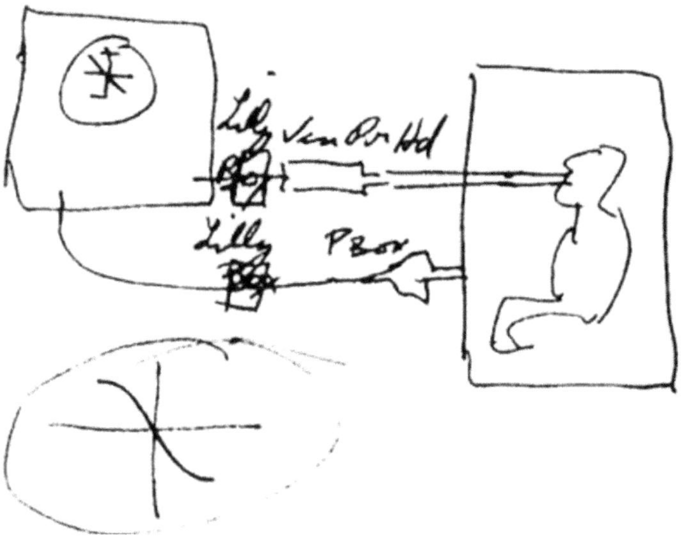

Abbildung 97: Handzeichnung von DuBois zu einem Ganzkörperplethysmographen.

Der weitere Weg auf dem Gebiet der Messung von Atemvolumina und der Lungenfunktionsdiagnostik hat bis zur Mitte des 20. Jh. gedauert. Zur Analyse des thorakalen Gasvolumens, des Residualvolumens und auch der Widerstände in den Atemwegen hat erst 1954 der amerikanische Physiologe Arthur DuBois (* 21.11.1923; † 24.12.2019) in Philadelphia ein halbwegs brauchbares Gerät geschaffen: seine erste Versuchsperson war im Übrigen sein Kollege Ferdinand Kreuzer[39,40,41,42]. (Abb. 97). DuBois' kleine, enge Kammer mit einer Art „Käseglocke" als Ausguck ist in den USA noch bis Ende des 20. Jahrhunderts angewandt worden, und die Kommentare dazu waren nicht immer schmeichelhaft. Beispielhaft sei der von dem französischen Physiologen Daniel Bargeton (* 16.8.1906; † 25.6.1980) genannt. Es wird berichtet, Bargeton habe 1959 einen Alptraum gehabt, dass eine plethysmographische Messung nur *„mit einem Atemphysiologen innerhalb und einem gut ausgebildeten Ingenieur außerhalb der Kammer"* möglich sei.

DuBois' Prinzip zur Bestimmung des „thorakalen Gasvolumens" hat sich dennoch zu einer brauchbaren Methode entwickelt, die sich bis in die heutige Zeit gehalten hat. Die technische Ausgestaltung des außerordentlich komplizierten Ganzkörperplethysmographen ist in wesentlichen Anteilen der deutschen Geräteindustrie zu verdanken. In besonderer Weise haben Wolfgang Ulmer (1924–2009) und seine Bochumer Arbeitsgruppe intensive Pionierarbeit geleistet, sodass schließlich die Bodyplethysmographie als gut praktikable Routinemethode in die klinische Medizin eingeführt werden konnte. DuBois hat 1968 anlässlich eines Ganzkörperplethysmographie-Symposiums in Nijmegen die „eleganten" Seriengeräte der Europäer bewundern können [42].

Für viele Mediziner, auch für die Spezialisten, ist vielfach die „Body-Box" bis heute noch eine „Black-Box" geblieben. Man spricht von „Resistance", sieht dabei aber großzügig über den sehr komplexen Hintergrund dieser „automatisch" gezeichneten Atemschleifen hinweg. Heute werden diese Schleifen vom Computer mit geheimnisvollen Algorithmen so vereinfacht und geschönt, dass der Benutzer in der Klinik von der Komplexität nichts mehr erfährt, und die Kurve im Detail auch nicht mehr interpretieren kann. Die Bodyplethysmographie bleibt auch heute immer noch ein interessantes Thema für Dissertationen und Habilitationsarbeiten, auch einer der Autoren hat Anfang der 80er Jahre über die dreidimensionale Darstellung der ganzkörperplethysmographisch erfassten Atemmechanik (Druck, Volumen, Fluss) seine Habilitationsarbeit geschrieben.

2.6 Feuerluft und Französische Revolution: Warum das „Phlogiston" zu Sauerstoff und Stickstoff mutierte

Für uns ist es heute selbstverständlich, dass Luft zu etwa 21 % aus Sauerstoff besteht und dass ohne diesen Sauerstoff kein menschliches Leben möglich ist. Dass dies jahrhundertelang keine Selbstverständlichkeit war, überrascht nicht, denn es gab keine wissenschaftlichen Analysen und man war auf die Beobachtung der Natur angewiesen. Seit der vorchristlichen Zeit wurde die Luft unumstößlich als ein unteilbares Element, eine unteilbare Einheit angesehen, und dieses Dogma blieb fortan tief in der Denkungsweise der Menschheit verwurzelt. Und natürlich waren auch Aufgaben und Funktionen der Lunge ungeklärt: man war der festen Überzeugung, dass man die gleiche Luft ausatmet, die man zuvor eingeatmet hatte.

Mindestens seit Aristoteles bestand die grundlegende Überzeugung, dass alles, was die Natur machte, einen positiv ausgerichteten Sinn hat. Der Natur wurde ein zielgerichtetes, dem Menschen wohlwollendes Lenken unterstellt, und dies entsprach dem Grundgedanken einer göttlichen Schöpfung der Erde, wenn auch nicht alle Erscheinungen in der Natur mit diesen Grundgedanken übereinstimmten. Heute sind wir eher der Auffassung, dass sich die Natur durch zufällige Mutationen weiterentwickelt, und wenn eine Mutation keine Nachteile hat bzw. sich sogar noch als Vorteil erweist, dann bleibt sie bestehen. Aber es gibt durchaus auch bleibende Veränderungen in der Natur, denen ein Nutzen primär nicht anzusehen ist.

Hinsichtlich der Atmung galten schon vor tausenden von Jahren zwei Dinge als sicher:

1. Die Luft, die aus der Lunge ausströmt, hat eine ziemlich konstante Temperatur und ist unter üblichen Bedingungen wärmer als die Luft, die eingeatmet wird und
2. die Funktion der Lunge ist offensichtlich lebensnotwendig; ohne diese Funktion ist das Leben nach wenigen Minuten vorbei.

Der erste Punkt ist relativ einfach zu verstehen. Wenn man ständig etwas ausatmet, das wärmer ist als das, was man einatmet, dann liegt der Gedanke nahe, dass es im Körper etwas zu kühlen gibt. Das Herz war damals als eine Art Energiespender in Form eines zentralen Ofens verstanden worden. Bei einem Ofen muss man nach allgemeiner Erfahrung mit unkontrollierter Wärmeentwicklung rechnen. Das ergab also einen Sinn, wenn man die Lunge als eine Art Luftkühler für das Herz ansah, wobei sich der Kühler durch Änderung der Atmung den unterschiedlichen Belastungen anpassen konnte. Nach damaliger Vorstellung hatte also die Lunge in erster Linie die Aufgabe eines Kühlorgans. Diese Theorie hatte Galen bereits von Aristoteles übernommen [1].

Die „Luft“ war bis zur Zeit des van Helmont, also noch bis in das 17. Jahrhundert hinein, als ein eigenständiges, reaktionsloses, unveränderliches Element verstanden worden. Luft war einer der vier Grundstoffe, aus denen die Erde bestand, und so erschien es einfach unvorstellbar, dass sich die Luft aus verschiedenen Elementen zusammensetzte. Zieht man die Auffassungen von Galen in Betracht, dass der Mensch etwa ähnlich viel Luft ausatmet, wie er einatmet, dann kommt man zunächst nicht auf die Idee, dass mit der Luft im Körper irgendetwas passiert. Der syrisch-arabische Universalgelehrte und Arzt Ibn al-Nafis hatte zwar bereits im 13. Jahrhundert festgestellt, dass das Blut nach der Passage durch die Lunge eine andere Farbe als zuvor bekommt, aber eine Erklärung hatte er dafür nicht.

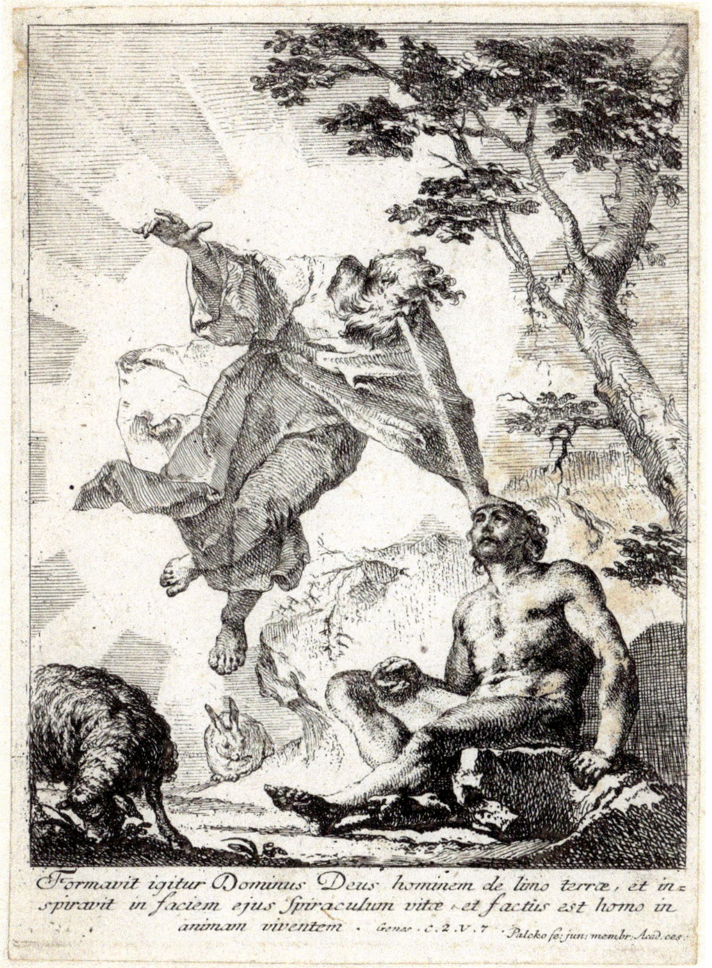
Formavit igitur Dominus Deus hominem de limo terræ, et in=
spiravit in faciem ejus Spiraculum vitæ et factus est homo in
animam viventem . Gene. c. 2. v. 7 . Palcko fe: jun: membr: Acad. ces:

Abbildung 98: Gott haucht Adam den Odem ein.

Der zweite Punkt für die Lebensnotwendigkeit der Lunge ist dann schon komplexer. Zu Recht vermutete man, dass die Kühlung des Herzens nicht die einzige Funktion der Atmung sein konnte. In dem, was man ständig einatmete, musste irgendetwas Unsichtbares, jedoch das Leben Erhaltendes vorhanden sein. Sehr wahrscheinlich erschien, dass ein imaginäres, göttliches „Lebenselixier" mit der Luft eingeatmet wird, das sich dann im linken Herzen mit dem Blut verbindet. Bereits im Alten Testament steht zu lesen, dass Gott bei der Erschaffung des Menschen Adam mit dem Odem Leben eingehaucht habe, und so hat man also eine Art „Lebensprinzip" angenommen, das ständig aus der Luft in den Körper eingebracht werden muss. Diesen Lebensstoff nannte man „Pneuma" (Abb. 98). Wenn man dieses „unsichtbare, aber das Leben erhaltende „Pneuma" mit dem Begriff „Sauerstoff" ersetzt, dann ist der Unterschied der damaligen Vorstellungen zu den heutigen gar nicht mehr so groß. Sauerstoff ist allerdings greifbar und messbar; das Pneuma war dagegen etwas Immaterielles; es war nicht als Substanz verstanden worden, die man in irgendeiner Weise hätte näher definieren können.

Man muss realisieren, dass die Entdeckung des Sauerstoffs in der Tat sehr lange gedauert hat, obwohl es eigentlich seit tausenden von Jahren offensichtlich war, dass jede Art von menschlichem oder tierischem Leben ohne Atmung nach kurzer Zeit erlischt. Dass man nicht viel früher auf den Nachweis des so lebenswichtigen Sauerstoffs gekommen ist, hat weniger an der Forschung selbst oder gar den Forschern gelegen: Zum einen gab es die notwendigen Untersuchungsmethoden noch nicht, zum anderen gab es ideologische und religiöse Barrieren, die wissenschaftliche Forschungen dazu verhindert haben.

2.6.1 Kohlendioxyd

Am Beginn des 17. Jahrhunderts hat der flämische Arzt und Forscher Johan Baptista van Helmont[36] wohl als erster über seine Wahrnehmung berichtet, dass Luft keine Einheit ist, sondern sich aus unterschiedlichen Substanzen zusammensetzt (Abb. 99). Er schrieb von einem Gas, das er „gas sylvestri" (= wildes Gas) nannte, wohl in Anlehnung an den Begriff „spiritus sylvestri", den Paracelsus geprägt hatte. Zeitweise gebrauchte van Helmont auch den Begriff „gas carbonum" [2]. Van Helmont hat in verschiedenen Versuchen etwas „Luftartiges" herstellen können, das sich deutlich von der eigentlichen atmosphärischen Luft unterschied. Bei der Verbrennung von Holzkohle war zu erkennen, dass sich die Luft veränderte und ein Gas entstand, das eine brennende Kerze auslöschte und Lebewesen tötete. Heute wissen wir, dass es sich dabei um Kohlendioxid gehandelt hat.

[36] * 12.1.1580 Brüssel; † 30.12.1644 Vilvoorde bei Brüssel

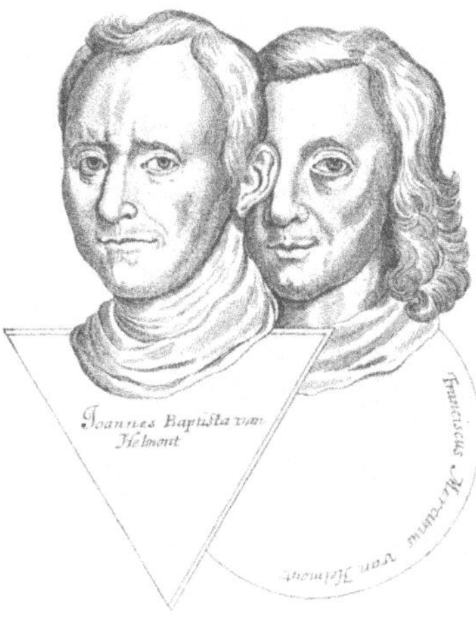

Abbildung 99: Van Helmont: Vater und Sohn.

Van Helmont gehört also das Primat und der Verdienst, als erster beschrieben zu haben, dass es neben der atmosphärischen Luft – gewissermaßen der „Luft zum Leben“ –unabhängige „luftartige“ Stoffe gab. Das heißt, die bis zu seiner Zeit feststehende Meinung, dass die allgemeine atmosphärische Luft ein unteilbares Element sei, konnte so nicht stimmen [2]. Van Helmont hat deshalb mehrere von ihm entdeckte luftartige Stoffe den Namen „gas sylvestri“ gegeben, wenn der Stoff nur die Eigenschaft hatte, Tiere zu töten und Kerzen auszulöschen [4].

Van Helmont war zweifellos ein hochbegabter und allgemein gebildeter Arzt und Forscher. Aber er war auch noch mit vielen Zügen der mystischen Alchemie behaftet. So versicherte er, eine kleine Menge des allmächtigen „Steins der Weisen“ besessen und seine Wirksamkeit geprüft zu haben[2,5]. Er schrieb, dass sich ein unedles in ein edles Metall umwandeln lasse, und er hinterließ obendrein den Eindruck, er selbst habe Quecksilber in Gold umgewandelt [5]. Bemerkenswert ist, dass es von van Helmont eine ähnliche Geschichte gibt wie von dem polnischen Arzt und Alchemisten Sendivogius. Ein Mann namens Butler soll van Helmont bei der Beschaffung des „Steins der Weisen“ behilflich gewesen sein, aber dieser Butler ist nirgends eindeutig auszumachen. Und auch das angebliche Allheilmittel des Steins hielt van Helmont im Verborgenen und begründete dies damit, dass das Rezept gefälscht werden und dann Schaden anrichten könnte.

Zu van Helmonts Zeit war man noch der Überzeugung, dass Leben jederzeit aus toter Masse entstehen könnte, und so scheute van Helmont sich nicht, ein Beispiel seiner eigenen Beobachtungen mitzuteilen. Er war der Auffassung, dass Mäuse entstehen würden, wenn man ein schmutziges Hemd zusammen mit Weizenmehl in ein Gefäß legte und alles eine Zeitlang sich selbst überließe [50]. Wir würden die wundersame Mäusevermehrung heute so interpretieren, dass Mäuse aus der Umgebung in das Gefäß gelangt sind, um sich den Weizen zu holen. Van Helmont ist zusätzlich der Überzeugung gewesen, dass die äußerliche Berührung mit bestimmten Pflanzen oder die Berührung mit einem Krötenknochen gegen Zahnschmerzen helfen würde [2].

Doch trotz all dieser genannten Unzulänglichkeiten war van Helmont zweifellos ein großer Gedankengeber, auch wenn er sich mit seinen neuartigen Ideen viele Feinde geschaffen hat. 1625 ist van Helmont in das Visier der Inquisition geraten und wurde, obwohl tiefgläubiger Katholik, über mehrere Jahre unter Hausarrest gestellt. Die meisten seiner Werke sind aufgrund des Konfliktes mit der Inquisition erst nach seinem Tod von seinem Sohn Franciscus Mercurius van Helmont herausgegeben worden, und dies hat der Sohn durch den Abdruck seines eigenen Konterfeis neben dem seines Vaters sichtbar gemacht (Abb. 99) [6].

Wie viele der früheren, heute noch bekannten und damit berühmten Gelehrten litt auch van Helmont nicht unter Minderwertigkeitskomplexen, selbst wenn er sich nicht ganz so auffällig damit brüstete wie beispielsweise Paracelsus. Van Helmont glaubte, der einzige Arzt zu sein, *„... der von Gott zu diesem Geschäft bestimmt sei und nach höheren Eingebungen die Heilkunde in einen besseren Zustand bringen könnte“* [2]. Dieses Ausmaß von Großartigkeit ist nicht einzigartig: Galen war noch viel mehr von sich selbst überzeugt.

Etwa 100 Jahre nach van Helmont erwachte der Forscherdrang, die Luft als Lebensgrundlage tiefer zu ergründen, erneut. Josef Black (* 16.4.1728; † 10.11.1799) hat zunächst in Glasgow Kunst studiert. Sein Vater forderte ihn jedoch auf, etwas anderes als nur die Kunst zu studieren, etwas, das sich auch beruflich verwerten ließe. So entschied sich Black mit 18 Jahren zum Studium der Medizin. In Glasgow hatte Black zuvor den Arzt William Cullan kennen gelernt, der dort 1747 als erster in Großbritannien auf einen Lehrstuhl für Chemie berufen wurde. Während ein Großteil der damaligen Studenten ihr Studium nur mäßig ernst nahmen, war Black schon als Student außerordentlich wissbegierig und fleißig gewesen. Er führte bei Cullan chemische Experimente durch, die die Basis für seine Dissertation *„Experiments upon Magnesia Alba, Quicklime, and Some Other Alcaline Substances”* [7] bildeten, und die er 1755 in Edinburgh vor der Philosophischen Gesellschaft zur Diskussion stellte. Black hatte CO_2 („fixed air“) hergestellt und an Tieren nachweisen können, dass dieses Element wieder ausgeatmet wird.

Ursprünglich hatte Black mit seinen Untersuchungen eine Substanz finden wollen, mit der man Blasensteine hätte auflösen können. Zur Behandlung solcher Steinleiden gab es nur die schrecklichen, sehr schmerzhaften und gefährlichen operativen Eingriffe der Steinschneider, die das Messer bei ihren „Delinquenten“ ohne Narkose zwischen den Beinen in den Unterleib führten. Zu Blacks Zeit hat eine Mrs. Joanna Stephens ein Gebräu aus Eierschalen, Schnecken und Seife zur Behandlung von Blasensteinen empfohlen und dafür vom englischen Parlament sehr viel Geld bekommen. Es war also mit dem Thema „Blasensteine“ viel Geld zu verdienen. Zunächst wollte sich Black mit Kalkwasser zur Behandlung von Steinleiden beschäftigen, doch als er mitbekam, dass über dieses Thema sogar Professoren intensiv diskutierten, hielt er es für anmaßend, sich als kleiner Student damit zu befassen. Black hat sich deshalb für eine ähnliche Substanz, das weiße Magnesium-Pulver, entschieden [8].

Bei Blacks chemischen Versuchen mit dem weißen Magnesium-Pulver entwickelte sich ein Gas, das er „fixed air“ nannte, da es ursprünglich fest an Materie, d. h. Magnesium, gebunden war. Dieses „fixed air“ entsprach ungefähr dem, was man heute Kohlendioxid nennt. Black kam zu der Überzeugung, allerdings, ohne dass er dies experimentell hätte nachweisen können, dass sich Luft offensichtlich aus mehreren Bestandteilen zusammensetzte [31]. Diese Überzeugung musste er in der Folgezeit gegen die über Jahrtausende bestehende festgefügte Meinung verteidigen, die Luft sei eine unteilbare Einheit.

Black ist stark durch die Forschungsergebnisse des außerordentlich vielseitigen englischen Kirchendieners Stephen Hales (* 17.9.1677; † 4.1.1761) beeinflusst worden. Hales ist vorwiegend durch die von ihm beschriebene erste blutige Blutdruckmessung bekannt geworden; weniger bekannt ist, dass er wesentliche Arbeiten zur Analyse von Gasen und Studien auf dem Gebiet der Atemphysiologie geleistet hat [3]. Die außerordentlich wichtigen Untersuchungen von Hales sind wahrscheinlich deswegen weniger bekannt geworden, weil er sie 1727 in einem Buch beschrieb, dessen Titel „Vegetable Staticks“ primär auf Untersuchungen von Pflanzen ausgerichtet war.

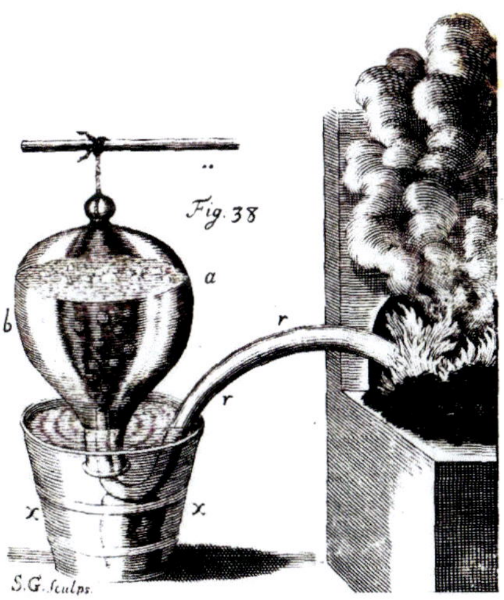

Abbildung 100: Hales’ Vorrichtung, Gase getrennt von der Umgebungsluft zu untersuchen.

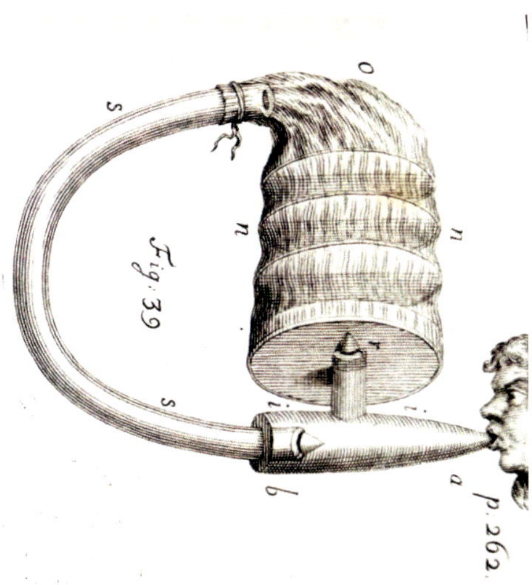

Abbildung 101: Der von Hales benutzte „Syphon“ mit Blase und 2 Ventilen.

Hales hat seine Luftanalysen mit einem Glaskolben gemacht, dessen Öffnung er nach unten in einen Wassertrog eintauchte [3]. Dadurch konnte er den Inhalt dieses Kolbens gegenüber der allgemeinen Umgebungsluft abdichten und getrennt davon untersuchen (Abb. 100). Durch das Einsetzen einer ballonartigen Blase innerhalb dieses Glaskolbens war es möglich, Luft von außen anzusaugen. Hales entwickelte darüber hinaus einen speziellen Rückatmungsbeutel (Abb. 101), in dem er seine eigene Atemluft verschiedenen Chemikalien aussetzen konnte. Dabei stellte er fest, dass er die Rückatmung in diesen Beutel deutlich länger ohne Erstickungsgefühle durchhalten konnte, wenn er einen Teil seiner Ausatmungsluft zur Bindung an die Chemikalien brachte [3]. Black wiederum hatte erkannt, dass seine „fixed air" identisch mit dem Gas war, auf das auch Hales bereits aufmerksam geworden war und das später als Kohlendioxyd definiert wurde. Black, wie Hales ebenfalls ein Kleriker, war ein außerordentlich „geordneter Mensch" und diese innere Ordnung soll er bis zu seinem Tod beibehalten haben. Er starb mit einem Becher Milch zwischen den Knien und seine Bediensteten fanden ihn tot auf seinem Sessel sitzend, ohne dass er einen Tropfen davonverschüttet hätte [9].

Fasst man am Ende die fundamentalen Analyseverfahren und Untersuchungsergebnisse von van Helmont, Hales und besonders auch die von Black zusammen, so waren sie eine ganz wesentliche Voraussetzung für die spätere Entdeckung zahlreicher anderer Gase, auch die des Sauerstoffs.

2.6.2 Sauerstoff

Liest man in Büchern der Medizingeschichte zum Komplex Sauerstoff, dann stehen stets die „Phlogiston-Theorie" Stahls und die Herren Priestley und Lavoisier im Mittelpunkt. Aber es gibt mehrere Forscher, die bereits in den Jahren davor konkrete Vorstellungen darüber hatten, dass es in der Luft einen speziellen Bestandteil geben müsse, der mit dem, was wir heute unter Sauerstoff verstehen, übereinstimmt.

Freiherr Michael Sendivogius[37] ein polnischer Arzt und Alchemist, hat 1604 herausgefunden, dass die Luft eine „Lebensnahrung" besitzt, die genau dem entspricht, was bei der Erhitzung von Salpeter (= verschiedene Nitrate) entsteht. Nitrate sind Salze der Salpetersäure, die drei Sauerstoffatome besitzen, die sie beim Erhitzen abgeben können. Sendivogius konnte demnach nachweisen, dass Luft kein einheitliches Element war, und er konnte sogar einen bestimmten Anteil der Luft konkret benennen. Doch niemand hat zu der damaligen Zeit realisiert, was für eine grundlegende Bedeutung Sendivogius' Untersuchungen hatten, möglicherweise hat Sendivogius' „Lufttheorie" ihm sogar den Vorwurf der Scharlatanerie eingebracht, da es nicht in die damalige Denkungsweise passte.

Sendivogius war eine schillernde Persönlichkeit und umrankt von zahlreichen, teils mysteriösen Geschichten. Er war anscheinend gleichzeitig Berater sowohl des Königs von Polen als auch des österreichischen Kaisers; zwischen den politischen und militärischen Fronten war dies sicher kein leichtes, sondern auch ein gefährliches Unterfangen [10]. Zudem war Sendivogius ein bekannter Alchemist, dem man

[37] alias Sędziwój * 1566 bei Nowy Sącz; † 1636 Kravare ve Slezsku, Tschechien

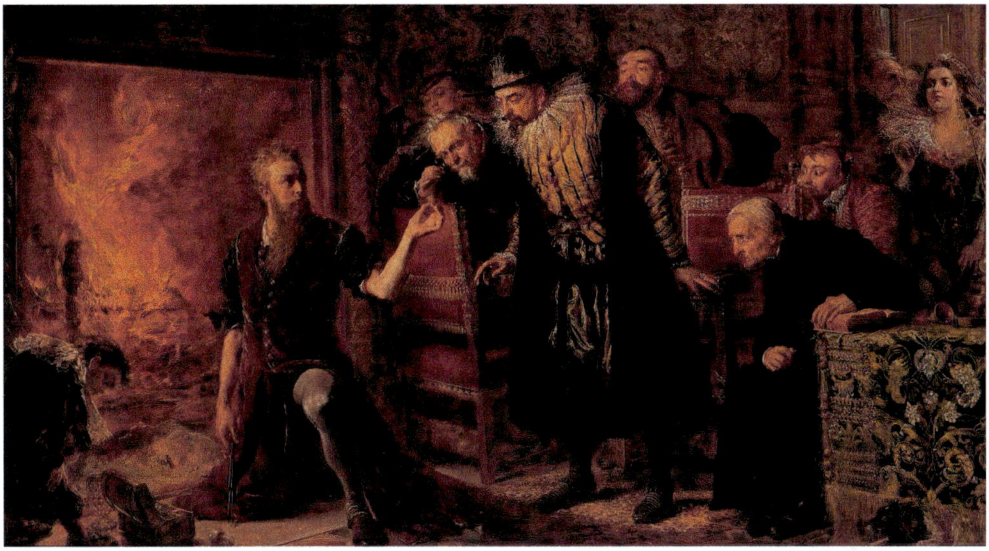

Abbildung 102: Sendivogius bei der Demonstration seiner Fähigkeit, Edelmetall herzustellen.

nachsagte, dass er den „Stein des Weisen" gefunden habe. Dieser Stein sollte seinen Besitzer befähigen, unedles Metall in Gold zu verwandeln (Abb. 102), und zusätzlich wurde behauptet, dass eine Tinktur, die Gold erzeugen könne, auch eine Universal-Medizin sein müsse.

Sendivogius hat über dieses Thema 12 Traktate veröffentlicht [11], die er aber wahrscheinlich von einem verstorbenen Freund bekommen hatte [12]. Zeitgenössische Kritiker warfen seinen Traktaten vor, dass sie an Klarheit zu wünschen übrigließen: *„Aber alles ist auch in einem sehr tropischen und allegorischen Style geschrieben, und daher sehr geschickt, von keinem gesunden Menschenkopfe verstanden, sondern nur mit Ehrfurcht angestaunet zu werden"* [12]. Das mag so stimmen, wir sollten jedoch die Nase nicht zu hochhalten. Auch in unserer heutigen Gesellschaft gibt es immer wieder hochwissenschaftlich erscheinende Veröffentlichungen, denen gerade deswegen viel Beachtung geschenkt wird, weil sie so schön unverständlich sind. Und auch wenn die Publikationen noch so unsinnig erscheinen und möglicherweise auch sind, fürchten sich viele vor der vermeintlichen Blöße, ihre geistige Kapazität würde für die Texte nicht ausreichen.

Sendivogius hat behauptet, dass er viele Informationen über den „Philosophischen Stein" von einem Engländer erhalten habe, den er zu seinem Freundeskreis zählen durfte. Allein über die Art der Herstellung dieser heilenden Tinktur habe er von ihm nichts erfahren können. Nach dem Tod des Freundes habe er die Witwe zur Frau genommen und sei auf diesem Wege in den Besitz einer beträchtlichen Menge der allmächtigen Tinktur gekommen. Er habe klar erkannt, dass die erste Grundmaterie dieser Tinktur in der Luft zu suchen sei. Dieser Teil der Luft dringe an jeden Ort auf der Welt und ermögliche auf diesem Wege sowohl das animalische als auch das pflanzliche Leben. Herstellen könne man diese „geheime Lebensnahrung" in großer Menge jedoch nur, wenn man Salpeter erhitzt.

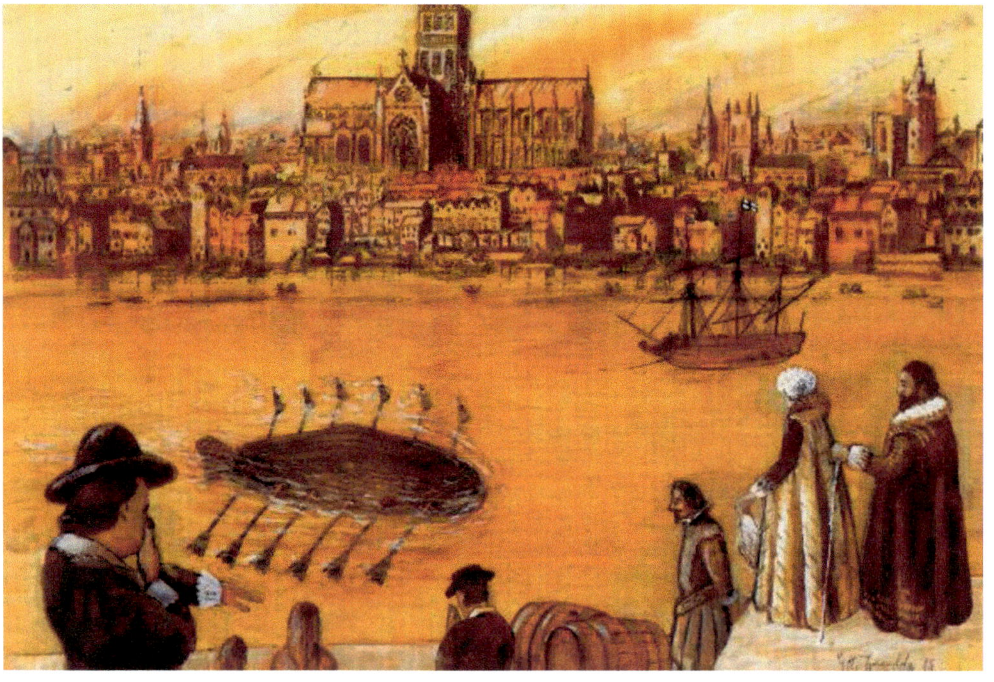

Abbildung 103: Drebbels U-Boot in der Themse auf der Fahrt nach Greenwich.

An die Legende über das Leben Sendivogius schließt sich ein weiteres aufregendes Ereignis an, das 1621 zu einer Sensation wurde. Der Holländer Cornelis Jacobszoon Drebbel war vor den Augen des englischen Königs James I. mit einem U-Boot, ohne aufzutauchen unter Wasser in der Themse von Westminster bis nach Greenwich gefahren (Abb. 103). Drebbel war nicht bereit, der Öffentlichkeit zu erklären, wie er zusammen mit seinen Ruderern auf dieser Fahrt genügend Luft zum Überleben bekam, es wurde allerdings insgeheim vermutet, dass er dies bei Dr. Sendivogius gelernt habe [13]. Später schrieb der berühmte Robert Boyle, dass ihm ein damaliger Mitfahrer des U-Boots erklärt habe, Drebbel habe eine chemische Flüssigkeit zur Erneuerung der Luft benutzt. Und das alles, bevor es eine allgemeine Vorstellung von Sauerstoff gegeben hat. Weder Robert Boyle noch der berühmte Physiker Isaac Newton (1642–1726) hatten die wissenschaftliche Tragweite dieser Geschichte erkannt.

Sendivogius war also zweifelsohne einer der ganz großen Alchemisten und sein Ruhm reichte bis in das 21. Jahrhundert hinein. 1925 veröffentlichte der „wissende Okkultist" Gustav Meyrinck erstmals sein Buch „Goldmachergeschichten" im Scherl-Verlag. Darin findet sich auch die Erzählung „Die Abenteuer des Polen Sendivogius".

Über den Wahrheitsgehalt der von Sendivogius und Drebbel erzählten Legenden gibt es unterschiedliche Meinungen. Für den U-Boot-Versuch kann man mit etwas gutem Willen eine mögliche Erklärung finden. Für die Idee der Umwandlung von nichtedlen Metallen in Gold gibt es ebenso einen rationalen Hintergrund. Von den Bergwerken wusste man, dass sich in dem natürlichen Vorkommen von Blei auch immer etwas Silber befindet, und im Silber-Erz immer eine geringe Menge Gold. Man könnte also auf die Idee kommen, dass die Natur es vorsieht, dass verschiedene Metalle nach geraumer Zeit ineinander übergehen können, sodass sich also Blei in Silber und Silber in Gold verwandeln könnte [21]. Gold bliebe dann als Endzustand übrig. Nach damaligen Vorstellungen war es vor allem darum gegangen, eine Tinktur zu finden, mit der dieser eigentlich natürliche Prozess beschleunigt werden könnte. Paracelsus glaubte, dass Vitriol (= Salze der Schwefelsäure) dazu geeignet sei, Sendivogius glaubte an Salpeter.

Sendivogius darf man wegen seiner heute etwas irrational anmutenden Ideen nicht einfach als Scharlatan abtun. Immerhin sind dem Thema „Stein der Weisen" in dem Universallexikon des Verlegers Zedler 1744 noch 22 Spalten gewidmet worden [15]. Auch in der heutigen Zeit ist die Grenze zwischen Scharlatanerie und visionärer Denkungsweise nicht immer klar zu erkennen. Und interessant ist, dass die Idee des „Stein des Weisen" auch in der heutigen Zeit durchaus noch attraktiv ist [10,13]; sie erlebte mit Harry Potter eine vielbeachtete Renaissance [21].

Dass sich Robert Boyle an den Diskussionen über fragliche Luftbestandteile nicht weiter beteiligt hat, ist schon erstaunlich; hat doch sein früherer Student, John Mayow (* 24.5.1640; † Oktober 1679), genau über dieses Thema im Jahre 1671 das Buch „Tractatus Quinque Medico-Physici"[16,17] geschrieben. Die „Lebensnahrung" von Sendivogius nannte Mayow jetzt „spiritus nitro-aereus". Boyle hat zunächst durchaus mit den Alchemisten sympathisiert, auch sein Kommentar zu dem U-Boot-Versuch von Drebbel war dafür ein zusätzlicher Hinweis.

Dennoch: Boyle hat den Grundstein für Mayows Arbeit gelegt. Er verabschiedete sich von der Theorie der 4 Elemente (Erde, Wasser, Luft, Feuer) des Aristoteles und von den von Paracelsus eingeführten 3 Prinzipien (Salz, Schwefel, Quecksilber). Boyle definierte stattdessen chemische Elemente, die unserer heutigen Vorstellung schon sehr nahekommen. Der Schwerpunkt von Boyles Forschertätigkeit lag auf der Untersuchung von Gasen mit seiner „pneumatic engine"; dabei handelt es sich um eine Vakuum-Pumpe (Abb. 104). Boyle konnte durch eine Linse die Sonnenenergie auf

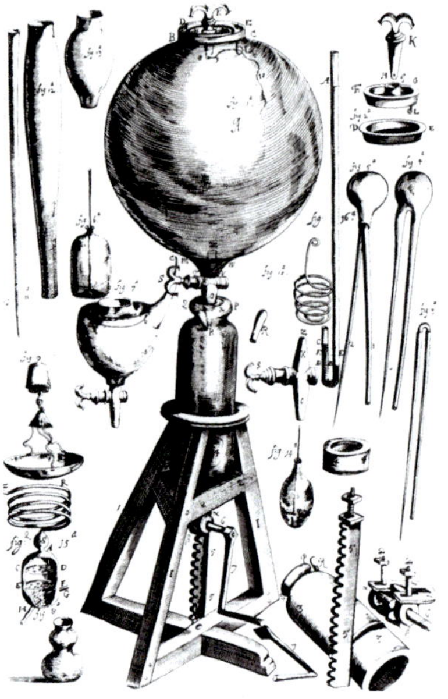

Abbildung 104: Vakuumpumpe von Boyle und Hooke.

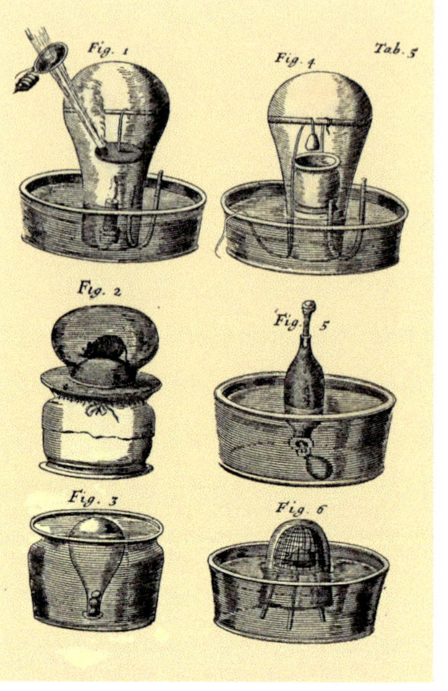

Abbildung 105: Mayows Vorrichtungen zur isolierten Untersuchung von Gasen.

eine kleine Arbeitsplatte konzentrieren und so in dem nach außen abgedichteten Raum Verbrennungsversuche durchführen [25]. Diese Versuchsanordnung hat Mayow in genialer Weise weiterentwickelt (Abb. 105).

Boyle hatte bereits eine Vorstellung davon, dass die Luft offensichtlich „dünner" wird, je höher man auf Berge steigt und dass er mit seiner Vakuum-Pumpe eine ähnliche Luftveränderung erzielen konnte. Er kannte die Arbeit des Jesuiten-Paters Joseph Acosta[38]. Acosta war 1570 für 17 Jahre als Missionar in das damals spanische Peru übergesiedelt und hatte 1590 ein viel beachtetes Werk über die Kultur und die Landschaft des Andenstaates geschrieben. Acostas Bemerkungen über die „dünne Luft" in den hohen Bergen Perus sind bemerkenswert. Auf den Bergen gäbe es einen „kleinen Atem", der dazu führe, dass Menschen *„tot umfallen, ohne es zu bemerken"* [48]. Früher hätten die Spanier versucht, über die Berge von Peru nach Chile zu kommen, aber dies hätten sie aufgegeben, da der Weg über die Berge zu gefährlich gewesen sei. Interessant ist, dass Acosta schrieb, dass Menschen zu Tode kämen, ohne bedeutsame Beschwerden zu haben. Heute weiß man, dass Sauerstoffmangel in großen Höhen euphorisch und zugleich unkritisch (Höhenkrankheit) macht, und man eher keine oder nur geringe Atemnot empfindet.

[38] auch José d'Acosta * September/Oktober 1539 oder 1540.

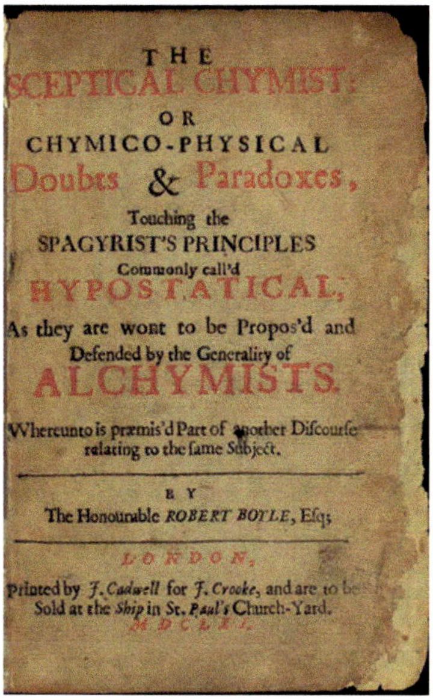
THE
SCEPTICAL CHYMIST:
OR
CHYMICO-PHYSICAL
Doubts & Paradoxes,
Touching the
SPAGYRIST'S PRINCIPLES
Commonly call'd
HYPOSTATICAL;
As they are wont to be Propos'd and
Defended by the Generality of
ALCHYMISTS.
Whereunto is præmis'd Part of another Discourse
relating to the same Subject.
BY
The Honourable ROBERT BOYLE, Esq;
LONDON,
Printed by J. Cadwell for J. Crooke, and are to be
Sold at the Ship in St. Paul's Church-Yard.
MDCLXI.

Abbildung 106: Boyles Arbeit über die Alchemie.

In seinem Buch „The sceptical Chymist“ (Abb. 106) von 1661 setzte sich Boyle mit seiner wissenschaftlichen Denkungsweise deutlich von den Alchemisten ab und ging dabei sehr streng mit früheren Autoren ins Gericht. Er schrieb: *„Demnach präsentieren uns die Schriften verschiedener (wenn nicht aller) eurer Hermetick Philosophers Theorien, die entweder wie Pfauenfedern eine große Show machen, aber weder solide noch nützlich sind; oder andere wie Affen, wenn sie etwas rational erscheinen, sind verunstaltet mit Absurdität, oder wenn sie aufmerksam betrachtet werden, erscheinen sie lächerlich“*[18,19]. Boyle wollte offensichtlich Sendivogius nicht besonders erwähnen, wobei dieser auch nie genau beschrieben hatte, wie er zu seinen Ansichten gekommen war und welche Experimente er gemacht hatte.

Eine Bemerkung am Rande: Boyle kannte William Harvey gut, da er wegen seiner schwachen Augen bei ihm Patient gewesen war [25]. Harvey hatte seine Forschungsergebnisse über den Blutkreislauf erst 32 Jahre zuvor präsentiert.

Zurück zum Sauerstoff. 1668 hat John Mayow seine Dissertationsschrift in einem Buch „*De respiratione alter de Rachitide*“ veröffentlicht [24], das Werk ist dann noch einmal zusammen mit weiteren wissenschaftlichen Vorstellungen 1674 publiziert worden. Mayow war wohl einer der Ersten, der zum Auffangen der Gase einen Glaskolben benutzt hat, der mit seiner Öffnung im Wasser stand und damit komplett von der Umgebungsluft isoliert war. Es ist wohl müßig darüber zu streiten, ob Mayow mit seinen Versuchen oder rund hundert Jahre später Lavoisier erstmals den Sauerstoff und den durch Sauerstoff unterstützten Verbrennungsprozess im menschlichen Organismus beschrieben hat. Fakt ist: die Konsequenzen der Forschungsergebnisse Mayows konnten zu seiner Zeit noch nicht vollends verstanden werden.

Mayows großes Verdienst war es zweifelsfrei, dass er – für die damalige Zeit revolutionär – herausgefunden hatte, dass die Natur in vielen Bereichen zum Leben eines Stoffes bedarf, der in der atmosphärischen Luft existent ist. Heute wissen wir, dass es sich dabei um Sauerstoff handelt. Mayow hat den zum Leben notwendigen Stoff in der Luft „igneo aereas“ genannt, in der deutschen Übersetzung 1799 wird von „Feuerluft“ gesprochen. Mayow postulierte, dass seine „igneo aereas“ zwar klar von der allgemeinen Luft zu trennen sei, sie sei jedoch normalerweise fest mit den „Luftteilchen“ verbunden und könne nur „mit Gewalt“ daraus gelöst werden [23].

So weit, dass seine „Feuerluft" ein fester volumenmäßiger Bestandteil der allgemeinen Luft ist, konnte Mayow noch nicht gehen. Mayow war der heute nicht mehr haltbaren Meinung, dass die Luft leichter würde, wenn man die „Feuerluft" herauslöse. Danach würde die Luft in die Höhe steigen, wo sie sich abkühlen und sich dann mit neuer „Feuerluft" verbinden würde. Derart wieder schwerer geworden, falle sie zurück auf die Erde. Schwärmerischer Originalton Mayows:

„Es ergreift einen hier die Bewunderung der Vorsehung des höchsten und besten Urhebers, nach dessen weiser Absicht die Einrichtung so getroffen worden ist... Wieviel besser aber hat der beste Vater für uns gesorgt, der diese allenthalben so verbreitete Luft so künstlich eingerichtet hat, dass der Spiritus nitro-aereus, das nothwendige Lebenselexier, von selbst sich zu uns begibt"[16,23]. Da diese Worte Mayows vom Stil her so gar nicht zu dem übrigen nüchtern gehaltenen Text passen, drängt sich die Vermutung auf, dass die Aussage zum „besten Vater" ein Zugeständnis an die Kirche gewesen war. Mayow hätte ansonsten mit seinen revolutionären Ideen sicher mit Repressalien zu rechnen gehabt.

Absolut revolutionär war auch Mayows Idee, dass die „Feuerluft" ins Blut aufgenommen würde und direkt für jede Muskelarbeit und damit auch für die Herztätigkeit notwendig sei, ohne dass er erklären konnte, wie dieses real geschehen könnte. Seine Versuchsergebnisse legen eine Parallele zwischen der Verbrennung einer Kerze und dem Stoffwechsel im menschlichen Körper nahe. Mayow nannte diesen Vorgang „Gärung" oder „Fermentierung".

In der Realität fanden Mayows Arbeiten und Ideen am Ausgang des 17. Jahrhunderts nur geringe Beachtung. Die wissenschaftliche Gesellschaft favorisierte die „Phlogiston"-Theorie, die zu Beginn des 17. Jahrhunderts von dem Deutschen Forscher Georg Ernst Stahl[39] aufgestellt worden war. Diese Theorie war für die damalige Zeit wohl leichter zu akzeptieren gewesen, weil hier die seit Jahrtausenden tradierte Vorstellung über die Einheit der Luft nicht in Frage gestellt worden war und für nahezu alle bekannten Erscheinungen eine Erklärung hatte. Bei den weit verbreiteten alchemistischen Wirren war man offensichtlich heilfroh, dass Stahl dem Verbrennungsprozess jetzt endlich eine wissenschaftlich nachvollziehbare Erklärung gegeben hatte.

In Mayows Werk ist sein früherer Chef Boyle nicht in Erscheinung getreten, obwohl Mayow die Erkenntnisse Boyles konkretisierte. Vermutlich hat es Boyle nicht gefallen, dass ein so junger Spund zu so weitreichenden Aussagen kam [22]. Mayow hätte kaum einen Verteidiger finden können, *„der kühn genug war, mit Theorie und Versuchen eines anderen die Flut allgemein angenommener Meinungen dämmen zu wollen"*. Und außerdem wäre es nicht wahrscheinlich, *„dass viele ihren literarischen Ruhm werden aufs Spiel haben setzen wollen, um Lehren in Schutz zu nehmen, welche eine allgemeine*

[39] * 22.10.1659 Ansbach; † 14.5.1734 Berlin

Missbilligung zu erfahren schienen" [22]. Lediglich Stephen Hales hat 1727 Mayow versteckt in seinen „Vegetables" erwähnt. Mayows Schrift ist dann Ende des 18. Jahrhunderts vorübergehend wieder zu Ehren gekommen, nachdem der englische Arzt Thomas Beddoes (1760–1808), der französische Arzt und Chemiker Antoine François de Fourcroy (1755–1809) und auch der österreichische Chemiker Johann Andreas Scherer (1755–1844) auf diesen großen Geist aufmerksam gemacht hatten.

Aufgrund der im Vergleich zu Mayow so auffallend ähnlichen Aussagen wurde gemutmaßt, dass der berühmte Lavoisier das Buch von Mayow gelesen, aber Mayow nicht zitiert und gewürdigt habe. Diese Vermutung schien sich dadurch zu bestätigen, dass man im Nachlass von Lavoisier eine Rechnung aus dem Jahre 1768 über dieses Buch *„Tractatus de Sal-Nitro et Spiritu nitro aêro"* von Mayow fand [26]. Lavoisier hat das Werk von Mayow also bereits 4 Jahre vor seinem eigenen ersten Vortrag über Gase vor der Französischen Akademie der Wissenschaften in Besitz gehabt.

Übrigens hat Lavoisier mehrfach eindeutig den Pfad der Tugend verlassen und wichtige Forschungsergebnisse anderer Autoren als die eigenen ausgegeben [22]. Christian Ehrenfried von Weigel, sein Übersetzer, schrieb: *„... manche der älteren Abhandlungen, die ihm (Lavoisier) nicht unbekannt gewesen sein konnten"*, hat er dort, wo es seinen Ruhm etwa hätte verkleinern können, sicherlich *„mit Fleiß übergangen"*. Wie nicht selten in der Wissenschaft bis heute: Es wird nicht immer derjenige gefeiert, der als erster neue Erkenntnisse auf die Welt gebracht hat. Nach langer Erinnerungslosigkeit wurde aber schließlich Mayow in der Neuzeit 1955 wiederentdeckt und sein bedeutendes Werk durch Donald Proctor von der Johns Hopkins University in Baltimore veröffentlicht [27].

Als ein weiterer „Vorgänger" von Lavoisier muss der englische Arzt und Geistliche Ralph Bathurst (1620–1704) erwähnt werden. Er war u. a. dadurch bekannt geworden, dass er als Arzt daran beteiligt war, als eine Anne Greene ins Leben zurückgeholt wurde, nachdem sie am 14.12.1650 wegen Kindstötung gehängt worden war [28] (Abb. 107 a und b). Anne Greene war Dienstmädchen bei einem Richter und von dem Enkel dieses noblen Dienstherrn schwanger geworden. Ihre Behauptung, sie habe eine Fehlgeburt gehabt, wurde ihr nicht geglaubt, und sie wurde deswegen an einem kalten Dezembertag dem Henker übergeben, nachdem die Juroren wohl von ihrem Dienstherrn unter Druck gesetzt und wohl auch bestochen worden waren [29]. Als man Anne Green eine halbe Stunde nach dem Hängen als vermeintlich toten Körper vom Galgen genommen hatte, sollte sie von einem Ärzteteam seziert werden. Dabei stellte man jedoch fest, dass sie noch atmete, und weil man das als ein Zeichen Gottes interpretierte, wurde sie daraufhin begnadigt. Anne Green hat alle Torturen offensichtlich gut überstanden. Sie zog dann später übers Land und legte sich dabei als Trophäe in ihren eigenen Sarg. Sie lebte noch 15 Jahre, war glücklich verheiratet und

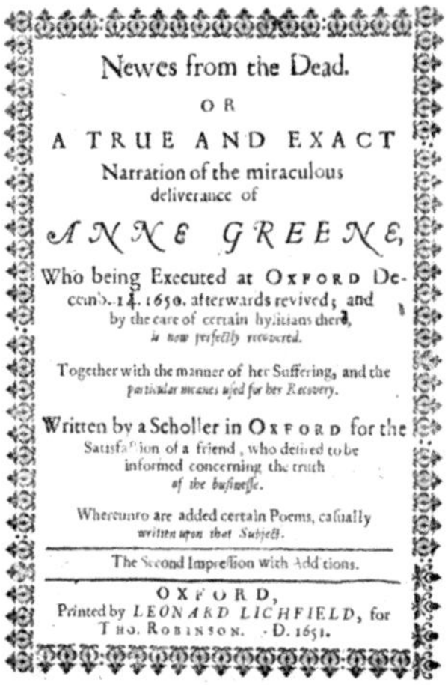

Newes from the Dead.
OR
A TRUE AND EXACT
Narration of the miraculous
deliverance of
ANNE GREENE,
Who being Executed at OXFORD Decemb. 14. 1650. afterwards revived; and by the care of certain Physitians there, is now perfectly recovered.
Together with the manner of her Suffering, and the particular meanes used for her Recovery.
Written by a Scholler in OXFORD for the Satisfaction of a friend, who desired to be informed concerning the truth of the businesse.
Whereunto are added certain Poems, casually written upon that Subject.
The Second Impression with Additions.
OXFORD,
Printed by LEONARD LICHFIELD, for THO. ROBINSON. A.D. 1651.

(a) Newes from the dead.

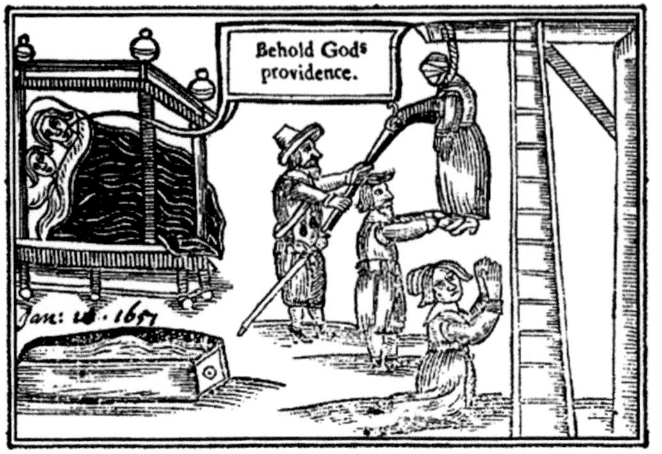

(b) Anne Green am Galgen; Holzschnitt von W. Burdet.

Abbildung 107: Die wundersame Rettung der zum Tode verurteilten und gehängten Anne Green.

brachte 3 Kinder zur Welt [28]. Es verwundert nicht, dass ihre Geschichte mehreren Schriftstellern als Thema diente.

Etwa zu der Zeit, als Mayow seine „Feuerluft" beschrieben hatte, einwickelte sich – offensichtlich in Unkenntnis der Arbeiten von Mayow – in Deutschland mit Johann Joachim Becher (1635–1685) und Georg Ernst Stahl (1659–1734) die sog. „Phlogiston-Theorie", die sich schnell international durchsetzte. Auf der Suche nach dem Grundprinzip einer Verbrennung kam man auf die Idee, dass brennbare Stoffe eine imaginäre Substanz, nämlich das Phlogiston, in sich tragen müssten, das dann bei der Verbrennung freigesetzt und sich in der Luft anreichern würde. Wenn also eine Kerze in einem geschlossenen Raum brennen würde, würde sie „Phlogiston" freisetzen, und wenn sich dieses Phlogiston dann in der Luft anreichere, würde die Kerze ausgehen. Mit dieser Theorie ließen sich zahlreiche Phänomene bei Verbrennungen erklären, und das Besondere am Phlogiston war, dass es eine rein theoretische Konstruktion war, etwas Geheimnisvolles, das man nicht sehen und damit auch nicht eindeutig nachweisen konnte.

Joseph Priestley[40] (Abb. 108) war ein Anhänger der Phlogiston-Theorie. Die Arbeiten von Mayow und Scheele kannte er wahrscheinlich nicht, als er in seiner „pneumatischen Wanne" (Abb. 109) 1772 ein Gas herstellte, das eine besondere Brenneigenschaft zeigte: eine Kerze brannte viel heller als in normaler Luft [33]. Er

[40] * 13.3.1733 Birstall bei Leeds; † 25.1.1804 Northumberland, Pennsylvania, USA

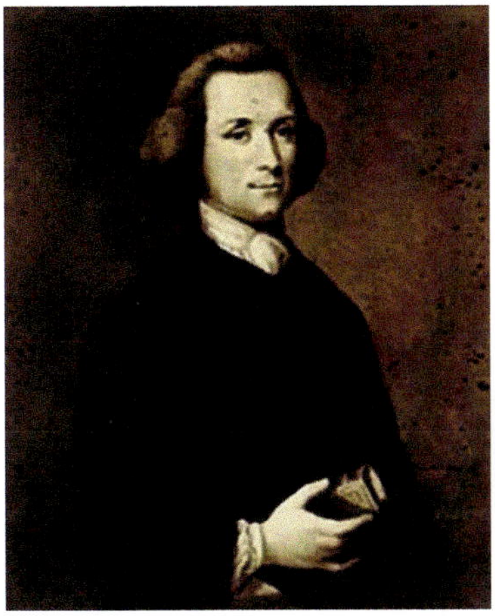

Abbildung 108: Joseph Priestley.

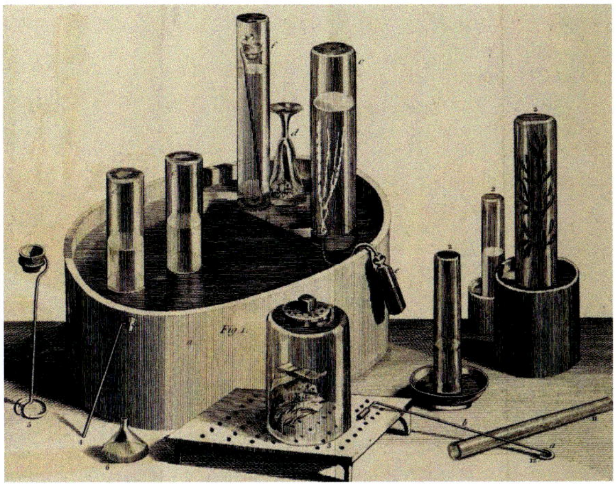

Abbildung 109: Die „pneumatische Wanne" von Joseph Priestley

nannte dieses Gas deswegen „antiphlogistierte Luft", da es anscheinend eine Art Gegenspieler des häufig genannten Phlogistons war.

Priestly stellte auch fest, dass Mäuse in der Umgebung des Antiphlogistons länger lebten, und auch er selbst fühlte nach dem Einatmen des Antiphlogistons eine Erleichterung in der Brust. Beide Erkenntnisse hat Priestly zu der Äußerung bewogen, dass sein neu entdecktes Gas *„eventuell später einmal als Luxusartikel"* zu verkaufen sei, und dies könnte ihn und seine Familie dann aus der ständigen finanziellen Abhängigkeit von irgendwelchen Gönnern befreien. Interessant ist weiterhin, dass Priestley herausgefunden hat, dass die „fixed air" des Dr. Black, also das Kohlendioxid, gut in Wasser löslich ist. Deswegen hat er dazu geraten, das auch in England bekannte Sprudelwasser Pyrmont mit diesem Gas künstlich herzustellen, und er führte dabei auch einige Zuschriften über positive Behandlungsergebnisse mit dem präparierten Wasser auf.

Eine überaus wichtige Neuigkeit in Priestleys Forschungstätigkeit war die Erkenntnis, wie sich die durch die Atmung verbrauchte Luft wieder regeneriert. Dabei entdeckte er trotz unzähliger erfolgloser Untersuchungen, dass Pflanzen unter Sonneneinwirkung in der Lage sind, „Antiphlogiston", also Sauerstoff, zu produzieren [33].

Aufgrund seiner religiösen, eher calvinistischen Gesinnung und seiner Zuneigung zur freiheitlichen Bewegung der Französischen Revolution hat es Priestley nicht immer leicht gehabt: Er verdiente seinen Lebensunterhalt teils als anglikanischer Hilfsprediger, als Sprachlehrer oder auch als Bibliothekar.

Am 14. Juli 1791 kam es in Birmingham zu politisch und religiös motivierten Unruhen und damit zu einer zunehmenden Bedrohung von Menschen, die eher freiheitlich dachten. Auch Priestley wurde gewarnt, dass möglicherweise sein Haus angezündet würde [33]. Dabei war Priestley in der Zwischenzeit recht erfolgreich gewesen. Die Nachfrage nach seiner Veröffentlichung von 1772 war außerordentlich groß, sodass er ein Buch über dieses Thema herausgeben konnte [32]. Priestley war ein Forscher, der sich nicht in den Vordergrund gedrängt hat. Im Vorwort zu seinem Buch von 1775 schrieb er sehr klar, dass er sich im Dienst der Menschheit und der Natur sähe. Dennoch fühlte er sich und seine Familie von den Ausschreitungen bedroht.

Nachdem Priestley vorübergehend nach London gezogen war, musste er mit seiner Familie 1794 in die USA auswandern, nicht einmal sein Sohn fand in England eine berufliche Anstellung. In Amerika hatten sich soeben verschiedene einzelne Staaten zu einer gemeinsamen Republik vereint. Priestley war glücklich verheiratet und seine Frau Mary hat ihn bei seinen Arbeiten in jeder Weise unterstützt: *„Als ich ihn einmal mit einem Korb zum Einkaufen geschickt hatte, hat er sich so aufgeführt, dass ich dies kein zweites Mal versucht habe."* Die Familie Priestley lebte in den USA in einem kleinen Dorf mit etwa 100 Häusern [33]. Frau Priestley liebte das Landleben, und er hatte in seinem Haus ein Labor, das ihm die weitere „pneumatische" Forschungstätigkeit gestattete. Wie viele andere große Persönlichkeiten in der Forschungsgeschichte hatte auch die Familie Priestley zahlreiche gute Kontakte zu berühmten Menschen, beispielsweise zu verschiedenen Präsidenten der USA wie Benjamin Franklin, Thomas Jefferson und George Washington. Noch im gleichen Herbst seiner Entdeckung des neuen Gases, des Antiphlogistons, hatte Priestley die Chance, nach Paris zu reisen und dort mit Lavoisier zusammenzutreffen. Dabei erzählte er von seinen Untersuchungen, was sicher auf großes Interesse stieß, da ja Lavoisier zu einem ganz ähnlichen Thema forschte.

Bei der ganzen Geschichte über den Sauerstoff muss man Ende des 18.Jahrhunderts berücksichtigen, dass es den einen und einzigen Entdecker, dem man die wissenschaftliche Krone aufsetzen könnte, nicht gab. Der deutsche Apothekenlaborant Carl Wilhelm Scheele[41] hat bereits 1773, also nur ein Jahr nach der veröffentlichten Arbeit von Priestley, die Luftbestandteile Sauerstoff und Stickstoff analysiert, dies aber erst 1777 in seinem Buch *„Chemische Abhandlung von der Luft und dem Feuer"* publiziert [34] (Abb. 110). Letztlich haben also Priestley und Scheele unabhängig voneinander und nahezu zur gleichen Zeit den Sauerstoff entdeckt [49], aber weil Scheele seine Ergebnisse erst später veröffentlicht hat, wird Priestley überwiegend als der „Vater des Sauerstoffs" genannt. Es muss angeführt werden, dass ebenso wenig wie Priestley es auch Scheele nicht wagten, ernsthaft an der Phlogiston-Theorie zu rütteln, beide jedoch bemühten sich irgendwie, Phlogiston und Feuer mit Sauerstoff und Stickstoff in Einklang zu bringen.

[41] * 19.12.1742 Stralsund; † 21.5.1786 Köping, Schweden

Weder Scheele noch Priestley waren sich allerdings über die Bedeutung ihrer Entdeckung des absolut lebensnotwendigen Luftanteils bewusst. Lavoisier hat das Problem systematischer untersucht und nannte das Gas, das er und Priestley gefunden hatten, „Oxygène" (das Sauermachende), weil er zunächst einen Bezug zu allen Säuren vermutete. Der Begriff „Sauerstoff" beruht also auf einem Irrtum, und da ist der 1777 von Scheele gewählte Begriff „Feuerluft" viel wissenschaftlicher. Den weiteren und größten Anteil der Luft (Stickstoff) nannte Lavoisier „azote", was so viel wie „leblos" bedeutet. Der Begriff hat sich in der französischen Sprache bis heute erhalten. Auf Deutsch heißt der Luftanteil „Stickstoff", weil alles Leben erstickt, wenn in der Luft der Sauerstoff verbraucht ist und nur noch „Stickstoff" übrigbleibt.

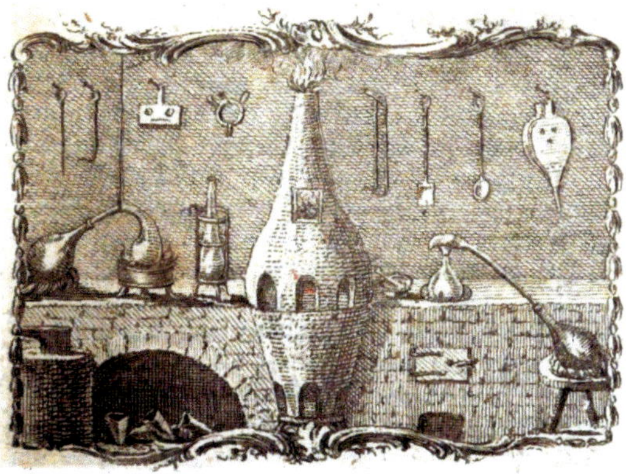

Abbildung 110: „Chemische Abhandlung von der Luft und dem Feuer" von C.W. Scheele, 1777.

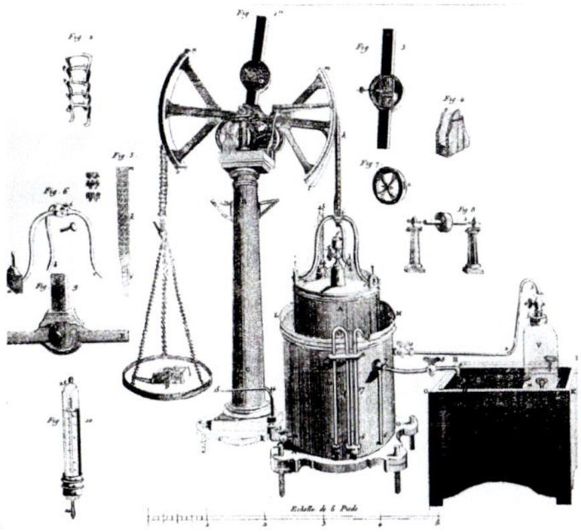

Abbildung 111: Das Gasometer von Lavoisier.

Die Tatsache, dass es vor Antoine Laurent de Lavoisier auch andere gab, die herausgefunden haben, dass die Luft zum Teil aus einem Gas besteht, das sowohl bei Verbrennungsprozessen als auch zum Leben absolut notwendig ist, schmälert in keiner Weise Lavoisiers Verdienste. Er hat die ersten modernen naturwissenschaftlichen Gesetzmäßigkeiten der Chemie formuliert. Seine aufwändige Technik (Abb. 111) erlaubte es ihm darüberhinaus, sehr exakte Untersuchungen durchzuführen.

Auch wenn der russische Forscher Michail Wassiljewitsch Lomonossow[42] bereits 50 Jahre zuvor erkannt hatte, dass die Masse der bei chemischen Reaktionen beteiligten Stoffe unverändert bleibt [22], ist es Lavoisier zu verdanken, dass er diese Erkenntnis in der wissenschaftlichen Welt fest verankert hat. Lomonossow war seiner Zeit zwar weit voraus; um persönlichen Anfeindungen und Nachteilen zu entgehen wagte er es jedoch nicht, seine mit den herrschenden Lehrmeinungen kollidierenden Ansichten

[42] * 8.11.1711 Mischaninskaja, Gouvernement Archangelgorod; † 4.5.1765 St. Petersburg

zu publizieren. Obwohl er ein Gegner des Phlogistons war, verleugnete er seine wissenschaftlichen Erkenntnisse z. B. in seiner Bewerbung für eine Professorenstelle und für einen Preis bei der preußischen Akademie [22].

Ein besonderes Verdienst von Lavoisier war es auch, dass er die Phlogiston-Theorie endgültig als falsch erkannt und damit weitere Fehlentwicklungen gestoppt hat. Priestley und Scheele hatten dagegen noch fast gewaltsam versucht, ihre Forschungsergebnisse mit der falschen Phlogiston-Theorie in Einklang zu bringen. Lavoisier hat später mit dem Quecksilber auch eine eigene Methode entwickelt, mit der er Sauerstoff aus der Luft trennen und dabei messen konnte, dass der Sauerstoff-Anteil in der Luft etwa 20 % ausmacht.

Lavoisier hat es verstanden, aus den verschiedenen vorhandenen einzelnen naturwissenschaftlichen Erkenntnissen ein schlüssiges Konzept für die Atmung zu entwickeln: *„Die Respiration ist eine geordnete, langsame Verbrennung, bei der Wärme entsteht und diese Wärme wird dann von der Lunge ausgehend über das Blut im Körper verteilt“.* Über 100 Jahre zuvor hatte Hales bereits gemeint, dass es wohl einen gewissen Übergang von Luftpartikeln ins Blut geben müsse; der „Rauch“ komme wahrscheinlich aus dem Blut [3].

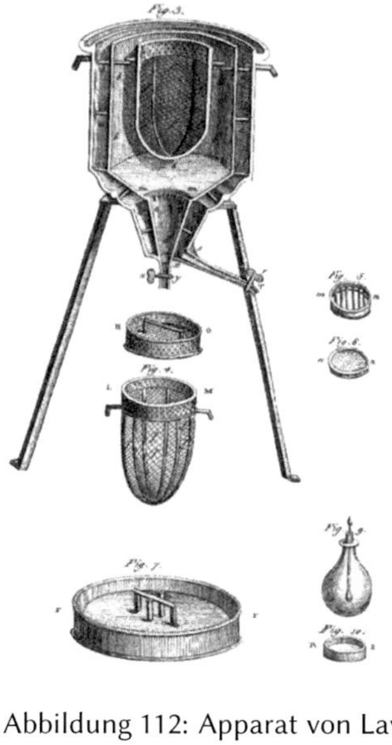

Abbildung 112: Apparat von Lavoisier zur quantitativen Energiemessung.

Lavoisier hat zudem eine spezielle Vorrichtung gebaut, mit der er die zum Leben erforderliche Energie quantitativ erfassen konnte (Abb. 112) [37]. Das Prinzip bestand darin, dass er die Zeit gemessen hat, in der eine definierte Menge an Eis schmilzt. Um die Bedingungen nach außen konstant zu halten, isolierte er sein Gerät mit Schnee. Setzte er beispielsweise eine Maus in das Gerät, dann konnte er an der Menge des geschmolzenen Wassers die Menge der abgegebenen Energie ablesen.

So bedeutsam und zukunftsweisend Lavoisiers neue Systematik der Chemie auch war, so muss jedoch bezweifelt werden, dass Lavoisier alle Versuche aufgrund eigener Forschungsideen selbst durchgeführt hat.

Am 1.11.1772 deponierte Lavoisier „seine“ Ideen zur Sicherstellung seiner Priorität bei der Französischen Akademie der Wissenschaften, obwohl er nachweislich die dafür erforderlichen Untersuchungen nicht durchgeführt, sondern Veröffentlichungen von Priestley genutzt hatte, um sie als eigene Erkenntnisse aus seinen Forschungen zu deklarieren [22]. So behauptete beispielsweise Lavoisier, von den Untersuchungen Priestleys über die Verkalkung der Metalle in abgeschlossenen Lufträumen keine Kenntnis gehabt zu haben, nachweislich hätte Lavoisier jedoch nur mit den Untersuchungsergebnissen von Priestley zu diesen Schlüssen kommen können.

Ende 1785 schrieb der englische Arzt und Wissenschaftler Charles Bladgens (1748–1820) in einem Brief an den deutschen Chemiker und Herausgeber der wichtigsten Zeitschriften für Chemie, Lorenz Florenz Friedrich von Crell, dass Lavoisier hinsichtlich der Synthese von Wasser *„... wirklich nichts entdeckt Unbeschwertes habe, was ihm nicht vorher, als schon in England ausgemacht, erwiesen und angezeigt war“*. Dieser Brief wurde lange vor Lavoisiers Tod veröffentlicht und blieb unwidersprochen [22].

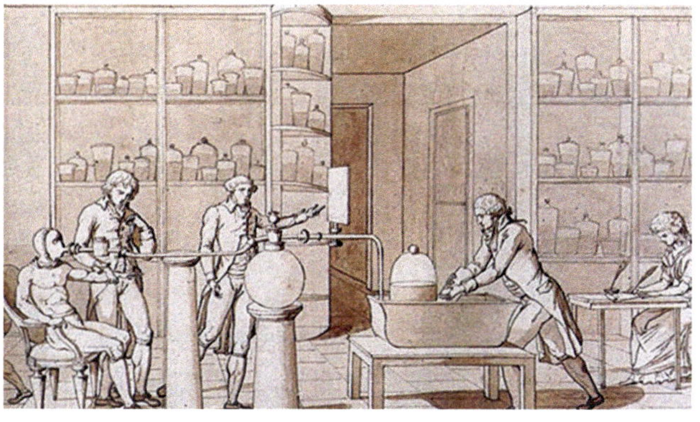

Abbildung 113: Zeichnung von Frau Lavoisier, die Lavoisier bei einem Experiment zeigt; Frau Lavoisier hat sich als Dokumentarin (rechts außen) verewigt.

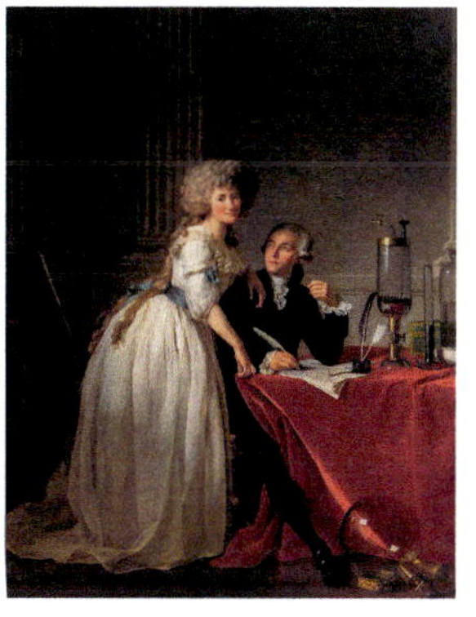

Abbildung 114: Lavoisier mit seiner Frau.

Bei Betrachtung des Curriculums von Lavoisier gewinnt man den Eindruck, dass bei ihm alles ideal zusammenpasste. Er war zu seiner Zeit zweifellos einer der genialen Köpfe, hatte aber auch einen großartigen finanziellen Hintergrund als Steuerpächter, der ihm nicht nur ein wirtschaftlich gutes Leben ermöglichte, sondern ihn auch in die Lage versetzte, sich ein gut funktionierendes Labor einzurichten (Abb. 113). Lavoisier hatte eine junge, zum Zeitpunkt der Eheschließung 14-jährige Frau geheiratet, die ihm für seine Forschung eine große Hilfe war (Abb. 114). Sie hatte das Zeichnen gelernt und konnte somit die Experimente wunderbar dokumentieren. Da Frau Lavoisier obendrein die englische Sprache beherrschte, konnte sie ihm nicht nur die englische Literatur übersetzen, sondern auch nach seinem Tod seine Werke angemessen zur Veröffentlichung bringen.

1789 brach in Frankreich die Revolution mit ihrer Schreckensherrschaft aus, die u. a. von Maximilian Robespierre angeführt wurde. Neben Lavoisier hatten auch der Chemiker Antoine François de Fourcroy und der Naturwissenschaftler Jean Paul Marat die Ziele der Revolution unterstützt und wichtige Positionen in dieser Bewegung besetzt. Lavoisier hatte sich Marat zum Feind gemacht, als dieser Mitglied der Französischen Akademie der Wissenschaften werden wollte. Lavoisier hatte Marats wissenschaftliche Leistung als unwürdig bezeichnet und die Mitgliedschaft verhindert. Als Retourkutsche setzte sich in der Revolutionszeit dann Marat für die Todesstrafe für Lavoisier ein, zuvor allerdings war er bereits 1793 selbst meuchlings in der Badewanne ermordet worden.

Als eine Verhaftungswelle gegen ausgesuchte Steuerpächter[43] begann, wurde auch Lavoisier verhaftet und in einem Prozess am 7. Mai 1794 zum Tode verurteilt. An diesem Abend schrieb er einen letzten Brief an seine Frau: *„Ich hatte ein leidlich langes und sehr glückliches Leben. Ich glaube, dass ich nachher etwas bedauert und vielleicht mit Ruhm umkränzt werde. Was hätte ich mir mehr wünschen können? ... Gerne wäre ich mehr für meine Familie da gewesen und hätte ihr und Euch mehr von meiner Verbundenheit und Anerkennung gegeben. Ich werde sterben mit der Gewissheit, dass weder gesellschaftliche Tugenden noch die dem Vaterland geleisteten wichtigen Dienste, noch eine im Interesse des Fortschritts der menschlichen Wissenschaft und Kenntnisse verbrachte Laufbahn genügen, um einen Menschen vom düsteren Ende zu retten und davor zu bewahren, dass er als Verbrecher sterben muß* [39]. Lavoisier war nicht der einzige Steuerpächter, die den revolutionären Zielen entgegenstanden: von den etwa 40 Steuerpächtern in Frankreich endeten 28 auf der Guillotine.

Im Juli 1794, also etwa 2 Monate nach dem gewaltsamen Tod Lavoisiers, ging die Schreckensherrschaft der französischen Revolution zu Ende, selbst Robespierre verlor gewaltsam sein Leben unter der Guillotine. 2 Jahre später wurde Lavoisier auf einer Feier zu seinen Ehren im „Jardin des plantes" in Paris offiziell rehabilitiert. Bei dieser Gelegenheit brüstete sich sein früherer Chemiker-Kollege Antoine Fourcroy in einer Rede mit Lavoisiers Freundschaft und prangerte die schrecklichen Zeiten an: *„Und somit wird das Andenken an Lavoisier nicht erlöschen! Ein ewiger Vorwurf aber treffe die, welche ihn zu jener Zeit dem Blutgerüste zuführten!"* Das hätte Fourcroy besser nicht sagen sollen. Der damalige Divisionsgeneral bzw. Oberbefehlshaber der Armee im Inneren, Napoleon Bonaparte, rief in die versammelte Menge: *„C'est lui même qui l'a fait"*[44] und zeigte das Papier mit dem Todesurteil, das neben Robespierre auch von Fourcroy selbst unterschrieben war [40]. Fourcroy verfiel nach diesem Ereignis wohl in eine tiefe Depression und ist öffentlich nicht mehr in Erscheinung getreten.

Die Chemie hat durch Lavoisier ihren Siegeszug für wissenschaftliche Erkenntnisse aus der Natur angetreten. Allerdings hat kein Geringerer als Immanuel Kant[45] der

[43] Steuereintreiber in vom König gepachteten Regionen
[44] „Er ist es selbst, der das gemacht hat"
[45] * 22.4.1724 Königsberg; † 12.2.1804 ebd.

Chemie zu dieser Zeit das „Wissenschaftliche“ aberkannt. Kant war der Auffassung, die Chemie sei eher eine Kunst und bestehe lediglich aus Erfahrungen ohne primäre Erkenntnisse [51]. Dies ist in dieser Lesart sicher falsch: Wenn Lavoisier oder 50 Jahre zuvor auch Lomonossow das Gesetz der Erhaltung der Masse formulierten, so ist dies zweifellos mehr als nur eine Erfahrung.

Kaum war der Sauerstoff entdeckt, da versuchte man sofort, dieses Gas zur Therapie zu nutzen. So wurde Sauerstoff bei der so schrecklich wütenden Cholera als Mittel gegeben, weil man bei dieser Krankheit häufig ein – anscheinend durch Sauerstoffmangel verursachtes – sehr dunkles Blut gesehen hatte. Sauerstoff wurde inhaliert [42], oder man spritzte sauerstoffreiche Salze wie Kaliumnitrat bzw. -carbonat als O_2-Spender in die Venen [41]. Angeblich haben die ärztlichen Akteure und Autoren gute Behandlungserfolge gesehen.

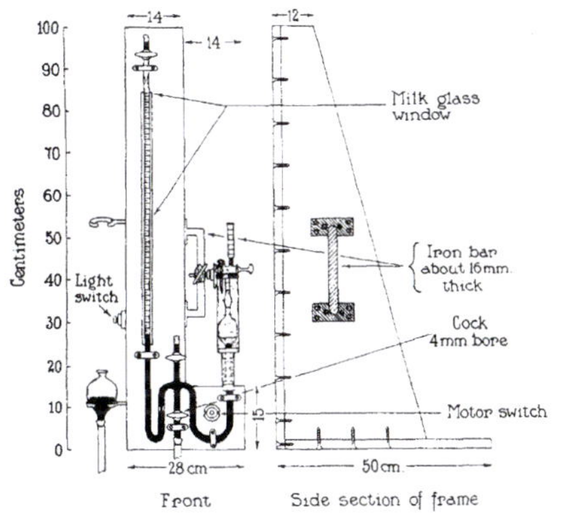

Abbildung 115: Apparatur zur Messung der Blutgase nach van Slyke.

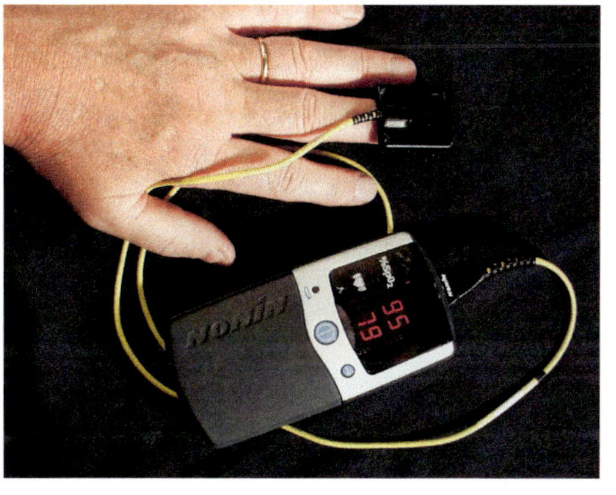

Abbildung 116: Oximeter zur unblutigen Messung des Sauerstoffgehalts des Blutes.

Bis zur Messung des Sauerstoffgehaltes im Blut war es noch ein hindernisreicher Weg. Zur Messung von Gasen im Blut muss eine bestimmte Vorbehandlung der Blutprobe erfolgen, da einerseits das Blut nach der Entnahme gerinnt und andererseits auch in dem entnommenen Blut noch ein gewisser Stoffwechsel stattfindet. Beides verfälscht das Messergebnis. Auch reicht zur Abschätzung des Gasaustausches in der Lunge venöses Blut nicht aus, es ist arterielles Blut erforderlich, deren Entnahme sehr viel aufwändiger ist. Und schließlich ist zusätzlich bei der Blutentnahme darauf zu achten, dass das entnommene Blut nicht mit dem Sauerstoff der umgebenden Luft in Berührung kommt.

Als erster hat 1917 Donald Dexter van Slyke (* 29.3.1883; † 4.5.1971), amerikanischer Biochemiker mit niederländischen Wurzeln, ein für die Klinik anwendbares, zunächst volumetrisches Gerät entwickelt[43,44]. Die Messung beruhte auf dem Prinzip, dass die Gase der Blutprobe durch die Schaffung eines „Torricellischen Vakuums“ (nach Evangelista Torricelli, 1608–1647) extrahiert wurden. Einige Jahre später hat van Slyke das Sauerstoffmessgerät mit der Umstellung auf eine einfachere manometrische Methode verbessert[45,46,47] (Abb. 115). Trotzdem blieb die Messung des Blutsauerstoffs immer noch recht aufwändig, und die Messmethode erforderte penible Genauigkeit. Zunächst musste der Sauerstoff in der Kammer im Vakuum und mit Kaliumferricyanid aus der Blutprobe extrahiert werden; daraufhin erfolgte eine erste Druckmessung. Danach wurde ein starkes Reduktionsmittel (Natriumdithionid) zugesetzt, um den Sauerstoff zu binden und anschließend der Druck ein zweites Mal registriert. Aus der Druckdifferenz errechnete sich dann schließlich bei bekanntem Kammervolumen die Menge des ursprünglich im Blut befindlichen Sauerstoffs.

Die van Slyke-Sauerstoffmessgeräte waren noch bis in die Zeit nach dem Zweiten Weltkrieg in Betrieb; der Aufwand der Messung blieb somit beträchtlich. Beide Autoren haben noch mit der van Slyke-Methode Blutgase in der Klinik gemessen. Wenn man sich den mühseligen Weg der Sauerstoffentdeckung bis zur Erkenntnis des Sauerstofftransports im Blut und dann die ersten Versuche, diesen Sauerstoff im Blut zu messen, vor Augen hält, ist es zweifellos bewundernswert und kaum glaubhaft, wie man heute den Sauerstoffgehalt des arteriellen Blutes leicht und unblutig auch mit kleinen Geräten für jedermann mit dem Oximeter bestimmen kann (Abb. 116).

2.7 Von Karbolrauchkugeln und Asthmazigaretten: Wie Hilfe auf dem direkten Weg in die Lunge kam

Das Einatmen von Rauch und Dampf gehört zu den ältesten Behandlungsmethoden der Heilkunst überhaupt. Verglichen mit den ersten Überlieferungen vor mehr als 3000 Jahren ist allerdings die Kenntnis fundierter naturwissenschaftlicher Grundlagen der Inhalationstherapie jung und nicht einmal 300 Jahre alt. Die Geschichte der Inhalation und ihrer Inhalate kennt Irrungen und Kuriositäten, nur ein Teil davon kann hier erzählt werden. Von Anbeginn an zielte das Bemühen der Heilkünstler darauf ab, mit der Inhalation auch Einfluss auf Krankheiten außerhalb des Brustkorbes zu gewinnen. Derartige Hoffnungen sind nachvollziehbar und auch der heutigen wissenschaftsbasierten Medizin keinesfalls fremd. Die inhalative Applikation von Pharmaka wird für einzelne Krankheitsbilder als besonders günstige Alternative zu oralen und venösen Wegen angesehen, Beispiele dafür sind Insulin, Diuretika und Opioide[1,2,3,4].

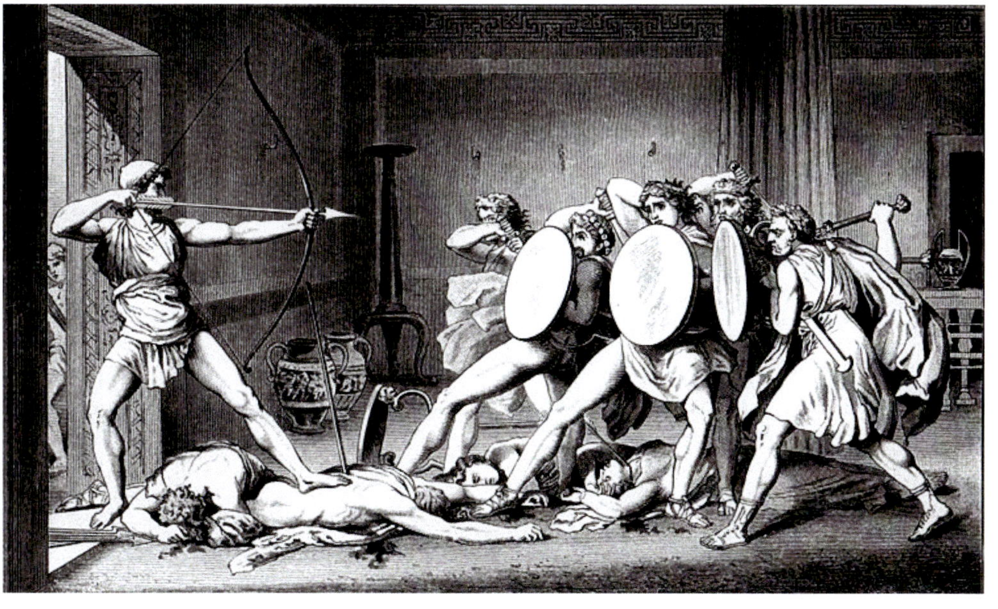

Abbildung 117: Odysseus tötet die Freier sowie untreue Mägde und Knechte.

Ob man Homer als ersten Autor zum Thema Inhalationstherapie und Odysseus als ersten damit vertrauten Heilkünstler ansehen muss, dürfte weitgehend unerheblich sein, zumal der Einsatz von Schwefeldämpfen bei der Ausräucherung der Gemächer von erschlagenen Freiern trotz der Erwähnung, es handele sich dabei um ein Heilmittel gegen Böses, eher der Verbesserung der durch Leichen verpesteten Luft als der

Verbesserung potentieller Leiden der an den Kämpfen Mitbeteiligten gegolten haben muss (Abb. 117) [5]. Die erste sicher dokumentierte Mitteilung über eine Inhalation von Dämpfen als therapeutische Maßnahme bei Atemproblemen entstammt dem Papyrus Ebers aus dem letzten Viertel des 16.Jahrhunderts vor Christi. Der Papyrus Ebers zählt mit seinen Beschreibungen von Krankheiten und ihren Symptomen sowie mit seinen Angaben zur Zubereitung von Heilmitteln und Heilverfahren zu den ältesten Texten medizinischen Inhalts überhaupt.

Allerdings entsprachen die damaligen Vorstellungen über die Anatomie und Physiologie des menschlichen Körpers auch nicht annähernd den heutigen Kenntnissen, was natürlich nicht sonderlich verwundert. Folgt man der Übersetzung des Papyrus Ebers von Ebbell, sollten Blätter des schwarzen Bilsenkrautes (Hyoscyamus niger) auf einen im Feuer erhitzten Ziegelstein gelegt und dann mit einem Gefäß bedeckt werden, dessen Boden mit zahlreichen Löchern versehen war. Der Rauch, der aus dem Erhitzen der Blätter entstand und über die Löcher in das bedeckende Gefäß austrat, konnte und sollte mit Hilfe eines Stückes Schilfrohr eingeatmet werden (Abb. 118) [6]. Realisiert man, dass die Hauptwirkstoffe des schwarzen Bilsenkrautes zu den Tropan-Alkaloiden zu rechnen sind, von denen sich u. a. auch Atropin ableitet, war also die Therapieempfehlung aus dem Papyrus Ebers zu Atmungsproblemen von den heutigen Guidelines, obstruktive Atemwegserkrankungen mit Parasympatholytika zu behandeln, nicht weit entfernt.

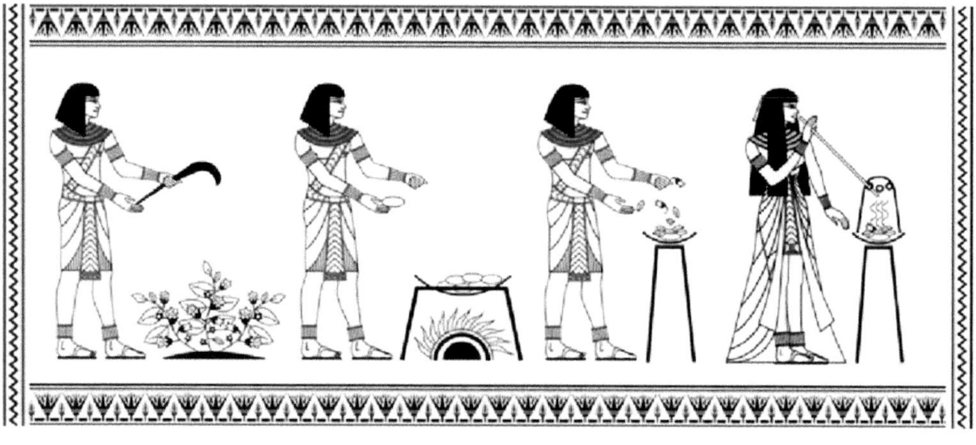

Abbildung 118: Schematische Darstellung der wohl ersten Inhalationsanweisung.

Dass Naturvölker in Süd-und Zentralamerika vor mehr als 3000 Jahren den Rauch von Tabak und ähnlichen Pflanzen wohl weniger aus therapeutischen als vielmehr aus Gründen der Entspannung und eines wohltuenden Rausches inhalierten, überrascht nicht. Gleiches gilt auch für das Rauchen von Opium, über das um 1100 v. Chr. aus

China berichtet wird [7]. Von dort liegen auch Schriften über die Applikation von Ma Huang, dem chinesischen Meerträubelgewächs, zur Behandlung von Asthma vor, niedergeschrieben in dem chinesischen Medizintextbuch „Huangdi neijing“, einem Werk, das dem „gelben Kaiser“ Huangdi zugeschrieben wird. Später konnte man nachweisen, dass Ma Huang Ephedrin enthält, ein Wirkstoff, der wie kein Zweiter die Therapie des Asthmas über Hunderte von Jahren bestimmt hat [8]. Die indischen Ärzte Charaka und Sushruta sollen nicht nur die ersten Texte über die traditionelle Ayurveda-Medizin geschrieben haben (Charaka Samhita und Sushruta Samhita), aus ihrer Feder stammte auch die etwa 600 v. Chr. verfasste Empfehlung, bei Asthma Stechapfeldämpfe (Datura stramonium) einzuatmen [9]. Ob die ebenso aus Indien empfohlene Mixtur aus Gelbwurz, Zimt, Rizinus, Arsen, Zitronengras und Zedernlack bei Atemnot hilfreich gewesen ist, darf bezweifelt werden; die Gründe auch für das Rauchen von Cannabis dürften wohl andere gewesen sein. Natürlich hat sich Hippokrates (460–377 v. Chr.) zu Techniken der Inhalation und zur Zusammensetzung der Inhalate geäußert.

Er empfahl bei Krankheiten der Atmungsorgane, aber nicht nur bei diesen, das Einatmen von Dämpfen aus in Essig und Öl gekochten Kräutern und Rosinen. Als Gerät diente dabei ein Topf mit durchbohrtem Deckel, durch den ein Stück Schilfrohr geschoben werden konnte, um die Dämpfe einzuatmen. Zum Schutz gegen die dabei ausströmende Hitze sollte die Umgebung des Mundes mit nassen Schwämmen versehen werden; als Alternative wurde zu einem zwischen die Lippen genommenen, an beiden Enden offenen hohlen Ei geraten [10]. Einzelne Empfehlungen von Plinius dem Älteren (23–79 n. Chr.) – immerhin einem der klügsten Köpfe im alten Rom und Verfasser der wohl ältesten Enzyklopädie, der „Naturalis historica“ – zur Behandlung des Asthmas dürften sehr viel Vertrauen in den Therapeuten erfordert haben und es ist darüber hinaus zu bezweifeln, ob sie je eine Wirkung erzielten. Plinius empfahl das Trinken von Blut wilder Pferde, eine wässrige Lösung von Bärengalle oder auch das Essen von in Honig getränkten Tausendfüßlern [11]. Zielführender war da wohl sein Vorschlag, bei Brustkranken Räucherungen mit Fichtennadeln einzusetzen, ein Vorschlag, der, ebenso wie der von Caelius Aurelianus, der im 4. oder 5. Jahrhundert n. Chr. lebte, und bei ähnlichen Leiden einen Aufenthalt an der See empfahl, noch heute eine gewisse Gültigkeit – in jedem Fall jedoch Beliebtheit – besitzt.

Einem in Spanien geborenen bedeutenden jüdischen Gelehrten, Moses Maimonides (1138–1204 n. Chr.), gebührt die Ehre, das erste umfassende Buch über das Asthma geschrieben zu haben: „Maqala fi r-rabw“. Es wird angenommen, dass Maimonides Leibarzt von Saladin, dem Sultan von Ägypten (1137/38–1193 n. Chr.) war, und dessen an Asthma erkrankten Sohn behandelte. Maimonides’ Empfehlungen zur Behandlung von Asthma umfassten die Inhalation der Dämpfe von auf offenem Feuer erhitzten Kräutern, die sexuelle Abstinenz und den Verzehr von Hühnersuppe. Bewunderung

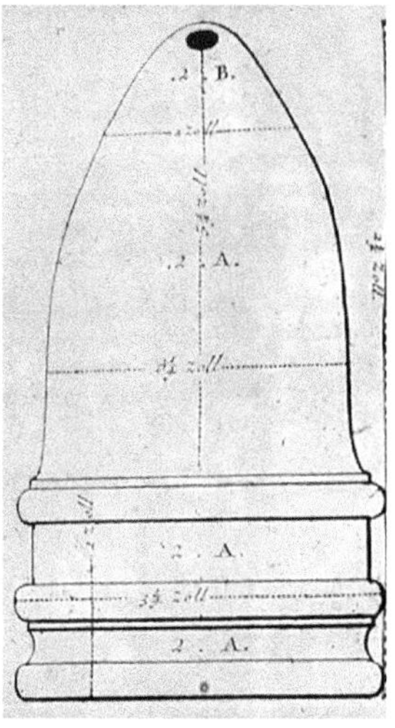

Abbildung 119: Die älteste Zeichnung eines Inhalators – Christopher Bennet 1654.

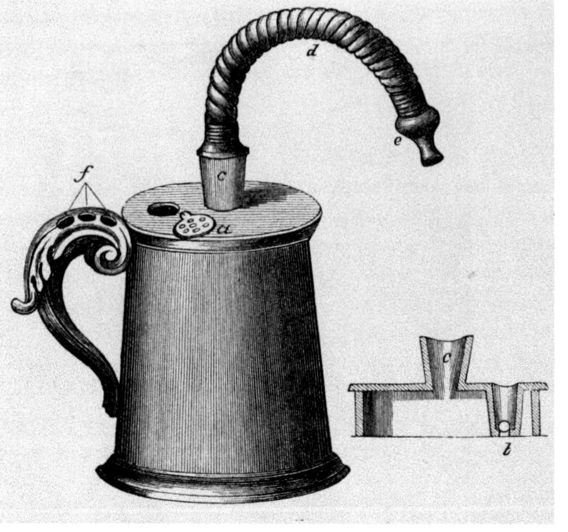

Abbildung 120: Mudge Inhalator 1778.

verdient die Erkenntnis des Gelehrten, dass er zwischen der Krankheit Asthma und der allgemeinen Luftverschmutzung eine Verbindung sah: *„Die Stadtluft stagniert, sie ist trübe und dick … viele erkranken an Asthma, ohne es zu bemerken. Die Sorge um reine Luft ist ein führendes Anliegen bei der Gesunderhaltung von Körper und Seele."* (zitiert aus [12]).

Es waren drei englische Ärzte, mit denen die Neuzeit der Inhalationstherapie begann, gut 500 Jahre nach Maimonides und seiner Schrift über die Behandlung des Asthmas. Dies waren Christopher Bennet, Philip Stern und John Mudge. Bennet, selbst tuberkulosekrank, hat Inhalationen gegen die Phthise empfohlen und unterschied dabei „Halitus", d. h. das Einatmen von Wasserdämpfen nach Übergießen aromatischer Kräuter mit kochendem Wasser, und „Suffitus", wobei sich hierbei trockene balsamische Dämpfe durch Auflegen von Kräutern auf heißen Steinen entwickeln. Von Bennet stammten auch die ältesten bekannten Holzzeichnungen eines für therapeutische Zwecke zu nutzenden Inhalators, der allerdings nie gebaut wurde (Abb. 119). Philip Stern hat den wichtigen Satz ausgesprochen, dass der einzig mögliche Weg, Medikamente direkt in die Lunge zu applizieren, der Weg über die Luftröhre sei, keine selbstverständliche Erkenntnis im Jahre 1767, aber ein ganz wichtiger Grundstein für die heutige Inhalationstherapie. Sterns Publikation mit *„Empfehlungen für die schwindsüchtige und asthmatische Bevölkerung in England"* richtete sich dabei an die betroffenen Patienten und nicht an ihre Ärzte – ein in damaliger Zeit völlig ungewöhnlicher, jedoch bahnbrechender Vorgang [13].

Die Medizinhistoriker sind sich einig, dass der Terminus „Inhalator“ erstmals von John Mudge formuliert und gebraucht wurde. 1778 publizierte Mudge sein Buch „Radical and Expeditious Cure for a Recent Catarrhous Cough“ und beschrieb und illustrierte darin das neuartige Therapiegerät im Detail [14]. Der Mudge Inhalator glich einem Bierseidel mit einem im Deckel eingebauten flexiblen Mundstück (Abb. 120). Durch die im Handgriff gebohrten drei Löcher konnte während der Atmung Luft in das Gefäß eintreten und die mit heißem Wasser aufgesetzte Inhalationsmixtur und Medikation durchströmen. Der Patient wurde aufgefordert, 20–30 Minuten über das Mundstück zu atmen, wobei ein schmales Klappenventil das Ausatmen zulässt. Das Inhalat, das Mudge empfahl und das er bei katarrhalischem Husten für einzig erfolgversprechend ansah, war ein schmerzlinderndes Elixier aus Opium, Bittermandelöl und Kampfer. Der von dem Londoner Zinngießer William Barnes fabrizierte Mudge-Inhalator war der erste kommerziell hergestellte Inhalator.

Er war ausgesprochen populär und selbst 160 Jahre nach seiner Erstbeschreibung, also 1938, war er noch in angesehenen Pharmaziekatalogen gelistet. Der Erfolg des Mudge-Inhalators hat in England im 19.Jahrhundert viele Nachahmer gefunden, die nicht wie das Original in Zinn, sondern aus Keramik hergestellt wurden. Prominentester Vertreter dieser Inhalator-Generation war der „Nelson-Inhalator“, von S. Maw and Sons in London hergestellt und bis heute mit wenigen Modifikationen erhältlich (Abb. 121) [15].

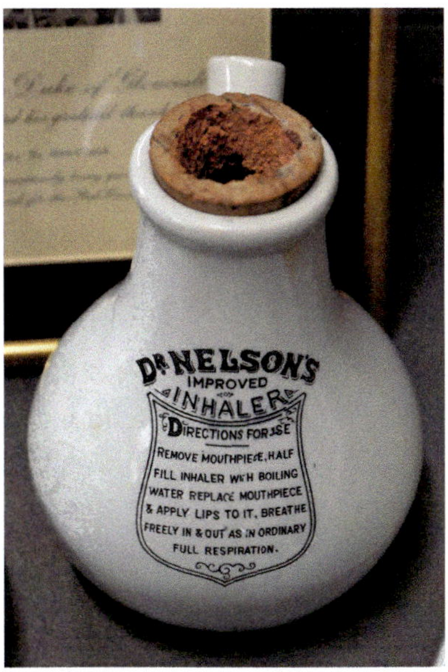

Abbildung 121: Nelson-Inhalator, spätes 19. Jahrhundert.

Das Jahr 1802 markiert in der Geschichte der Inhalationstherapie die Einführung des Stechapfels (Datura ferox et Stramonium) zur Therapie des Asthmas. In diesem Jahr kehrte der asthmakranke General Gent aus Madras nach England zurück, in seinem Gepäck ein Stechapfelgewächs und die Erfahrungen des in Indien praktizierenden Promedicus Dr. James Anderson. Gent übergab Pflanze und Ratschläge dem Londoner Arzt Dr. Sims. In der „Medicinisch-chirurgischen Zeitung“ 1815 zitierte Professor Dr. Franz Hermann Hegewisch (Medizinische Fakultät der Christian-Albrechts-Universität zu Kiel) folgenden Brief von Dr. Sims: *„Ich erhielt von General Gent 1802 ein Mittel, das er kurz vorher aus Madras mitgebracht,* *wo es als Specificum gegen das Asthma gebraucht und aus den Wurzeln der Datura ferox bereitet wurde. Diese Wurzeln würden frisch zerschnitten, im Schatten getrocknet, geschlagen und gestampft, dass sie wie grober Hanf aussehen. Von diesem Präparat raucht man während des Anfalls eine Pfeife, mit und ohne Tabak. Gent erhielt es vom Promedicus Dr. Anderson*" [16]. Hegewisch kommentierte weiter: „*Sims versuchte es bey einer mit Asthma verbundenen Lungensucht; die Erleichterung hierauf übertraf seine Erwartung; das Mittel verscheuchte bis an das Ende wenigstens die Erstickungsanfälle*". Kein Zweifel also, der Stechapfel wirkte, nur mit der Dosierung kam man nicht gleich zurecht: der asthmakranke General Gent starb an einer vermutlich kumulativ entstandenen Stramoniumüberdosierung. Später wurden dann die Kenntnisse über den Stechapfel aus Indien deutlich besser. 1831 entdeckte der Heidelberger Pharmazeut Philipp Lorenz Geiger nicht nur die Inhaltsstoffe ((S)-Hyoscyamin und Scopolamin), sondern auch die racemierte Form des Hyoscyamins, das Atropin.

Während zu Beginn des 19. Jahrhunderts die inhalative Therapie des Asthmas also Fortschritte erzielte, galt dies allerdings nicht für die Schwindsucht, wobei es dafür an Vorschlägen keinesfalls gemangelt hat. Sir Charles Scudamore aus Kent empfahl 1834 Jod zusammen mit einer Tinktur aus Schierlingspilzen zu erhitzen und die Dämpfe dreimal täglich für 20–30 Minuten zu inhalieren [17]. Propagiert wurde ferner die Inhalation von Kohlendioxid aus dem Zusammenbringen von Kreide mit Essig, Chlorgas und Teeröl. Demgegenüber war der Vorschlag von Laënnec, Räumlichkeiten mit einer künstlichen Meeresatmosphäre durch Algen und Tang zu kreieren, zwar weniger toxisch, aber wohl auch nur sehr bedingt hilfreich. Laënnec meinte jedoch beobachtet zu haben, dass Patienten mit Schwindsucht von einer Seepassage profitiert hätten.

Vor allem in der 2. Hälfte des 19. Jahrhunderts zeigte sich eine noch nie dagewesene Fülle und Vielfalt von Innovationen in der Entwicklung von Inhalationsgeräten und von Vorschlägen zu Inhalationssubstanzen einschließlich ihres Applikationsumfeldes. Die Einführung von Verneblern und Trockeninhalatoren, die Vermarktung von Asthmazigaretten und die Entwicklung weiterer Technologien zur Applikation von Medizin in die Atemwege verschafften den Atemwegs- und Lungenkrankheiten nicht nur erfreuliche Fortschritte in der Behandlung, sondern auch einen blühenden Markt. Es ist nachvollziehbar, dass die Parfümindustrie in Frankreich in der Mitte des 19. Jahrhunderts einen nicht unerheblichen Einfluss auf die Entwicklung von Zerstäubern und Verneblern hatte, ebenso wie die zunehmende Modeerscheinung, in speziell dafür ausgerichteten Heilbädern zu inhalieren.

So war es zunächst Dr. Auphon Euget-Les Bains, der 1849 den ersten Zerstäuber in Euget-Les Bains, einem Heilbad in Südfrankreich, einsetzte. Kurze Zeit später, 1858, konstruierte Dr. Jean Sales-Giron, ein Badearzt in Pierrefond nördlich von Paris, einen

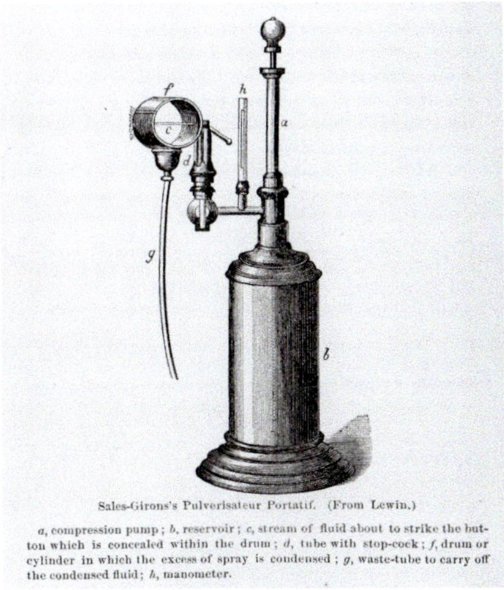
f
h
c
a
d
g
b
Sales-Girons's Pulverisateur Portatif. (From Lewin.)
a, compression pump; b, reservoir; c, stream of fluid about to strike the button which is concealed within the drum; d, tube with stop-cock; f, drum or cylinder in which the excess of spray is condensed; g, waste-tube to carry off the condensed fluid; h, manometer.

Abbildung 122: Sales-Giron's Pulverisateur 1858.

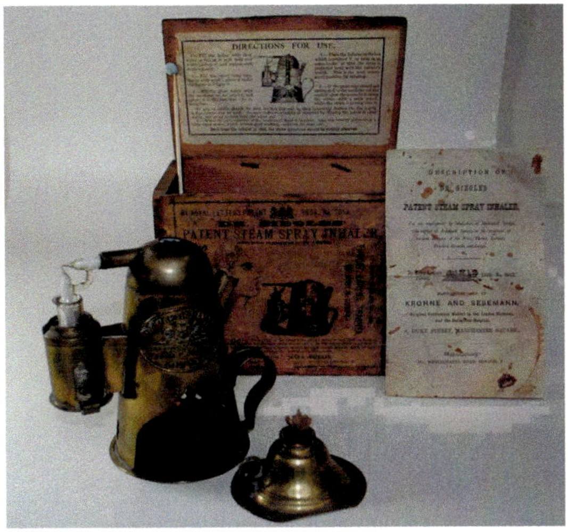
DIRECTIONS FOR USE
PATENT STEAM SPRAY INHALER
KROHNE AND SESEMANN

Abbildung 123: Dr. Siegle's Dampfvernebler 1864.

portablen Vernebler und wurde dafür von der Pariser Akademie der Wissenschaften ausgezeichnet (Abb. 122) [18]. Sales-Giron nutzte eine Handpumpe, um Flüssigkeit aus einem Reservoir zu ziehen, die zerstäubt über eine kleine Düse auf eine Aufprallplatte gerichtet wurde und dort einen feinen Nebel zum Einatmen erzeugte. Sales Giron's portabler, auch als „Pulverisateur“ benannter Apparat erlaubte es zudem Personen, die ein Heilbad zumeist aus finanziellen und sozialen Gründen nicht aufsuchen konnten, in den Genuss neuer therapeutischer Maßnahmen für ihr Lungenleiden zu kommen. Der „Genuss therapeutischer Maßnahmen“ bedarf allerdings der Relativierung. Die Ziele der im späten 19. Jahrhundert überall in Mitteleuropa entstehenden Thermalbäder waren nicht ausschließlich auf die Gesundung von Hustenden und an Atemnot Leidenden ausgerichtet. Sowohl die inhalierten als auch die zeitweilig ingestierten Thermalwässer enthielten zwar Mineralien und Bikarbonate, aber leider auch Arsen, Terpentin und Petroleum. Leicht zu verstehen, dass derartige Inhalate die Lungen der Heilbadenden nicht gesünder machten.

Die Namens- und Apparateliste, der in der 2. Hälfte des 19. Jahrhunderts entwickelten und auf den Markt gestellten Vernebler ist lang, auch forschende deutsche Ärzte waren beteiligt. Der Berliner Arzt und Dozent an der Königlichen Friedrich-Wilhelm-Universität zu Berlin, Dr. Joseph Bergson, vereinfachte die Zerstäubung von Flüssigkeiten unter Einbeziehung des Venturi-Prinzips. Seine erstmals 1862 vorgestellte Erfindung ist unter dem Namen „Hydrokonium“ oder „Hydrokomion“ in die Geschichte der Inhalation eingegangen [19].

Ein weiterer bedeutender Anstoß für die Verbreitung und Intensivierung der Anwendung der Zerstäubungsinhalation wurde mit der Erfindung von Emil Siegle 1863 realisiert: Anstelle des von Bergson benutzten Gummibalgs setzte Siegle Dampf aus einem kleinen Boiler als treibende Kraft für den zur Zerstäubung erforderlichen Luftstrom ein, damit erhielt zugleich der Inhalationsnebel eine vorteilhafte Wärme (Abb. 123) [20]. Siegles patentierter Inhalationsapparat übertraf alle auf dem Markt befindlichen an Bequemlichkeit, Leichtigkeit in der Handhabung und niedrigen Kosten und war bis in das 20. Jahrhundert hinein **der** Renner in Europa, den Vereinigten Staaten und Japan.

Parallel zu der Vielzahl auf den Markt und in die Praxis drängenden Inhalationsapparate mehrten sich in der 2. Hälfte des 19. Jahrhunderts auch die Publikationen und Lehrbücher über die als großen Fortschritt in der Medizin angesehene inhalative Behandlung der Krankheiten der Atmungsorgane. In Deutschland machte sich an der Berliner Charité Georg Richard Lewin (1820–1896) nicht nur mit der subkutanen Sublimattherapie der Syphilis einen großen Namen, sondern auch mit seiner Monographie über die Inhalationstherapie bei Krankheiten der Respirationsorgane [21]. Etwa zur gleichen Zeit erschien 1864 von Louis Waldenburg (1837–1881) die erste Auflage seines Lehrbuches *„Die Inhalationen der zerstäubten Flüssigkeiten sowie der Dämpfe und Gase in ihrer Wirkung auf die Krankheiten der Atmungsorgane. Lehrbuch der Respiratorischen Therapie“* [22]. Waldenburg war Internist und dirigierender Arzt an der Charité, Chefredakteur der in damaliger Zeit sehr bedeutsamen „Berliner Klinischen Wochenschrift“ und propagierte die Einrichtung von Lungenheilstätten.

Die „Karbol-Rauchkugel“, ein erster Trockeninhalator, 1889 von Frederick Roe in London entwickelt, hat nicht durch Technik und therapeutische Erfolge, sondern durch einen über die englische Rechtsprechung hinausgehenden bedeutsamen Gerichtsprozess besondere Berühmtheit erlangt (Abb. 124). Die Konstruktion der Karbol-Rauchkugel war relativ simpel: ein etwa 5 cm großer hohler Ball aus Hartgummi trug einen ebenfalls aus Hartgummi geformten Aufsatz und ein darin eingebautes Sieb. Das kleine Sieb diente der Zerstäubung der im Ball befindlichen Trockensubstanz, sodass beim Drücken des Balls eine feine Pulverwolke entstand, die wiederum über ein Glasröhrchen in eine Nasenöffnung geleitet wurde. Die in dem Ball befindliche Trockensubstanz war dabei eine Mixtur aus Lakritze, Nieswurz und Karbolsäure. Die die Karbol-Rauchkugel herstellende und vertreibende Londoner Firma hat nun ihr Produkt mit dem ausdrücklichen Hinweis angepriesen, dass bei korrekter Anwendung Heilung für eine Vielzahl von Erkrankungen zu erwarten sei, u a. Influenza, Asthma, Bronchitis, Heiserkeit, Krupp und Keuchhusten. Die Firma versprach, dass jeder der trotz Kugelanwendung an einer Influenza erkranken würde, einen Anspruch auf 100 Pfund Sterling hätte (Abb. 125).

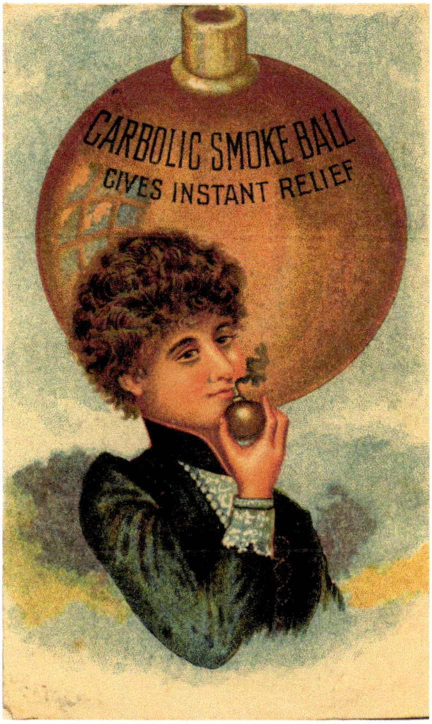

Abbildung 124: Karbol-Rauchkugel 1892.

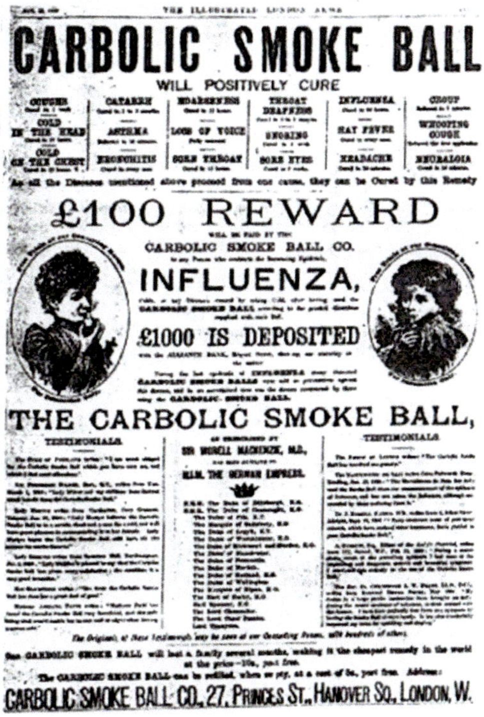

Abbildung 125: Anzeige in den Illustrierten Londoner Nachrichten.

Kurz nach der weltweiten Grippepandemie bekam Miss Louisa Elisabeth Carlill im Januar 1892 trotz täglichem dreimaligem Einsatz der Rauchkugel eine Influenza und verlangte von der Rauchkugelcompany die Zahlung von 100 Pfund. Die Company verweigerte die Zahlung, allerdings erfolglos. Das Hohe Gericht unter Beteiligung angesehener englischer Rechtsgelehrter kam zu dem Schluss, dass die Company mit ihrer Werbung ein Angebot unterbreiten würde, das der Käufer bei Gebrauch der Rauchkugel akzeptiert hätte und dass dadurch ein ordnungsgemäßer Vertrag zustande gekommen sei. Miss Carlill bekam die 100 Pfund, starb 96-jährig und ihr Prozess wurde in der Rechtsprechung eine bis heute noch gültige Grundlage des Vertragsrechts.

Bei der Vielzahl der Inhalationsgeräte und bei der Vielfalt der Meinungen über sie hat es natürlich auch nicht an allgemeinen Verhaltensmaßregeln und Anweisungen zur richtigen, d. h. Wirkung erzielenden Inhalation, gefehlt[23,24]. Damit der Inhalationsstrom, so die Meinung der Protagonisten, in die Tiefen des Respirationstraktes gelangen konnte, sollte *„die Entfernung des Mundes vom Ausströmungsrohr etwa 15 cm betragen, die Zunge müsse herausgezogen oder durch einen Spatel niedergedrückt werden,* *der Kopf sei zurückzubeugen und der Brustkorb von allen einengenden Hüllen befreit sein"*. Der Patient *„sollte ausgeruht sein, nicht nach den Mahlzeiten inhalieren, zu fordern sei die volle Konzentration seines Geistes und nach der Inhalation dürfe er für eine halbe oder volle Stunde weder reden, noch rauchen, um die Inhalationswirkung nicht vorzeitig zu paralysieren"*. Außerordentlich bemerkenswert war die kursiv gedruckte Forderung von Adolf Schmidt, *„der Arzt habe sich die Zeit zu nehmen, seine Patienten persönlich mit der Methode der Inhalation bekannt zu machen und er solle ab und zu kontrollieren, ob auch richtig inhaliert werde"*. Das war 1895. Heute, mehr als 100 Jahre später, hören wir die gleichen Worte, sodass man wohl bezweifeln muss, ob der Wiederaufguss von Ratschlägen und Hilfen auch mit modernen Medien (beispielsweise YouTube) oder die von den Krankenkassen mit ihren „Disease-Management-Programmen" verbundenen Kontrollen grundsätzlich an einer methodisch richtigen Inhalationstechnik etwas ändern werden.

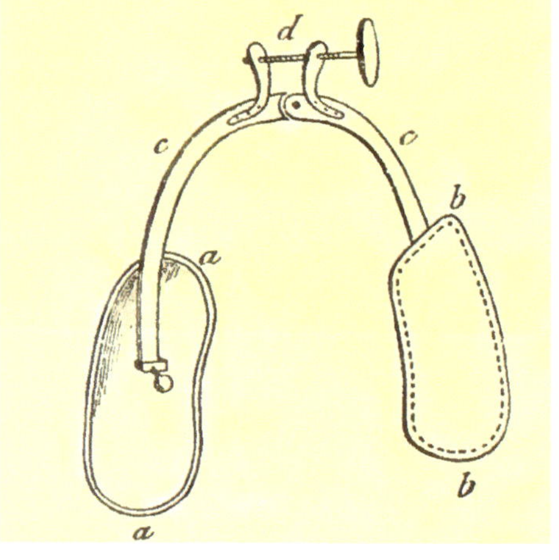

Abbildung 126: Schreibers Kompressorium zur einseitigen Inhalationstherapie.

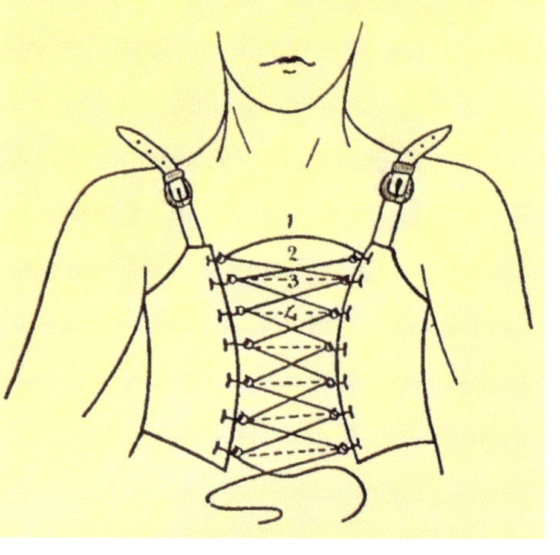

Abbildung 127: Schreibers Atmungskorsett.

Etwas naiv erschienen die Vorstellungen aus der damaligen Zeit, den Inhalationsstrom gezielt in vorherbestimmte Anteile der Lunge zu lenken. Bei einseitigen Lungenkrankheiten sollte das „Schreibersche Kompressorium" (Abb. 126) die gesunde Seite ruhigstellen und von der Atmung ausschalten, dem gleichen Zweck diente ein kostspieliges Atmungskorsett (Abb. 127). Zusätzlich hielt man eine besondere Art Atemgymnastik für erforderlich, sehr wenig glaubhaft war allerdings der Hinweis, *„dass man durch Disziplinierung des Willens einseitige Atmung recht gut erlernen könne"*. Sicher zustimmen kann man aber auch heute noch der Aussage, dass *„die Inhalation keine günstigen Resultate erwarten lässt, wenn man im Anschluss in staubiger Berufsarbeit oder in rauchigen Lokalen seine Zeit verbringt"*, ob deshalb *„Inhalationskuren* *in Badeorten einen ungleich besseren Erfolg zeigen*" als solche in Städten, muss man wohl unbeantwortet lassen.

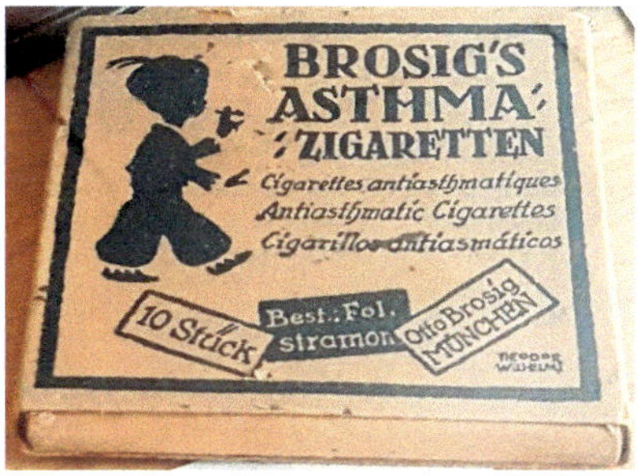

Abbildung 128: Asthmazigaretten Otto Brosig München.

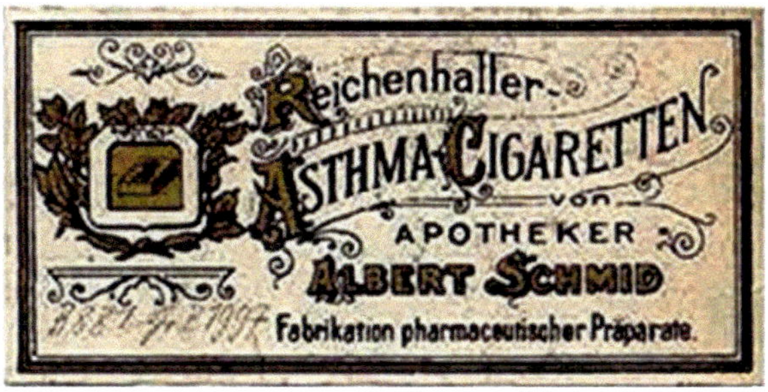

Abbildung 129: Reichenhaller Asthmazigaretten.

In unserer heutigen Zeit schlichtweg undenkbar, vor 100 Jahren aber fast weltweit populär: die Asthmazigarette. Schon allein die Wortschöpfung, d. h. die Zusammenführung von lebensbedrohlicher Krankheit mit potenziell todbringendem Laster ist kurios genug; die Zigarette als Vehikel für die Therapie obstruktiver Atemwegserkrankungen zu machen, träfe zu Recht heute auf völliges Unverständnis. Natürlich handelte es sich bei der Asthmazigarette nicht um das Rauchen von Tabak. Der Hauptbestandteil aller Asthmazigaretten war Datura stramonium (im Volksmund auch „Asthmakraut"), also der gemeine Stechapfel mit seiner Alkaloid bedingten parasympatholytischen Wirkung auf die Atemwege, d. h. einer mehr oder weniger rasch induzierten Bronchodilatation. Einige Asthmazigaretten enthielten zusätzlich Teeblätter, Kolanuss, Belladonna, Lobelien (z. B. Männertreu), Fingerhut oder auch Salbei, die Deklaration der Inhalatsstoffe war vage und genügte den heutigen Standards sicher nicht. Asthmazigaretten waren noch in den 70er Jahren des 20. Jahrhunderts in Deutschland erhältlich, die Bilder zeigen Beispiele aus der Werbung (Abb. 128, 129).

In einer Zeit, in der kausale Behandlungsmaßnahmen bei Atemwegs- und Lungenkrankheiten nicht vorhanden waren, war vor allem Fantasie und Kreativität bei Ärzten und Manufaktoren gefragt. Um Inhalationen auch während der Nacht im Schlaf zu ermöglichen, entwickelte dazu ein Unternehmen aus Philadelphia 1897 spezielle Kopfkissen (Abb. 130). Sir Hiram Stevens Maxim, ein in London lebender Amerikaner, der 1883 das erste tragbare vollautomatische Maschinengewehr erfand („Maxim Gun") und Patente für Mausefallen und Haarwellen-Eisen hielt, selbst an Bronchitis leidend, schuf 1909 sowohl einen Taschen-Menthol-Inhalator als auch einen größeren Inhalator zur Inhalation von Kiefernadeldämpfen; er nannte ihn die „Pfeife des Friedens" (Abb. 131). Und schließlich, zweifelsfrei sehr kommunikativ und der Mode des Publikums in den Bädern folgend, waren noch bis vor wenigen Jahrzehnten

Gemeinschaftsinhalationen mit Hilfe überdimensionaler Raumvernebler en vogue, die aber aus heutiger Sicht mit nicht unerheblichen Risiken durch inhalative bakterielle Infektionen ihrer Besucher verbunden waren.

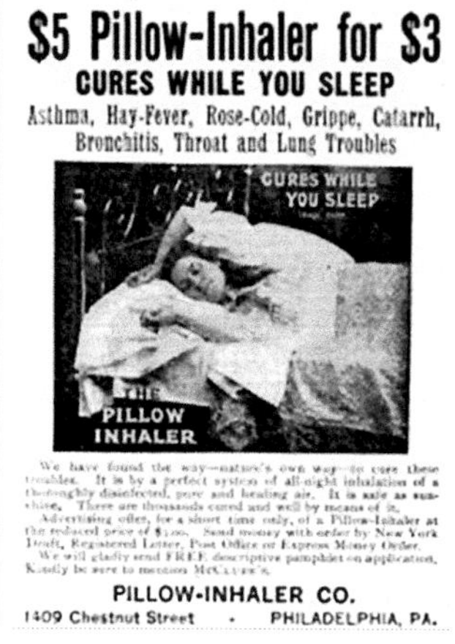

Abbildung 130: Kisseninhalator für die Nacht.

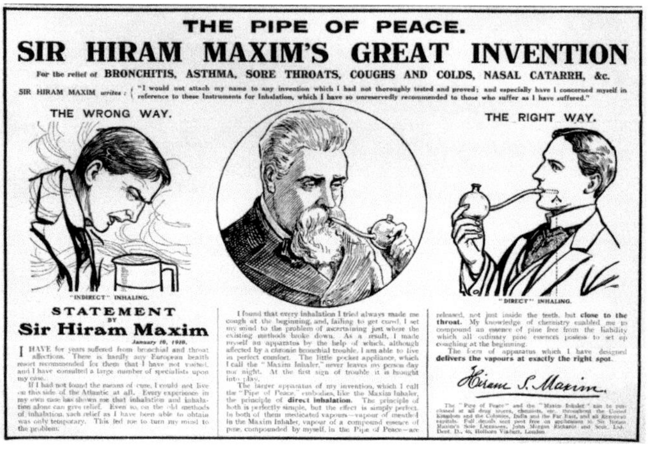
THE PIPE OF PEACE.
SIR HIRAM MAXIM'S GREAT INVENTION
For the relief of BRONCHITIS, ASTHMA, SORE THROATS, COUGHS AND COLDS, NASAL CATARRH, &c.
SIR HIRAM MAXIM writes: "I would not attach my name to any invention which I had not thoroughly tested and proved; and especially have I concerned myself in reference to these Instruments for Inhalation, which I have so unreservedly recommended to those who suffer as I have suffered."
THE WRONG WAY.
THE RIGHT WAY.
"INDIRECT" INHALING.
"DIRECT" INHALING.
STATEMENT BY Sir Hiram Maxim

Abbildung 131: Pfeife des Friedens 1909.

1900 begann für die inhalative Therapie der obstruktiven Atemwegserkrankungen die Neuzeit. Drei Jahre zuvor, 1897, war es John Jacob Abel, Biochemiker und Pharmakologe an der Johns-Hopkins-Universität in Baltimore neben dem Russen Napoleon Cybulski und dem Japaner Takamine Jokichi gelungen, das Nebennierenhormon Adrenalin zu isolieren, das 1899 den Namen Epinephrin erhielt [25]. Stolz und Dakin berichteten 1904/1905 über seine künstliche Synthese[26,27]. 1900 publizierte Solomon Solis-Cohen aus Philadelphia die erfolgreiche Therapie einer 22-jährigen Asthmatikerin mit einem unbearbeitetem Nebennierenextrakt, wobei er annahm, dass eine exzessive Dilatation, der die Atemwege begleitenden Gefäße die Obstruktion verursache und das im Nebennierenextrakt befindliche Adrenalin diese Gefäße wieder kontrahiere [28]. Die Vorstellung, Adrenalin würde beim Asthma seine Wirkung über eine Gefäßverengung entfalten, war im Übrigen ein Grund, in Kombination auch Kokain einzusetzen. Dem wurde erst 1907 widersprochen. R. Kahn konnte den bronchodilatatorischen Effekt von Adrenalin nachweisen und damit auch einen wesentlichen Beitrag zur Pathophysiologie des Asthmas liefern [29]. In den nächsten Jahren galt das klinisch orientierte Interesse am Adrenalin weniger seiner pharmakologischen Wirkungen als vielmehr seinen Applikationsformen und hier speziell der Inhalation. 1910 publizierte A. Ephraim in der Berliner Klinischen Wochenschrift die Ergebnisse einer bronchoskopischen Instillation von Adrenalin beim akuten Asthma, im gleichen Jahr berichteten die Engländer Georg Barger und Henry Dale über die Verwendung von Adrenalin als Inhalat[30,31].

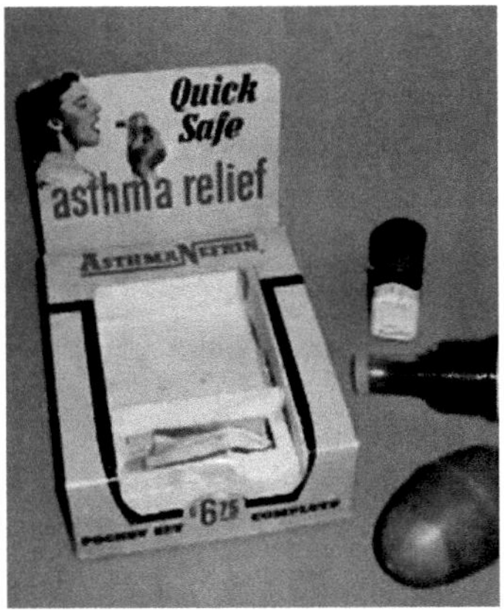

Abbildung 132: Asthma Nefrin-Tropfen mit Handvernebler 1954.

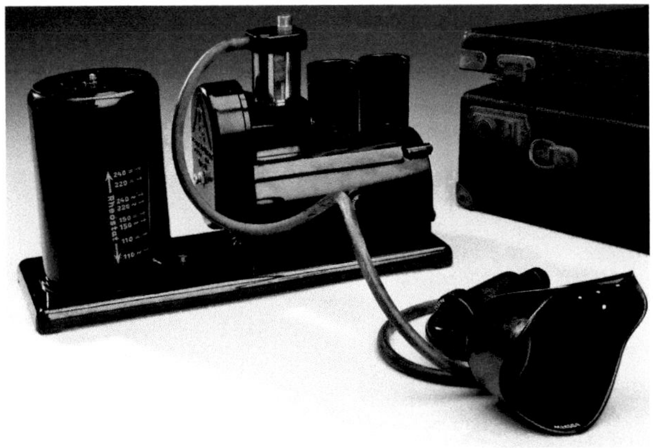

Abbildung 133: Elektro Pneumostat – gebaut und vertrieben von Riddell, London 1935–1942.

Adrenalin in den verschiedensten Handverneblern eingesetzt, war in den ersten Jahrzehnten des 20. Jahrhunderts Standardtherapie des Asthmas und eine Erfolgsstory für Patienten, Ärzte und Hersteller gleichermaßen (Abb. 132). Geschichte machte auch der von Dräger in Lübeck in Zusammenarbeit mit dem Frankfurter Laryngologen Spiess entwickelte „Spiess-Dräger (Apneu) Vernebler", der mit einer Sauerstoffflasche verbunden war und damit erstmals die simultane inhalative Applikation von Medikamenten und Sauerstoff ermöglichte. Eine gleiche Zielsetzung hatte der in Frankfurt entwickelte und von Francis Riddell in London vertriebene „Pneumostat", ein erster elektrischer Vernebler mit in der Geschwindigkeit verstellbarem Kompressor und obendrein portabel. Über eine Nasenmundmaske konnte der Patient nicht nur die Medikation (häufig ein Mixtum aus Adrenalin, Papaverin, Atropin und Tetracain) inhalieren, über eine motorisierte Pumpe gelangte zusätzlich Sauerstoff in die Atemmaske (Abb. 133).

Dem Prinzip nach war zu Hochzeiten der Therapie des Asthmas mit Adrenalin die Effektivität von Atropin bei gleicher Indikation längst bekannt. Erinnert sei an die Beschreibung der Inhalation des schwarzen Bilsenkrautes im Papyrus Ebers im 16. Jahrhundert v. Chr. Atropin, von Richard Willstätter 1901 erstmals synthetisiert, wurde 1909 subkutan von Paul Terray eingesetzt und erlebte in der Ära der Asthmazigaretten einen begeisternden Zuspruch, wurde aber auch einzeln oder in Kombination über verschiedenste Vernebler inhaliert[32,33].

Auf dem Weg zu den Hauptdarstellern der medikamentösen inhalativen Therapie des Asthmas zu Beginn des 21.Jahrhunderts verdient 1940 die Erstbeschreibung von Isoprenalin mit seiner spasmolytischen Wirkung auf die Atemwege von dem Wiener Pharmakologen Heribert Konzett besondere Beachtung. Isoprenalin wurde in die Therapie des Asthma bronchiale zunächst als Aleudrin, später als Aludrin eingebracht. Ebenso waren die Publikationen über die inhalative Applikation von Glukokortikosteroiden von Reeder und Mackay 1950 sowie Gelfand 1951 von überragender Bedeutung[34,35,36,37].

Die Geburtsstunde für die heutige Technik der Inhalationstherapie schlug 1956 in den Vereinigten Staaten und ist eine Familiengeschichte mit einem Happy End. Im April 1955 beklagte sich die 13-jährige an Asthma erkrankte Tochter des Präsidenten der Riker Laboratories (heute 3M Pharmaceuticals) bei ihrem Vater George Maison über die Unzuverlässigkeit und das unbequeme Handling ihres Quetschball-Verneblers und stellte dann offensichtlich die Frage, warum ihre Medizin nicht wie die Nutzung von Haarspray oder Parfüm aus einer Spraydose inhaliert werden könne. Diese simple Frage einer 13-Jährigen führte nach nur wenigen Monaten im März 1956 zur Markteinführung des „Medihalers Epi“ (Isonephrin) und des „Medihalers Iso“ (Isoproterenol); das erste mit dem Treibgas Freon getriebene Dosieraerosol (metered dose inhaler = MDI) war geboren (Abb. 134) [36]. Nach 1956 explodierten auf der Bühne der Inhalationstherapie Erfindergeist und pharmakologischer Fortschritt. Heute haben die Fülle und Vielfalt der Devices mit ihren Wirkstoffen und Kombinationen ein solches Ausmaß erreicht, dass die betroffenen Patienten aber auch deren Ärzte Gefahr laufen, die Übersicht zu verlieren. Man muss nun nicht zu Ma Huang, dem chinesischen Meerträubelgewächs oder in die mit Marmor und prächtigen Fliesen ausgestatteten Inhalationssäle der Kaiserzeit und der vorletzten Jahrhundertwende zurückkehren, aber ein kritisches Begleiten aller therapeutischen Fortschritte auch unseres neuen Jahrtausends ist nach wie vor immer gewinnbringend.

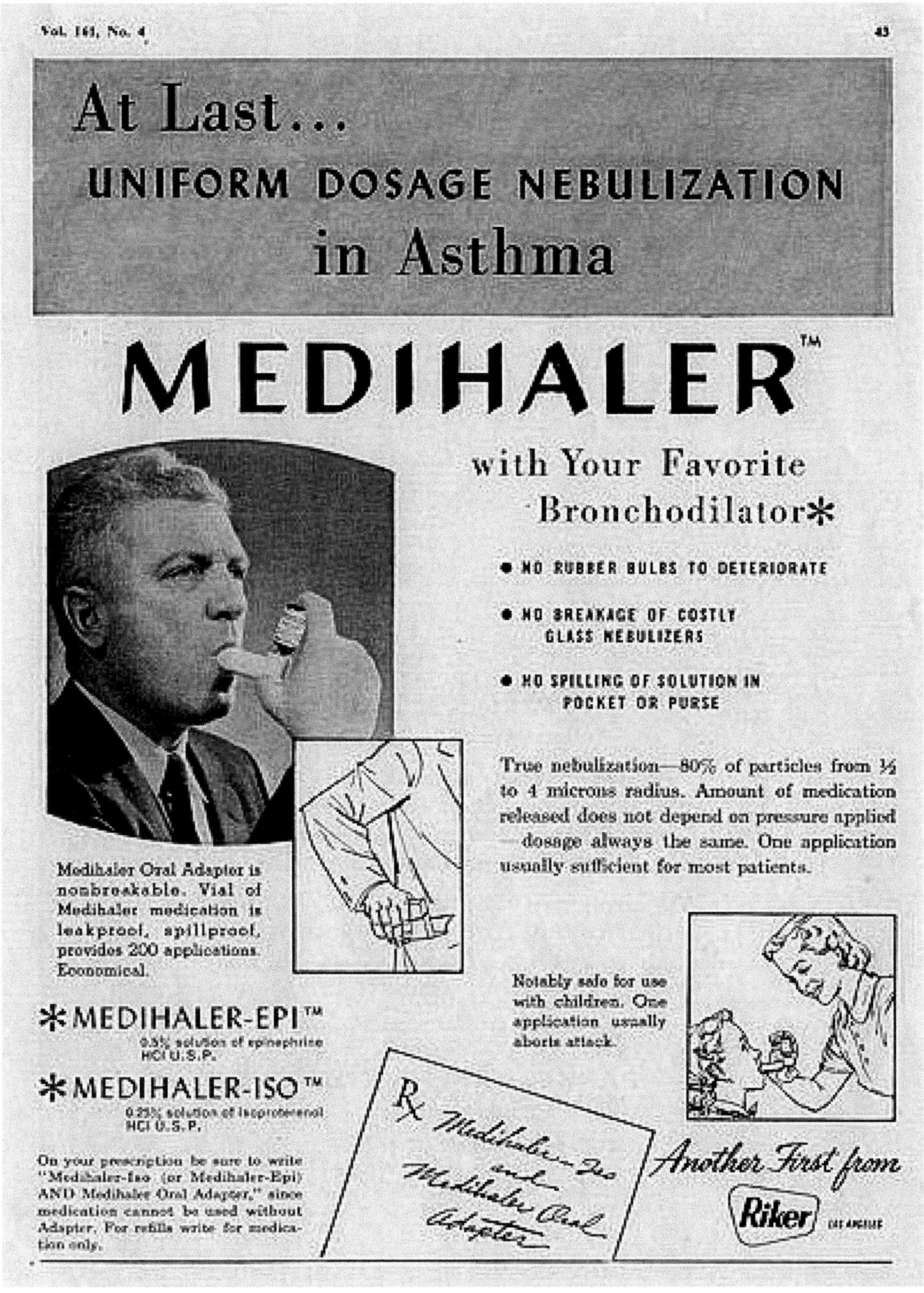

Abbildung 134: Einführung des Medihalers 1956.

2.8 Vom kaiserlichen Stimmband und Sauerbruchs Kammerchirurgie: Wie chirurgische Eingriffe am offenen Thorax möglich wurden.

Man kann vermuten, dass sich die Menschen in der vorgeschichtlichen Zeit mit ihren chirurgischen Heilversuchen zunächst auf die sichtbaren körperlichen Veränderungen beschränkt haben. So waren es also Verletzungen, Verrenkungen, Wunden oder Geschwüre, bei denen man sich schon in frühen Zeiten traute, mit potenziell heilsamen Maßnahmen zu experimentieren. Nicht sichtbare Erkrankungen im Inneren des Körpers schienen sich dagegen der Macht des Menschen zu entziehen und wurden deswegen überirdischen göttlichen Einwirkungen zugeschrieben. So betrachtet, dürfte also die Chirurgie eventuell älteren Ursprungs als die Arzneikunde innerer Erkrankungen sein.

Aus den zahlreichen Verletzungen bei kriegerischen Auseinandersetzungen gewann man frühzeitig die Erkenntnis, wie gefährlich, d. h. schnell zum Tode führend, eine Eröffnung des Brustkorbes war. Auch wenn man die genaue Funktion von Lunge und Herz nicht kannte, gab es keinen Zweifel daran, dass diese Organe Aufgaben hatten, ohne die man nur kurze Zeit überleben konnte. Chirurgische Eingriffe im Brustkorb waren also über Jahrhunderte hinweg tabu, und routinemäßige Lungenoperationen wurden tatsächlich erst Ende des 19.Jahrhunderts nach vielen Entwicklungsstufen möglich.

Bei der näheren Betrachtung der historischen Entwicklung der Thoraxchirurgie muss man sich zunächst klar machen, was man zu den verschiedenen Zeiten unter Chirurgie verstanden hat. Auf jedem Fall hatte der Begriff Chirurgie immer mit etwas Handwerklichem zu tun: Hieronymus Brunschwick[46] definierte im 15. Jahrhundert die Chirurgie [1]: „*... das sein wirckung mit der hand geschicht daz der physicus oder leibartzt nit enthut. Darumb ist des Cirurgicus ampt mit der hant des menschen leib was da ganz oder zerstreut voneinander oder offen ist, daz da wider zusammenzebringen oder ganz zemachen als es vor ist gewesen nach möglichen dingen*“ („seine Arbeit erfolgt mit der Hand, was ein Arzt oder Leibarzt nicht macht. Die Aufgabe des Chirurgen ist es, mit der Hand dasjenige, das im menschlichen Körper zerstreut voneinander oder offen ist, möglichst so zusammenzubringen bzw. zuzumachen, wie es vorher gewesen ist“). Auch der Aderlass [2] und das Schröpfen zählte zu den „chirurgischen“ Operationen [3].

Nachfolgend ein nachempfundenes Stimmungsbild und Erlebnis aus dem 17.Jahrhundert. Operationen jeglicher Art wurden häufig zuhause bei dem Patienten oder in einem einfachen Krankenzimmer vorgenommen (Abb. 135), Operationssäle kamen erst

[46] auch Brunschwig; um * 1450 Straßburg; †um 1512 Straßburg

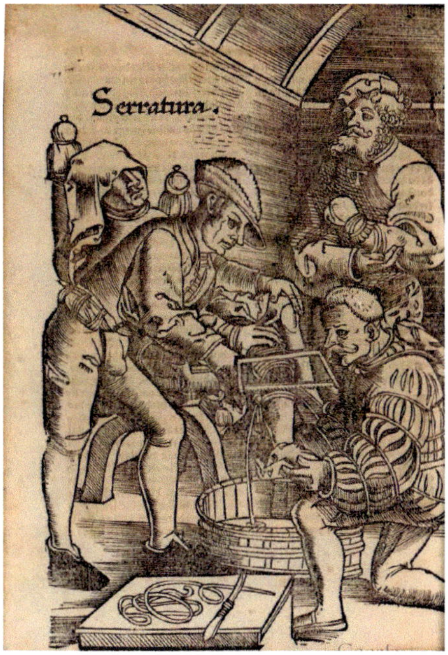

Abbildung 135: Beinamputation 1517.

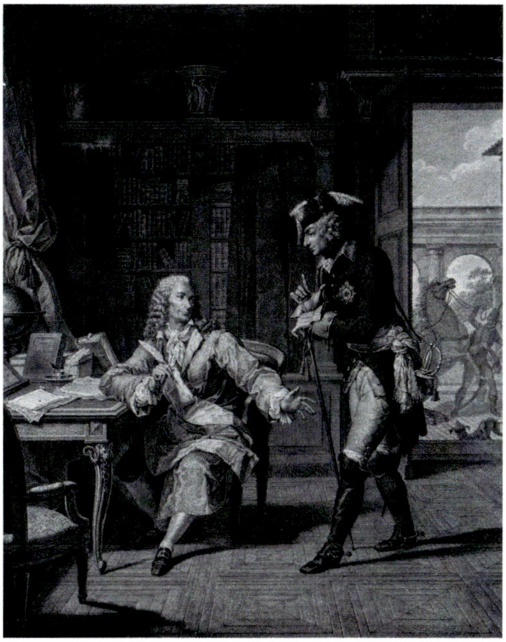

Abbildung 136: Friedrich der Große zusammen mit Voltaire in Sanssouci (um 1800).

Ende des 18. Jahrhunderts in Mode. *„Der Onkel hatte sich bei Waldarbeiten am Fuß verletzt; inzwischen war der Fuß über mehrere Tage stark angeschwollen und dunkelrot geworden. Der zu Rate gezogene Arzt macht ein äußerst bedenkliches Gesicht: ‚Die Entzündung schreitet fort in Richtung Knie und wird auch den Rest des Körpers zerstören, wenn das Bein nicht amputiert wird; Er empfiehlt einen Wundarzt aus der näheren Umgebung zur Hilfe zu holen, dieser habe einen hervorragenden Ruf und könne solche Operationen in Windeseile durchführen, sodass die Schmerzen sich im Rahmen halten würden. In der Stube werden einige Möbelstücke weggeräumt, damit der Wundarzt mit seinen Gehilfen Platz hat und eine Schüssel mit Wasser wird bereitgestellt. Zunächst wird Gott durch ein Gebet um seinen Segen angefleht [4], dann wird die ‚Besoldung‘ des Wundarztes geregelt. Der Onkel sitzt von Angst erfüllt zitternd auf einem Stuhl und wird von kräftigen Gehilfen dort festgehalten. Man fürchtet, dass sich der Patient während der Operation befreien könne und versuchen würde, davon zu laufen, was er dann aber möglicherweise durch Verbluten mit dem Leben bezahlen müsste.“*

Man kannte zwar durchaus die Gefahr von schweren, eitrigen Krankheiten, die nach Operationen auch häufig zum Tode führten; man betrachtete dies aber als unvermeidliche Risiken. Bakterien als Ursache waren unbekannt; Instrumente und Hände wurden zwar gereinigt, jedoch nicht steril gewaschen. Operiert wurde in

Straßenkleidern, eventuell auch mit einem Schutzkittel, der eher in dunkler Farbe gehalten war, damit man Schmutz und Blut nicht so deutlich sah und man diese Kleider nicht nach jedem Eingriff waschen musste.

Chirurgen mussten sich bei ihren Operationen beeilen. Der Eingriff musste beendet sein, bevor der Patient an Blutverlust oder Schock aufgrund von kaum vorstellbaren Schmerzen sterben konnte. Es gab Operateure, die wegen ihrer Geschwindigkeit einen besonders guten Ruf hatten. Sir Robert Liston (1798–1847), ein englischer Chirurg, galt als der Schnellste der chirurgischen Zunft [5]. Für eine Beinamputation z. B. brauchte er nicht einmal 1 Minute. Dabei legt er das Messer nicht ab, sondern hielt es zwischen seinen Zähnen, wenn er es nicht benötigte [60]. Liston war von einer solch virtuosen Schnelligkeit, dass er einmal bei einer hohen Oberschenkelamputation im Berufseifer einen Hoden des Patienten und zwei Finger eines Assistenten mit entfernt haben soll [6]. Dominique Jean Larrey (1766–1842), französischer Chirurg und Leibarzt Napoleons I., soll während des Russlandfeldzuges bis zu 200 Amputationen an einem einzigen Tag durchgeführt haben. angeblich soll er für jede Amputation lediglich einige Sekunden benötigt haben [7].

Chirurgen zur damaligen Zeit waren keine studierten Ärzte. Ursprünglich boten Bader oder die Betreiber von Badeanstalten operative Dienste an. Die meisten der damaligen Chirurgen (Bader, Steinschneider, Wundärzte) hatten in der Gesellschaft nur geringes Ansehen, teilweise traten sie als Gaukler auf den Jahrmärkten auf. Allerdings war das Ansehen auch der meisten studierten Ärzte nicht besonders hoch. Der berühmte Schweizer Arzt, Gelehrte, Philosoph und Schriftsteller Johann Georg Zimmermann[47] – einer der wenigen Ärzte, die ihre eigene Stellung in der Gesellschaft reflektierten – schrieb 1788 nach seinem Umzug nach Hannover: *„indessen musste ich doch, in dieser elenden Lage, als Arzt damals der Sklave von jedem seyn, der mich dazu machen wollte. Es war damals in Hannover noch Sitte (zumal bey den alten Damen, die mit Georg II. Kaffee getrunken hatten) Ärzte für Knechte zu halten"* [8]. Zimmermann, der Friedrich den Großen (Abb. 136) in seinen letzten Lebenstagen begleitete, erklärte: *„es ist wahr und ich weiß es schon lange, der König hat keinen Glauben an die Arzneykunst der Aerzte. Er hielt von jeher unsere ganze Kunst für Quacksalberei"* [8].

Die Ausbildung der chirurgischen Heiler war die gleiche wie die eines einfachen Handwerkers: Nach dem Sammeln von Erfahrungen in der Gesellenzeit musste beispielsweise ein zukünftiger Bruch- und Steinschneider oder Okulist auf Wanderschaft gehen; am Ende wurde von ihm ein „Probierstück" gefordert. So hatte z. B. der berühmte „Doktor Eisenbarth"[48] (Abb. 137, 138) als Prüfung vor dem entsprechenden Gremium der Handwerkschirurgen bei einem 50-jährigen Mann einen Starstich zu

[47] * 8. 12. 1728 Brugg; † 7.10.1795 Hannover
[48] * 27.3.1663 Oberviechtach; † 11.11.1727 Münden

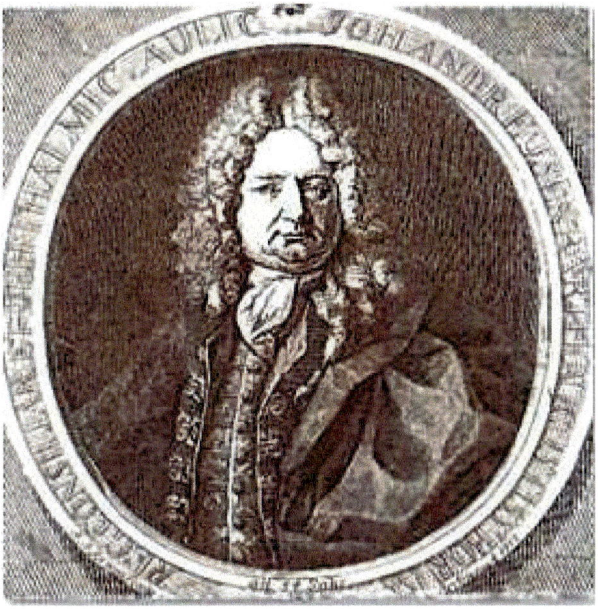

Abbildung 137: Johann Andreas Eisenbarth im Alter von 54 Jahren.

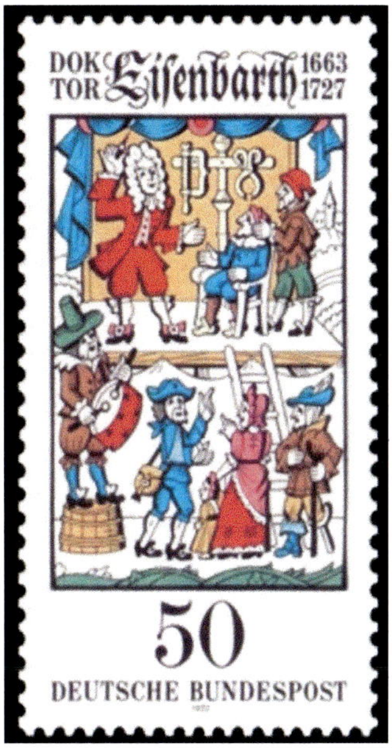

Abbildung 138: Deutsche Briefmarke von 1977 zu Ehren Dr. Eisenbarths.

demonstrieren. Eine Meisterprüfung zum Handwerkschirurgen hatte Eisenbarth nie abgelegt und hätte deswegen als Chirurg nie selbstständig tätig werden dürfen. Er war jedoch mit den erforderlichen fürstlichen Privilegien versorgt und konnte damit im Land umherziehen und seine Dienste anbieten.

Die Einordnung der Chirurgie als Handwerk und die Forderung nach einem „Probierstück" hatte auch seine negativen Seiten. Sir Astley Cooper berichtete in den Niederschriften seiner chirurgischen Vorlesung im Jahre 1837 von einem besonderen Vorkommnis (Abb. 139): *„Vor einigen Jahren wünschte einer von den Verbandgehülfen (dresser) im St. Thomas-Spitale eine Operation zu machen; er besah sich dazu den chirurgischen Diener, der ein böses Bein hatte, und sagte eines Tages zu ihm: ‚Abraham, ich mögte Dir das Bein abnehmen'. ‚Nein', sagte Abraham, ‚das mögte ich wahrlich nicht'. ‚Oh', sagte der Gehülfe, ‚in seinem jetzigen Zustande wird es Dir nie von Nutzen sein, und desshalb ist es besser, Du wirst es los. Ich will Dir ein Logis miethen, Dir einiges Geld geben und Du sollst gut verpflegt werden.' Des Burschen Skrupel wurden beseitigt, er nahm das Geld, ging in das Logis, alles wurde festgesetzt und der Operateur begann, da aber eine heftige Blutung eintrat, rief er seinem Assistenten zu: ‚Ziehe das Tourniquet fester an.' Jener gehorchte, aber die Schraube brach; der Operateur verlor bei diesem unvorhergesehenen Zufalle alle Geistesgegenwart, sprang im Zimmer* *umher, lief dann zu dem Leidenden und versuchte den Bluterguss durch Compression der Wunde mit der Hand zu stillen, aber vergeblich; sein Aermel füllte sich mit Blut und der arme Abraham würde in sehr kurzer Zeit gestorben sein, wäre nicht zufällig ein Zögling hinzugekommen, der Geistesgegenwart genug hatte, mit dem Thürschlüssel die Schenkelarterie zu komprimieren, wodurch er die Blutung stillte, und so Zeit zur Anlegung eines andern Tourniquets gewann."* [9]

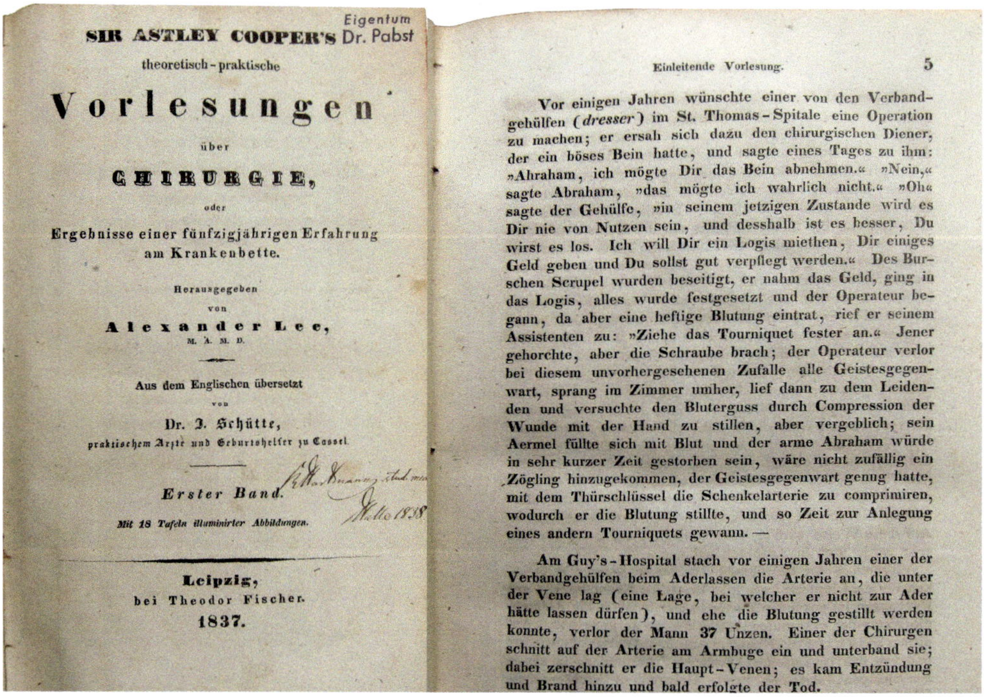

SIR ASTLEY COOPER'S theoretisch-praktische Vorlesungen über CHIRURGIE, oder Ergebnisse einer fünfzigjährigen Erfahrung am Krankenbette.

Herausgegeben von Alexander Lee, M. A. M. D.

Aus dem Englischen übersetzt von Dr. J. Schütte, praktischem Arzte und Geburtshelfer zu Cassel.

Erster Band.

Mit 18 Tafeln illuminirter Abbildungen.

Leipzig, bei Theodor Fischer. 1837.

Einleitende Vorlesung. 5

Vor einigen Jahren wünschte einer von den Verbandgehülfen (*dresser*) im St. Thomas-Spitale eine Operation zu machen; er ersah sich dazu den chirurgischen Diener, der ein böses Bein hatte, und sagte eines Tages zu ihm: »Abraham, ich mögte Dir das Bein abnehmen.« »Nein,« sagte Abraham, »das mögte ich wahrlich nicht.« »Oh« sagte der Gehülfe, »in seinem jetzigen Zustande wird es Dir nie von Nutzen sein, und desshalb ist es besser, Du wirst es los. Ich will Dir ein Logis miethen, Dir einiges Geld geben und Du sollst gut verpflegt werden.« Des Burschen Scrupel wurden beseitigt, er nahm das Geld, ging in das Logis, alles wurde festgesetzt und der Operateur begann, da aber eine heftige Blutung eintrat, rief er seinem Assistenten zu: »Ziehe das Tourniquet fester an.« Jener gehorchte, aber die Schraube brach; der Operateur verlor bei diesem unvorhergesehenen Zufalle alle Geistesgegenwart, sprang im Zimmer umher, lief dann zu dem Leidenden und versuchte den Bluterguss durch Compression der Wunde mit der Hand zu stillen, aber vergeblich; sein Aermel füllte sich mit Blut und der arme Abraham würde in sehr kurzer Zeit gestorben sein, wäre nicht zufällig ein Zögling hinzugekommen, der Geistesgegenwart genug hatte, mit dem Thürschlüssel die Schenkelarterie zu comprimiren, wodurch er die Blutung stillte, und so Zeit zur Anlegung eines andern Tourniquets gewann. —

Am Guy's-Hospital stach vor einigen Jahren einer der Verbandgehülfen beim Aderlassen die Arterie an, die unter der Vene lag (eine Lage, bei welcher er nicht zur Ader hätte lassen dürfen), und ehe die Blutung gestillt werden konnte, verlor der Mann 37 Unzen. Einer der Chirurgen schnitt auf der Arterie am Armbuge ein und unterband sie; dabei zerschnitt er die Haupt-Venen; es kam Entzündung und Brand hinzu und bald erfolgte der Tod.

Abbildung 139: Alexander Lee: Vorlesungen über Chirurgie, Erster Band. 1837.

Die Chirurgie litt vor allem unter der fehlenden Standardisierung. Es gab zwar einige „Chirurgen", die ihren Beruf sehr ernst genommen haben und es gab auch vereinzelt Chirurgen, die ein Universitätsstudium hinter sich hatten; dies waren aber wohl eher die Ausnahmen. Beschäftigte sich ein studierter Arzt mit der Chirurgie, so war dies mit einem erheblichen sozialen Abstieg verbunden.

In dieser Entwicklungsstufe der Medizin war an eine Operation der Lunge natürlich nicht zu denken. Zwei kleinere, aber direkt mit der Atmung in Beziehung stehende chirurgische Maßnahmen waren jedoch bereits zu Zeiten Hippokrates (1. Jh. v. Chr.) bekannt und, wenn auch selten, durchgeführt worden: zum einen der Luftröhrenschnitt und zum anderen die Behandlung von Blut-, und Eiteransammlungen im Brustkorb. Wie alle chirurgischen Eingriffe in der Frühzeit fanden auch diese ohne Narkose statt, verursachten bei Öffnen der Brustwand mit einem Brenneisen unerträgliche große Schmerzen, hatten aber nicht den gleichen komplikationsreichen Verlauf wie beispielsweise bei der vielfach geübten Amputation von Gliedmaßen.

2.8.1 Der Luftröhrenschnitt (Tracheotomie, Laryngotomie, Bronchotomie)

Auch wenn man in der Antike noch der Auffassung war, dass die Lunge vorwiegend der Kühlung des Herzens diente, gab es die übereinstimmende Erkenntnis, dass Atmung lebenswichtig war und nur für sehr kurze Zeit unterbrochen werden konnte. Und so hat man folglich auch schon früh versucht, die Luftröhre dann aufzuschneiden (=Tracheotomie), wenn die Atmung in bedrohlicher Weise behindert war. Und wahrscheinlich hat es einen solchen Eingriff bereits in der Bronze-Zeit gegeben [10].

Hippokrates hat die Tracheotomie wegen der Gefahr bedrohlicher Blutungen und hoher Todesraten abgelehnt. Bei drohender Erstickung empfahl er eine Art von Intubation und praktizierte dies mit einer geraden Hirtenflöte [10]. Aus der Zeit Alexander des Großen gibt es einen Bericht, dass einem Soldaten der Erstickungstod dadurch erspart blieb, dass man ihm mit der Schwertspitze die Luftröhre im Halsbereich geöffnet hatte [10]. Der griechische Arzt und Philosoph Asklepiades von Bithynien[49] hat zu Zeiten Ciceros mehreren Menschen durch einen Luftröhrenschnitt das Leben gerettet [11]. Bemerkenswert ist die Aussage von Marcus Antonius Antyllus aus dem 2. Jh. n. Christi, dass nur wenn es im Rachen, z. B. durch geschwollene Mandeln oder im Kehlkopf z. B. durch Fremdkörper zur Atembehinderung komme, ein Eingriff in die Luftröhre hilfreich sei, nicht jedoch bei anderen durch Krankheiten der Lunge verursachten Atemnotszuständen [12].

Im Mittelalter wurde eine Eröffnung der Luftröhre offensichtlich nicht mehr durchgeführt: im 13.Jahrhundert ist der Eingriff sogar als eine *„Schlachtung und ein Skandal der Chirurgie“* bezeichnet worden [10]. Erst wiederum am Ende des 16.Jahrhunderts gab es eine ausführliche Beschreibung der damals noch als „Bronchotomie“ oder „Laryngotomie“ bezeichneten Tracheotomie durch Hieronymus Fabricius (1513–1619), der an der Universität von Padua als Professor für Chirurgie und Anatomie lehrte. *„Unter allen Chirurgischen Operationen, die von einem Arzt zum Wohle des Menschen durchgeführt werden, habe ich immer diejenige für die wichtigste gehalten, die unmittelbar vom Tod bedrohten Menschen sofort Abhilfe schaffen und den Arzt dadurch vergleichbar mache mit Aesculap. Eine solche Operation ist der Luftröhrenschnitt bei einem Menschen, der zu ersticken droht, und der danach sofort wieder Luft bekommt und somit vom Tod gerettet wird“* [13].

[49] * um 124 Prusa in Bithynien, Kleinasien; † 60 v. Chr. Rom

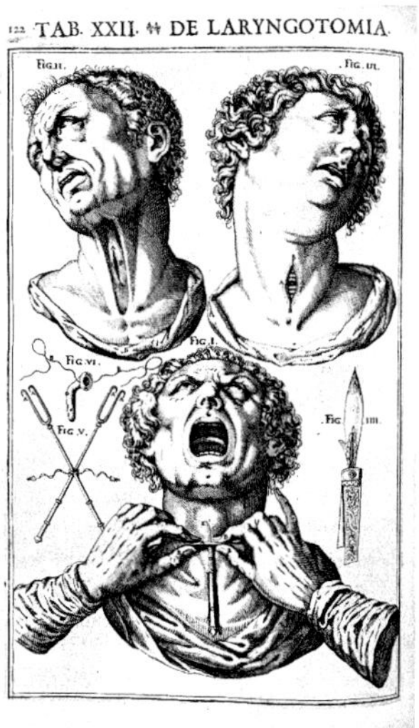

Abbildung 140: Giulio Casserius (1552–1616) Anleitung zur Tracheotomie.

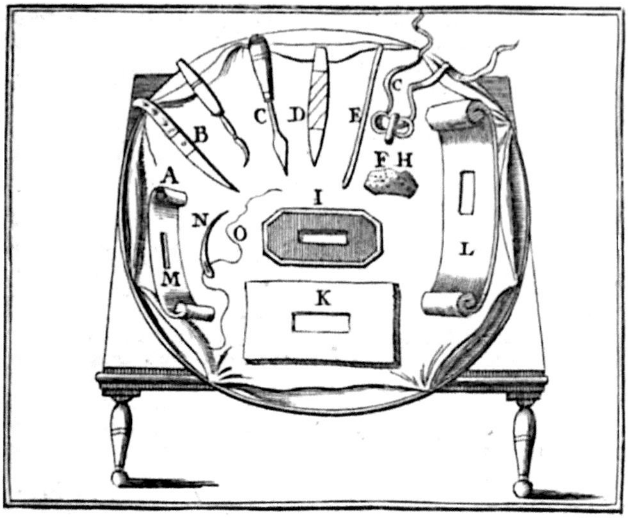

Abbildung 141: Operationsbesteck zur Tracheotomie (1708). **A** gerades Operationsmesser **B** Déschaussoir **C** broncotomiste **D** Armee-Lancette **E** un stilet **F** Silberkanüle **H** Schwämmchen **I** emplâtre **K** Kompresse **L** Bandage **M** un bandage incarnatif **N** gebogene Nadel **O** enfilée d'un fil ciré.

Von demselben Hieronymus Fabricius stammte auch die Idee, zum Offenhalten des Luftweges ein Röhrchen durch die Wunde in die Luftröhre einzuführen. Der Assistent von Fabricius, Giulio Casserius[50], später Lehrstuhlinhaber für Chirurgie an der Universität Padua, hat die Methode der Tracheotomie etwas modifiziert und eine sehr genaue Beschreibung einschließlich sehr eindrucksvoller Abbildungen geliefert [14]. Die Abbildungen lassen vermuten, dass der Eingriff in der Luftröhre für den Patienten sehr belastend gewesen sein musste, wobei man nicht unterscheiden kann, ob die Atemnot vor dem Eingriff oder der Eingriff selbst dafür verantwortlich war (Abb. 140).

Recht anschaulich und unterhaltsam, wenn auch von geringerer medizinhistorischer Bedeutung sind die Aufzeichnungen des französischen Chirurgen und Anatomen Nicholas Habicot (1550–1624). Lebensrettend war der Eingriff an der Luftröhre zur Entfernung eines Blutklumpens bei einem jungen Mann nach einer Messerstecherei gewesen. Und ein 14-jähriger Junge hatte aus Angst, beraubt zu werden, einen Beutel mit Goldmünzen geschluckt, der unglücklicherweise in der Speiseröhre hängen blieb und die Luftröhre zudrückte. Überglücklich sei dieser Junge gewesen, dass er nach Eröffnung der Luftröhre wieder frei atmen konnte [16,57,58]. Es wurde in

[50] * 1552 Piacenza; † 8.3.1616 Padua

einer weiteren Geschichte berichtet, dass ein zum Galgen verurteilter Dieb einen Chirurgen angeheuert und ihn gebeten habe, ihm nach Tracheotomie einen langen Tubus einzuführen. Dieser Tubus sollte ihm helfen, auch dann noch genügend Luft zu bekommen, wenn er am Galgen hing. Zwar hat der Delinquent den Eingriff am Hals vor seinem Henker verheimlichen können, geholfen hat es ihm aber nicht [10].

Anfang des 18.Jahrhunderts gab es bereits einen konkreten Vorschlag über das Instrumentarium, das sich für eine Tracheotomie als nützlich erwiesen hatte [15] (Abb. 141). Der Respekt der Ärzte vor diesem Eingriff blieb aber generell weiterhin groß. 1799, an einem kalten Dezembertag in Virginia, drohte der erste Präsident der USA, George Washington, an einer bakteriellen Kehldeckelentzündung zu ersticken. Mehrere Ärzte waren bei ihm, aber keiner wagte den möglicherweise lebensrettenden Luftröhrenschnitt durchzuführen[10,16]. Ob die zuvor bei George Washington sehr zahlreich durchgeführten Aderlässe, die damals bei entzündlichen Krankheiten Standard waren, den Tod Washingtons gefördert haben, ist nicht sicher auszuschließen [17].

Die Historie der Tracheotomie wäre vollends unvollkommen dargestellt, würde die Krankengeschichte des an einem Kehlkopfkrebs leidenden Kronprinzen und späteren deutschen Kaisers Friedrich Wilhelm fehlen (Abb. 143). Am 9.2.1888 musste Friedrich Wilhelm in San Remo (Italien) tracheotomiert werden, er drohte zu ersticken. In befremdlich anmutender Offenheit haben die damals beteiligten Ärzte bis ins Detail den operativen Eingriff am Kronprinzen einschließlich einer damit verbundenen bildlichen Darstellung kontrovers öffentlich kommentiert, letzte Ungereimtheiten sind bis heute nicht ausgeräumt.

Was war passiert? Seit Januar 1887 litt der stark rauchende 55-jährige Kronprinz Friedrich Wilhelm an einer zunehmenden Heiserkeit. Der Leibarzt des Kronprinzen, Dr. August Wegner, zog im März 1887 den Internisten, Pädiater und Spezialisten für die Kehlkopfspiegelung, Geheimrat Professor Dr. Carl Gerhardt zu Rate. Dieser entdeckte ein Knötchen am linken Stimmband und suchte es in einer quälenden Prozedur fast täglich mit einem glühenden Platindraht zu entfernen, aber die Geschwulst wuchs schnell wieder nach. Gerhardt zog dann am 16. Mai 1887 den Chirurgen und Professor für Medizin Ernst von Bergmann hinzu, dieser hatte an der Krebskrankheit des Prinzen keinen Zweifel und empfahl die Entfernung des wuchernden Gewebes durch eine Spaltung des Kehlkopfes. Dem Votum Bergmanns schlossen sich andere Mediziner an, unter ihnen der sehr erfahrene Berliner Laryngologe Dr. Adelbert von Tobold. Zuvor sollte aber noch der renommierte englische Laryngologe Morell Mackenzie den Befund des Konsiliums bestätigen. Mackenzie untersuchte Friedrich Wilhelm und entnahm am 21.Mai 1887 bei der Spiegelung des Kehlkopfes eine Gewebsprobe, die dem berühmten Professor Dr. Rudolf Virchow zur Beurteilung vorgelegt wurde. Virchow befand apodiktisch, dass es sich nicht um Krebs, sondern um eine chronische Entzündung handele *(„nicht den entferntesten Anhalt für die Annahme einer in das Gewebe eindringenden Neubildung“)*. Der Vorschlag von Dr. Mackenzie, die angeblich gutartige Geschwulst „auszubrennen“ führte zu heftiger Kritik der deutschen Ärztekollegen, Gerhardt mutmaßte sogar, Mackenzie hätte das rechte gesunde und nicht das linke kranke Stimmband biopsiert. Das Kaiserhaus und insbesondere die Friedrich-Wilhelm-Gemahlin Victoria lehnten jedoch jede Form von resezierenden Maßnahmen kategorisch ab.

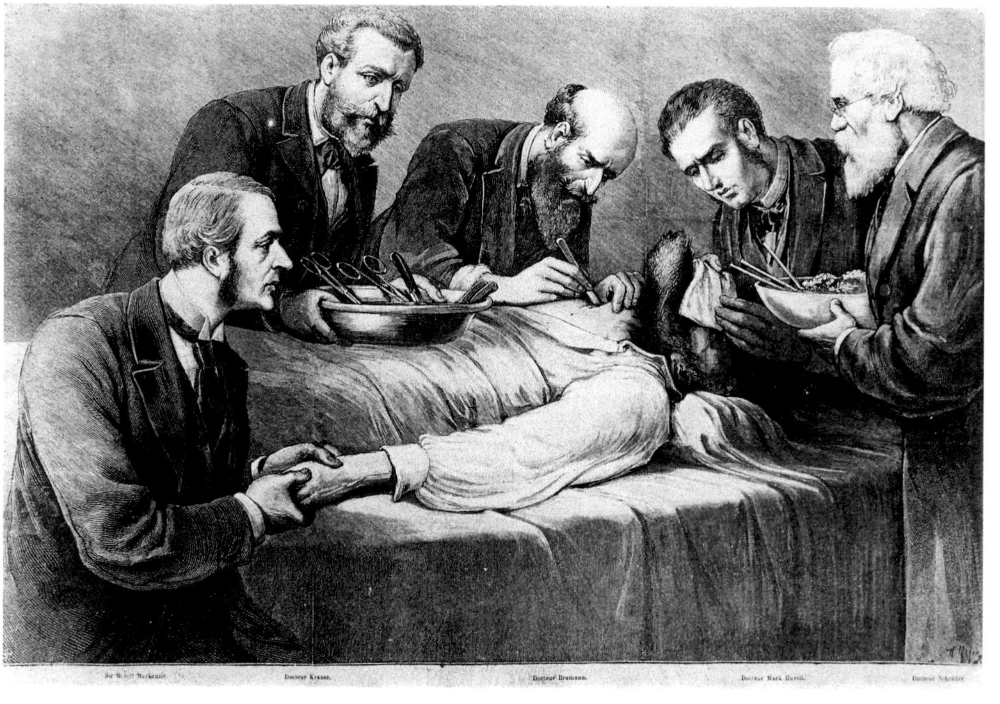

Abbildung 142: Tracheotomie des Kronprinzen von Preußen. Morell Mackenzie, Hermann Krause, Friedrich Gustav von Bramann, Mark Hovell und Schrader

In der nachfolgenden Zeit gab es ständig Streitereien und einen Kleinkrieg um die Kompetenzen zwischen den deutschen Ärzten und Mackenzie, der von der Schwiegermutter des Kronprinzen, der englischen Königin Viktoria obendrein zum Ritter geadelt wurde. Um sich dem Einfluss der Berliner Ärzte zu entziehen, reiste das Kronprinzenpaar nach England und später nach Italien, wo sich Friedrich Wilhelm an der Mittelmeerküste in San Remo Linderung seiner Beschwerden erhoffte. Indes ruhte der Streit zwischen Ernst von Bergmann und Carl Gerhardt einerseits und Morell Mackenzie andererseits keineswegs. Ein nochmaliges Konzil Anfang November 1887 auch mit Beteiligung der Berliner Professoren in San Remo bestätigte ein weiteres Mal die Diagnose Krebs, und nun entschied sich auch Mackenzie, den Prinzen über die *„ungünstige Veränderung im Kehlkopf"* aufzuklären. Friedrich Wilhelms Krankheitsverlauf verschlechterte sich weiter. Im Januar 1888 hustete der Kronprinz ein Gewebsstück vom Kehlkopf aus. Wiederum widersprach der große Virchow jedem Verdacht auf Krebs und schrieb in seinem nunmehr XII. Gutachten: *„solche Knorpel werden gesund ausgestoßen und beginnen erst dann zu faulen"* [76] … In der Nacht vom 8.2.1888 zum 9.2.1888 nahm die Atemnot des Kronprinzen lebensbedrohlich zu. Ernst von Bergmanns Oberarzt, Dr. Friedrich Gustav von Bramann, führte, weil keiner der anwesenden Kapazitäten es wagte, ihm zu assistieren, allein – also ohne kollegiale Hilfe, ohne Schwester und ohne Operationstisch – den rettenden Luftröhrenschnitt aus. Der Eingriff gelang, Friedrich Wilhelm konnte wieder frei atmen, war aber natürlich stumm. Die Tracheotomie wurde mit einer Zeichnung „protokolliert", auf der alle anwesenden Ärzte nunmehr in sorgenvoller Position um den hohen Patienten dargestellt waren (Abb. 142). Die Zeichnung wurde zur Vervielfältigung in eine Kölner Druckerei gegeben, die Druckplatte wurde aber sofort „auf allerhöchsten Befehl" beschlagnahmt und vernichtet, nur wenige Abzüge sind erhalten geblieben [19].

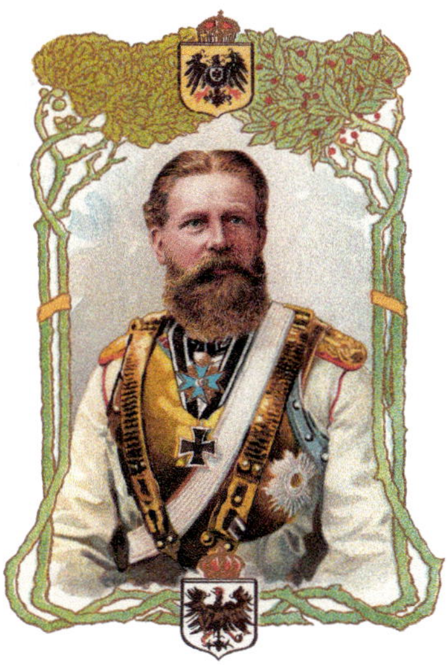

Abbildung 143: Kronprinz Friedrich Wilhelm (später Friedrich III.) 1831–1888.

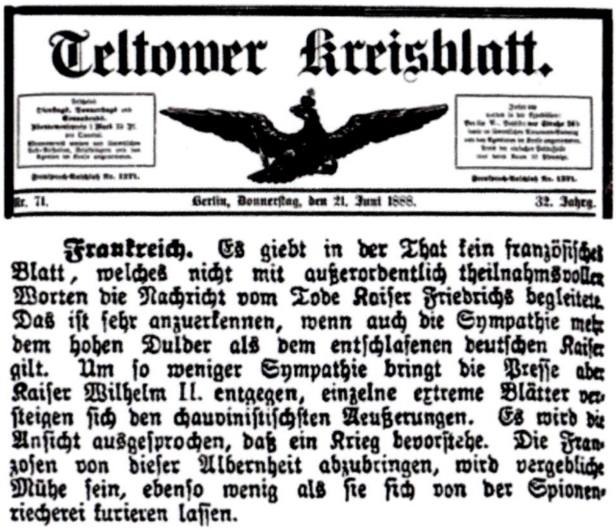

Teltower Kreisblatt.

Nr. 71. Berlin, Donnerstag, den 21. Juni 1888. 32. Jahrg.

Frankreich. Es giebt in der That kein französisches Blatt, welches nicht mit außerordentlich theilnahmsvollen Worten die Nachricht vom Tode Kaiser Friedrichs begleitete. Das ist sehr anzuerkennen, wenn auch die Sympathie mehr dem hohen Dulder als dem entschlafenen deutschen Kaiser gilt. Um so weniger Sympathie bringt die Presse aber Kaiser Wilhelm II. entgegen, einzelne extreme Blätter versteigen sich den chauvinistischsten Aeußerungen. Es wird die Ansicht ausgesprochen, daß ein Krieg bevorstehe. Die Franzosen von dieser Albernheit abzubringen, wird vergebliche Mühe sein, ebenso wenig als sie sich von der Spionenriecherei kurieren lassen.

Abbildung 144: Bericht über Krankheitsverlauf und Tod des Kaisers sowie der internationalen Reaktionen 1888.

Stimmlos mit Tracheostoma bestieg Friedrich Wilhelm als Friedrich III. am 9. März 1888 den Kaiserthron, er starb 99 Tage später. Die Diagnose Kehlkopfkrebs wurde in der Autopsie bestätigt, es war also klar: Dr. Mackenzie hatte sich geirrt. Der Sohn Friedrichs III. und nachfolgende Kaiser Wilhelm II. formulierte: *„…ein englischer*

Doktor tötete meinen Vater" [18]. Dr. Bramann, der die Tracheotomie bei Friedrich III. durchgeführt hatte, wurde rehabilitiert, 1890 geadelt, und die Kaiserfamilie sorgte dafür, dass er – gegen den Willen der dortigen Fakultät – auf den Lehrstuhl für Chirurgie an der Universität Halle berufen wurde [19].

In weiterhin ungewöhnlicher und ausführlicher Weise wurde nach Friedrichs Tod über seine Krankheit, die Fehldiagnosen, die umstrittenen Behandlungen und über sein Sterben in den Zeitungen berichtet, auch versuchte Mackenzie nochmals zu erklären, wie es zu seiner Fehleinschätzung gekommen war. Frankreich kondolierte „außerordentlich teilnahmsvoll", aber in düsterer Vorahnung auf den Ersten Weltkrieg kamen schon kriegerische Signale zum Ausdruck; bemerkenswert, mit welcher Gelassenheit die Deutsche Presse dies zur Kenntnis nahm [21] (Abb. 144). Mackenzies Reputation hatte schwer gelitten. Seine Replik gegen die von deutscher Seite ausgehende Polemik führte zu einer Rüge des angesehenen „Royal College of Physicians". Sein Buch über Erfolge und Misserfolge von Kehlkopfoperationen stellte Mackenzie vielsagend unter die Worte Heinrichs IV. im Drama von Shakespeare *„Nun merkt auf, wie eine ganz simple Geschichte euch zunichte macht"* [22].

2.8.2 Erste operative Eingriffe am Brustkorb

Es waren Verletzungen in kriegerischen Auseinandersetzungen, die die ersten Lehrstunden für chirurgische Eingriffe am Brustkorb gaben. Verletzungen, die nur die Brustwand betrafen, heilten meistens von selbst wieder aus, davon wusste bereits Odysseus in der „Ilias" von Homer zu erzählen [23]:

> *„O preisvoller Odysseus, an List unerschöpft, und an Arbeit,*
> *Heut ist entweder dein Ruhm, dass Hippasos' Söhne du beide,*
> *Solche Männer, dahingestreckt, und die Waffen erbeutet;*
> *Oder von meiner Lanze durchbohrt verlierst du das Leben!*
> *Jener sprach's, und stieß auf des Schildes geründete Wölbung.*
>
> *Siehe den strahlenden Schild durchschmetterte mächtig die Lanze,*
> *Auch in das Kunstgeschmeide des Harnisches drang sie geheftet;*
> *Ganz dann entriß sie die Haut von den Rippen ihm; aber Athene*
> *Wehrte dem Erz zu dringen ins Eingeweide des Mannes.*
> *Doch wie Odysseus erkannt, nicht tödlich sei das Geschoss ihm,"*

Wenn aber ein Wurfspieß tief in den Brustkorb des Kriegers eingedrungen war, dann trat der Tod noch auf dem Schlachtfeld ein, oder es entwickelte sich eine innere Eiterung, die zumeist ebenfalls den Tod zur Folge hatte, nur etwas später. Ein besonderes Problem ergab sich dann, wenn Pfeil oder Speer im Brustkorb stecken blieben. Zunächst waren damit größere Blutgefäße und Teile der Lunge „abgedichtet", solange Pfeil oder Speer nicht herausgezogen wurden. Tat man dies doch, konnte der Krieger nicht mehr atmen oder er verblutete. Alternativen gab es keine, man konnte auf Dauer den Speer ja nicht im Brustkorb stecken lassen.

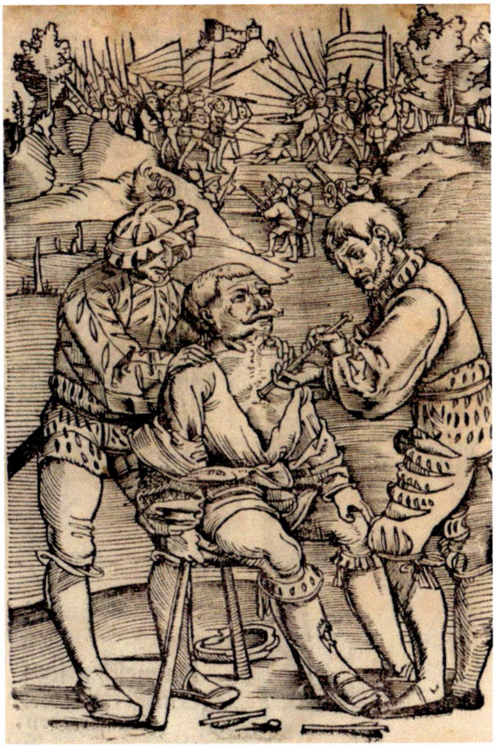

Abbildung 145: Feldarzt im 16. Jahrhundert beim Sondieren nach Schussverletzung.

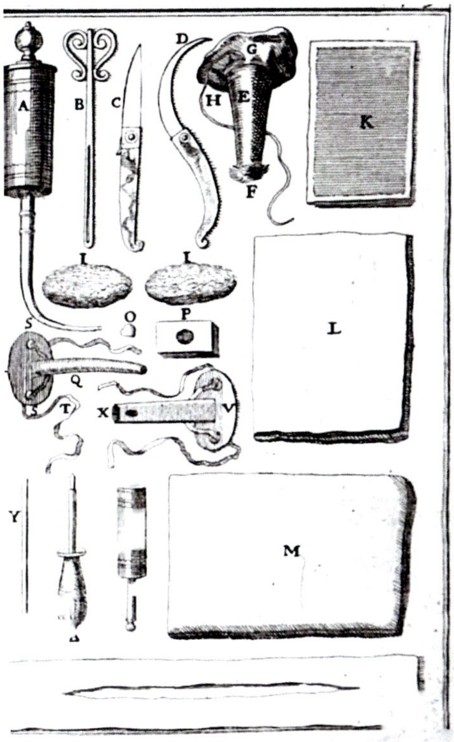

Abbildung 146: Handwerkzeug für die Pleuradrainage bei Empyem.

Mit der Entwicklung der Schusswaffen änderte sich das Spektrum der Brustkorbverletzungen erheblich [24]. War der Schuss in die Brust nicht unmittelbar tödlich, drohte eine Eiterung in der Brusthöhle (= Empyem) und man suchte folglich mit allerlei Sonden und Zangen den Fremdkörper zu entfernen (Abb. 145). Wie man mit den inneren Eiterungen umzugehen hatte, kommt in einer sehr alten Erzählung von Marcus Tullius Cicero [51] zum Ausdruck. Es ist dies die Geschichte des Soldaten Pheraeo von Jason, der schwer erkrankt war, und die Ärzte ihm keine Hoffnung mehr geben konnten. Verzweifelt suchte er daraufhin den Tod in der Schlacht und wurde dabei vom Feind mit dem Schwert an der Brust verletzt. Durch den Stich des Schwertes aber entleerte sich der zuvor im Brustkorb angesammelte Eiter und der

[51] * 3.1.106 v. Chr. Arpinum; † 7.12.43 v. Chr. Formiae

Soldat wurde wieder gesund, obwohl der Angreifer ihn töten wollte [20]: („... *nec prodesse Pheraeo Jasoni, is qui gladio vomicam eius aperuit, quam sanare medici non potuerant“).* Aus dieser und ähnlichen Beobachtungen hat sich im Übrigen der bis heute gültige Grund- und Lehrsatz abgeleitet: *„... ubi pus, ibi evacua!“ („Wo Eiter ist, da musst Du öffnen und entleeren“).*

Über die Technik, Eiter aus der Brust zu entfernen, gab es in den alten Zeiten sehr unterschiedliche Vorstellungen, am häufigsten wurde empfohlen, eine kleine Öffnung in den Brustkorb zu machen, um den Eiter abzulassen. Eine völlig andere Auffassung vertrat Archigenes von Apamea (1.–2.Jahrhundert n.Ch.), ein hochgeehrter griechischer Arzt [25]. Archigenes glaubte, mit dem Einbrennen von kreisförmigen Krusten auf der Brust könne man die innere Entzündung nach außen „ableiten“, jedenfalls ist er mit seinem Brenneisen nicht bis in das Innere der Brusthöhle vorgedrungen. Im Übrigen war nach der Säfte-Theorie Eiter etwas Heilsames, weil der Körper versucht, sich über den Eiter schlechter Säfte zu entledigen. Auch Galen vertrat die Theorie des „pus laudabile“, also des lobenswerten Eiters, der Arzt (und vermutlich auch der Patient) sollten sich über Eiter freuen, da dies ein Zeichen der Heilung sei [26].

Von Galen ist eine Geschichte bekannt, bei der er einem Jungen mit nicht heilen wollender Eiterung des Brustbeines den befallenen Knochen einfach herausmeißelte – über das Ergebnis wurde nichts bekannt. Zu Galens Behandlungsprinzipien gehörten ferner, den Eiter mit Honigwasser aus dem Brustkorb auszuspülen. Bei dieser Aktion habe er beobachten können, wie das Honigwasser aus dem Mund wieder herausgekommen sei. Sehr viel später hat Jacobus Bontius (Jacob de Bondt)[52] eine ähnliche Auffassung vertreten und erklärt, dass sich eine Eiterung in der Brust nur über die Luftröhre entleeren könne. Pietro Marchetti, Anatom und Chirurg an der Universität Padua, glaubte sogar, dass die Ausleerung eines Brustkorbempyems durch den Stuhl sehr oft gelänge [27]. Die These, dass Eiter in der Brusthöhle Ausdruck schlechter Säfte in den Blutgefäßen sei und damit dann auch mittels Aderlässe entfernt werden könne, ist im Laufe der Jahrhunderte nur sehr zögerlich verlassen worden.

Anfang des 18. Jahrhunderts hat der französische Chirurg Peter Dionis das notwendige „Handwerkzeug“ für einen Eingriff in die Brusthöhle zur Entfernung von Eiter zusammengestellt, einschließlich der Materialien für eine Wundversorgung (Abb. 146) [28]. Die meisten Ärzte bevorzugten ein Messer, andere hielten ein Glüheisen für vorteilhafter, weil es mit diesem Instrument viel weniger blutete. Erfolg war aber mit beiden Methoden nicht gegeben: die meisten Kranken starben unmittelbar nach der Eröffnung des Brustkorbes. Ein Teil der Ärzte war davon überzeugt, dass mit dem Eingriff in den Brustkorb nicht nur der Eiter abfließe, sondern auch die zum Leben

[52] * 1592 Leiden; † 30.11.1631 Batavia, Dutch East Indies

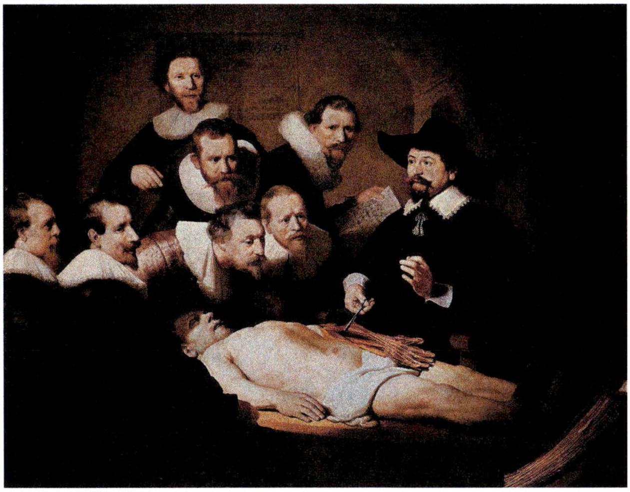

Abbildung 147: Die Anatomie des Dr. Tulp (Rembrandt 1632).

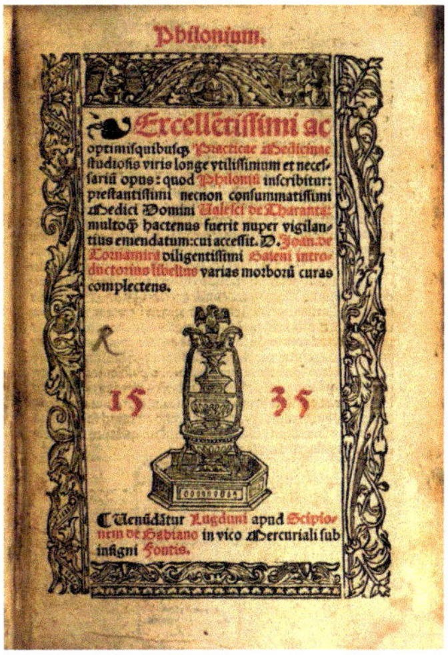

Philonium.

Excellẽtissimi ac optimisquibusq; Practicae Medicinae studiosis viris longe vtilissimum et necessariũ opus: quod Philoniũ inscribitur: prestantissimi necnon consummatissimi Medici Domini Valesci de Tharanta: multoq; hactenus fuerit nuper vigilantius emendatum: cui accessit. D. Joan. de Tornamira diligentissimi Galeni introductorius libellus varias morborũ curas complectens.

15 35

Venũdãtur Lugduni apud Scipionem de Gabiano in vico Mercuriali sub insigni Fontis.

Abbildung 148: Titelblatt der Arbeit von Valescus de Taranta, 1535.

notwendige Luft entweiche. Ein anderer Teil der Ärzte, wie z. B. der holländische Chirurg (und Bürgermeister von Amsterdam) Nicolaes Tulp (1593–1674) glaubte hingegen, dass die einströmende Luft die für das Atmen erforderliche Beweglichkeit der Lunge einschränke (Abb. 147) [29]. Valescus de Taranta (1382–1426) aus Montpellier (Abb. 148) versuchte, den „Einbruch" in den Brustraum mit Messer und Eisen gänzlich zu vermeiden: *„... durch gehörige Lage des Kranken, Umschläge auf die Brust, ja durch Brechmittel, sollte ein freywilliges Aufbrechen und Ausleeren des Empyems"* bewirkt werden, *„ehe, dass er zur Eröffnung desselben durch das Brenneisen schreite"* [30]. Geheilt habe er einen Menschen, bei dem sich eine Fistel gebildet habe und der Eiter ablaufen konnte, bevor man ihn „brennen" musste [30].

Waren die Versuche der Behandlung von Eiter in der Brusthöhle schon eine Herausforderung, so schwierig war es obendrein ohne weitere Hilfsmittel festzustellen, ob sich überhaupt Eiter im Brustraum gebildet hatte und wenn ja, auf welcher Seite. Hippokrates hatte empfohlen, in solchen Fällen den Patienten zu schütteln und dabei zu hören, ob es und auf welcher Körperseite es im Brustkorb plätschere. Zusätzlich, insbesondere bei Auftreten von Fieber, konnte man prüfen, ob sich eventuell die Brustwand vorgewölbt hatte und der Betroffene beim Beklopfen des Brustkorbes Schmerzen angeben würde. Eingedenk der diagnostischen Schwierigkeiten war es immer wieder vorgekommen, dass man mit Messer und Glüheisen in den Brustkorb eindrang, ohne dass man auf Eiter stieß. In Anbetracht der zur Verfügung stehenden diagnostischen Möglichkeiten muss man also die belehrende Ermahnung von Hippokrates in Frage stellen.

„Das ist übel, wenn ein Wundarzt beym Schütteln des Kranken den Eiter in der Brust nicht erkennt, oder wenn er beym Brennen und Schneiden nicht den gehörigen Ort trifft, nicht tief genug dringt, oder die Wunde nicht weit genug macht; ein rechter Wundarzt muss beym Operieren der Empyischen allemal den Eiter treffen“ [31].

Auch der nachfolgende Text aus der Zeit des Hippokrates schildert noch einmal sehr eindrucksvoll das Geschehen bei der Behandlung von Brustkorbeiterungen, und wenn auch heute keine Brenneisen mehr verwandt werden und Antibiotika zur Verfügung stehen, gibt es durchaus Parallelen zum Prozedere im 21. Jahrhundert.

„Den Kranken setzten sie auf einen Stuhl, ließen ihm die Hände halten und schüttelten ihn bey den Schultern, um aus der hörbaren Schwappung den Ort des Eiters aufzufinden. Wenn aber jene Zeichen nicht hinreichen, so, riethen sie, solle man auf der am meisten geschwollenen Seite, ganz nach unten, mehr nach hinten als nach vorn, sogleich einschneiden: nachdem der Schnitt gehörig vorgezeichnet war, damit man sich beym Verschieben der Haut nicht täusche, trennte man mit einem breiten Scalpell erst die Haut, und durchstach das Uebrige dann vollends mit einer spitzen Lanzette, die mit einem Faden soweit umwickelt war, dass nur von der Spitze so viel blos blieb, als der Nagel des Daumens beträgt; nachdem man dann allmählich einen Theil des Eiters hatte abfliessen lassen, ward eine Wieke von rohem Flachs, an der ein Faden befestigt war, eingebracht, und diese zwey mal täglich ausgezogen, um den Eiter abzuzapfen; nach dem zehnten Tage ward der ganze Rest deselben abgelassen, eine leinene Wieke eingelegt, und, damit die, an Feuchtigkeit gewöhnte, Lunge nicht zu plötzlich trocken werde, durch eine Röhre, lauer Wein und Oehl eingegossen. War der abgelassene Eiter aber ganz dünn und wässrig, so vertauschte man die Wieke mit einer zinnernen Röhre, und wenn die Höhle ganz trocken zu werden anfing, ward jene täglich kürzer geschnitten, so dass die Wunde von unten herauf heilte.“ [31].

2.8.3 Schmerzbehandlung

Der Weg zur schmerzfreien Operation, wie wir sie heute kennen, war sehr lang und hinterließ unzählige Menschen, die unsägliche Schmerzen erleiden mussten. Für die Chirurgen hatte deshalb die Geschwindigkeit des Eingriffs höchste Priorität, auch wenn dies zwangsläufig auf Kosten der Genauigkeit ging. Je länger der Eingriff dauerte, desto größer war die Gefahr, dass der Patient infolge der großen Schmerzen in einen Schockzustand kam und starb. Es darf somit bezweifelt werden, ob die Tugenden und Talente eines Chirurgen, die der römische Arzt Aulus Cornelius Celsus im ersten nachchristlichen Jahrhundert (* um 25 v. Chr.; † um 50 n. Chr.) forderte, dem Wohle des Kranken diente.

Wenn auch Schmerzen für jede Form von chirurgischen Eingriffen ein schwerwiegendes Hindernis darstellen, so muss man zunächst realisieren, dass Schmerzen im Generellen keineswegs nur eine sinnlose Marter für den Menschen bedeuten. Schmerzen gehören zu unserem Körperwarnsystem, über das wir bereits als Kinder lernen, bestimmte Risiken zu meiden, um uns dadurch vor Verletzungen zu schützen. Schmerzen können zusätzlich ein Frühwarnsystem für bestimmte Krankheiten sein: also Schmerzen per se sind lebensnotwendig.

Obwohl die Lehre der Kirche im Mittelalter Schmerzen immer wieder als Strafe Gottes angesehen hat, gab es dennoch Versuche, Schmerzen zu lindern, wenn auch mit untauglichen Methoden. Beispielsweise wurde das zu amputierende Bein oberhalb der Absetzungsstelle so fest zugeschnürt, dass, so der Glaube, der Schmerzreiz nicht mehr zum Gehirn weitergeleitet werden konnte. Ebenso untauglich waren eine Kühlung der Schmerzregion, die Gabe von reichlich Alkohol oder auch Schläge auf den Kopf und das Zudrücken der Halsschlagadern, das eine vorübergehende Bewusstlosigkeit herbeiführen sollte [33]. Einfacher, aber ebenso nutzlos, war die Bereitstellung eines Holzklotzes, in den der Kranke in seiner Not beißen sollte.

Die Schmerzlinderung ist ein Jahrtausende alter Traum der Menschheit, der aber bis Mitte des 19. Jahrhunderts nicht befriedigend verwirklicht werden konnte. Eigentlich hatte es im Paradies doch so gut angefangen, als Gott die Frau erschuf. In der Schöpfungsgeschichte heißt es: *„Da ließ Gott der Herr einen tiefen Schlaf fallen auf den Menschen, und er schlief ein. Und er nahm eine seiner Rippen und schloss die Stelle mit Fleisch. Und Gott der Herr baute ein Weib aus der Rippe, die er von dem Menschen nahm, und brachte sie zu ihm.“* [32]. Von Schmerzen, die der Mensch bei der Resektion eines Rippenteiles erlitt, ist nicht die Rede, leider aber auch nicht, welche Maßnahme Gott der Herr zur Narkose des Menschen ergriffen hatte.

Zur Schmerzbekämpfung bemühte man in den Vorzeiten nicht nur manuelle Aktivitäten, sondern auch die Natur mit ihren Blüten, Blättern und Wurzeln. Eine ganz besondere Karriere machte hierbei schon im Altertum der Extrakt der Pflanze Mandragora, der Gemeinen Alraune aus der Familie der Nachtschattengewächse[35,36]. Pedanios Dioskurides, ein griechischer Arzt im 1. Jahrhundert n.Chr., der als Pionier der Pharmakologie galt, schrieb: *„Aus der Wurzelrinde wird ferner ohne Kochen ein Wein bereitet; man muss dann 3 Minen in 1 Metretes süssen Weines geben und davon 3 Becher denen reichen, welche geschnitten oder gebrannt werden sollen, wie oben gesagt ist, denn sie empfinden wegen des Verfallens (in tiefen Schlaf) keine Schmerzen.“* (Abb. 149) [37].

Sehr ähnlich klingt es bei dem Naturforscher Plinius dem Älteren, der ebenfalls im 1. Jahrhundert nach Christi lebte und die „Naturalis historia“ herausgab: *„Mandragorawein kann den Schlaf herbeiführen und vor dem Schneiden und Brennen, dem Stechen und Punktieren eines Gliedes, die Empfindung und das Gefühl auslöschen“* [35].

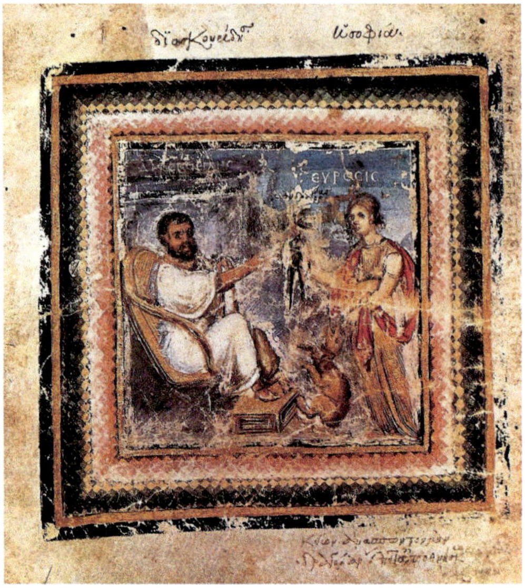

Abbildung 149: Dioskurides bekommt von Hermes die Madragonawurzel; ihm zu Füßen ein toter Hund.

Alraune-Extrakt wurde nach Angabe in den alten Arzney-Büchern u.a. vor chirurgischen Eingriffen auch inhalativ verabreicht: *„Man bereite mit der Pflanze einen Tee und tränke damit einen Schwamm"*. Diesen sollte man dann dem Kranken vor die Nase und den Mund halten, bis er einschlief [36]. Man muss zu Recht bezweifeln, ob derlei „Narkose" wirklich so funktionierte, wenngleich bei der Herstellung solcher „Schlafschwämme" meistens ein Gemisch von verschiedenen Substanzen zur Anwendung kam, u.a. auch der Saft der Mohnkapsel, also Opium.

So hoch die Alraune in den alten Schriften auch gelobt wurde, in der täglichen medizinischen Praxis hat sie wohl kaum eine relevante Schmerzlinderung bewirkt. Die in der Alraune enthaltenen, mit der Tollkirsche verwandten Alkaloide (L-Hyoscyamin/Scopolamin) sind außerordentlich giftig und entfalten eine Schmerzlinderung oder Betäubung erst bei gefährlicher Überdosis. Dagegen war allerdings die das Bewusstsein verändernde Wirkung bei Überdosierung im Mittelalter eine willkommene Eigenschaft für den Gebrauch der Alraune in der Magie und Hexenkunst. Von Maharbal, einem Numidierfürst, der als Offizier dem kathargischen Feldherrn Hannibal im 2. Punischen Krieg (218–201 v.Chr.) diente, wurde erzählt, dass er die Alraune-Pflanze als Kriegslist eingesetzt habe (Abb. 150) [34]. Auch Hildegard von Bingen kannte diese Bedeutung als Heil- und Zaubertrank. Sie rühmte die Alraune als schmerzstillendes und euphorisierendes Mittel und beschrieb ausführlich ihre magischen und erotikstimulierenden Wirkungen, die sie mit dem Einfluss des Teufels in Verbindung brachte. Die Karriere der Alraune ist auch im 21. Jahrhundert nicht ganz zu Ende. Nach einem Jahrtausende langen, sehr wechselhaften und teilweise skurrilen

Einsatz bei den unterschiedlichsten Krankheitserscheinungen ist der Alraune-Extrakt in der Homöopathie immer noch in Gebrauch.

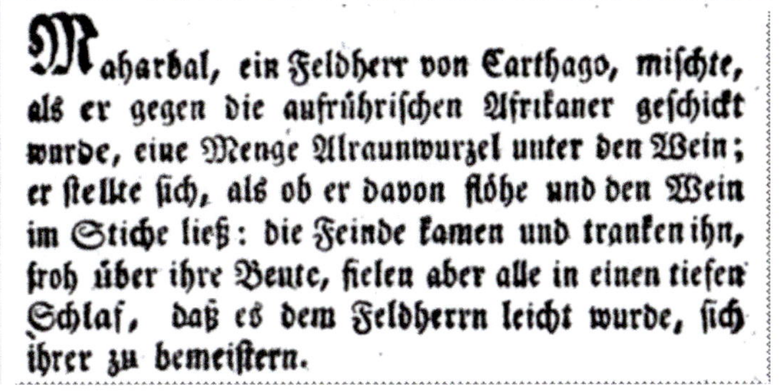

Maharbal, ein Feldherr von Carthago, mischte, als er gegen die aufrührischen Afrikaner geschickt wurde, eine Menge Alraunwurzel unter den Wein; er stellte sich, als ob er davon flöhe und den Wein im Stiche ließ: die Feinde kamen und tranken ihn, froh über ihre Beute, fielen aber alle in einen tiefen Schlaf, daß es dem Feldherrn leicht wurde, sich ihrer zu bemeistern.

Abbildung 150: Die Alraunwurzel als kriegerische Taktik.

Hauptakteur in der Geschichte der Schmerztherapie bereits in Zeiten der Antike ist zweifelsfrei das Opium, gewonnen aus dem Saft der Mohnkapsel (Abb. 151). Johann Friedrich Gmelin (1748–1804), Professor für Medizin und Philosophie an den Universitäten Tübingen und Göttingen, hat 1777 in seinem Buch „Allgemeine Geschichte der Pflanzengifte" die Wirkungen des Mohnsaftes niedergeschrieben, seine Darstellung hat heute weder an Richtigkeit noch an Aktualität verloren.

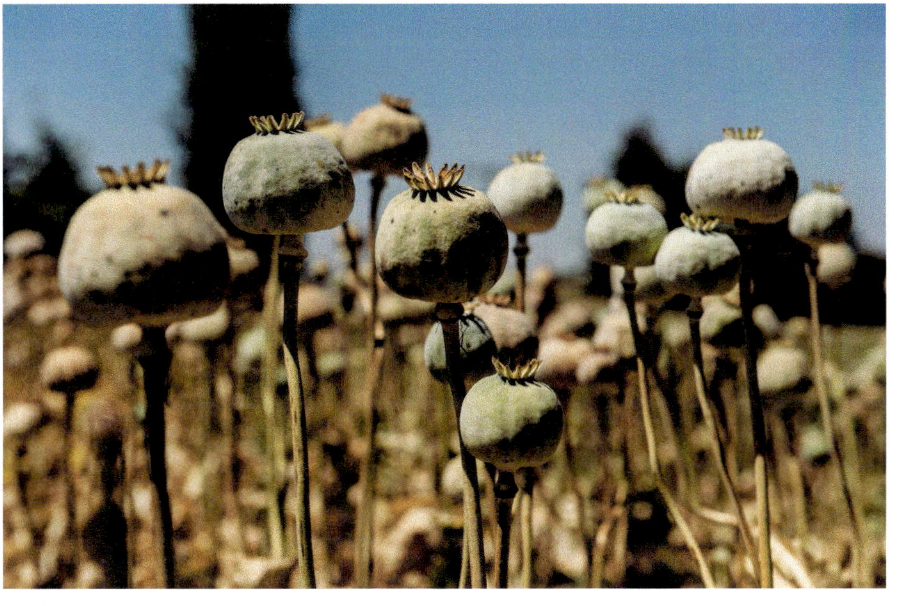

Abbildung 151: Mohnkapseln

„Der Mohnsaft wirkt auch auf die Nerven, indem er sie betäubt und ihre Empfindlichkeit schwächt... Aus dieser Quelle fließt seine Kraft, die Empfindung des Schmerzens zu stillen, die ihm noch alle Aerzte zuerkannt haben... Durch die Nerven wirkt der Mohnsaft auch auf die Seele. Ein schwaches Gewicht versetzt das Gemüth in eine Ruhe und Heiterkeit, die, so lange diese Wirkung dauert, auch den heftigsten Schmerzen, und niederdrückendsten Kummer trotzt“ [38].

Infolge sicher dosisabhängiger, aber lebensbedrohlicher ungewollter Wirkungen des Mohnsaftes waren die Bedenken jedoch groß, ihn zur Behandlung von Krankheiten einzusetzen. Der elsässische Militärarzt Hans von Gerssdorf (* um 1455; † 1529 Straßburg) verfasste für die Barbiere und Wundärzte aus langjähriger praktischer Erfahrung das *„Feldbuch der Wundartzney“*, das 1517 in Straßburg erstmals gedruckt wurde [39]. Darin warnte er ausdrücklich, reines Opium z. B. bei Gliedamputationen zu verwenden. Guy de Chauliac (ca. 1300–1368), als „Vater der modernen Chirurgie“ gelobt, missbilligte den präoperativen Gebrauch von Opium, da einzelne Patienten nicht nur über Atemnot und „Congestionen“ (= Blutandrang in einzelnen Organen) klagten, sondern irrsinnig wurden und starben [40]. Problem der Schlafschwämme war die eingebrachte Dosis des Mohnsaftes, deren Abgabe an den Kranken nicht steuerbar war. Versuche, durch Mischung mit anderen Pflanzenextrakten – wie z. B. Alraune – die Giftigkeit zu reduzieren, erbrachten im Ergebnis sehr unbefriedigende Resultate. Aber Alternativen in der alten Zeit gab es nicht, sodass selbst die größeren operativen Eingriffe wie Steinschnitt oder Beinamputationen, weiterhin in der Regel ohne lindernde Schmerzmittel erfolgten.

Der Start in die Zeit einer effektiven und steuerbaren Analgesie gelang 1804. Der deutsche Apothekergehilfe Friedrich Wilhelm Adam Sertürner in Paderborn (* 19.6.1783 Neuhaus; † 20.2.1841 Hameln) machte die bahnbrechende Entdeckung des Morphiums (Morpheus = griechischer Gott der Träume) als die eigentlich wirksame Substanz des Mohnsaftes. Sertürners Selbstversuch, den er zusammen mit 3 weiteren Freunden unternahm, führte allerdings erst 1817 zu einer eindrucksvollen Publikation in den *„Annalen der Physik“* und beschrieb Wirkungen und Nebenwirkungen des Morphiums und insbesondere auch die schmerzstillende Potenz, die jeder Opiumapplikation überlegen war (Abb. 152) [41].

Der persönliche Nutzen, den Sertürner aus seiner Entdeckung des Morphiums ziehen durfte, war zunächst recht dürftig. Sertürner bekam zwar durch die französische Besatzungsmacht in Einbeck bei Hannover die Erlaubnis, eine Apotheke zu eröffnen, musste diese aber nach der Niederlage Napoleons 1817 wieder schließen. Immerhin erhielt er im gleichen Jahr auch ohne akademisches Studium die Promotion durch die Universität Jena und erwarb später in Hameln eine Apotheke, die er bis zu seinem Tod 1841 betrieb. In der Fachwelt blieb Sertürners Entdeckung des Morphiums über 10 Jahre lang unbeachtet. Erst nachdem der französische Chemiker und Physiker

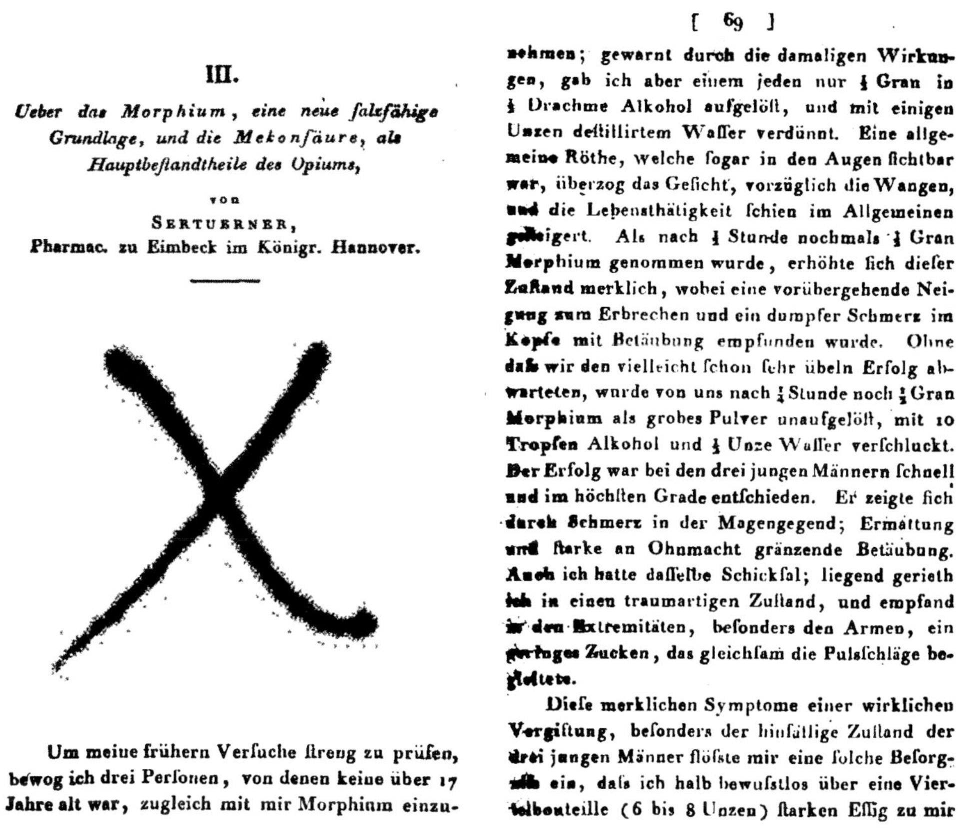

III.

Ueber das Morphium, eine neue ſalzfähige Grundlage, und die Mekonſäure, als Hauptbeſtandtheile des Opiums,

von

Sertuerner,

Pharmac. zu Eimbeck im Königr. Hannover.

Um meine frühern Verſuche ſtreng zu prüfen, bewog ich drei Perſonen, von denen keine über 17 Jahre alt war, zugleich mit mir Morphium einzu-

[69]

nehmen; gewarnt durch die damaligen Wirkungen, gab ich aber einem jeden nur ½ Gran in ½ Drachme Alkohol aufgelöſt, und mit einigen Unzen deſtillirtem Waſſer verdünnt. Eine allgemeine Röthe, welche ſogar in den Augen ſichtbar war, überzog das Geſicht, vorzüglich die Wangen, und die Lebensthätigkeit ſchien im Allgemeinen geſteigert. Als nach ½ Stunde nochmals ½ Gran Morphium genommen wurde, erhöhte ſich dieſer Zuſtand merklich, wobei eine vorübergehende Neigung zum Erbrechen und ein dumpfer Schmerz im Kopfe mit Betäubung empfunden wurde. Ohne daſs wir den vielleicht ſchon ſehr übeln Erfolg abwarteten, wurde von uns nach ¼ Stunde noch ½ Gran Morphium als grobes Pulver unaufgelöſt, mit 10 Tropfen Alkohol und ½ Unze Waſſer verſchluckt. Der Erfolg war bei den drei jungen Männern ſchnell und im höchſten Grade entſchieden. Er zeigte ſich durch Schmerz in der Magengegend; Ermattung und ſtarke an Ohnmacht gränzende Betäubung. Auch ich hatte daſſelbe Schickſal; liegend gerieth ich in einen traumartigen Zuſtand, und empfand in den Extremitäten, beſonders den Armen, ein geringes Zucken, das gleichſam die Pulsſchläge begleitete.

Dieſe merklichen Symptome einer wirklichen Vergiftung, beſonders der hinfällige Zuſtand der drei jungen Männer flöſste mir eine ſolche Beſorgniſs ein, daſs ich halb bewuſstlos über eine Viertelbouteille (6 bis 8 Unzen) ſtarken Eſſig zu mir

Abbildung 152: Sertürner: Erfahrungen mit Morphium.

Louis-Joseph Gay-Lussac (1778–1850) die Publikation Sertürners aus dem Jahr 1817 gelesen und ihre Übersetzung ins Französische veranlasst hatte, bekam er die verdiente wissenschaftliche Anerkennung: u. a. wurde Sertürner unter der Präsidentschaft von Johann Wolfgang von Goethe in die „Societät für die gesamt Mineralogie zu Jena“ aufgenommen. Schließlich entschied die französische Akademie der Wissenschaften auch den Streit über die Entdeckungspriorität zu seinen Gunsten. Bis zur endgültigen Aufnahme des Morphiums als Heilmittel und insbesondere als Schmerzmittel vergingen noch einige Jahre. In Frankreich wurde das Morphium zwar bereits 1818 in ein amtliches Arzneybuch aufgenommen, in das Preußische Arzneibuch („Pharmacopoea Borussica“) jedoch erst 1827, Grund dafür war, dass Morphium wegen des bitteren Geschmacks häufig einen heftigen Brechreiz auslöste [42].

2.8.4 Inhalative Anästhesie / Narkose

Es sind drei verschiedene Gase, die nahezu zeitgleich zur inhalativen Schmerzlinderung bzw. Narkose Eingang in die chirurgische Medizin gefunden haben und den Wunschtraum erfüllten, dass der Kranke den Eingriff an ihm nicht bei vollem Bewusstsein miterleben musste: Lachgas, Äther und Chloroform.

Lachgas

Lachgas, ein farbloses Gas aus der Gruppe der Stickoxide, wurde 1772, wie ein Jahr zuvor der Sauerstoff, von dem englischen Theologen, Chemiker und Physiker Joseph Priestley (* 24.3.1733; † 6.2.1804) entdeckt. Möglicherweise ist der Name „Lachgas" auf eine euphorische Reaktion zurückzuführen, die beim Einatmen des Gases einsetzt: der Konsument lacht! Lachgas, wie auch Äther, wurde zunächst wegen seiner gefühlsanregenden Rauschwirkung außerhalb der Medizin in größerem Ausmaß verwandt: man lud zu sogenannten Lachgaspartys ein oder benutzte das Gas auf den Jahrmärkten zur Belustigung der Zuschauer.

Die eigentliche medizinische Anwendung von Lachgas begann im „Pneumatischen Institut" von Thomas Beddoes[53]. Beddoes war ein außerordentlich gebildeter, der deutschen Sprache mächtiger Arzt. Wegen seiner Sympathie für die Ziele und Repräsentanten der Französischen Revolution musste er seine Stellung als Dozent für Chemie an der Universität Oxford 1792 bereits nach 4 Jahren aufgeben und betrieb danach eine Klinik zur Behandlung der Schwindsucht. Da Beddoes bei Fleischern im Vergleich zu anderen Personengruppen weniger häufig das Vorkommen einer Tuberkulose gesehen hatte, hielt er in der Klinik Kühe, deren Ausdünstungen seine Patienten „anatmen" sollten. 1799 gründete er das sogenannte „medizinisch-pneumatische Institut" in Bristol, in dem er die Wirkung der Inhalation verschiedener Gase auf Krankheiten erforschen wollte. Beddoes vertrat die Auffassung, dass die Tuberkulose durch Überfluss an Sauerstoff entstünde, folglich wollte er diese Krankheit mit sauerstofffreien Gasen behandeln. Die Leitung des Instituts hatte der spätere Professor für Chemie an der Royal Institution in London, Sir Humphry Davy (* 17.2.1778; † 29.5.1829). Dieser stellte u. a. Lachgas her, realisierte 1798 durch gewagte Selbstversuche dessen betäubende Wirkung und wies darauf hin, dass seine Inhalation nicht nur eine Abhängigkeit erzeugt, sondern dass Lachgas „wahrscheinlich bei chirurgischen Operationen von Nutzen sei" [79]. Davy verfolgte das Thema aber nicht weiter.

Jahrzehnte später beschäftigte sich der Amerikaner Gardener Quincy Colton (* 17.2.1814; † 9.8.1898) während seines Medizinstudiums mit Lachgas. Coltons erste

[53] * 13.4.1760 Shifnal, Shropshire; † 24.12.1808 Clifton bei Bristol

öffentliche Zurschaustellung von den Effekten von Lachgas-Inhalationen brachte ihm viel Geld ein. Daraufhin gab Colton sein Studium auf, reiste durchs Land, hielt Vorträge und trat auf Jahrmärkten auf. Bei einer dieser Veranstaltungen kamen am 10.12.1844 zwei Zufälle zusammen, die für die Einführung des Lachgases in die Medizin großen Einfluss hatten: zum einen war der Zahnarzt Horace Wells (1815–1848) gekommen, um sich die Show Coltons anzusehen, und zum zweiten verletzte sich einer der Freiwilligen, mit denen Colton seine Späße trieb, am Knie. Dem Zahnarzt Wells fiel auf, dass der Knieverletzte offensichtlich keine Schmerzen hatte. Die Idee, Lachgas in der Praxis beim Zähneziehen einzusetzen, war damit geboren. Wells' Erfahrungen mit der schmerzfreien oder zumindest schmerzarmen Behandlung der Zähne unter Lachgasanwendung waren gut, nur die öffentliche Demonstration seines Verfahrens ging schief. Während einer Vorlesung zusammen mit dem Chefchirurgen des Massachusetts General Hospitals Boston, Professor John Collins Warren, schrie sein Patient bei der Zahnextraktion trotz Lachgasinhalation vor Schmerzen, Wells war blamiert. Und auch der weitere Lebensweg von Wells war nicht von Glück gesegnet: auf einer Reise durch Europa wurde Wells chloroformsüchtig, bespritzte im Rausch zwei Frauen mit Säure, kam ins Gefängnis und beging Suizid.

Äther

Erstmals soll ein Mallorquinischer Philosoph bereits Ende des 13. Jahrhunderts das „süße Vitriol" hergestellt haben, allerdings ohne die Wirkung auf den Menschen auszuprobieren. Dem jungen Deutschen Valerius Cordus[54] gelang die Synthese des Diethylether aus Schwefelsäure und Alkohol, er nannte sein Produkt „Öl des süßen Vitriols".

1540 brachte der Schweizer Arzt und Alchemist Theophrastus Bombast von Hohenheim, genannt Paracelsus (1493–1541) (Abb. 153) mit dem „süßen Vitriol" (Äther) Hühner zum Schlafen, die nach einer Weile ohne erkennbaren Schaden wieder aufwachten[43,44]. Richard Pearson hat in Bristol Äther-Inhalationen zur Behandlung der Tuberkulose eingesetzt, nachweislich erfolglos. Und 1818 hat der berühmte englische Naturforscher und einer der Väter der Elektrizitätslehre Michael Faraday (* 22.9.1791; † 25.8.1867) („Faraday'scher Käfig") die berauschende Wirkung von Äther publik gemacht.

Nicht sehr viel später, im März 1842, wurde Äther erstmals als Narkosemittel bei einem chirurgischen Eingriff eingesetzt, die Geschichte des Weges dorthin war allerdings reichlich bizarr. Der in einer Landarztpraxis frisch niedergelassene Amerikaner Crawford Williamson Long[55] hatte zu einer Party eingeladen, bei der das

[54] * 18.2.1515 Simtshausen bei Kassel; † 25.9.1544 Rom

[55] * 1.11.1815 Danielsville, Georgia; † 16.6.1878 Athens, Georgia

schon entdeckte Lachgas als Droge inhaliert wurde und bei der man anstelle des Genusses alkoholischer Getränke an einer weiteren populären Droge, dem Äther, schnüffelte, bis man vom Schnüffeln „betrunken" war. Long stellte im weiteren Verlauf dieser „Party" fest, dass seine „Versuchsgäste" im Ätherrausch unempfindlich gegen Schmerzreize geworden waren.

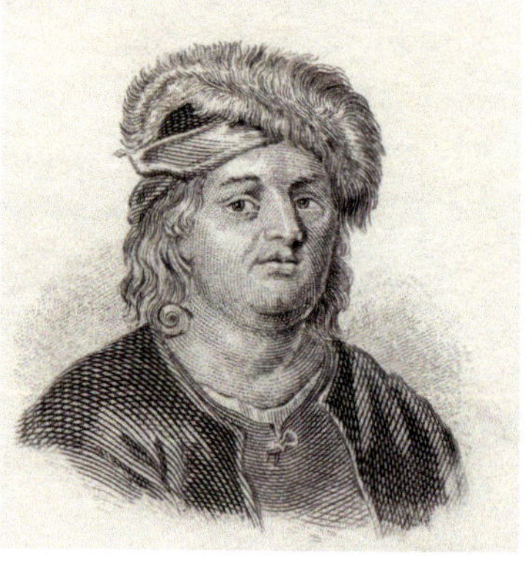

Abbildung 153: Theophrastus Bombast von Hohenheim, genannt Paracelsus.

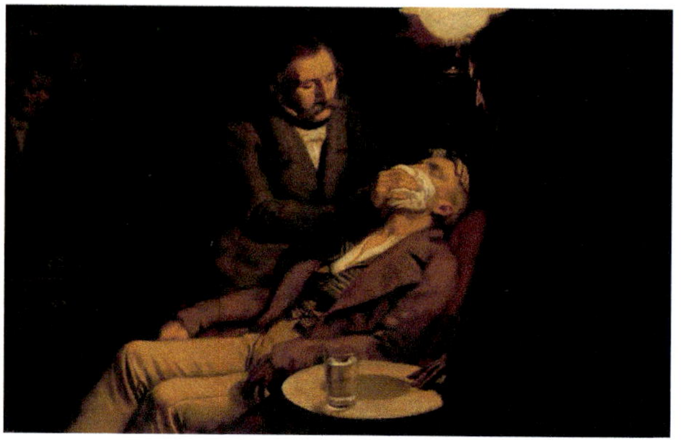

Abbildung 154: Die erste Anwendung von Äther bei einer Zahnextraktion.

Und so kam es im März 1842 zur ersten Operation in einer Äthernarkose, bei der Long zwei Nackentumore bei einem seiner Patienten entfernte [45]. Long publizierte diese erste Operation in einer Narkose erst 1849. Zwischenzeitlich war über das Primat dieser Geschehnisse ein heftiger Streit entbrannt [46]. Der Anlass: das schmerzlose Zähneziehen unter Narkosebedingungen; die Akteure: zwei amerikanische Zahnärzte, Horace Wells und William Thomas Green Morton sowie ein Mediziner, Chemiker, Geologe und Mineraloge Charles Thomas Jackson.

Der Zahnarzt William Thomas Green Morton[56] hatte zur Schmerzlinderung bei der Zahnbehandlung seiner Patienten Versuche mit großen Mengen Alkohol oder auch Opium gemacht, die dabei auftretenden Probleme waren groß, der Gewinn für die Kranken klein. Zusammen mit dem Mediziner Charles Jackson (* 21.6.1805; † 28.8.1880) experimentierte er dann mit Äther und hatte Erfolg: am 20.9.1846 konnte Morton einem bekannten Musiker einen äußerst schmerzhaften vereiterten Zahn unter Äthernarkose ziehen, ohne dass der Patient dies mitbekam (Abb. 154). Danach trat Morton in die Öffentlichkeit. Zusammen mit dem Chefchirurgen des Massachusetts General Hospitals, Professor John Collins Warren (* 1.8.1778; † 4.5.1856), Mitbegründer der weltberühmten Harvard Medical School, wurde unter einer Äthernarkose bei einem schwindsüchtigen Patienten am 16.10.1846 die Resektion eines gefäßreichen

[56] * 9.8.1819 Charlton, Massachusetts; † 15.7.1868 New York City

Tumors (Hämangiom) am Hals des Patienten durchgeführt. Morton hatte für die Narkose eigens einen Inhalator konstruiert, eine mit Korken abgedichtete Glaskugel, in der ein mit Äther getränkter Schwamm eingelassen war (Abb. 155). Der Patient bekundete nach dem Eingriff, er habe nichts mitbekommen und keine Schmerzen verspürt. Die Sensation war perfekt, der Operationssaal erhielt fortan – und behielt ihn bis zum heutigen Tag – den Beinamen „Äther-Dom“ (Abb. 156).

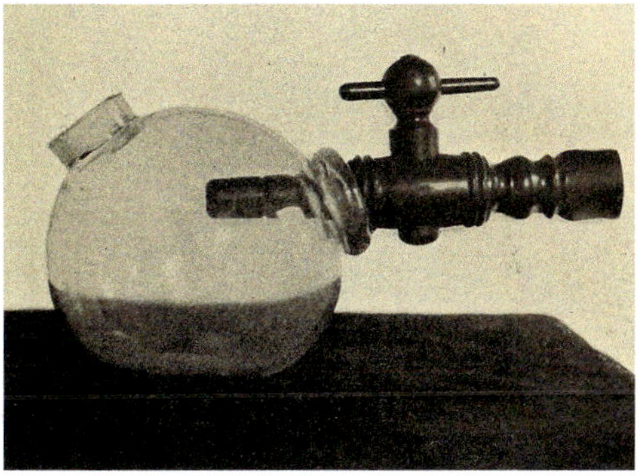

Abbildung 155: Replik der Bostener Glaskugel für die erste Narkoseoperation 1846.

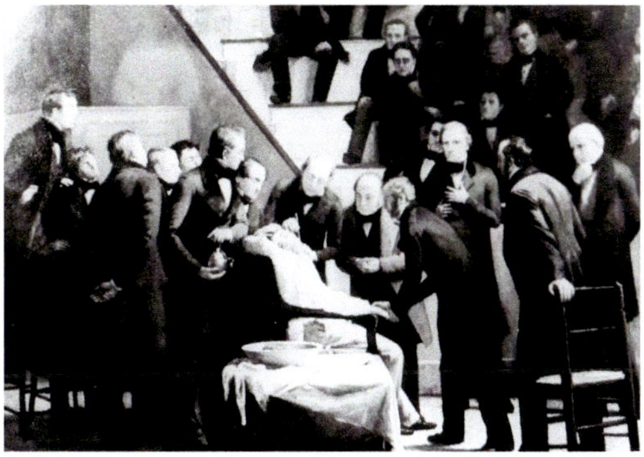

Abbildung 156: Prof. Warren bei der ersten Operation in General Hospital von Boston unter Narkose.

Das Schicksal meinte es allerdings nicht gut mit dem Zahnarzt William Morton. Zunächst bekam er für die Äthernarkose eine überwältigende Anerkennung aus Amerika und auch Europa, danach aber erheblichen Gegenwind. In unendlichen juristischen Streitigkeiten über das Primat von Narkoseoperationen war Morton der Unterlegene, verlor sein Vermögen und starb verarmt. Die Erstentdeckung der Narkoseoperation wurde sowohl seitens der amerikanischen Regierung als auch der wissenschaftlichen Gesellschaften dem Zahnarzt Horace Wells mit der von ihm – wenn auch bei der Erstausführung verunglückten – Lachgas-Narkose zugesprochen, eine Entscheidung, die allerdings das persönliche Schicksal von Wells auch nicht positiv beeinflusste.

Bliebe noch zu ergänzen, dass der deutsche Militär- und Privatarzt Johann Adam Hammer (* 27.12.1818; † 4.8.1878) bereits am 18.2.1846 eine Geburt unter der schmerzstillenden Wirkung von Schwefeläther durchgeführt hatte (Abb. 157)[47,48]. Hammers Pioniertat wurde in Windeseile durch die Veröffentlichung in den Tageszeitungen publik, brachte ihm dann aber von den wissenschaftlichen Gesellschaften viel Kritik ein, da diese die Auffassung vertraten, Hammer hätte den Einsatz von Äther beim Geburtsvorgang zunächst mit ihnen diskutieren sollen. Hammers Talente waren nicht nur ärztlicher Art. Politisch aktiv in der Badischen Revolutionsbewegung, floh er nach deren Misslingen über Straßburg und Southampton in die Vereinigten Staaten, ließ sich in St. Louis (Missouri) nieder, gründete Medizinische Hochschulen und übernahm mit seinen Brüdern eine bayerische Bierbrauerei, aus der in späteren Jahren die weltweit bekannte Marke „Budweiser“ entstand (Abb. 158). Hammer war als Mitglied der republikanischen Partei „assistant elector“ bei der Nominierung Abraham Lincolns zum Präsidentenkandidat, kehrte nach Europa zurück, diagnostizierte 1876 als Erster einen Herzinfarkt bei einem noch lebenden Patienten und eröffnete zuletzt eine chirurgische Praxis in Wiesbaden[49,78].

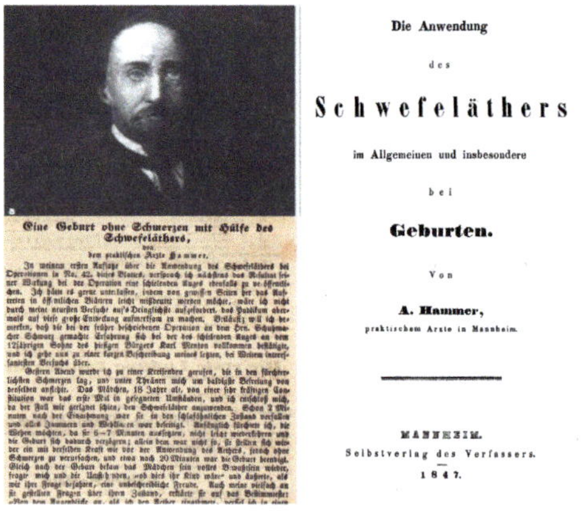
Eine Geburt ohne Schmerzen mit Hülfe des Schwefeläthers,
von
dem praktischen Arzte Hammer.

Die Anwendung
des
Schwefeläthers
im Allgemeinen und insbesondere
bei
Geburten.
Von
A. Hammer,
praktischem Arzte in Mannheim.

MANNHEIM.
Selbstverlag des Verfassers.
1847.

Abbildung 157: Zeitungsausschnitt aus der Mannheimer Abendzeitung 1847.

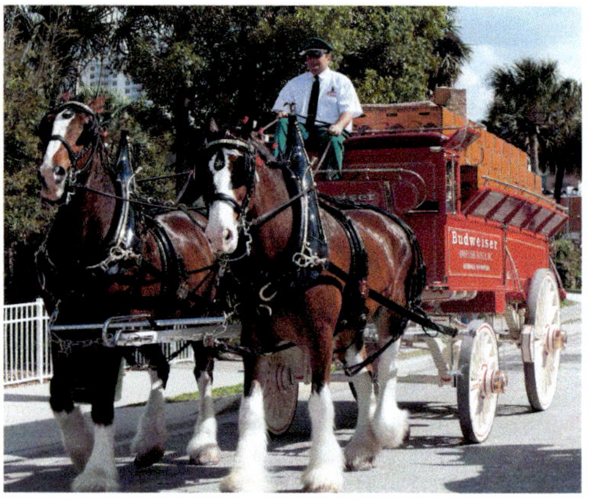

Abbildung 158: Budweiser Bierwagen.

Chloroform

1831 wurde Chloroform gleichzeitig in Deutschland von dem Chemiker und Universitätsprofessor Justus von Liebig (* 12.5.1803–; † 18.4.1873) in Gießen und von dem Amerikaner Samuel Guthrie und dem Franzosen Eugène Soubairan entdeckt. Die Einführung des Chloroforms als Narkotikum in die chirurgische Medizin dauerte nicht lange, und erneut stand dabei der gesellschaftlich populäre Konsum als Droge Pate. So schnüffelte der Gynäkologe Sir James Young Simpson aus Edinburgh (* 17.6.1811; † 6.5.1870) am 4.November 1847 Chloroform zusammen mit zwei Kollegen nach dem Abendessen und alle drei empfanden dabei nachhaltig dessen betäubende Wirkung (Abb. 159). Wenige Tage danach setzte Simpson Chloroform bei der Frau eines Kollegen während des Geburtsvorganges ein.

Dies allerdings rief erheblichen Protest besonders von Seiten der Kirche hervor, die Schmerzen bei der Geburt als gottgegeben ansah: *Genesis, 3.Kapitel, Der Sündenfall, Vers 16. Und zum Weibe sprach er: Ich will dir viel Mühsal schaffen, wenn du schwanger wirst; unter Mühen sollst du Kinder gebären* [50].

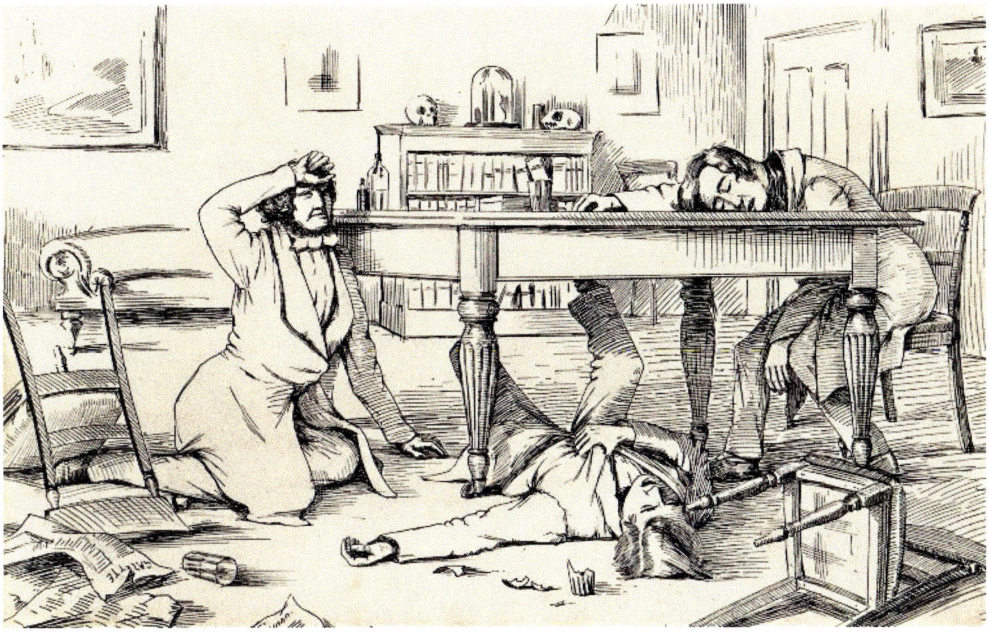

Abbildung 159: James Young Simpson und seine Freunde nach Chlorophorm-Inhalation.

Simpson entgegnete im Disput mit der Kirche mit dem 2. Kapitel der Genesis, Vers 21, wonach Gott Adam die Rippe zur Schaffung von Eva offensichtlich unter Narkosebedingungen entnahm [51]. Als 1853 der britische Chirurg und Pionier der Inhalationsnarkose John Snow (* 15.3.1813; † 16.6.1856) das Chloroform zur Geburtserleichterung bei Königin Victoria von England nicht nur bei ihrer Geburt von Prinz Leopold, sondern auch später bei der Prinzessin Beatrice einsetzte, war Chloroform gesellschaftsfähig gemacht und in der medizinischen Fachwelt etabliert [52].

2.8.5 Die Lungenchirurgie

Während Bauchoperationen von den Fortschritten der Schmerztherapie und einer Narkose profitierten und somit in der zweiten Hälfte des 19. Jahrhunderts bereits große Erfolge feierten, stand der Lungenchirurgie noch ein ungelöstes Problem im Wege: bei der Eröffnung des Thorax kam es regelmäßig zum Zusammenfallen der Lunge und zum Tod des Betroffenen durch Atemstillstand. Und diese Erkenntnis war alt, wie eine Geschichte aus der Antike zeigt: Von dem Heerführer Thebens, Epameinondas, wurde überliefert, dass er in der Schlacht bei Mantineia (362. v. Chr.) von einem Speer im Bereich des Brustkorbes durchbohrt wurde. Die Ärzte warnten ihn, die Speerspitze herausziehen zu lassen; der Holzgriff war bereits abgebrochen.

Erst als ihm der Sieg der Thebaner gemeldet wurde, befahl er, die Speerspitze zu entfernen. Erst dann verstarb er mit den Worten *„... nun ist es Zeit zu sterben"* [53].

Es hat bis in das 19.Jahrhundert hinein gedauert, bis Licht in das Dunkel, respektive Druck in den Brustkorb kam, um zu verhindern, dass die Lunge kollabierte. Und die Hauptakteure hießen zunächst Mikulicz-Radecki und Sauerbruch. Freiherr Johann von Mikulicz-Radecki (* 16.5.1850; † 14.6.1905) war Schüler des großen Wiener Bauchchirurgen Theodor Billroth (* 26.4.1829; † 6.2.1894), nach dem heute noch eine der wichtigsten Methoden zur Magenresektion benannt wird. Mikulicz-Radecki hatte mehrfach Operationen an der Speiseröhre durchgeführt, diese mussten sich aber auf denjenigen Teil der Speiseröhre beschränken, der vom Hals aus erreicht werden konnte. Mikulicz-Radecki war der erste, dem 1881 eine Ösophagoskopie am Menschen gelang, die er wie folgt beschrieb: *„Der Ösophagus präsentirt sich in seinem ganzen Brusttheil ..... als offener Kanal. [...] Es fragt sich nun nach der Ursache dieser merkwürdigen Thatsache. Ich kann mir die Sache nur so erklären, dass innerhalb des Thorax ... ein negativer Druck herrscht, welcher die Ösophaguswandungen auseinanderhält".* Der Weg war also nicht mehr weit zu der Erkenntnis, dass die Lunge den eigentlichen Grund für diesen negativen Druck liefert [53]. *„Dass nun die Lunge in Folge ihrer elastischen Elemente das Bestreben hat, sich noch über die Exspirationsstellung hinaus zu kontrahieren und dadurch den negativen Druck im Thorax erzeugt, das können wir schon daraus schließen, dass bei der Eröffnung der Pleurahöhle selbst am Kadaver Luft hereinströmt und überhaupt die herausgenommene Lunge kollabirt."* [53]

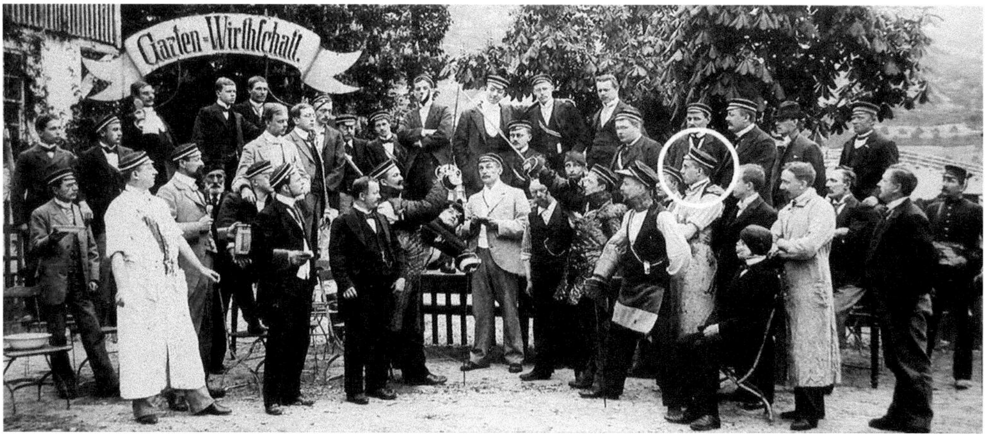

Abbildung 160: Turnerschaft Borussia Jena. Nach seinem Examen 1901 steht Ferdinand Sauerbruch rechts (eingekreist) mit der Preußenmütze als Paukarzt bei der Mensur.

Den weiteren Erkenntnissen kam ein Zufall zugute: ein Herr Dr. Ferdinand Sauerbruch (* 3.7.1875; † 2.7.1951) (Abb. 160) war nach Beendigung seines Medizinstudiums

Assistent bei dem Berliner Pathologen Professor Dr. Robert Langerhans und suchte offenbar eine Stelle in der Klinik. Auf Anraten seines Chefs schickte Sauerbruch dem renommierten und inzwischen geadelten Geheimrat Miculicz-Radecki eine zuvor geschriebene Arbeit über Dickdarmverletzungen bei Unfällen. Miculicz-Radecki bot Sauerbruch daraufhin für das Jahr 1903 eine unbezahlte Stelle als Volontärarzt in der Chirurgischen Universitätsklinik in Breslau an, beschäftigen sollte sich der 28-jährige Sauerbruch mit der Frage: wie verhindere ich beim Öffnen der Brusthöhle das Zusammenfallen der Lunge [77].

Sauerbruchs Annahme, dass der Unterdruck im Brustkorb die Lunge am Kollaps hindere, erwies sich als richtig. Er konstruierte eine Kammer, die außen um den Brustkorb herum platziert einen Unterdruck aufrechterhalten konnte, und in ersten Tierversuchen gelang es ihm auf diese Weise tatsächlich, den Brustkorb zu öffnen, ohne dass die Lunge zusammenfiel (Abb. 161). Aber mit der Unterdruckkammer gab es trotz aller Gummibänder und Klebestreifen erhebliche Probleme mit Luftleckagen. Dennoch lud Sauerbruch seinen Chef Miculicz-Radecki zu einer Demonstration seines Apparates ein, aber leider hielt die Kammer erneut nicht dicht und das Versuchstier verstarb nach Öffnung des Thorax. In der Autobiographie Sauerbruchs ist zu lesen, dass das misslungene Experiment in einen unfreundlichen Wortwechsel eskalierte. Miculicz-Radecki: *Sie Hochstapler! Hinaus mit Ihnen!* Sauerbruchs wenig diplomatische Antwort: *In Ihrem Puff bleibe ich sowieso nicht!* [54]

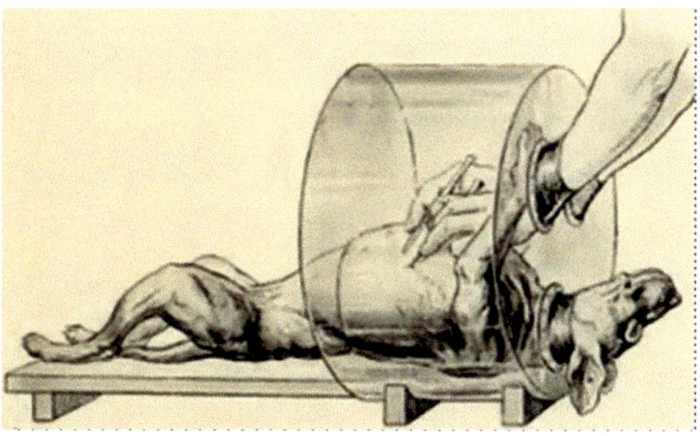

Abbildung 161: Erste Unterdruckkammer von Sauerbruch.

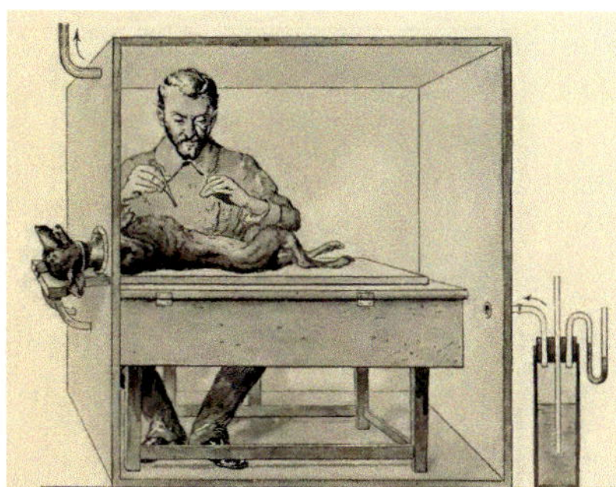

Abb. 333. Erstes Modell der Unterdruckkammer für Tierversuche.

Abbildung 162: Weiterentwicklung der Unterdruckkammern von Sauerbruch.

Sauerbruch fand bei einem Gönner in einer Breslauer Privatklinik Unterstützung. Dort setzte er seine experimentellen Arbeiten fort und minimierte die Probleme mit den Undichtigkeiten dadurch, dass er eine sehr viel größere Kammer schuf, in der sich der Operateur aufhalten konnte und aus der lediglich der Kopf des Versuchstieres herausragte und abgedichtet werden musste (Abb. 162). Und damit waren die

Voraussetzungen für Operationen am offenen Brustkorb gefunden – und auch der Aussöhnung von Miculicz-Radecki und Sauerbruch stand nichts mehr im Wege. Im März 1904 ließ Sauerbruch eine 14 m [3]große „pneumatische Operationskammer" in der Chirurgie der Breslauer Klinik bauen, in die sowohl der Patient (mit dem Kopf nach außen) als auch 2 Operateure und der Drucküberwacher Platz hatten, eine OP-Schwester war nicht vorgesehen (Abb. 163) [53].

Nachdem 13 Versuchstiere in der Unterdruckkammer erfolgreich an der Speiseröhre operiert worden waren, wagte man sich im Frühjahr 1904 an den ersten Eingriff am Menschen. Miculicz-Radecki und Sauerbruch operierten vor begrenzter Öffentlichkeit eine junge Frau mit Speiseröhrenkrebs in Äthernarkose, der Eingriff misslang, die Frau starb noch auf dem Operationstisch.

Über diese Operation gibt es zwei äußerst unterschiedliche Berichte. Zum einen heißt es in einer wissenschaftlichen ärztlichen Zeitschrift: *„Plötzlicher Tod aus unbekannter Ursache. Sektion verweigert."* Zum anderen schildert Sauerbruch in seiner Autobiographie folgenden Operationsablauf: *„Dann plötzlich durchfuhr mich ein eisiger, ein entsetzlicher Schreck. Ich hatte für den Bruchteil einer Sekunde aufgesehen, starrte in die sich weitenden Augen der Zuschauer, blickte zurück auf mein Manometer und sah hilflos zu, wie der Unterdruck entwich…, die Patientin war tot, unsere Apparatur hatte versagt."*

Einer der Wege zur Verhinderung des Lungenkollapses bei der Eröffnung des Brustkorbes war also die Unterdruckkammer Sauerbruchs. Ein zweiter Weg, weit früher als im 19. Jahrhundert begonnen, führte über die Auffüllung der Lunge mit Luft durch Druck von außen. Bereits 1543 hat der Flame und spätere Leibarzt Karl des V., Andreas Vesalius (* 31.12.1514; † 15.10.1564), in seinem Buch *„De humani corporis fabrica"* ein Tierexperiment beschrieben, bei dem er bei geöffnetem Brustkorb die Beatmung der Lunge dadurch aufrechterhalten konnte, indem er ein Schilfrohr in die Luftröhre steckte und darüber Luft in die Lunge blies [55]. 1666 konnte der englische Universalgelehrte Robert Hooke (* 28.7.1635; † 3.3.1703) vor der Royal Society in London zeigen, dass die freigelegte Lunge seines Versuchstiers über ein Röhrchen in der Luftröhre mit einem Blasebalg beatmet werden konnte und das Tier damit überlebte. Diese Blasebalgbeatmung haben 1886 die beiden Franzosen, der Chirurg Theodore Tuffier (* 26.3.1857; †27.10.1929) und der Pathophysiologe Louis Hallion (1862–1940) aufgegriffen und in Hinblick auf Operationen am offenen Thorax systematisch an Tierexperimenten untersucht [56]. Sie fanden heraus, dass schon ein Druck von etwa 10 cm Wassersäule ausreicht, um die Lunge im ausgedehnten Zustand zu halten. Aber so begeistert Tuffier auch von den sich abzeichnenden Möglichkeiten sprach, die hohe wissenschaftliche Gesellschaft negierte seine Aussagen: die Methode der Beatmung sei zu kompliziert und ein Pneumothorax nicht so gefährlich. Und damit war das

Thema Intubationsbeatmung und -narkose bis zur nächsten Jahrhundertwende wieder beendet.

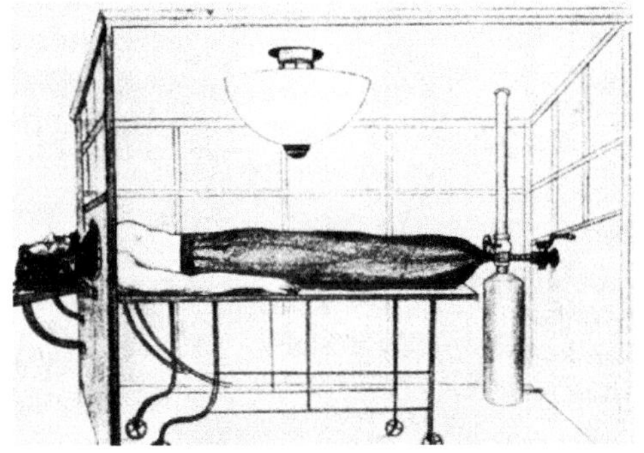

Abbildung 163: Unterdruckkammer, in der Operationen am Menschen durchgeführt werden konnten.

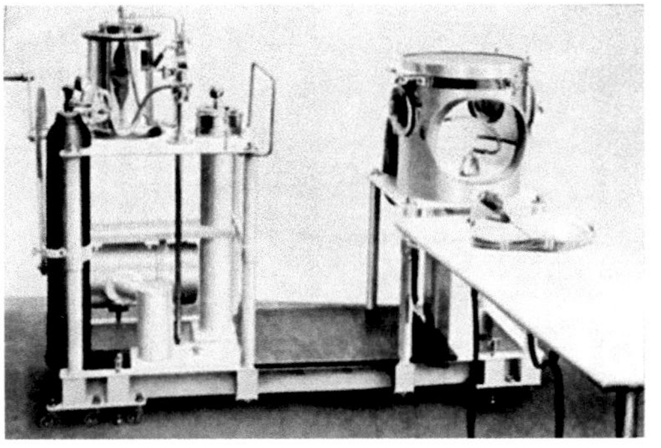

Abbildung 164: Kopfkasten mit Überdrucksystem von Brauer.

Ein weiterer Protagonist in der Geschichte der Chirurgie am offenen Thorax und der damit verbundenen Überdruckbeatmung war Ludolph Brauer (* 1.7.1865; † 25.11.1951), Internist, Pneumologe und ordentlicher Professor in Marburg und später in Hamburg-Eppendorf. Brauer konstruierte zusammen mit dem Heidelberger Chirurgen Walther Petersen (* 30.10.1867; † 4.1.1922) eine kleine durchsichtige Kammer, in der der Kopf des Patienten, luftdicht gegen die umgebende atmosphärische Luft abgeschlossen, gelagert wurde (Abb. 164). Wurde der Druck in dieser „Kopfkammer" nun erhöht, führte diese Drucksteigerung über die Atemwege zu einer Aufblähung der Lunge.

Brauers Überdruck im Vergleich zu Sauerbruchs Unterdruck schien zunächst in der Technik einfacher und damit praktikabler, barg aber in sich ein hohes Risiko für den zu operierenden Patienten. Dieser war dadurch bedroht, dass im Liegen die Zunge nach hinten in den Rachen rutschte und den Kehlkopf verschloss, beziehungsweise der Patient erbrach oder dass die Luft, unter dem Überdruck verabreicht, vielmehr in den Magen und weniger in die Lunge ging. Ein beträchtlicher Sauerstoffmangel während der Operation war dann die Folge und so hatten aufgrund ihrer erheblichen Mängel sowohl der Brauersche Kopfkasten als auch die Unterdruckkammer Sauerbruchs für die chirurgische Praxis zunächst keine glänzende Zukunft.

Die Zukunft lag in der Einführung eines biegsamen Tubus in die Luftröhre, über den mit wechselndem Druck Luft in die Lunge gepumpt werden konnte; damit waren die Probleme des „Kopfkastens" beseitigt. Der Protagonist dieses Verfahrens hieß Dr. Franz Kuhn (* 12.10.1866; † 28.3.1929), Chefchirurg in Kassel, aber er hatte die geballte chirurgische Elite Deutschlands gegen sich! Die Luftröhre galt für die

Mediziner wie auch für die Laien als ein „sehr gefährliches Organ", das man möglichst nicht berühren sollte. Dem trat Kuhn mit seinem Tubus entgegen. Er konnte das Druckniveau bei der äußerlichen Beatmung auf 5–10 cm Wassersäule anheben, sodass seine Beatmungsmethode nun auch bei Brustkorboperationen für den Patienten sicher einsetzbar war. Bei der Einführung des Tubus in die Luftröhre fasste Kuhn ohne direkte Sicht dem Patienten tief in den Hals, schob mit dem linken Zeigefinger den Kehlkopfdeckel zur Seite und lenkte den Tubus unter Führung der anderen Finger in den Kehlkopf hinein [60]. Die Intubation erforderte demnach viel manuelle Geschicklichkeit und Erfahrung. Der Einsatz eines Laryngoskops, das 1895 Alfred Kirstein (* 25.6.1863; † 2.12.1922) bekannt gemacht hatte, verbesserte die Erfolge signifikant. Letztlich konnte aber Kuhn weder die hohen Herren der Chirurgie noch die allgemeine Ärzteschaft für seine Beatmungsmethode mittels Tubus begeistern. Zusammen mit Dräger entwickelte er „das Kuhn-Dräger-Narkosegerät", publizierte dies 1906 immerhin in der „Deutschen Zeitschrift für Chirurgie; Anerkennung brachte ihm aber auch das nicht [59]. Brauer blieb bei seinem Kopfkasten, Sauerbruch bei seinem Unterdruck. Die Einführung der heute gar nicht mehr wegzudenkenden Intubationsnarkose fand in Amerika statt. Brauer und Sauerbruch konnten sie wohl verzögern, aber letztlich nicht verhindern.

Sauerbruchs Weg vom unbezahlten Assistenten in Breslau über Anstellungen in Greifswald, Marburg, Zürich und München bis zum hochdekorierten Professor in der Charité und Humboldt-Universität in Berlin gehörte zweifelsohne zu den außergewöhnlichen Erfolgswegen deutscher Mediziner (Abb. 165).

Sauerbruch war zu seiner Zeit ein „Halbgott in Weiß". Die heutige Betrachtung seiner Persönlichkeit unter Einbeziehung der Jahre der NS-Zeit fällt allerdings nüchterner aus: Sauerbruch war ein „Halbgott" mit Widersprüchen – medizinisch, menschlich und politisch. Sauerbruch hat in Zürich seine Unterdruckkammer weiterentwickelt (Abb. 166), von den großen Chirurgen blieb er aber bald der Einzige, der sie nutzte. Die Hitze mit 3 Personen in der Kammer, der Lärm des Motors zur Erzeugung des Unterdrucks sowie die unsichere Kommunikation mit dem Narkosearzt waren so schwerwiegende Nachteile, dass Sauerbruch selbst 1920 in seinem Buch „Die Chirurgie der Brustorgane" eingestand: *„Auch wir haben in den letzten Jahren ausschließlich den Überdruck angewandt."* Jörg Rüdiger Siewert (* 8.2.1940), vormals Ordinarius in München und einer der renommiertesten Bauchchirurgen, urteilt über die Unterdruckkammer: *„...sie wurde alsbald als Geburtsstunde der modernen Thoraxchirurgie apostrophiert, inzwischen jedoch von den Historikern als einer der bestdokumentierten Irrwege der Chirurgie der Jahrhundertwende enttarnt."* [46].

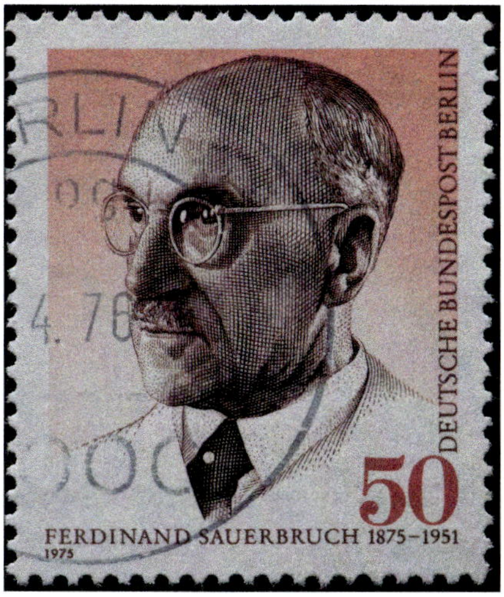

Abbildung 165: Briefmarke zu Ehren Ferdinand Sauerbruchs

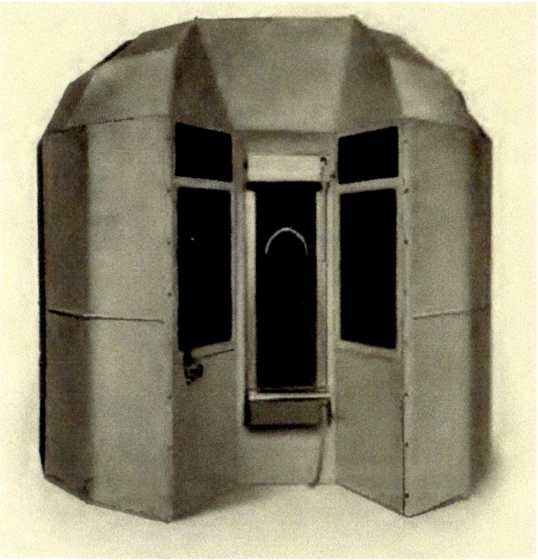

Abbildung 166: Sauerbruchs Operationskammer, die er in Zürich entwickelt hatte.

Die erste Lungenresektion hat sich möglicherweise in Italien abgespielt. Der italienische Chirurg Rolando da Parma[57] soll bei einem Krieger am 6. Tag nach einer Brustkorbverletzung einen Teil der aus der Brustwand herausgedrückten Lunge entfernt haben, in dem sichtbaren Lungenstück hatten sich schon Würmer eingenistet. Rolando da Parma habe dann Gott gedankt, dass der Verletzte alles gut überstanden habe [75]. Eine zweite „Lungenresektion" scheint besser dokumentiert, allerdings handelte es sich ebenfalls um eine Resektion der Lunge außerhalb des Brustkorbes und damit ohne die Problematik eines potenziellen Lungenkollapses. Der Amsterdamer Chirurg und Anatom Nicolaes Tulp (* 9.8.1593; † 12.9.1674) berichtete 1672 über die Exzision eines nach Stichverletzung aus einer Thoraxwunde prolabierten Lungensegmentes, das er zuvor unterbunden habe[46,57].

Die Geschichte der speziellen Lungenchirurgie am geöffneten Thorax begann dann im 19. Jahrhundert, und sie begann mit einem Internisten: Geheimer Medizinalrat, Professor und Ordinarius in Bern und Kiel Heinrich Irenaeus Quincke, (* 26.8.1842; † 19.5.1922) (Abb. 167). Zusammen mit dem Schweizer Chirurgen und Bakteriologen und Schüler Robert Kochs Carl Sprengler (* 30. 6. 1860; † 15.9.1937) hat Quincke 1888 die extrapleurale Thorakoplastik als Ergänzung und Alternative zum therapeutischen Pneumothorax zur Behandlung der Tuberkulose entwickelt. Ziel dieses Verfahrens mit z. T. ausgedehnten Rippenresektionen war die „Ruhigstellung" der kranken Lunge, um dem Körper die Heilung zu erleichtern. 1903 veröffentlichte Quincke zusammen mit dem Schweizer Chirurgen und Lehrstuhlinhaber – zuletzt in Bonn – Carl Garré

[57] auch: Rolando die Capezzuti. * 1198 Parma; † 1280/1286? Bologna

(* 11.12.1887; † 6.3.1922) den „Grundriss der Lungenchirurgie“, ein Lehrbuch, das Ferdinand Sauerbruch wie folgt kommentierte: „... *nun beginnt in Deutschland die systematische Chirurgie der Lungen*“ [61]. Quincke erhielt als einziger Internist die Ehrenmitgliedschaft der Deutschen Gesellschaft für Chirurgie.

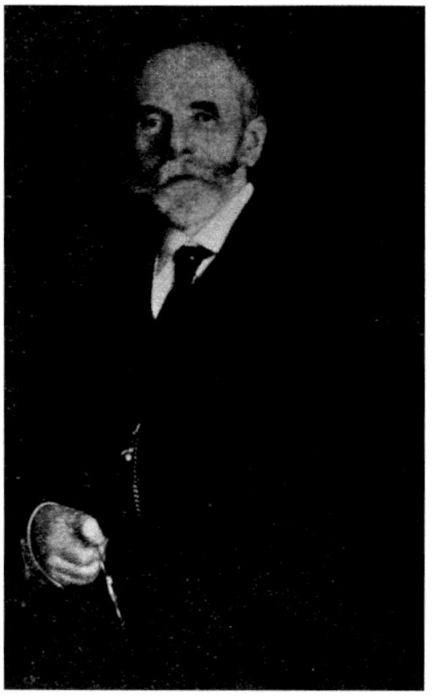

Abbildung 167: Heinrich Quincke

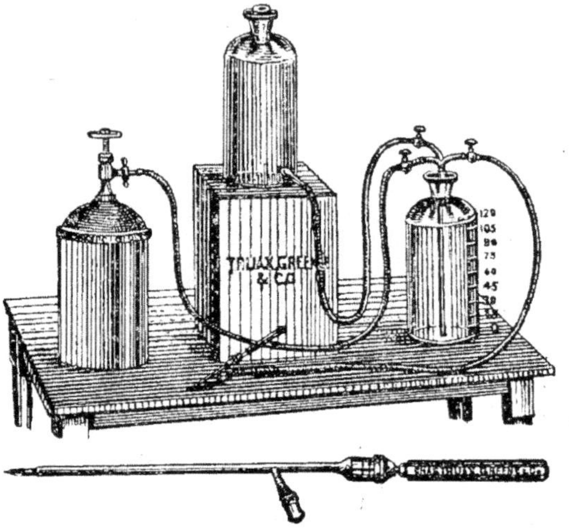

Abbildung 168: Murphys Apparat zur N-Gas-Injektion in die Pleurahöhlen

Eine zweite, aber nicht wie bei der Rippenteilresektion irreversible Methode zur Ruhigstellung der kranken Lunge war der einseitige künstliche Pneumothorax. Dabei wurde zwischen Lunge und Brustwand über eine Kanüle Luft eingeführt, sodass sich die Lunge entsprechend ihrer Vordehnung zusammenzieht und nicht mehr an der Atmung teilnimmt. Der Schotte James Carson (1772–1843) hatte wohl als erster die Idee, den Kollaps der Lunge zur Therapie der Tuberkulose anzuwenden, aber er war nicht in der Lage, die Idee in die Praxis umzusetzen. Pierre Charles Edouard Potain (1825–1901), Pariser Internist und Kardiologe, ersann 1888 einen Aspirationsapparat, der nicht nur Flüssigkeit aus dem Pleuraraum entfernen konnte, sondern auch eine kontrollierte Luftfüllung ermöglichte [63]. Obwohl er seine Methode zur Therapie der Tuberkulose angeboten hatte, war er mit seinem Verfahren nicht sonderlich erfolgreich, anders als dann wenig später der Italiener Carlo Forlanini (* 11.6.1847; † 26.5.1918) und der Amerikaner John Benjamin Murphy (* 21.5.1857; † 1.8.1916), der dazu eine spezielle Apparatur entwickelt hatte (Abb. 168). Forlanini und Murphy stellten Versuche an, die tuberkulösen Höhlen durch einen Pneumothorax über den dadurch entstandenen Kollaps der umgebenden Lunge mechanisch zu verschließen [62]. Forlanini war mit seiner Methode etwa 20-mal erfolglos für den Nobelpreis der Medizin vorgeschlagen worden [64]. Und letztlich war es dann wiederum einem Internisten, nämlich Ludolph Brauer, zu verdanken, der durch seine gezielte und systematische Forschung in Hamburg-Eppendorf die Pathophysiologie seiner „Kollapstherapie der Lungentuberkulose" nicht nur im Einzelnen beschrieben, sondern das Verfahren in Deutschland und weltweit bekannt gemacht hat.

Die Kollapstherapie mit den beiden Grundpfeilern – dem Pneumothorax und der Thorakoplastik, einschließlich auch des Einsatzes von Paraffinplomben – hat zu Beginn des 20. Jahrhunderts die Thoraxchirurgie belebt, die Behandlung der Tuberkulose verbessert, um die eigentliche Lungenchirurgie blieb es aber weiterhin recht still. Erst in den letzten beiden Jahrzehnten des ausgehenden 19. Jahrhunderts begann eine aktive vorwiegend experimentelle Periode in der Geschichte der Lungenchirurgie. Zunächst hatte noch Friedrich Mosler (* 8.3.1831; † 3.1.1911), Internist, Professor in Gießen und Greifswald, auf dem „2. Congress für Innere Medizin zu Wiesbaden" im April 1873 über die lokale Behandlung von Lungenkavernen berichtet. Drei Patienten mit entzündlichen Kavernen wurden mittels Punktion perthorakal mit „übermangansaurem Kali" (Kaliumpermanganat) therapiert, bei zwei von ihnen habe es eine Besserung der Krankheitssituation gegeben. Dann betraten Themistocles Gluck und Rudolf Ulrich Krönlein, beide Schüler der Charité-Koryphäe Bernhard von Langenbeck (1810–1887) sowie Hans Schmid und zusätzlich der Danziger Carl Otto Block die Bühne. Gluck und Schmid publizierten 1881 Ergebnisse über Lungenteilresektionen an Hunden und Krönlein schrieb erstmals über die Resektion einer Sarkommetastase bei einer 18-jährigen Patientin, wobei der Tumor wohl fest mit der Brustwand verwachsen war [65,66,67]. Blocks chirurgisches und persönliches Schicksal nahm einen tragischen Verlauf. Seine Publikationen über die Lungenresektion hatten schon die Aufmerksamkeit in den USA erlangt und waren in Boston hochrangig veröffentlicht worden [68,69]. Dann operierte Block 1882 seine eigene Nichte im Glauben, es handele sich bei der diagnostizierten Krankheit um eine Lungenspitzentuberkulose. Der Eingriff misslang, und die Diagnose erwies sich bei der Autopsie als falsch. Block wurde angeklagt und nahm sich im November 1882 das Leben.

Die Krebschirurgie der Lunge entwickelte sich aus der Chirurgie der Tuberkulose und anderen pulmonalen Infektionen, wobei die Diagnostik des Lungenkrebses zur Zeit der Jahrhundertwende noch in den Kinderschuhen steckte und der Lungenkrebs im Vergleich zu heute auch eine eher seltene Erkrankung war. Lothar Heidenhain (* 9.9.1860; † 24.7.1940) führte 1901 im Stadtkrankenhaus Worms wohl die erste erfolgreiche Lungenkrebsresektion durch, wobei allerdings Bronchiektasen die Indikation zur Operation darstellten und sich im Lungenresektat nur zufällig auch ein kleinzelliges Bronchialkarzinom befand [74]. Hugh Morriston Davies in London wird dann erst 1912 die erste gezielte chirurgische Behandlung des Lungenkarzinoms mittels Dissektionslobektomie zugeschrieben, der Patient verstarb allerdings eine Woche später an den Folgen eines Empyems [70].

Der Weg von der Lungenteilresektion zur erfolgreichen Resektion eines ganzen Lungenflügels dauerte noch einmal zwei Jahrzehnte. Auf diesem Weg hat der von Harold Brunn in San Francisco 1929 propagierte Einsatz einer permanenten Drainage nach Thoraxeingriffen eine wichtige Bedeutung erlangt [71]. Rudolf Nissen (* 9.9.1896; † 22.1.1981), Lieblingsschüler von Ferdinand Sauerbruch und Oberarzt an der Charité, gelang dann 1931 die erste Pneumonektomie, er entfernte bei einem 12-jährigen Mädchen mit Erfolg den gesamten linken Lungenflügel. Nissen wählte dabei ein mehrzeitiges Vorgehen, indem er zunächst die Pleurahöhle austamponierte, zwei Wochen später eine Gummibandligatur an den Hilusstrukturen anbrachte und dann wiederum zwei Wochen später den abgestoßenen Lungenflügel durch die offene Brustkorbwunde entfernte [72]. 2 Jahre später, 1933, führte der Amerikaner Evarts Graham (* 19.3.1883; † 4.3.1957) in St. Louis die erste erfolgreiche, einzeitige Pneumonektomie beim Lungenkrebs durch.

Die Lungenchirurgie hatte nun Einzug in die Therapie der wichtigsten Lungenkrankheiten gehalten und war fortan nicht mehr wegzudenken [73].

2.9 Von Stutenmilch, Waldduschen und Liegestühlen: Wie trotz Robert Koch die Heilstätten die ganze Welt eroberten

Die Begriffe „Heilstätten" und „Heilstättenbewegung" sind nicht nur unzertrennlich mit der „Schwindsucht" – oder besser Tuberkulose – verbunden, sie sind darüber hinaus Synonym für eine Gesundheitsphilosophie, die sich wie bei keiner anderen Erkrankung des Menschen im ausgehenden 19. und beginnenden 20. Jahrhundert, trotz Entdeckung des Tuberkuloseerregers durch Robert Koch, überall in der Welt ausgebreitet hat. Die Gründe dafür lagen auf der Hand. Die Schwindsucht war eine schwere, seit Jahrhunderten die Menschen geißelnde Last, eine ursächlich heilende Therapie gab es nicht, aber es gab immer wieder Hoffnungen – und so wurden Heilstätten zu deren Tempel. Allein in Preußen starben 1876 über 130.000 Tuberkulosekranke und betroffen waren besonders die jungen Menschen: 40 % aller Todesfälle zwischen dem 20. und 40. Lebensjahr (Abb. 169). Ein Vergleich mit den heute die Menschen bedrohenden Krebserkrankungen macht die Altersproblematik besonders deutlich: Umgerechnet auf die Bevölkerungszahl von 1876 starben in Deutschland 2014 114.000 Patienten an der Krebskrankheit, aber ihr durchschnittliches Alter betrug 74 Jahre [1].

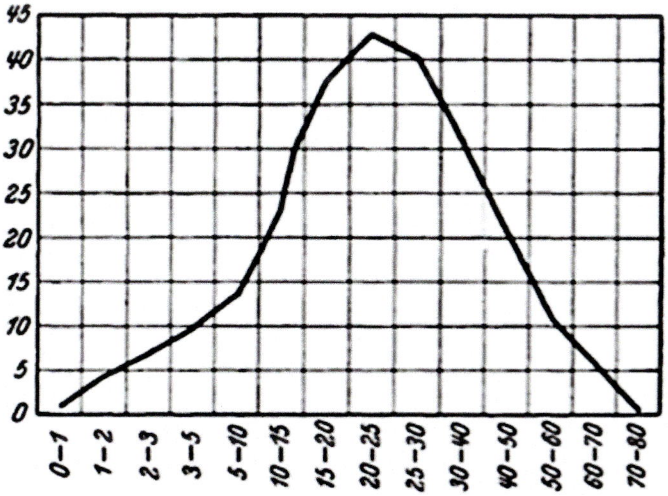

Abbildung 169: Todesfälle an Tuberkulose in Abhängigkeit vom Alter in Preußen.

Ausdruck der Hoffnungslosigkeit und der Kapitulation vor der Bedrohung der Menschen durch die Schwindsucht wurden in einer romantischen Mystifizierung dieser Krankheit deutlich: Alexandre Dumas' „Kameliendame" sowie Henri Murgers

„Scenes de la Vie de Bohème" sind Beispiele für die literarische Bearbeitung des Themas „Schwindsucht". Und es gab zusätzlich Vorstellungen, die wir heute als absurd ansehen würden. In der auslaufenden Zeit der Romantik, in der man sich gegen das Gewinnstreben und das strenge Nützlichkeitsdenken des beginnenden industriellen Zeitalters wehrte, gehörte es zeitweise zum guten Ton, an der Schwindsucht zu leiden: Es war unfein, viel zu essen, und geradezu vulgär, gesund auszusehen. *„Chopin (1840–1893) war zu einer Zeit tuberkulosekrank, als eine gute Gesundheit nicht chic war"*, schrieb der damals hoch gefeierte Komponist und Pianist Camille Saint-Saëns 1930. *„Es war modisch, blass und abgezehrt auszusehen"* [2]. Und Lord Byron (* 22.1.1788; † 19.4.1824), soll gesagt haben: *„Ich sehe blass aus. Ich würde gern an einer Schwindsucht sterben." „Weshalb"*, fragte ihn ein Freund. *„Weil die Damen sagen würden: Seht doch den armen Byron, wie interessant sieht er als Sterbender aus."* [2].

Ging es also um die Schwindsucht, war die Bevölkerung für jeden Strohhalm dankbar, an den sie sich klammern konnte. Und viel mehr als dieser sprichwörtliche Strohhalm war die Heilstättenbewegung aus unserer heutigen Sicht nicht! Ein weiterer ganz wichtiger Faktor, der eine Heilstättenbewegung auslösen konnte, war eine extrovertierte Persönlichkeit. Es ist bis heute immer wieder erstaunlich, welche Breitenwirkung einzelne Persönlichkeiten ausüben können, wenn sie mit der Inbrunst der Überzeugung irgendwelche Thesen aufstellen. Dabei spielt es keine Rolle, ob die These richtig ist oder falsch, Hauptsache, sie passt in das Denkschema des Publikums. Eine solche Persönlichkeit war Hermann Brehmer[58]. Wie ein Messias setzte er sich mit missionarischem Eifer über alle Widerstände hinweg und verkündete, er habe die Ursache der Schwindsucht erkannt und die Tuberkulose sei heilbar.

Sein naturwissenschaftliches Studium (Mathematik und Botanik) begann Brehmer in Breslau. Ähnlich wie der später berühmt gewordene Rudolf Virchow in Berlin war auch Hermann Brehmer bereits in seiner Studienzeit den Behörden durch seine Beteiligung an den „März-Unruhen 1848" aufgefallen und von der Obrigkeit als Risiko für die Ordnung eingestuft worden [3]. Brehmer wurde aus Breslau ausgewiesen, zuvor hatte er sich als Mitglied im „Demokratischen Verein" und im „Bund der Kommunisten" in Breslau aktiv an Demonstrationen beteiligt und dadurch einen gewissen Bekanntheitsgrad erworben. Nachdem Brehmer nicht mehr an die Universität Breslau zurückkehren durfte, und auch ziemlich mittellos war, ließ die weitere Karriere dieses jungen Studenten wenig Gutes erwarten. Doch es kam ganz anders.

Zunächst glaubte man, bei Brehmer eine beginnende Tuberkulose festgestellt zu haben und als einzige Behandlung wurde ihm Höhenluft empfohlen. Brehmer reiste weit, begab sich in das Himalaya-Gebirge, von wo er 1850 „geheilt" zurückkehrte.

[58]* 14.8.1826 Kurtsch/heute Kurczówa; † 28.12.1889 Görbersdorf/heute Sokołowsko

Auffällig war, dass Brehmer von seiner eigenen fraglichen Tuberkulose und von seinem Himalaya-Aufenthalt später nur wenig berichtet und geschrieben hat, näheres wurde also darüber nicht bekannt, auch blieb unbekannt, wer ihm den Aufenthalt im fernen Hochgebirge finanziert hatte. Vieles sprach dafür, dass Brehmer finanzielle Unterstützung von einem „Fräulein Marie v. Colomb" bekommen hat, und diese Dame sollte zusammen mit ihrer Schwester jedenfalls im weiteren Verlauf der Geschichte für Brehmer eine entscheidende Bedeutung bekommen.

Marianna (gen. Marie) Katharina Rosa Josepha v. Colomb (* 16.6.1808; † 23.11.1868), eine Nichte des Generalfeldmarschalls Gebhard Leberecht von Blücher, bekam 1842 – im Alter von 34 Jahren – eine Erkrankung, die als unheilbarer Krebs bezeichnet worden war. Welches Organ von dem Krebs befallen sein sollte, ist unbekannt. Sie schrieb, sie sei „von den Ärzten Breslaus und Posens aufgegeben" worden [4]. Nach etwa 3 Jahren Behandlung bei dem Heilwasserexperten Vincent Prießnitz wurde sie wieder gesund und blieb noch weitere 3 Jahre bei ihm als seine Assistentin.

1848 – also zur Zeit der Unruhen in Breslau – kehrte sie mit dem Plan zurück, in Görbersdorf, etwa 30 km von Breslau entfernt, eine Wasserheilanstalt zu eröffnen. Dafür hatte sie medizinischen „Nachhilfeunterricht" bei dem Physiologen und Anatomen Professor Johannes Evangelista Purkinje (1781–1869) an der Universität in Breslau genommen. Wahrscheinlich wohnte sie – nicht gerade unvermögend – zusammen mit ihrer Schwester Amalie v. Colomb in Breslau, die Eltern waren bereits vor vielen Jahren verstorben.

2.9.1 Warum Wasserheilanstalt?

Es ist Mitte des 19. Jahrhunderts. Die Allopathie, ursprünglich basierend auf der Säftelehre und später, im Gegensatz zur Homöopathie, unzureichend mit dem Begriff „Schulmedizin" tituliert, war unbeliebt, hatte aber dennoch viele Anhänger. Samuel Hahnemann[59] trat mit der von ihm eingeführten Homöopathie anmaßend auf und behauptete, *die Homöopathie sei das Höchste, die Frucht der Wissenschaft, über die hinaus nichts mehr zu erreichen sei.* In diesem therapeutischen Wirrwarr füllte die Wasserheilkunde als weiteres Therapieprinzip neben Allopathie und Homöopathie eine bedeutsame Lücke [5].

Vincenz Prießnitz (* 4.10.1799 Gräfenberg; † 28.11.1851 ebd.) war ein starker Promotor der Wasserheilkunde. Prießnitz musste schon als Kind auf dem elterlichen Hof mitarbeiten und konnte deswegen keine Schule besuchen. Durch einen Unfall erlitt er Rippenbrüche, die er mit kalten Kompressen offensichtlich erfolgreich behandelte. So reifte bei ihm die Idee der Heilkraft des Wassers, wobei die alte, eigentlich überholte Säftelehre, noch deutliche Spuren hinterließ. Ungetrübt von irgendwelchen

[59] * 10.4.1755 Meißen; † 2.7.1843 Paris

Lehrmeinungen (Prießnitz war wohl Analphabet) und gestärkt durch seine feste innere Überzeugung konnte er seine Ideen und die Verfahren von Wasserheilkuren weit bekannt machen und damit ein beträchtliches Vermögen ansammeln.

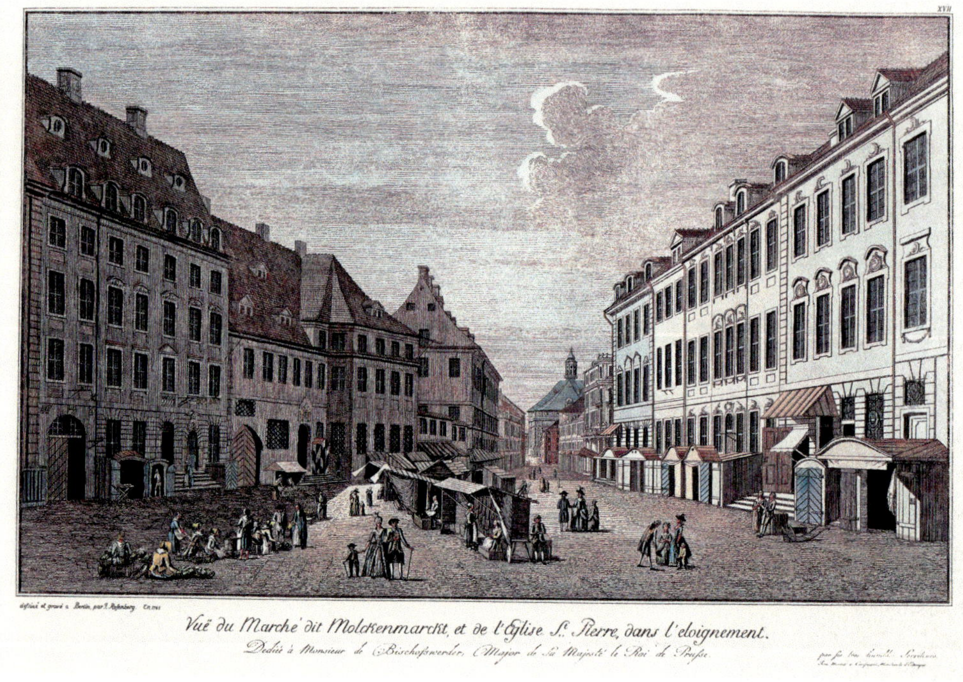

Abbildung 170: Molkenmarkt, Berlin 1785: In den mehrstöckigen Häusern gab es keine Toiletten; für die Notdurft dienten kleine Buden vor den Häusern, die nicht an eine Kanalisation angeschlossen waren.

Im 19. Jahrhundert war es zu einem beachtlichen Bevölkerungswachstum in immer größer werdenden Städten gekommen. Heinrich Seidel (1842–1906), deutscher Ingenieur und Schriftsteller, schrieb: *„Hat sich doch die Bevölkerung Berlins in den 28 Jahren, die seitdem vergangen sind, um eine ganze Million vermehrt“* [6]. Es drängte sich immer mehr der Eindruck auf, dass die Lebensverhältnisse in den Großstädten gesundheitsschädlich waren. Die Menschen lebten auf engem Raum in z. T. katastrophalen hygienischen Verhältnissen [9]. In Berlin gab es bis in die 70er Jahre des 19. Jahrhunderts keine Kanalisation, und es stank in der ganzen Stadt ganz fürchterlich [7]. Man behalf sich mit „Aborthäuschen“, meistens in den Hinterhöfen, und wenn dies nicht möglich war, wurden den Bewohnern von größeren Wohnblocks solche „Buden“ zur Verrichtung ihrer Notdurft auf der Straße direkt vor der Haustür aufgestellt (Abb. 170). Diese bot zwar einen Sichtschutz, die Exkremente wurden aber in bestialisch stinkenden Gruben gesammelt oder man ließ ihnen freien Lauf in den

Rinnsteinen am Straßenrand oder in der Straßenmitte (Abb. 171) [8]. Kein Wunder also, dass der Ruf nach mehr Natur immer lauter wurde und Wasserheilanstalten auf der grünen Wiese diesen Forderungen sehr entgegenkamen.

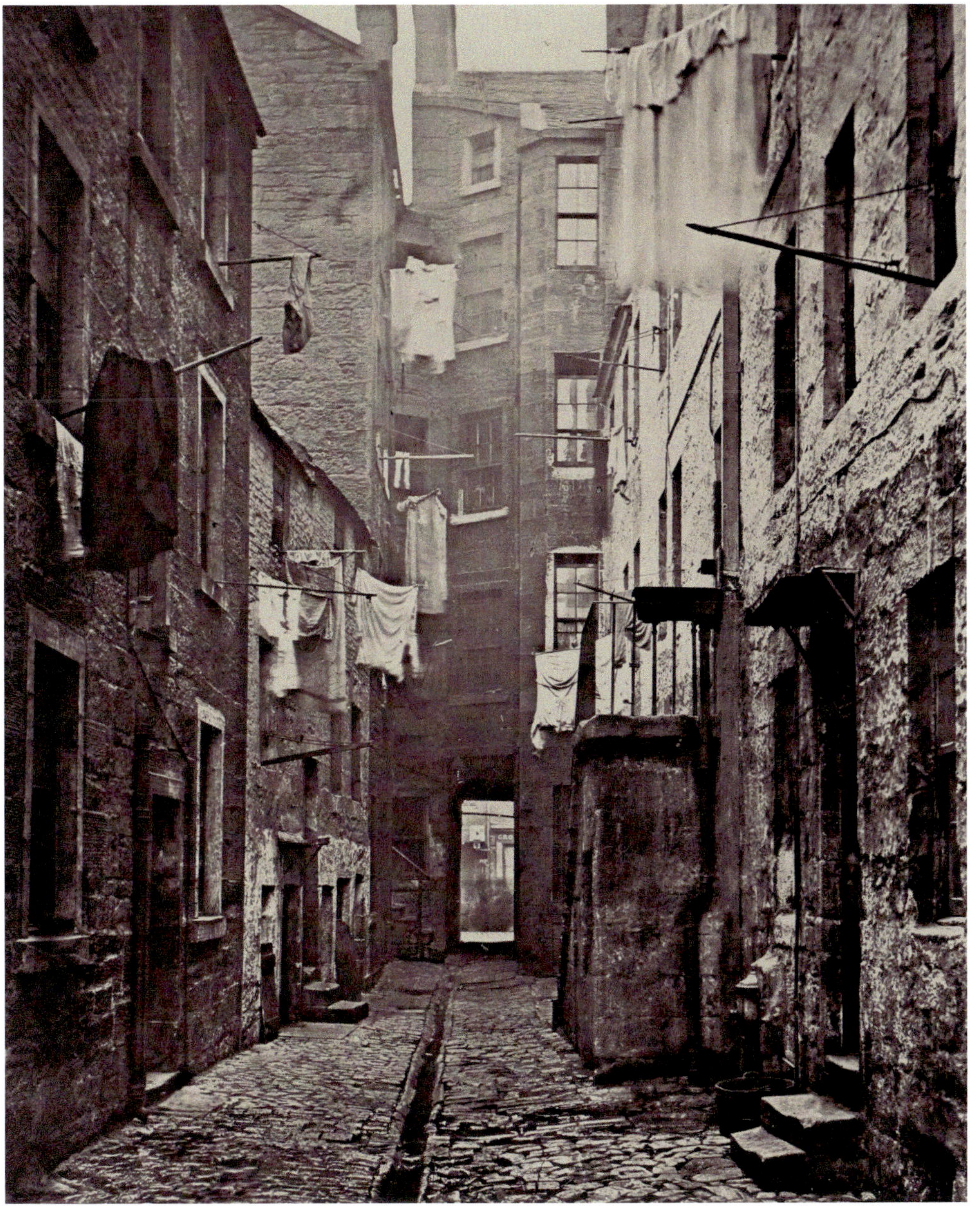

Abbildung 171: Abtrittshäuschen auf der Straße mit Abflussrinne

2.9.2 Der „Missionar" Hermann Brehmer

Marie Colomb hat Brehmer wahrscheinlich im Rahmen seiner politischen Aktivitäten in Breslau kennengelernt. Als alleinstehende Frau war sie zur damaligen Zeit nicht nur in der Gesellschaft, sondern auch im geschäftlichen Leben erheblich benachteiligt. Folglich bekam sie über Jahre hinweg keine Lizenz für den Betrieb einer von ihr geplanten Wasserheilanstalt in Görbersdorf. Nach königlichem Recht musste man für eine solche Lizenz u. a. „mindestens 3 Semester auf einer inländischen Universität" studiert haben [10]. Frauen hatten jedoch keinen Zugang zu einem Gymnasium und somit auch keinen Zugang zu den Universitäten. 1876 hatten in Preußen insgesamt nur drei Frauen eine medizinische Ausbildung und Approbation erlangt – und das auch nur durch außergewöhnliche Beziehungen. Marie kämpfte also für mehr Frauenrechte, schrieb 1854 ein Buch mit dem Titel „Der Weg zum Heil für mein Geschlecht", und in der Balneologischen Zeitung erklärte sie 1856 unter der Rubrik „Tagesgeschichte", dass ihre geplante Heilanstalt auch für das männliche Geschlecht zugängig sei, jedoch *„ohne dass meine Herzensneigung für die Schwestern darunter leiden dürfe"* [11].

Es leuchtet ein, dass sich Marie v. Colomb von den Demokraten mehr Rechte für die Frauen erhoffte, und so war sie bereit, das Mitglied Brehmer im Demokratischen Verein zu unterstützen. Es kam hinzu, dass Brehmer inzwischen beschlossen hatte, Medizin zu studieren, er könnte sich also später in ihrer Wasserheilanstalt nützlich machen und ihr zur Hand gehen. War die Verbindung Marie v. Colomb und Brehmer also eine geschäftliche, so hat Brehmer eine noch engere Beziehung zu ihrer Schwester Amalie geknüpft: sie wurde seine Ehefrau.

Brehmer muss als junger Mann begeisterungsfähig und neuen Ideen gegenüber immer sehr aufgeschlossen gewesen sein. Später wurde er als ein brüsker und energiegeladener Mensch mit breiten Schultern geschildert [12]. Brehmer musste oder wollte sein Studium in Berlin aufnehmen. Hier holte ihn jedoch seine Breslauer Vergangenheit ein, und er wurde zunächst wegen seiner vorherigen politischen Aktivitäten in Breslau an der Berliner Universität abgewiesen. Erst durch Intervention von Alexander v. Humboldt und Johann Schönlein, dem Ordinarius für Innere Medizin und Leibarzt des Königs Friedrich Wilhelm IV., gelang es ihm, zum Studium in Berlin zugelassen zu werden. Aber wie bekam Brehmer Kontakt zu so berühmten Persönlichkeiten wie von Humboldt oder Professor Schönlein? Der Blick in die Verwandtschaftsverhältnisse der Colombs erklärt es. Der noble Herr Alexander v. Humboldt war ein Cousin 2. Grades von Marie bzw. von Brehmers Frau Amalie v. Colomb. Und Professor Schönlein war mit von Humboldt befreundet, sie waren beide Freimaurer und Leopoldiner, d. h. der früher wie heute so wichtige Beziehungsweg war kurz.

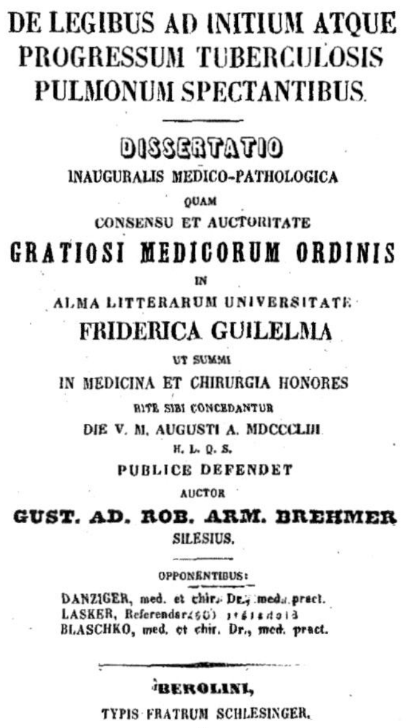
DE LEGIBUS AD INITIUM ATQUE
PROGRESSUM TUBERCULOSIS
PULMONUM SPECTANTIBUS.

DISSERTATIO
INAUGURALIS MEDICO-PATHOLOGICA
QUAM
CONSENSU ET AUCTORITATE
GRATIOSI MEDICORUM ORDINIS
IN
ALMA LITTERARUM UNIVERSITATE
FRIDERICA GUILELMA
UT SUMMI
IN MEDICINA ET CHIRURGIA HONORES
RITE SIBI CONCEDANTUR
DIE V. M. AUGUSTI A. MDCCCLIII
H. L. Q. S.
PUBLICE DEFENDET
AUCTOR
GUST. AD. ROB. ARM. BREHMER
SILESIUS.

OPPONENTIBUS:
DANZIGER, med. et chir. Dr., med. pract.
LASKER, Referendar.
BLASCHKO, med. et chir. Dr., med. pract.

BEROLINI,
TYPIS FRATRUM SCHLESINGER.

Abbildung 172: Doktorarbeit von Hermann Brehmer

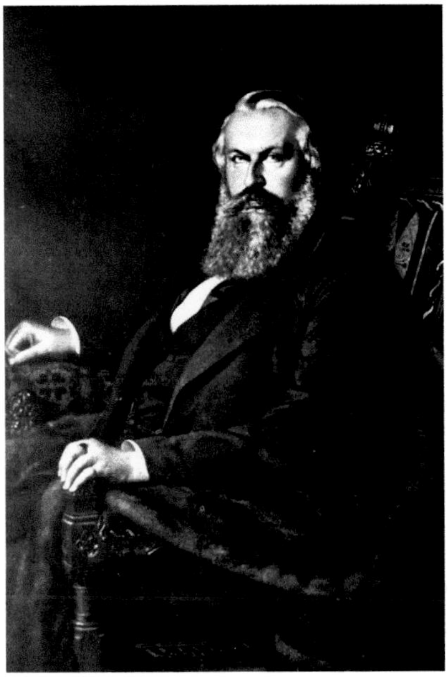

Abbildung 173: Hermann Brehmer

Das Thema der Doktorarbeit von Hermann Brehmer bildete den Grundstein für sein Lebenswerk (Abb. 172) [13]: Seine Arbeit war von Alexander v. Humboldt sowie von Professor Schönlein in höchsten Tönen gelobt worden und Brehmer wurde daraufhin in den Kreis der Leopoldiner aufgenommen [16]. Es würde Brehmer jedoch nicht gerecht, würde man den Eindruck hinterlassen, dass er diese Ehrungen nur durch Vermittlung seiner Gönner erhalten habe. Brehmers Arbeit war in der Tat für die damalige Zeit ein außergewöhnliches Werk. Durch sein vorheriges Studium der Mathematik und Botanik in Breslau naturwissenschaftlich geschult, hat Brehmer mit außerordentlichem Fleiß ein medizinisch komplexes und undankbares Thema aufgegriffen. Brehmer hat aus den Reiseberichten der damaligen „Weltfahrer" Daten zur Tuberkulose aus unzähligen Regionen der Welt gesammelt: Wo kommt die Schwindsucht vor und wo kommt sie nicht vor, wie sind die dazugehörigen Lebens- und Nahrungsgewohnheiten, wie sind die klimatischen Verhältnisse, welche Höhenlage hat die betreffende Region. Es gehörte zu Brehmers Persönlichkeit, dass er die vielfältigen Informationen da, wo es für seine Ideen hilfreich war, so interpretierte, dass sie sich in seine Grundgedanken einpassten (Abb. 173). Häufig kam in seiner Arbeit der Satz vor: *„Nachdem wir dies nun bewiesen haben…"*; dabei waren aber diese „Beweise" nichts weiter als „angepasste" Schlussfolgerungen auf äußerst wackligem Boden. Fazit: ohne fremde Hilfe hätte Brehmer keineswegs so schnell Leopoldiner werden können, und seine These, dass die Tuberkulose heilbar sei, war im Übrigen keineswegs neu. Seit hunderten von Jahren konnte man immer wieder lesen, dass die Tuberkulose im Frühstadium geheilt werden könne, wenn auch der viel gerühmte Laënnec dies sehr strikt und grundsätzlich verneint hatte.

Auf der Suche nach einer Ursache für die Tuberkulose stieß Brehmer auf Untersuchungen von drei unbestrittenen Koryphäen: Carl von Rokitansky (österreichischer Pathologe in Wien), und die französischen Pathologen J. Bizot und Pierre Louis. Alle drei hatten beschrieben, dass das Herz bei Schwindsüchtigen kleiner als normal sei [14]. Umgekehrt sei die Lunge bei Tuberkulösen eher größer als sonst. Daraus ergäbe sich – so argumentierte Brehmer – ein ungünstiges Missverhältnis, d. h. ein kleines Herz kann eine große Lunge nicht ausreichend mit „Nahrung" versorgen. Die Folge sei, dass die Lunge anfällig für Krankheiten, also auch für die Tuberkulose, werde. Dass eine schlechtere Blutversorgung der Lunge möglicherweise ursächlich für die Schwindsucht sein könnte, war auch früher schon zu Beginn der 19.Jahrhunderts diskutiert worden, allerdings hatte man diese schlechtere Blutversorgung eher mit dem überschlanken Brustkorb der Schwindsüchtigen in Verbindung gebracht [15].

Brehmer war davon überzeugt, dass er naturwissenschaftlich begründet die Ursache für die Tuberkulose entdeckt habe, aus der sich dann auch sein therapeutisches Konzept ableiten ließ. Seine These war für die damalige Zeit durchaus revolutionär. Wenn das Herz durch Training größer wird und *„man alle sonstigen günstigen Einflüsse zusammen vereint, ist die Tuberkulose heilbar"*. Brehmer traute sich zu, die damals weltweit vorherrschende Meinung, dass eine Tuberkulose nicht heilbar sei, umzustoßen. Allerdings mussten Definition und Behandlung der Tuberkulose seiner Zielsetzung nutzen. Hatte Brehmer in seiner Doktorarbeit noch behauptet, die Tuberkulose sei heilbar, relativierte er später in der Realität seiner Heilstättenarbeit diese Aussage: nur die Anfänge der Schwindsucht könne man erfolgreich behandeln, nicht jedoch die spätere Krankheit.

Auf Brehmers Idee, die Ursache der Tuberkulose u. a. durch Training des Herzens zu beseitigen, war vor ihm noch niemand gekommen. Dies könnte nun einerseits bedeuten, dass Brehmer ein besonders intelligenter Kopf war, andererseits könnte seine Idee so abstrus gewesen sein, dass kein ernst zu nehmender Wissenschaftler es wagte, solch einen Unsinn zu publizieren. Wenn man bedenkt, dass Brehmers Doktorarbeit als Abschluss seines Medizinstudiums in höchsten Tönen von Alexander von Humboldt gelobt und Brehmer aufgrund dieser Arbeit in das erlauchte Gremium der Leopoldiner aufgenommen worden ist, so ist man zunächst geneigt, das erstere anzunehmen. Brehmers Doktorarbeit – im Gegensatz zu den damals sonst üblichen Arbeiten – war didaktisch klar strukturiert und wissenschaftlich korrekt konzipiert. Die vermeintlichen Gründe für die Entstehung der Tuberkulose wurden in einzelne kleinere Schritte aufgeteilt, und diese Schritte wurden dann mit Argumenten aus Veröffentlichungen anderer Wissenschaftler erklärt. Brehmer führte einzelne Formeln auf, die den Eindruck einer naturgemäßen Gesetzmäßigkeit vermittelten und so entstand vordergründig ein in sich geschlossenes und logisches Gedankengebäude.

Die etwas strengere, auf Physiologie und Weltkunde beruhende Beweisführung bei der Erörterung medizinischer Fragestellungen war zu Brehmers Zeit neu und für viele Ärzte ungewohnt. Ein Großteil der Ärzte verspürte offensichtlich nicht den Drang, Ursachen einer Krankheit, also deren Ätiologie, zu definieren, man begnügte sich bis zur Zeit der Aufklärung und danach mit Hypothesen. Beispielsweise konnte Richard Lower (* 1631 St Tudy, Cornwall; † 17.1.1691 London) Ende des 17. Jahrhunderts noch behaupten, er habe „herznagende Würmer" gefunden [17]. Und nicht selten kam es auch noch im 18. Jahrhundert vor, dass bei der Leichenöffnung angeblich gar „kein Herz" gefunden worden sei [18]! Vor diesem Hintergrund war Brehmers Dissertationsschrift ein wohltuender Schritt hin zum logischen Denken und zum wissenschaftlichen Suchen nach den Prinzipien der Natur und deren Abweichungen.

In der Zwischenzeit hatten die beiden Schwestern Colomb einen großen Teil ihres Vermögens in die 1849 gegründete Kaltwasser-Heilstätte in Görbersdorf investiert und die Anstalt zum Laufen gebracht. Brehmer konnte 1853 sein Medizinstudium mit der Dissertation *„De legibus ad initium atque progressum tuberculosis pulmonum spectantibus*[60]*"* abschließen, und startete seine Arztkarriere als Assistenzarzt in der Heilanstalt in Görbersdorf im damaligen Preußisch-Schlesien, etwa 80 km von seiner Geburtsstadt Kurtsch bei Strehlen entfernt [14].

Brehmer hat sich in Görbersdorf zunächst vorrangig mit der Frage beschäftigt, in welcher Höhenlage und in welcher Umgebung eine Behandlung der Schwindsucht besonders erfolgreich sein könnte. Als wissenschaftliche Begründung für die angenommene gute Wirksamkeit der Höhenlage erklärte er, dass er sowohl in der Literatur als auch durch eigene Untersuchungen an sich selbst herausgefunden habe, dass das Herz bei niedrigerem Luftdruck in der Höhe häufiger schlage. Dies sei ein ideales Dauertraining, wodurch das Herz wieder größer werden könne und damit die Ursache der Lungenschwindsucht beseitigt würde. In einem 1857 veröffentlichten Buch mit dem vielsagenden Titel: *„Die chronische Lungenschwindsucht, ihre Ursache und ihre Heilung. Für vorurtheilsfreie Ärzte und gebildete denkende Laien"* setzte sich Brehmer mit zahlreichen Gegnern seiner Idee auseinander, wobei er auch immer wieder sehr persönlich wurde und seine Gegner als „unwissenschaftlich" diffamierte.

Und am Schluss seines Buches reibt man sich verdutzt die Augen: Es bleibt für die Behandlung der Schwindsucht von allen diskutierten Orten auf der ganzen Welt nur das kleine Tal von Görbersdorf als wirklich geeignet übrig. *„Alle diese Vorzüge vereinigt die Heilanstalt in Görbersdorf, die einzige Heilanstalt, die im obigen Sinne bisher in Europa existiert"* – ein Schelm, der Böses dabei denkt [14]. Ausgerechnet dieses Dorf

[60] Über die Gesetze der Entstehung und des Fortschreitens der Lungentuberkulose

mit weniger als 1000 Seelen, in dem Brehmer sich nach der erteilten Approbation 1854 als „2. Arzt“ in der Kaltwasseranstalt von Marie von Colomb niedergelassen hatte, erfüllte also die idealen Voraussetzungen für eine Heilung der Tuberkulose. Dieses Ergebnis und ihre Botschaft erreichte Brehmer jedoch nur dadurch, dass er nun selbst an einigen Stellen seiner Beweisführung unwissenschaftlich vorging, den Pfad wissenschaftlicher Tugenden verließ und mit losen Behauptungen operierte. Brehmer argumentierte mit einer in der Höhenluft speziell im Görbersdorfer Tal enthaltenen „Immunität“ – und diese „Höhenimmunität“ sei der Grund, dass es im Tal keine Tuberkulose geben könne (Abb. 174. Doch gab es wirklich keine Tuberkulose in diesem Tal? In den 80er Jahren des 19. Jh., also schon nach der Entdeckung des Tuberkulose-Bakteriums durch Robert Koch, musste Brehmer sich zu der Frage der Tuberkulose in der Bevölkerung von Görbersdorf äußern. Das Ergebnis war für ihn unerfreulich. Ausweislich einer 100-jährigen Sterbestatistik aus Görbersdorf waren in den Jahren 1780 bis 1854, also vor Brehmers Zeit, in Görbersdorf von 735 Menschen immerhin 30 an der Tuberkulose gestorben [19].

Heilanstalt für Lungen- und andere chronische Krankheiten zu Görbersdorf im Schlesischen Riesengebirge.

Am 1. Mai habe ich meine Heilanstalt hierselbst eröffnet. Dieselbe liegt 1700 Fuss hoch über dem Meere, in einer Zone, in welcher die Tuberculose der Lunge nicht mehr vorkommt, das event. vorhandene Tuberkelleiden also zum Stillstand und Rückschritt gebracht werden kann, worüber ich auf meine in der Balneologischen Zeitung Bd. VII. No. 21 und 22 mitgetheilten Beobachtungen verweise. Die Anstalt ist daher auch speciell für Phthisiker bestimmt; es finden jedoch auch andere chronische Patienten Aufnahme, deren Ernährung aus anderen Ursachen darniederliegt, da die hier herrschenden klimatischen Verhältnisse die Ernährung heben und die Reproduction beschleunigen. (Vid. Baln. Ztg. Bd. VIII. No. 8.)

Die Reise macht man von Berlin, Dresden etc. mit der Eisenbahn bis nach Waldenburg, von wo Görbersdorf nur 1¾ Meilen entfernt ist.

Dr. Brehmer,
Besitzer und Arzt der Heilanstalt.

Abbildung 174: Anzeige in der Balneologischen Zeitung am 20. Juni 1859

Als Assistenzarzt in einer Wasserheilanstalt konnte Brehmer seine Ideen zur Behandlung der Tuberkulose nicht verwirklichen. Zwischen ihm und seiner Schwägerin Marie von Colomb kam es obendrein zunehmend zu Unstimmigkeiten, nicht ganz unerwartet in Anbetracht der starken Persönlichkeiten der beiden. Letztlich war dieser Streit wohl mitverantwortlich für das wirtschaftliche Desaster der Heilstätte. Als Frau von Colomb dann sogar ins Gefängnis, in den Schuldturm, musste, nach heutigem Sprachgebrauch wegen verschleppter Insolvenz, bot sich Brehmer die Chance, unter günstigen Bedingungen in die Rolle des Betreibers dieser Wasseranstalt zu schlüpften. Damit kam er endlich seinem Ziel näher, Tuberkulose in einer speziellen Anstalt zu behandeln und kurieren zu können.

Brehmers Heilkonzept lautete: „...hygienisch-diätetische Behandlung verbunden mit hydrotherapeutischen Maßnahmen". Wichtig waren dabei also nicht nur die Höhe des Aufenthaltes und die Möglichkeit einer Wasseranwendung, sondern vor allem auch eine gesunde Ernährung [22]. Brehmer verordnete neben einer gemischten, aber fettreichen Diät, ein mit Alkohol gemischtes Milchgetränk. Wahrscheinlich hat er dabei eine Anleihe aus der kirgisischen Tiefebene genommen, da die dortige Bevölkerung von der Tuberkulose weitgehend verschont blieb, obwohl sie doch gar kein Höhenklima hatte. Die in Kirgisien übliche „Kumis", eine gärende Stutenmilch, offensichtlich ein höchst angenehm, säuerlich schmeckendes und berauschendes Getränk, hat Brehmer als wesentliches Mittel zur Verhütung von Schwindsucht deklariert [14]. Und auch generell hat er dem Alkohol eine positive Heilwirkung zugesprochen, nicht furchtbar überraschend, weil sich Alkohol positiv auf zwischenmenschlichen Beziehungen unter den Patienten auswirkte und damit auch die allgemeine Stimmung in der Heilanstalt verbesserte.

Von großer Bedeutung war für Brehmer die Bergluft einer Region, in der keine Tuberkulose vorkam. Er war davon überzeugt, dass die Luft in einer solchen Gegend eine Immunität gegen die Schwindsucht besitze und deswegen auf jedem Fall gesundheitsfördernd sei. Eine der möglichen Ursachen für die günstige Wirkung der Höhenluft war Brehmers Meinung nach der in Höhenlage beschleunigte Puls, der zu einem größeren Herz führen würde, das wiederum damit die Lunge besser versorgen könne. Dem Größerwerden des Herzens sollte demnach auch ein individuell angepasstes Trainingsprogram mit Spaziergängen mit unterschiedlichen Höhendifferenzen dienen.

Neben der speziellen Diät, der heilsamen Höhenluft und dem muskulären Training hielt Brehmer eine abhärtende Wasserbehandlung für einen zusätzlichen wichtigen Behandlungspunkt. Dies war insofern erstaunlich, als Wasser noch im 18. Jahrhundert als schädlich angesehen worden war. Die Badehäuser des Mittelalters waren nahezu vollständig verschwunden. Man war davon überzeugt, dass Wasser, insbesondere zusammen mit Seife, die Poren der Haut öffnete und damit dem Eindringen von krankmachenden Substanzen Vorschub leisten würde. Auch bei Kindern sollte die Haut nur möglichst selten mit Wasser in Berührung kommen [18]. Über 2 Jahrhunderte war also Wasser als gefährlich und gesundheitsschädlich angesehen worden. Man rieb sich die Haut mit trockenen Tüchern ab und parfümierte sich gegen einen unangenehmen Körpergeruch. Dass sich diese Einstellung in der Bevölkerung dann in relativ kurzer

Zeit grundlegend ins Gegenteil verkehrte, ist schon bemerkenswert, aber man kann annehmen, dass es noch bis in das 19. Jahrhundert hinein Ressentiments gegen eine Wasseranwendung gab.

Das Prinzip der Wasserkur hatte sich Brehmer als Student während eines Ferienaufenthaltes bei Vinzenz Prießnitz, dem Erneuerer der Kaltwasserkur in Gräfenburg (Österreich-Schlesien) angesehen und in seinen Behandlungsplan als „Walddusche" aufgenommen [20]. Die Patienten mussten sich allmorgendlich im Wald mit einem harten, eiskalten Wasserstrahl aus 5 Metern Höhe traktieren lassen, was Brehmer häufig persönlich beaufsichtigte (Abb. 175) [22,23].

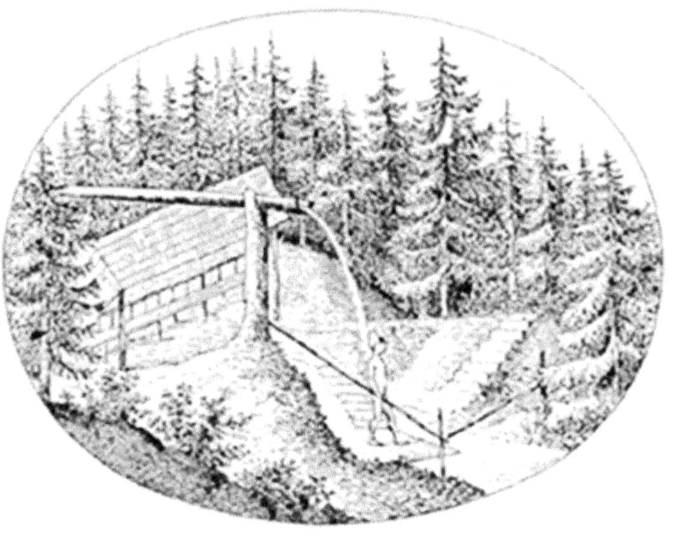

Abbildung 175: Brehmers Waldduschen.

Im Gegensatz zu seiner primär vollmundigen Ankündigung wollte Brehmer die Lungenschwindsucht behandeln, nicht die eigentliche Tuberkulose. Und mit Lungenschwindsucht bezeichnete Brehmer die besondere Verlaufsform einer Lungenentzündung, bei der die Entzündungsprodukte „nicht vollständig wieder aufgesogen werden" [14]. Das Missverhältnis zwischen zu kleinem Herz und großer Lunge verhindere einerseits, dass das *„von der Schwindsucht befallene Gewebe wieder vollständig intact werde"*, und begünstige andererseits, *„dass das Gewebe in eine käsige Infiltration metamorphiere"* [14]. Unter weiteren ungünstigen Bedingungen könnte sich dann auch eine Tuberkulose entwickeln. Die offensichtlich vorherrschende Meinung zu Brehmers Zeit war wohl, dass die meisten Betroffenen an der Schwindsucht starben, ohne dass sie eine Tuberkulose hatten. Die These Brehmers über die Heilbarkeit bezog sich also vorwiegend auf die Schwindsucht. Hatte sich bereits eine Tuberkulose gebildet, hielt er eine Heilung der Lungenkrankheit nur noch bedingt für möglich.

Die Anfangszeit der Heilstätte Hermann Brehmers war sicher nicht leicht und sein Durchhaltevermögen wurde auf eine harte Probe gestellt. Zunächst erforderte die Umwandlung der Wasseranstalt in eine Heilstätte für Schwindsucht eine staatliche Zulassung, die Brehmer 1859 erst nach intensiver Intervention durch Prof. Schönlein erhielt. Brehmer fing mit wenigen Patienten an, die er zunächst noch ohne gültige Lizenz behandeln musste. Er besaß eine Kuh für die notwendige Milch und ein mageres Pferd, mit dem er seine Patienten vom Bahnhof abholte und die Kohle für die Heizung transportierte [20]. Wegen erheblicher Schulden drohte man Brehmer an, beide Tiere zu pfänden. Anfänglich bestand die Anstalt aus einer bescheidenen Hütte. Patienten wurden auch in Privathäusern untergebracht, was aber von der Bevölkerung nicht gern gesehen wurde und damit zunehmend Probleme machte. Brehmer versuchte daraufhin ein luxuriöses Kurhaus mit 40 Räumen zu bauen, wofür er aber die finanziellen Mittel nicht aufbringen konnte [23]. Als das erste Stockwerk fertig gestellt war, zerstörte zu allem Überfluss ein heftiger Regen das begonnene Gebäude und Brehmer musste sich erneut Geld pumpen Erst 1862 konnte das Brehmersche Kurhaus bezogen werden (Abb. 176) [20]. Im ersten Sommer kamen nur 30 Patienten nach Görbersdorf. 1863 waren es aber schon 102 Schwindsüchtige mit insgesamt 8763 Behandlungstagen und einer durchschnittlichen Verweildauer von etwa 3 Monaten. Bis 1882 nahm die Patientenzahl zwar deutlich zu, der erwartete ganz große Ansturm blieb jedoch aus.

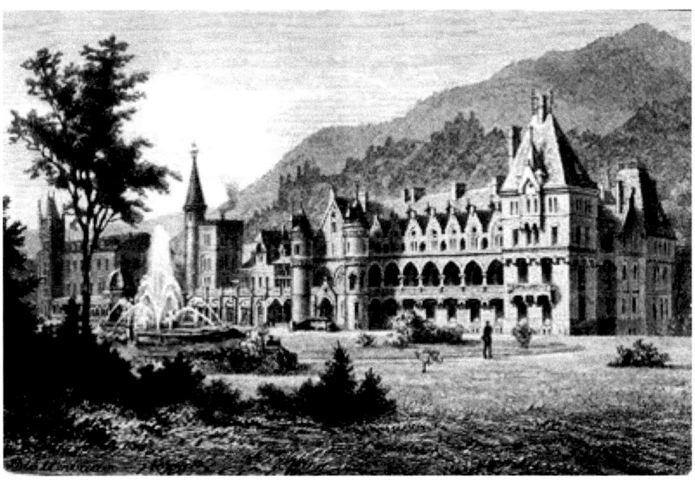

Abbildung 176: Kurhaus in Görbersdorf

Die Öffentlichkeit nahm zunächst kaum Notiz von Brehmers Heilungsaktivitäten. Seine Dissertation und auch sein 1857 erschienenes Buch waren in der Fachwelt kaum beachtet worden [14]. Zu häufig hatte es Scharlatane gegeben, die sich durch die Ankündigung, die Tuberkulose zu heilen, ungerechtfertigt bereichert hatten. Brehmer war sicherlich kein Scharlatan, keiner vor ihm hatte so akribisch Daten zur Untermauerung seiner Thesen zum Thema Schwindsucht und Tuberkulose zusammengetragen. Er war einer der ersten, der regelmäßig die neu aufgekommene Messung der Körpertemperatur an seinen Patienten vorgenommen hat und Lungenfunktionsmessungen durchführte [22]. Und auch beim Bau seines Kurhauses bzw. der Villen für die Unterkunft der Kranken hat sich Brehmer größte Mühe gegeben und die modernste Technik einbauen lassen. So waren z. B. die Speisesäle klimatisiert und konnten im Sommer gekühlt werden [21]. Die Wasserversorgung des Kurhauses erfolgte über eine Leitung, die frisches Quellwasser führte, und für das Abwasser hatte er bereits eine Kläranlage gebaut. Aber all das Genannte hat Brehmer nicht zu der erhofften Anerkennung verholfen. Bezeichnend, wie Brehmer mit seinen Ansichten und seinem Tun von den ärztlichen Kollegen eingeschätzt wurde, kommt in den Worten seines früheren Studienfreundes und inzwischen namhaften Berliner Klinikers, des Geheimen Medizinalrats Professor Ernst von Leyden (1832–1910) zum Ausdruck. Er hat Brehmer damals in seinen Vorlesungen als *„geschäftsgewandten Görbersdorfer ärztlichen Hotelier“* bezeichnet [23]. Diese doch sehr geringschätzende Meinung hat von Leyden allerdings Jahrzehnte später nach dem Tod Brehmers auf einer Festrede zum 60-jährigen Jubiläum der Dr. Brehmerschen Heilanstalten 1904 revidiert [23]. Gestört hat von Leyden sicherlich der Prunkbau, den Brehmer für gut zahlende Gäste erbaut hatte, von Leyden selbst hat sich dagegen dafür stark gemacht, dass auch die weniger Bemittelten in Heilstätten behandelt werden sollten. Grundsätzlich hatte von Leyden wohl nichts gegen die Existenz von Heilstätten einzuwenden, immerhin hat er im Jahre 1900 zusammen mit dem Hals-Nasen-Ohren-Arzt und Hochschullehrer Bernhard Fränkel (1836–1911) und dem Internisten und Kehlkopfspezialisten Carl Jacob Gerhardt (1833–1902) die „Zeitschrift für Tuberkulose und Heilstättenwesen“ gegründet.

Brehmers medizinischer Leitsatz vom kleinen Herzen und großer Lunge bei der Tuberkulose ist wissenschaftlich und klinisch nicht unwidersprochen geblieben. Der kaiserlich russische Staatsrat und Direktor des evangelischen Hospitals in St. Petersburg, Dr. Carl von Mayer, hat 1871 beschrieben, dass es Brehmer mit der Interpretation der Forschungsergebnisse der drei von ihm zitierten berühmten Ärzte nicht so ganz genau genommen hat. Brehmers Behauptung, dass das kleine Herz die Ursache für die Schwindsucht sei, sei falsch. Das kleinere Herz sei nicht die Ursache, sondern Folge der Schwindsucht. Wenn ein Schwindsüchtiger durch seine Erkrankung sehr viel an Gewicht verlor, würde zwangsläufig auch das Herz kleiner [18].

Eine Schweizer „medicinische Commission“ fand 1886 heraus, dass die Phthise in den hochgelegenen Gegenden zwar seltener war als in den Tälern, würde aber in Fabrikdistrikten in den Bergen ebenso vorkommen wie in den Städten der Ebene [22].

Also gäbe es keine Hinweise auf eine Immunität der Hochgebirgsluft, und die Phthise sei eher eine Folge des fortwährenden Aufenthaltes der Arbeiter in engen Räumen, inmitten von dichten, bazillenhaltigen Menschenanhäufungen. Im 18. Jahrhundert hatte sich z. B. im Hochtal des Schweizer Jura, in Joux, eine Uhrenindustrie entwickelt und hier fand man ebenso viele Tuberkulöse wie in Berlin.

So fiel mit den Arbeiten von Mayers und den Schweizer Experten das Argumentationsgebäude des Dr. Brehmer in sich zusammen. Die Referenten seiner Doktorarbeit und auch Alexander von Humboldt waren wahrscheinlich von den Zitaten so berühmter Ärzte beeindruckt gewesen und hatten dabei einige grundlegende Fehlinterpretationen übersehen. Es ist auch fraglich, ob von Humboldt wirklich so begeistert von Brehmers Arbeit war; zumindest kann man die Beweggründe für seine Unterstützung im Nachhinein nicht mehr von einer Unterstützung aus familiären Gründen trennen. Humboldt hatte auch zuvor schon Brehmers Schwägerin Marie von Colomb unterstützt und seinen Freund Prof. Schönlein dazu bewegen können, sich für diese Dame einzusetzen, obwohl Marie von Colomb keine besonderen wissenschaftlichen Verdienste vorzuweisen hatte. Humboldt war offensichtlich seiner angeheirateten Familie von Colomb und damit auch Brehmer wohlgesonnen. 1869, 10 Jahre nach dem Tod Alexander von Humboldts, hat Brehmer – wahrscheinlich aus Dankbarkeit – auf seinem Gelände in Görbersdorf einen „Humboldt-Tempel“ errichtet, was später dann aus diesem Tempel geworden ist, ist nicht bekannt. Der Vollständigkeit halber sei noch anzumerken, dass der kaiserliche Staatsrat Dr. von Mayer zwar den wissenschaftlichen Irrtum Brehmers aufgedeckt und der Öffentlichkeit bekannt gemacht hat, dass er selbst dennoch große Stücke auf Brehmer hielt, und sogar seine 1871 gedruckte Antithesenschrift ihm widmete: *„Herrn Dr. Hermann Brehmer als Zeichen der Anerkennung der schönen Erfolge, die von ihm in Görbersdorf gegen die Lungenschwindsucht erzielt werden achtungsvoll gewidmet“* [18]. Seine Hochachtung begründete von Mayer damit, dass Brehmer so hervorragende Heilerfolge erzielen konnte, obwohl *„ihm nur die auch allen übrigen Ärzten mehr oder weniger zugänglichen Mittel zu Gebot standen, und doch vor ihm ein solcher Erfolg gegen die Lungenschwindsucht in Europa noch nicht nachgewiesen werden konnte. ... Denn sein so laut proklamiertes eigentliches Heilmittel existiere ja in Wirklichkeit gar nicht, Brehmer würde es also verstehen, die Lungenschwindsucht auch ohne ein unbedingt heilsames Mittel zu heilen.“*

2.9.3 Die Freiluftliegekur

Brehmer konnte sich von seiner These mit dem kleinen Herzen nicht trennen, was dem weiteren wirtschaftlichen Erfolg seiner Heilstätte jedoch keinen Abbruch tat, die Patienten strömten nach wie vor nach Görbersdorf. Brehmers Mitarbeiter

Peter Dettweiler (1837–1904) allerdings, der 1868 zunächst als Patient und 1869 als Assistenzarzt in Görbersdorf gewesen ist, hat sehr wohl erkannt, dass sich die Schwindsucht nicht wegen eines zu kleinen Herzens entwickelt, und es deswegen keinen Sinn macht, die Krankheit durch Training oder durch Aufenthalt in der Höhe zu behandeln. Dettweiler hat sich auch von der zweiten Irrung Brehmers getrennt, dass es eine Immunität gegen Tuberkulose in bestimmten Höhenlagen gibt. Nach etwa 10 Jahren gemeinsamer Arbeit kam es zum Zerwürfnis mit Brehmer [22]. Dettweiler verließ Görbersdorf und übernahm 1876 die Leitung des Sanatoriums in Falkenstein im Taunus (Abb. 177).

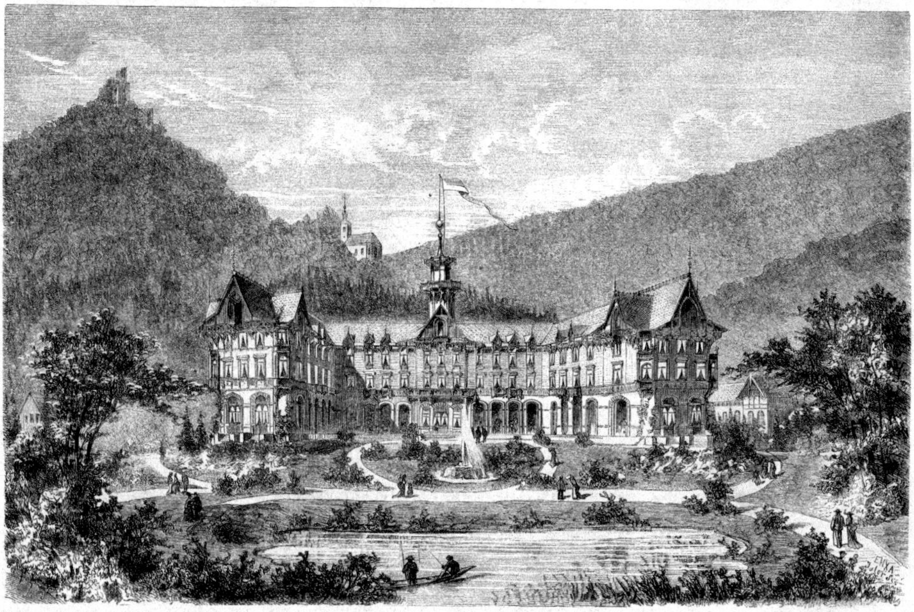

XXXV. Klimatische Heilanstalt Falkenstein. Originalzeichnung von J. J. Kirchner. (S. 502.)

Abbildung 177: Das Sanatorium in Falkenstein im Taunus

Das Sanatorium Falkenstein im Taunus war 1875 von einem karitativen Verein „zur Erbauung einer Kur- und Heilanstalt“ von wohlhabenden Frankfurter Bürgern gegründet worden. Die „Heilanstalt für Lungenkranke und Blutarme“ betreute neben Schwindsüchtigen auch Kranke, die nicht an Tuberkulose litten[24,25]. Zuvor hatte auch Brehmer seine Heilanstalt nicht nur für Tuberkulöse beworben, sondern allgemein für Lungenkranke (Abb. 178). Aus heutiger Sicht war die damalige Behandlung Tuberkulöser und Nichttuberkulöser in gleichen Räumlichkeiten kritisch und gewagt, da sich die Nichttuberkulösen bei den Tuberkulösen natürlich infizieren konnten. Die damalige Unkenntnis, dass es sich bei der Tuberkulose um eine ansteckungsfähige Infektionskrankheit handelt, mag das Vorgehen der Verantwortlichen entschuldigen.

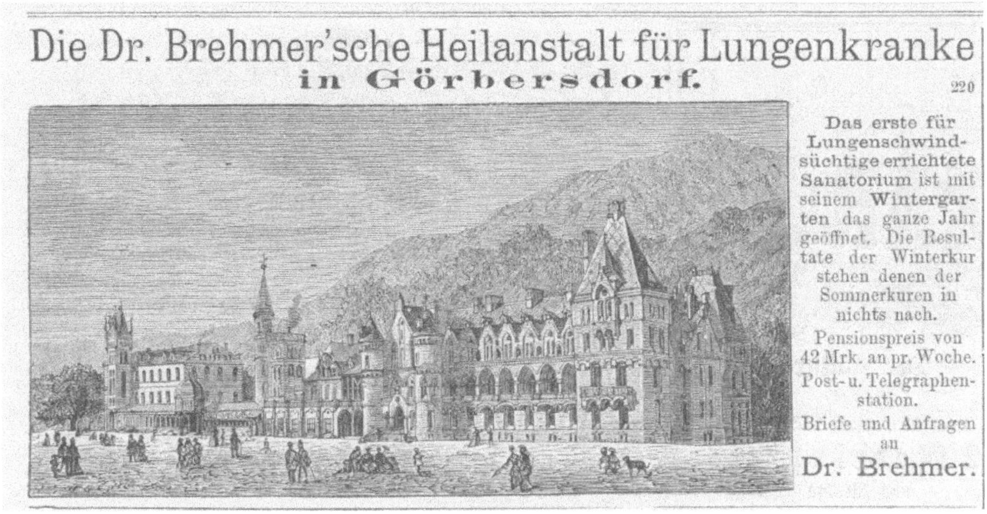
Die Dr. Brehmer'sche Heilanstalt für Lungenkranke
in Görbersdorf.
220
Das erste für Lungenschwindsüchtige errichtete Sanatorium ist mit seinem Wintergarten das ganze Jahr geöffnet. Die Resultate der Winterkur stehen denen der Sommerkuren in nichts nach.
Pensionspreis von 42 Mrk. an pr. Woche.
Post- u. Telegraphenstation.
Briefe und Anfragen an
Dr. Brehmer.

Abbildung 178: Werbeanzeige für die Heilanstalt in Görbersdorf

Dettweiler blieb bis 1895 in Falkenstein. Das Grundprinzip der Therapie von Brehmer, nämlich mit unspezifischen Maßnahmen wie guter Ernährung und guter Luft dem Körper zur Überwindung der Krankheit zu helfen, hat Dettweiler beibehalten. Da er von der Notwendigkeit, das Herz zu trainieren nicht überzeugt gewesen war, versuchte er es mit der Freiluftliegekur (Abb. 179, 180), für die er einen speziellen, verstellbaren Liegestuhl entwickelte (Abb. 181).

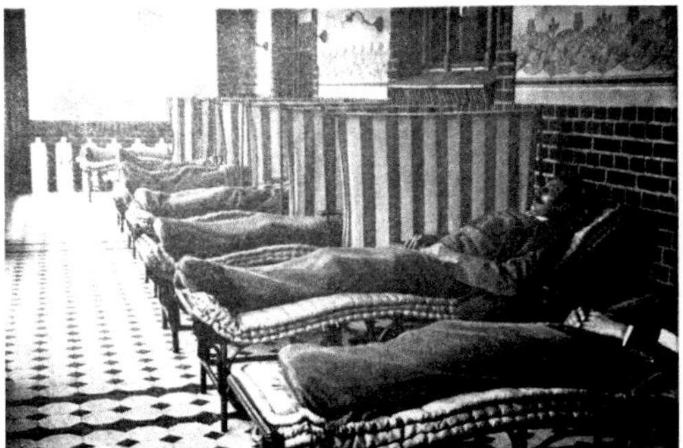

Abbildung 179: Liegekur mit strenger Einhaltung der Ruhe

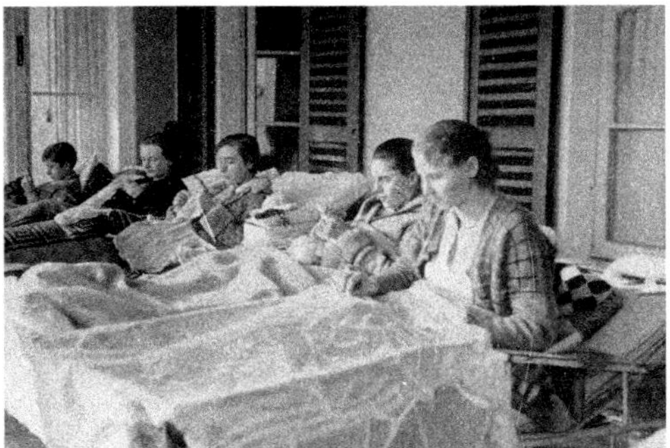

Abbildung 180: Liegekur mit Handarbeit zur Beschäftigung.

In einem streng durchgeplanten Programm mussten die Patienten den ganzen Tag mit wenigen Unterbrechungen im Freien auf den Liegestühlen verbringen. Baulich hat

Dettweiler dafür eine eigene Liegehalle entworfen, die sich später in vielen Heilstätten wiedergefunden hat. Ein weiteres neues Behandlungsprinzip war die strenge und nahezu ununterbrochene Überwachung der Patienten. Seinem früheren Lehrer Brehmer hat Dettweiler vorgeworfen, er würde seinen Patienten zu viel Freiraum lassen, den diese dann u. a. zu Kneipenbesuchen nutzten [20]. Mit Dettweiler hat sich die strenge Form der Tuberkulose-Behandlung durchgesetzt und wurde weltweit kopiert.

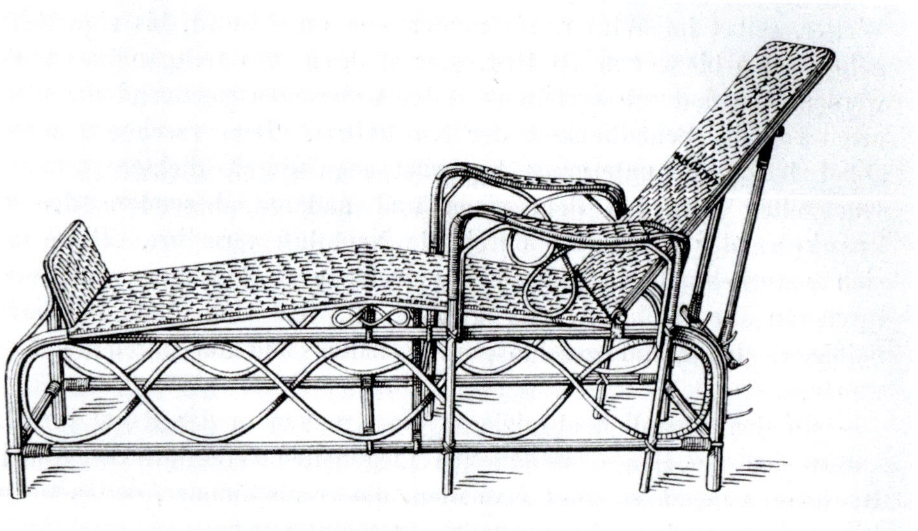

Abbildung 181: Dettweilers Liegestuhl 1907

2.9.4 Die Entdeckung der Tuberkulosebakterien

Die 1882 bekannt gewordene Entdeckung des Tuberkulosebakteriums durch Robert Koch wurde in der wissenschaftlichen Fachwelt zu Recht als eine der größten wissenschaftlichen Errungenschaften des Jahrhunderts gefeiert. Hinsichtlich der Konsequenz für das tägliche Leben war die Resonanz jedoch recht unterschiedlich. Auch schon vor der Entdeckung des Tuberkulose-Bazillus war zwar immer wieder über die Ansteckungsfähigkeit diskutiert worden, sie war aber zumindest unter den Spezialisten in Deutschland nicht allgegenwärtig [25]. Ein Teil der Ärzte vertrat in einer überzogenen Reaktion auf die neue Lehre der Infektiosität der Tuberkulose die Meinung: *„... durch einen unglücklichen Atemzug kann der Mensch Tuberkelbazillen in sich aufnehmen und wird dann unwiederbringlich schwindsüchtig“*, d. h. viele Ärzte sahen jetzt in jedem einzelnen Bakterium einen gefährlichen Feind [22]. Der andere Teil der Ärzte war sich angesichts ihrer vielfältigen Erfahrungen und den über hunderte von Jahren gesammelten Überlieferungen sicher, dass eine besonders hohe Ansteckungsfähigkeit nicht vorhanden sei, verschiedentlich waren die von Koch entdeckten Bakterien nur als schmarotzerhafte Besiedlung der Lunge auf dem Boden einer ursprünglich ganz anderen Krankheit angesehen worden. Auch Brehmer hatte erhebliche Zweifel daran, dass Bakterien als die hauptsächlichen Verursacher der Tuberkulose gelten sollten. Als naturwissenschaftlich geschulter Arzt hatte er sich ein eigenes Laboratorium eingerichtet und versucht, die Forschungsergebnisse von Robert Koch zu überprüfen. Seine Untersuchungen kamen aber zu keinem anderen Ergebnis [26]. Gottlob schwanden in der Nachfolgezeit die Zweifel an der Richtigkeit der bakteriellen Verursachung der Tuberkulose. Die Tatsache, dass man im Tierversuch mit Bakterienmaterial eindeutig eine Tuberkulose hervorrufen konnte, war ein unverrückbarer Beweis für die Richtigkeit der wissenschaftlichen Arbeit von Robert Koch.

Die von Koch entdeckten Bakterien waren jedoch nicht ausschließlich für die Entstehung und die Krankheitsentwicklung der Tuberkulose zuständig. Es musste noch zusätzliche Faktoren geben, die es den Bakterien erst ermöglichten, eine Krankheit individuell hervorzurufen, also eine „persönliche Disposition". Es gab offensichtlich Menschen, die gegenüber den Tuberkulosebakterien empfänglicher und andere, die resistenter dagegen waren. Dabei mussten Faktoren wie Vererbung, Ernährung und Lebensweise eine Rolle spielen. Und an dieser Auffassung hat sich bis heute nichts geändert. Bei den meisten Menschen, die sich mit Tuberkulosebakterien infiziert haben, bricht diese Krankheit nicht aus. Der Körper setzt sich zwar mit den Bakterien auseinander, aber im Regelfall ist der menschliche Organismus offensichtlich in der Lage, die Auswirkungen der Bakterien mit seiner körpereigenen Abwehr zu begrenzen.

Die Entdeckung der Tuberkulosebakterien durch Robert Koch hatte viele Konsequenzen. Schnell war klar, dass die bislang weit verbreitete Vorstellung, dass Lungenschwindsucht eine andere Krankheit sei als die Tuberkulose, nicht mehr aufrechterhalten werden konnte. Lungenschwindsucht ist identisch mit der Tuberkulose, und nicht nur die Lunge, sondern auch andere Körperorgane können erkranken. Eine weitere Konsequenz ergab sich aus der jetzt nicht mehr zu leugnenden potentiellen Ansteckungsfähigkeit. Und damit kamen jetzt auch die existierenden Heilstätten als mögliche Infektionsquelle ins Gerede und unter Druck und mussten sich mit den in der Öffentlichkeit diskutierten Meinungen auseinandersetzen. Gegen Brehmer und gegen die Anstaltsbehandlung im Allgemeinen erhob sich eine gewaltige Opposition. Brehmer reagierte darauf mit peniblen Desinfektionsmaßnahmen [20]. Besondere Aufmerksamkeit als potentielle Ansteckungsquelle widmete man dem Auswurf. In den Heilstätten wurden an verschiedenen Stellen Spucknäpfe aufgestellt, in denen der Auswurf gesammelt wurde (Abb. 182, 183). Es war verboten, auf den Boden zu spucken, wie dies sonst üblich war. Dettweiler entwickelte ein spezielles kleines mit einem verschließbaren Klappdeckel versehenes Glasgefäß, das der Tuberkulöse immer bei sich tragen konnte und musste. Hierin sollte der gesamte Auswurf gesammelt und anschließend vor der Entsorgung desinfiziert werden. Wegen des blau gefärbten Glaskörpers hat sich dieses Gefäß dann unter dem Namen „Blauer Heinrich" (Abb. 184) weit verbreitet.

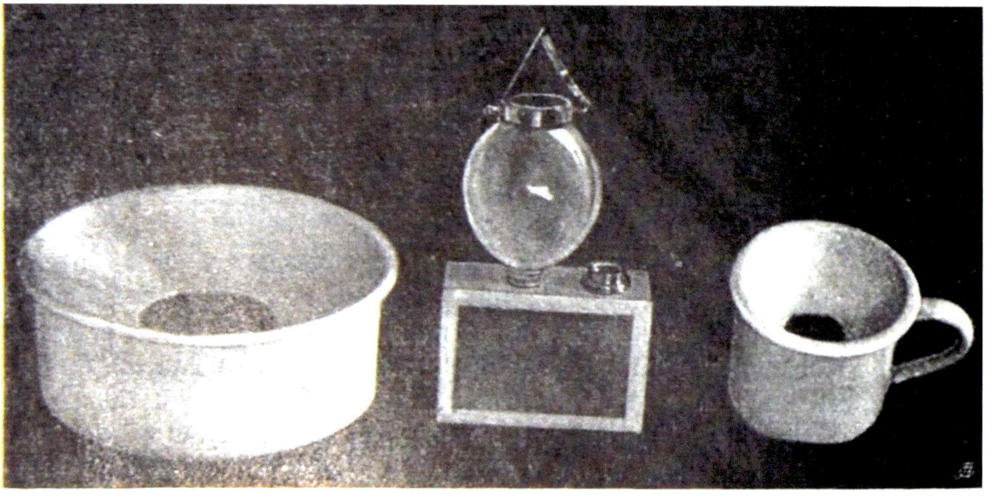

Abbildung 182: Auffanggefäße (Spucknäpfe) für den infektiösen Auswurf

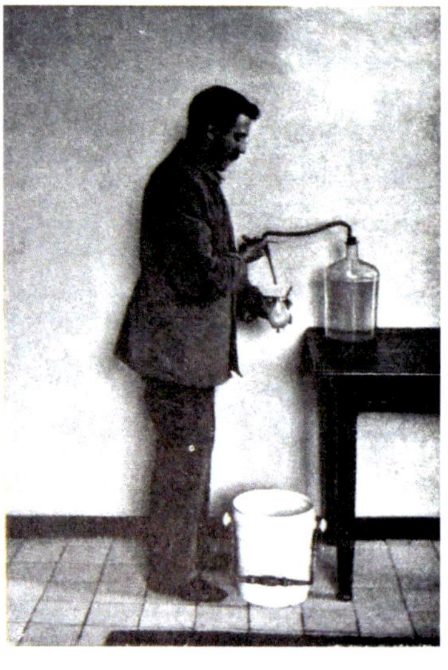

Abbildung 183: Desinfektion der Spucknäpfe

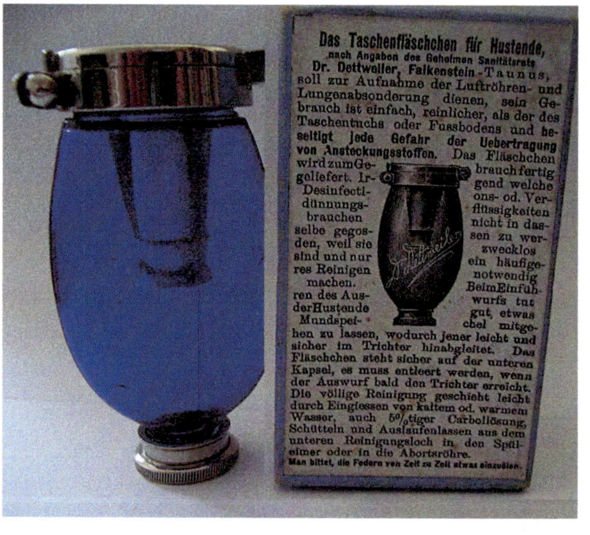
Das Taschenfläschchen für Hustende,
nach Angaben des Geheimen Sanitätsrats
Dr. Dettweiler, Falkenstein-Taunus,
soll zur Aufnahme der Luftröhren- und Lungenabsonderung dienen, sein Gebrauch ist einfach, reinlicher, als der des Taschentuchs oder Fussbodens und beseitigt jede Gefahr der Uebertragung von Ansteckungsstoffen. Das Fläschchen
wird zum Gebrauch fertig geliefert. Irgend welche Desinfections- od. Verdünnungsflüssigkeiten brauchen nicht in dasselbe gegossen zu werden, weil sie zwecklos sind und nur ein häufigeres Reinigen notwendig machen. Beim Einführen des Auswurfs tut der Hustende gut, etwas Mundspeichel mitgehen zu lassen, wodurch jener leicht und sicher im Trichter hinabgleitet. Das Fläschchen steht sicher auf der unteren Kapsel, es muss entleert werden, wenn der Auswurf bald den Trichter erreicht. Die völlige Reinigung geschieht leicht durch Eingiessen von kaltem od. warmem Wasser, auch 5%tiger Carbollösung, Schütteln und Auslaufenlassen aus dem unteren Reinigungsloch in den Spüleimer oder in die Abortsröhre.
Man bittet, die Federn von Zeit zu Zeit etwas einzuölen.

Abbildung 184: Taschenspuckflasche „Blauer Heinrich"

Kurzfristig kam auch der Gedanke auf, dass die Heilstättenbehandlung zukünftig überflüssig werden könnte. Auch Brehmer hat dies zumindest vorübergehend als Bedrohung seines Lebenswerkes empfunden. Durch eigene intensive Forschung war er zwar jetzt von der Richtigkeit der Bakterienfunde überzeugt, doch konnte er seine eigenen Heilstätten-Erfahrungen mit der bakteriellen Krankheitsverursachung Kochs nicht in Einklang bringen [26]. Er, der für sich in Anspruch nahm, nur nach streng wissenschaftlichen Kriterien vorzugehen, erklärte mit dem ihm eigenen Selbstbewusstsein: *„In 10 Jahren wird man über die Kontagiosität der Phthise nicht mehr diskutieren, und die Möglichkeit, sie etwa durch Pflege und Umgang von Mensch zu Mensch zu übertragen, wird als Aberglaube gelten"* [19]. Interessant ist, dass sich der berühmte Berliner Arzt Prof. Ernst von Leyden zu der Äußerung hinreißen ließ: *„Die Erkenntnis von der Entstehung der Lungentuberkulose ist durch die Entdeckung des Bacillus bis dato nicht wesentlich gefördert worden"* [19]. Auch Virchow lehnte damals noch eine Infektiosität der Tuberkulose ab. Brehmer befand sich also in guter Gesellschaft.

2.9.5 Erfolge und Misserfolge

Nach etwa 10 Jahren des Bestehens der Görbersdorfer Heilanstalt war es an der Zeit, dass Brehmer seine Behandlungserfolge öffentlich machen musste, nicht zuletzt, weil immer mehr Kranke nach Görbersdorf gekommen waren, um sich von Brehmer kurieren zu lassen. Seit Gründung der Anstalt waren 958 Lungenschwindsüchtige behandelt worden, von denen nur 47, also 4 %, gestorben waren [14]. Das war nur geringfügig mehr, verglichen mit der normalen Sterblichkeit von Menschen in einer Stadt. Brehmer argumentierte zusätzlich, allerdings fehlerhaft, dass unter den 47 Verstorbenen 18 mit „wahrer Tuberkulose" gewesen seien und deswegen eigentlich aus der Statistik herausgenommen werden müssten. An der Phthisis bzw. Schwindsucht seien also demnach nur 3 % verstorben. Brehmers Zahlen bedürfen allerdings in jedem Fall der Relativierung. Ohne Angaben darüber, in welchem Zustand diese Patienten in die Heilstätte kamen, und ohne Nachbeobachtung der behandelten Patienten nach Entlassung aus der Heilstätte ist die Statistik Brehmers nicht verwertbar. Auch wurden in der wissenschaftlichen Fachwelt generell erhebliche Zweifel an der Wirksamkeit einer „Heilstättenkur" laut, zumal man ja inzwischen die Ursache der Tuberkulose als bakterielle Erkrankung kannte. Virchow hatte von vornherein gemeint, man solle diese Anstalten nicht „Heilstätten", sondern „Heimstätten" nennen.

Und in der Tat muss man diese in der damaligen Zeit häufig als „grandios" erscheinenden Behandlungserfolge in den Heilstätten mit großem Fragezeichen versehen. Georg Cornet (1858–1915), vormals Assistent bei Brehmer in Görbersdorf und später Mitarbeiter von Robert Koch im Preußischen Institut für Infektionskrankheiten, nahm in seinem Lehrbuch von 1899 dazu ausführlich Stellung: „*Als einer der ersten, der mit Wort und That für die Volksheilstätten eingetreten ist, kann ich jedoch mir nicht versagen, vor den zu weit gehenden Hoffnungen, die mit der Gründung solcher Heilstätten vielfach verknüpft werden, zu warnen, damit die Enttäuschung nicht einen allzu heftigen Rückschlag hervorruft*“ [27]. 1907 hörte sich Cornet folgendermaßen an: „*Seitdem (1899) sind fast 8 Jahre verflossen, mehr als 75 Heilstätten und zirka 7000 Betten sind mit einem Aufwände von über 30 Millionen und einem Jahresbudget von etwa 7 Millionen entstanden und das allgemeine Urteil geht dahin: die Heilstätten haben sich in der Tat nicht bewährt. Die nackten Zahlen der Resultate sprechen zu deutlich, als dass man sich länger darüber Illusionen hingeben könnte*“. [28] Und noch ein Zitat von Cornet: „*Der Kampf gegen die Tuberkulose durch die Heilstätten ist nicht mehr wert, als wenn man einer Hungersnot mit Kaviar und Austern statt mit Brot und Speck abhelfen wollte.*“

Grundsätzliche Probleme bei der Beurteilung der publizierten Behandlungserfolge waren zum einen die nicht gesicherte Diagnose und zum anderen der Vergleich mit dem Zustand vor der Behandlung. Bereits Brehmer hatte ja gefordert, nur solche Patienten in die Heilstätten aufzunehmen, deren Krankheit sich noch im Anfangsstadium befand, da hier die besten Behandlungserfolge zu erwarten seien. Auch die Gesetzgebung schrieb den Rentenversicherern vor, die Kosten für die Heilstättenbehandlung nur dann übernehmen zu dürfen, wenn Aussicht bestünde, dass die Patienten wieder ihre Erwerbsfähigkeit erlangen würden. Gemessen wurde der „Erfolg“ der Heilstättentherapie also an der Arbeitsfähigkeit. Dies hatte u. a. zur Folge, dass verschiedentlich erwerbsfähige Menschen als „erwerbsunfähig“ deklariert wurden, um sie einer Heilstätte zuführen zu können [28]. Wenn die Erwerbsfähigkeit dann als hauptsächliches Erfolgskriterium genannt wurde, ergab sich zwangsläufig ein falsches Bild, die Patienten bei der Entlassung als „gebessert und arbeitsfähig“ zu bezeichnen. Vor dem Hintergrund in der Regel unspezifischer Beschwerden der Patienten speziell bei leichteren Fällen waren die Diagnose und die Differentialdiagnose der Schwindsucht bzw. Tuberkulose äußerst schwierig [1].

Besonders die Frühdiagnose war mit großen Unsicherheiten verbunden. Wilhelm Neumann (1877–1944), österreichischer Internist und Tuberkulosekenner hat sich 1925 in seinem Buch „Die Klinik der beginnenden Tuberkulose Erwachsener“ im 3. Band mit dem Titel „*Das Heer der Nicht-Tuberkulösen Apizitiden (= Lungenspitzenveränderungen) und der fälschlich sogenannten Apizitiden*“ eingehend dieser Frage angenommen [29]. Es wird einem schwindelig, wenn man die große Zahl von Fehldiagnosen sieht, die durch eine Heilstättenkur angeblich geheilt wurden. Eine wirkliche Früherkennung der Tuberkulose gab es nicht. Häufig waren die Ärzte nicht schneller mit der Diagnose Schwindsucht als der Betroffene selbst, der dann blutigen Auswurf hatte und etwas Fieber [20]. Dies waren aber dann bereits die Krankheitsfälle, die meistens keine

Chance hatten, in eine Heilstätte aufgenommen zu werden. Allein schon Fieber war häufig ein Ausschlussgrund: In einigen Heilstätten wurden die Patienten erst 3 Tage lang mit Fiebermessungen getestet. Hatte der Patient Fieber, musste er wieder nach Hause fahren.

Der Anteil von Fehldiagnosen bei der Früherkennung der Tuberkulose war also sehr hoch. Retrospektiv schätzt man aus Sicht der Experten die Anzahl der infektiösen Tuberkulosekranken unter den Heilstättenpatienten auf nur 15 %, und von den restlichen 85 % war, gemessen an klinischen Kriterien, lediglich die Hälfte der Tuberkulose verdächtig.

Ein brauchbar objektives Krankheitszeichen waren zwar die subfebrilen Temperaturen, aber die meisten Kranken hatten bei der Aufnahme in die Heilstätte überhaupt kein Fieber. Berichten zufolge waren Patienten bei ihrer Aufnahme in Friedrichsheim zu 68 %, in Planegg zu 71 %, in Ruppertshain und Beizig zu 72 %, in Albertsberg zu 84 %, in Görbersdorf zu 85 %, in Grabowsee zu 93 % und in Sülzhayn zu 96 % komplett fieberfrei [28]. Wie war denn dann die Diagnose einer Tuberkulose gestellt worden und in wie vielen Fällen lag überhaupt eine Tuberkulose vor? Man sprach von „klinisch gesichert“, aber wodurch legitimierte sich der klinische Befund als tuberkulös gegenüber den ziemlich häufigen Krankheiten mit ähnlichen Erscheinungen, und zwar als aktive und virulente Tuberkulose [28]? Wie verlässlich war der Perkussionsbefund? Als Beispiel für die grundsätzliche Problematik solcher Befunde nannte der deutsche Tuberkuloseforscher Georg Cornet (1858–1915) ein Ereignis aus seiner Studienzeit. Ein- und derselbe Patient wurde von zwei verschiedenen renommierten Ärzten einmal vormittags mit einer rechtsseitigen und einmal nachmittags mit einer linksseitigen Spitzendämpfung vorgestellt [28]. Die Auskultation, verglichen mit der Perkussion, war etwas genauer, aber für Frühbefunde ebenfalls ungeeignet.

Versucht man wissenschaftlich „harte“ Kriterien an die Erfolgsraten der Heilstättentherapie anzulegen, ist das Ergebnis wenig überzeugend. Seit der Entdeckung der Tuberkulosebakterien konnte die Diagnose Tuberkulose dann als weitgehend sicher angesehen werden, wenn Tuberkel-Bakterien im Auswurf gefunden wurden. Nach dem Physiologen Theodor-Wilhelm Engelmann (1843–1909) war namentlich in gut geführten Anstalten, bei anscheinend sorgfältiger ärztlicher Kontrolle, die Zahl der entlassenen Patienten mit Tuberkulosebazillen nur um wenig kleiner als die Zahl der aufgenommenen, sodass der ganze Unterschied häufig auf wenige Prozent zusammenschrumpft [28]. 1902 kam F. Reiche nach einer Untersuchung an 1571 in Heilstätten behandelten Lungenschwindsüchtigen zu dem Ergebnis, dass „echte Heilungen nur vereinzelt“ zu sehen waren [28].

Es ist also recht sicher, dass in den Heilstätten ein relativ hoher Anteil an nicht-tuberkulösen Patienten behandelt worden ist, und die meisten von ihnen hatten dann auch ohne spezielle Behandlung einen sehr viel günstigeren Krankheitsverlauf. Die Erfolgsstatistiken der Heilstätten werden auch dadurch getrübt, dass gerade die „leichten" Tuberkulosepatienten auch ohne Heilstättenbehandlung häufig viele Jahre erwerbsfähig blieben oder gar spontan Ausheilung zeigten; generell fehlt also die Kontrollgruppe, mit der die Heilstättenbehandlung verglichen werden müsste. C. Hammer aus der Universitätsklinik Heidelberg hat dies versucht und konnte die Überlegenheit der Heilstättenbehandlung im Vergleich mit einer ambulanten Patientengruppe nicht nachweisen [28]. Umgekehrt gab es sogar Hinweise auf eine Verschlechterung der Tuberkulosekrankheit nach Heilstättenbehandlung. Im Sanatorium Dr. Weicker im Riesengebirge ließen sich bei 4 %, in der Heilstätte Grabowsee bei 6,6 % derjenigen Patienten, die beim Eintritt in das Heilverfahren bakterienfrei waren, bei der Entlassung Tuberkulosebakterien im Auswurf nachweisen [28]. Und auch die Langzeiterfolge der Heilstättenbehandlungen waren bescheiden. Nach einer vom Reichs-Versicherungsamt aufgestellten Statistik waren von 19.338 Personen vier Jahre nach der Therapie nur noch 26 % erwerbsfähig; eine vergleichbare Zahl wie vor der Behandlung [28].

Bei nüchterner Betrachtung ergeben sich also große Differenzen zu den „grandiosen" Erfolgszahlen, die aus den Heilstätten selbst berichtet wurden. Die Aussage von Robert Koch 1901 kommt wohl der Wahrheit sehr nahe: *„Der großen Zahl der Lungenkranken gegenüber scheint doch der Erfolg der Heilstätten ein so geringer zu sein, dass davon ein wesentlicher Einfluss auf die Abnahme der Tuberkulose im Allgemeinen nicht zu erwarten ist"* [28].

2.9.6 Die Heilstätten erobern die Welt

Trotz aller Zweifel hatte Brehmer wie ein Missionar versucht, seine Vorstellungen über die Heilbarkeit der Tuberkulose in seiner Heilstätte unter's Volk zu bringen, und schließlich hatte er auch Teilerfolge. Etwa 20 Jahre nach seiner Dissertation war der Funke übergesprungen und die Welt blickte nach dem kleinen schlesischen Flecken Görbersdorf.

Die wohl berühmteste Heilstättengründung parallel zu Görbersdorf geschah in Davos in der Schweiz, von Thomas Mann als „Zauberberg" geadelt. Während bereits in der Antike das Höhenklima besonders bei Atemwegskrankheiten immer wieder empfohlen wurde, war das Hochgebirge noch bis zum Mittelalter weitgehend gemieden worden. Für die Römer und Griechen war das Hochgebirge das Reich von unheimlichen Dämonen; man fürchtete sich zusätzlich vor der unwirtlichen Natur und den dort hausenden grausamen Räubern, auch sollten in der Bergwelt die

Seelen armer Sünder zuhause sein. Die uralte Pilatussage (dabei steht im Mittelpunkt der Hausberg der Luzerner) erlaubt einen Einblick in die noch im 19.Jahrhundert tief verankerte Denkweise der Menschen [30]: *„Hier ruft der in den dortigen Bergsee verbannte böse Geist des römischen Statthalters fortwährend Stürme und Gewitter hervor und stürzt Hirten und Herden in den Abgrund, bis ein fahrender Schüler endlich ihn beschwört. Aber auch dann noch verlangt er alljährlich seine Opfer, und wenn man jeden Geist neckte, indem man in der Nähe des Sees lärmte und schrie, Steine, Holz oder irgendetwas in das Wasser warf, oder mit einem Stock darin rührte, so zogen sich sogleich drohende Wolken um den Berg zusammen und mit Donner und Blitz brach das fürchterliche Unwetter los, sodass die Luzerner Regierung dachte, das Betreten der betreffenden Gegend verbieten zu müssen.“*

Noch wenig beachtet, hat 1841 in Davos der Schweizer Lungenarzt Lucius Rüedi erstmals Freiluftliegekuren bei Kindern durchgeführt, die an Halsdrüsengeschwülsten litten, heute als besondere Form der Hauttuberkulose (Skrofulose) definiert [30]. Weit über die Schweizer Grenzen hinaus haben dann Davos, diesen „Kurort für Schwindsüchtige“, Dr. Alexander Spengler (* 20.3.1827; † 11.1.1901) (Abb. 185) und auch der Arzt und Schriftsteller Conrad Meyer-Ahrens (1813–1872) bekannt gemacht.

Spengler hat als Jurastudent in Mannheim ähnlich wie Brehmer an der Märzrevolution 1848 teilgenommen und musste nach deren Scheitern in die Schweiz fliehen, gehörte aber zu den wenigen, die dort bleiben durften. Ebenfalls wie Brehmer änderte er nach der gescheiterten Revolution sein Berufsziel und studierte in Zürich Medizin. Nach dem Studium ging er mit dem offiziellen Titel als „Landschaftsarzt“ nach Davos, wo er zu seiner Überraschung keine Tuberkulose vorfand. Spengler glaubte fest daran, dass dies an dem Hochgebirgsklima liegen müsse und sorgte durch viele Aktivitäten dafür, dass dieser vermeintliche Schutz vor Tuberkulose weit bekannt wurde. Er hielt es nicht für nötig, sich – wie z. B. Brehmer – zusätzliche Gedanken über die Ursache der Tuberkulose zu machen: der Aufenthalt im Hochgebirge heilt, so sein Credo. Spengler wollte keine „Zuchtanstalten“ errichten. Die Kurgäste sollten zwar von einem Arzt betreut werden, konnten ansonsten aber tun und lassen, was sie wollten. 1860 bot er in Davos die ersten Freiluftliegekuren in Art einer Pension an [31]. 1868 gründete er zusammen mit dem Holländer Willem Jan Holsboer die „Curanstalt Spengler-Holsboer“.

Die erste „geschlossene“ Davoser Tuberkulose-Anstalt wurde 1889 von dem deutschen Schwindsuchtspezialisten und vormaligen Assistenten von Robert Koch, Karl Turban (* 7.11.1856 Karlsruhe; † 5.4.1935 Maienfeld), eröffnet (Abb. 186). Als Turban 33-jährig nach Davos kam, um sich seine neue Arbeitsstätte anzusehen, war er entsetzt über die dort herrschenden losen Zustände: *„Fiebernde und Blutspuckende werden auf Bergspaziergänge geschickt. Bei den regelmäßigen Bierkonzerten im Kurhaus singen Kehlkopfkranke die Kommerslieder nach Kräften mit. Bei Festlichkeiten in den*

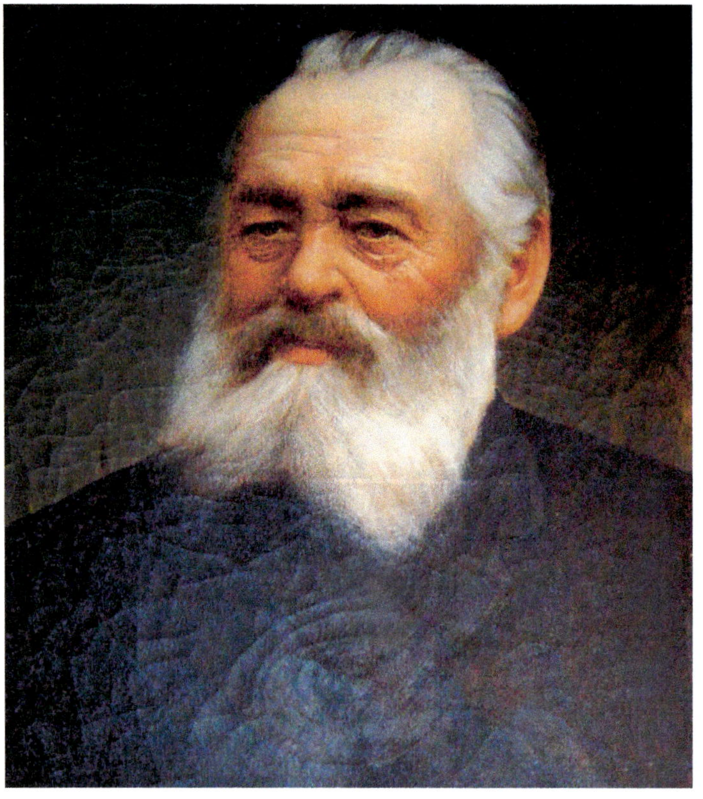

Abbildung 185: Alexander Spengler

Hotels tanzen schwerkranke Herren und Damen in betrunkenem Zustand – und die Ärzte schauen zu.“ [32]

Turban selbst war früher an Schwindsucht erkrankt, nachdem er im Labor bei R. Koch in Berlin gearbeitet hatte. Vor seinem Amtsantritt in Davos hat er bei einem Gastaufenthalt in Falkenstein die Behandlungsprinzipien der Tuberkulose von Dettweiler kennen gelernt. Auch Dettweiler hat sich zuvor über die Zustände in Davos beklagt, aber kein Gehör gefunden: *„Wer an einem Kurort sich nicht so zu beherrschen weiss, wie es seine Krankheit fordert, der hat auch in einer Anstalt wenig Aussicht auf dauernde Heilung; das Übel kehrt zurück, sobald der Anstaltszwang aufhört. Leichtsinnige Lungenkranke sind ein für alle Mal dem Tod verfallen: sie sind nicht zu retten, auch wenn die ganze Welt in eine geschlossene Anstalt verwandelt wird. Man mag das beklagen, zu ändern wissen wir es nicht.“*

Turban war gleicher Überzeugung wie Dettweiler, führte in seiner Klinik ein strenges Regime ein, d. h. Turban mutierte vom einstigen Tuberkulosepatienten zum Tuberkulosetyrannen [33]. Und so mussten die Kurgäste in Davos *„vor Kälte bibbernd, auf einer*

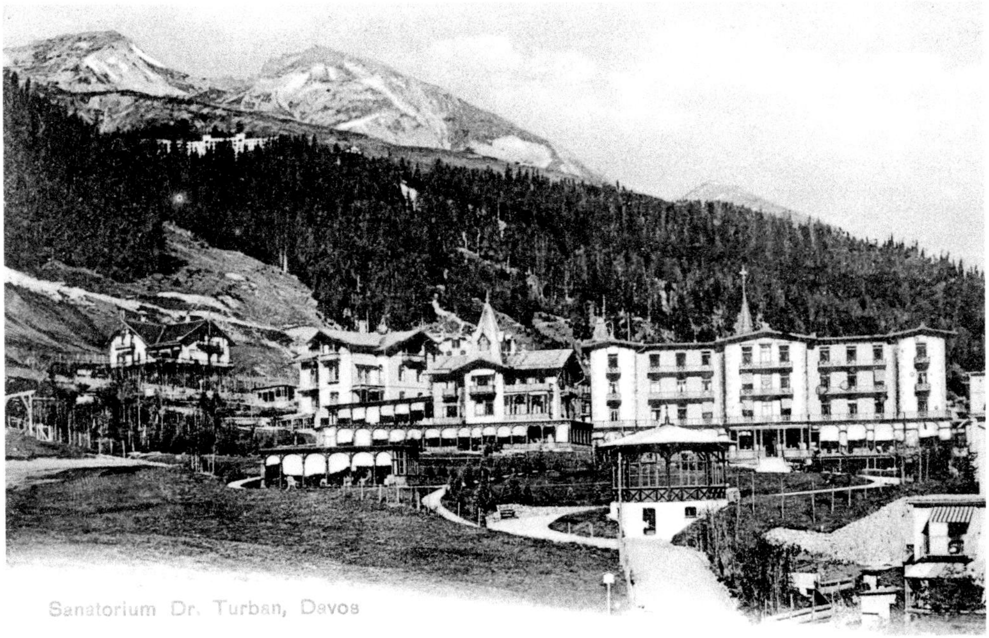

Abbildung 186: Die erste geschlossene Tuberkuloseheilstätte in Davos

schneeumwehten Liegeterrasse ausharren" (Abb. 187). Weltberühmt wurde Turbans Heilstätte für Schwindsüchtige allerdings nicht durch seine kalten Liegeterrassen, sondern durch einen „simplen Held": dem Hamburger Kaufmannssöhnchen Hans Castorp im Roman „Der Zauberberg", geschrieben von Literaturnobelpreisträger Thomas Mann.

In der damaligen Zeit gehörte es zum „guten Ton", dass sich begüterte Menschen für ärmere einsetzten, und in Davos gab es genügend davon. So hat Hermann Burghard, ein Kaufmann aus Hamburg, zusammen mit seiner Frau 1898 den Verein „Deutsche Heilstätte in Davos" gegründet, aus dem 1901 die „Deutsche Heilstätte" hervorging, die sich besonders um Kinder mit Erholungskuren und minderbemittelte deutsche Tuberkulosepatienten kümmerte und in den 30er Jahren 200 Betten hatte. Diese Klinik hat als einzige in Davos bis in die Neuzeit die Wirren der beiden Weltkriege und die medikamentösen Behandlungsmöglichkeiten der Tuberkulose überlebt, allerdings erst, nachdem der damalige ärztliche Leiter, Prof. Dr. Christian Virchow (1926–2020), die Zielsetzung der Klinik geändert hatte. Heute ist aus der einstigen Tuberkuloseheilstätte ein Spezialkrankenhaus für Asthma und Allergien geworden.

Davos hat durch die Tuberkulose und mit ihr eine riesige Wandlung durchgemacht. Vormals war es ein eher armseliges Weber- und Gerberdorf, das den ersten Kurgästen sehr argwöhnisch und misstrauisch gegenübertrat [26]. So ging es auch 1865

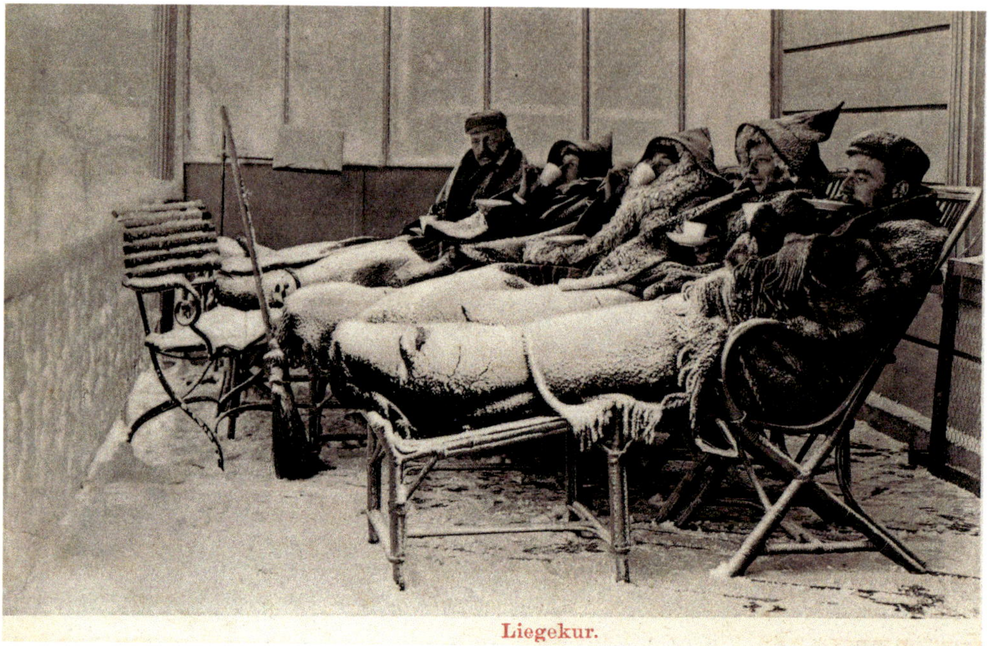

Abbildung 187: Ansichtskarte Liegekur „bibbernd“ in eisiger Kälte in Davos

zwei deutschen schwindsüchtigen Gästen, die zuvor ohne Erfolg in Görbersdorf Heilung gesucht hatten. In Davos ging das Gerücht um, dass diese beiden nicht wegen ihrer Gesundheit, sondern vor den flachländischen Ordnungshütern in das entlegene Hochgebirge geflohen seien. Selbst in der eiskalten Witterung im Februar unternahmen die beiden Liegekuren in der freien Luft [32]. Als sie dann wenige Zeit später überraschend schnell gesund geworden waren, erschien dies wie ein Wunder. Und dieses Wunder wirkte wie ein Magnet für immer mehr Schwindsüchtige, sodass die Dorfgemeinde nunmehr Mühe hatte, die Nachfrage an Unterbringung zu befriedigen. Davos erlebte einen ungeahnten Aufschwung, allerdings war alles wirtschaftlich sehr einseitig ausgerichtet und man war von gut zahlenden Kurgästen abhängig geworden. Als später die Kunde durch das Land und durch Davos ging, dass Robert Koch die Tuberkulose-Bakterien und dann auch noch ein Heilmittel entdeckt habe, hörten viele in Davos bereits das Totenglöckchen für den Ort läuten. Am 1. November 1890 erschien in den „Davoser Blätter(n)“ das folgende Gedicht unter dem Titel „Adieu Davos“, das die zwiespältige Stimmung zwischen einerseits großer Freude, andererseits Existenzbedrohung zum Ausdruck brachte [32].

Vernahmst Du sie, vom „Koch“ die Kunde
So freudvoll, so inhaltsschwer?

Es giebt bald auf dem Erdenrunde
Nicht einen Lungenkranken mehr.

Es hat der Herr Bacillentödter
Vor dem man längst ja hat Respekt,
Den kleinen Lungenschwerenöter
Mit seinem scharfen Aug' entdeckt.

Dann hat er auf den bösen Kunden
Die ganze Wissenschaft gehetzt
Und endlich nun ein Mittel funden,
Das den Verderblichen ersetzt.

Portier! Mein Koffer! Schnell doch – eile
Ich pack ein, es geht nach Haus;
Unnötig, dass ich länger weile,
Mit den Bacillen ist's ja aus.

Der Kurverein hält nur noch eine
– Ach – seine letzte Sitzung ab;
Dann spült er mit Veltiner Weine
Den schweren Kummer still hinab.

Verlassen steht es und vergessen
Das einst so herrliche Davos.
Auf seinen Dächern unterdessen
Wächst statt des goldnen – graues Moos.

Noch vor der Jahrhundertwende war weltweit die Heilstätten-Lawine losgetreten worden, unzählige Anstalten wurden gegründet. Brehmer hat dies nicht mehr erlebt, er starb nach einem Unfall am 28. Dezember 1889, die wissenschaftliche Anerkennung für seine medizinischen und ärztlichen Leistungen blieb ihm bis zu seinem Tod verwehrt [34].

In der Zwischenzeit gab es in Deutschland zunehmend Spannungen zwischen der Bevölkerung und der herrschenden Schicht, die Bedeutung der sozialdemokratischen Bewegung nahm zu, vor allem wurde es nicht mehr so einfach hingenommen, dass ärmere Menschen im Krankheitsfalle in größte Not gerieten und vom Staat allein gelassen wurden. Bislang war eine Heilstättenkur mit ca. 20 Reichsmark täglich den wohlhabenden Personen vorbehalten; zum Vergleich: ein Arbeiter hatte einen Tageslohn von 3–4 Reichsmark. Auch aus Brehmers eigenen Äußerungen und aus seinen Krankengeschichten ist zu entnehmen, dass er nahezu ausschließlich begüterte Menschen behandelte [19]. Nunmehr wurde heftig diskutiert, dass gerade den Arbeitern eine ähnliche Behandlungsmöglichkeit geschaffen werden müsse, zumal diese ja in besonderem Maße unter der Tuberkulose zu leiden hatten. Dettweiler hat in diesem Sinne 1892 die erste sog. „Volksheilstätte" gegründet, die 1895 nach Ruppertshain ins Hessische verlegt wurde. Finanziert wurde der Bau zunächst noch privat durch die Baronin Hannah Mathilde von Rothschild, später war es die Sozialgesetzgebung, die damit für mehr Sicherheit bei weniger begüterten Menschen sorgte. 1889 wurde mit dem Invalidengesetz eine rechtliche Basis geschaffen, die es den Landesversicherungsanstalten erlaubte, zur Wiederherstellung der Arbeitsfähigkeit spezielle Heilbehandlungen zu finanzieren. Damit standen jetzt erstmals große Geldmittel zur Bekämpfung der Tuberkulose zur Verfügung. Versichert waren aber nur die Arbeiter mit einem Einkommen von weniger als 2000 Reichsmark, die etwas besserverdienenden Angestellten gingen leer aus, auch waren die Angehörigen nicht mitversichert [35]. Zur weiteren Unterstützung dieser sozial so wichtigen Entwicklung bezüglich der Krankenversorgung von Tuberkulosepatienten wurde am 21. November 1895 ein Verein unter dem Namen „Deutsches Zentralkomitee zur Errichtung von Heilstätten für Lungenkranke" gegründet. Dieser Verein wurde von Kaiserin Auguste Viktoria gefördert und sollte als übergeordnete Institution das Heilstättenwesen koordinieren. Die finanziellen Mittel des Vereins waren nur für den Bau von Heilstätten gedacht und nicht für den laufenden Betrieb [36]. Der erste Generalsekretär des DZK war Dr. Gotthold Pannwitz, er organisierte große internationale Kongresse, die als Forum für die neuen Heilstätten dienten.

Auf der ganzen Welt, so auch in Amerika, England und Frankreich gab es für die Heilstättenbewegung Nachahmer, und es wurden Unmengen von Geld ausgegeben. Die Begeisterung über die Aussicht, Tuberkulose heilen zu können, war überwältigend und fand sehr viel Unterstützung durch die Öffentlichkeit. Eine nüchterne Betrachtung der Heilungserfolge wurde dadurch eher unterdrückt. Nach der Entdeckung des Tuberkulosebakteriums entwickelte sich zusätzlich die Vorstellung, dass es auch im öffentlichen Interesse liege, die ansteckungsfähigen Patienten möglichst fern der Bevölkerung zu halten und am besten möglichst weit weg zu kasernieren. Die Zahlen in Verbindung mit der Heilstättentherapie der Tuberkulose in Deutschland sprechen Bände. 1897 waren 3.334 Menschen mit der Diagnose Schwindsucht in Heilstätten behandelt worden, 1902 bereits 16.489. 1903 standen ca. 7.300 Betten in Heilanstalten zur Verfügung und 1905 fanden 26.621 Patienten Aufnahme in einer Heilstätte. 1908 gab es in Deutschland 99 Heilstätten mit einer Kapazität von 10.539 Betten, die Zahl an offener, d. h. ansteckungsfähiger, zumeist unerkannter Tuberkulose, wurde dagegen auf 400.000 geschätzt, jährlich starben 100.000 Menschen an der Lungentuberkulose.

1904 war Görbersdorf mit 300 Betten das größte Tuberkulose-Sanatorium der Welt. Übertroffen wurde die Bettenzahl dann Jahre später durch die Heilstätte Beelitz (Abb. 188) vor den Toren Berlins mit zunächst 600 Betten; bis zum Jahre 1910 wurde die Zahl auf 1.200 Betten erweitert. In den Analen heißt es: „*Im Ersten und Zweiten Weltkrieg dienten die Beelitz-Heilstätten als Lazarett und Sanatorium für erkrankte und verwundete Soldaten. Unter den rund 17.500 Rekonvaleszenten, die zwischen 1914 und 1918 in Beelitz untergebracht wurden, befand sich vom 9. Oktober bis zum 4. Dezember 1916 auch der Gefreite Adolf Hitler … Nach dem Ende des Zweiten Weltkriegs war Beelitz das größte Militärhospital der sowjetischen/russischen Armee im Ausland. Hier war im Dezember 1990 der an Leberkrebs erkrankte Erich Honecker untergebracht, bevor er und seine Frau Margot am 13. März 1991 nach Moskau ausgeflogen wurden.*“ [44]

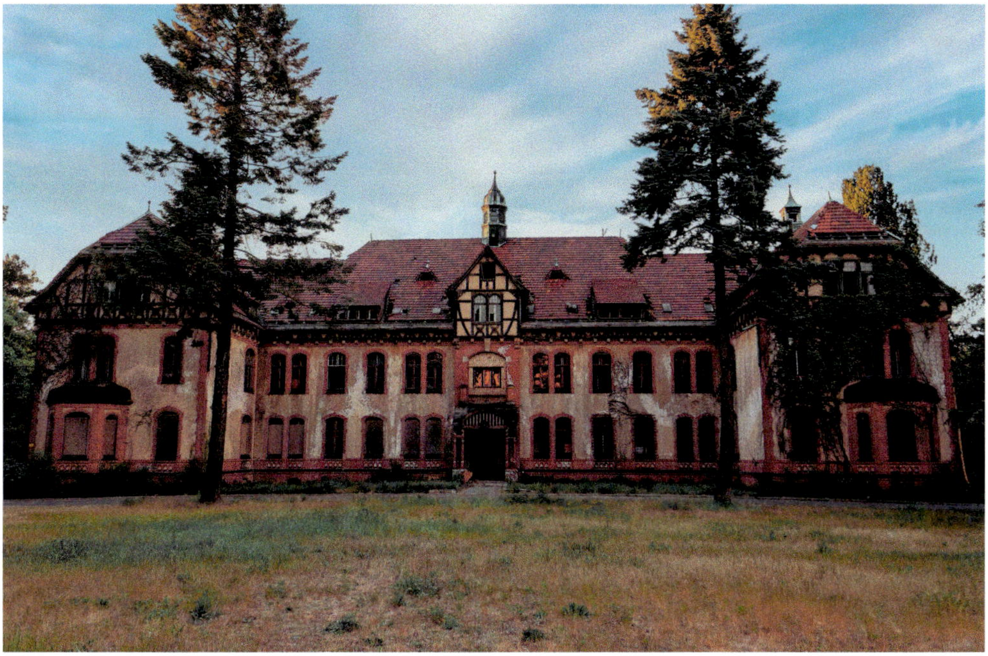

Abbildung 188: Heilstätte Beelitz in der Zeit des Ersten Weltkrieges

Die erste Heilstätte in den USA wurde 1885 von Edward Livingstone Trudeau (* 5.10.1848; † 15.11.1915) im Staat New York am Saranac See in den Adirondack Mountains gegründet[38,39]. Trudeau war selbst an Tuberkulose erkrankt und glaubte durch seinen Aufenthalt in dieser Gegend geheilt worden zu sein [39]. Obwohl Trudeau sich selbst als ein Modell der Heilung empfahl, wurde er von der Tuberkulose besiegt und starb 1915. Trudeaus Krankheitsverlauf und sein Tod hatten jedoch keinen negativen Einfluss auf die Heilstättenbewegung in den USA, im Gegenteil. 1900 gab es 34 Heilstätten mit etwa 4.485 Betten und 1925 536 Heilstätten mit 673.338 Betten [38]. Einen gewissen Zweifel darf man jedoch an diesen Zahlen haben.

Mit dem Bau von Heilstätten waren immense Kosten verbunden. Recht gut sind die Kosten für die offiziell 1913 eröffnete Lungenheilstätte „Waldhaus Charlottenburg" dokumentiert: Die Gesamtkosten der Anlage inklusive Grundstücks betrugen nach Abschluss der Arbeiten im Jahre 1914 2.255.000 Reichsmark, das sind über 10.000 Reichsmark pro Bett [43]. Mitgeholfen im „Waldhaus Charlottenburg" hat die Jubiläumsstiftung von Kaiser Wilhelm II. Auch der Betrieb der Tuberkuloseheilstätten verschlang riesige Summen: Im Jahre 1897 gaben die Berufsgenossenschaften für Zwecke des Heilverfahrens rund 549.000 Reichsmark aus, die Ausgaben der Versicherungsgesellschaften beliefen sich bereits auf mehr als 2 Millionen Reichsmark und im Jahre 1899 mehr als 3 Millionen Reichsmark [40]. Kurz vor Eintritt Deutschlands in den Ersten Weltkrieg ging man von etwa 700.000 tuberkulösen Patienten aus, die Kapazität der Heilstättenplätze reichte jedoch nur für etwa ⅒ der Patienten [29]. Eine wirkliche Änderung der Tuberkulose-Last in der Bevölkerung war also durch die vorhandenen Heilstätten kaum zu erwarten gewesen [26].

2.9.7 Risiken für die Mitarbeiter in den Heilstätten

Man fragt sich heute zu Recht, ob sich in den Heilstätten Nichttuberkulöse an den Tuberkulosekranken angesteckt haben, offensichtlich wurde aber keine auffallende Anzahl von Ansteckungsfällen bekannt [25]. Dafür gab es mehrere Gründe. Zum einen war es nicht selten, dass das Personal bereits zu Beginn ihrer Tätigkeit eine Tuberkulose durchgemacht hatte oder sogar noch an Tuberkulose litt. Zum anderen war der Kontakt des Personals mit den Patienten nicht sehr eng, weil die meisten Patienten ja nicht pflegebedürftig waren und die meiste Zeit entweder in den Liegehallen oder in ihren Zimmern verbrachten. Untereinander hatten die Patienten sicherlich mehr Kontakt als mit dem Personal der Heilstätte. Zusätzlich ist von Bedeutung, dass vorwiegend nur leichte Tuberkulose-Fälle in die Heilstätten aufgenommen wurden, die wahrscheinlich noch nicht oder nur wenig ansteckend waren. Brehmer hat zwar einmal behauptet, dass er keinen Patienten behandelt habe, bei dem er keine Tuberkulosebazillen im Auswurf gefunden hätte, nur muss man bezweifeln, was er in seinem Labor wirklich als Tuberkulosebazillen bezeichnet hat [19]. Es ist unbekannt, wie Brehmer z. B. die Auswurfproben verarbeitet oder mikroskopiert hat, manches sprach auch dafür, dass bei ihm ein beträchtlicher Anteil der Patienten primär nicht tuberkulös gewesen war.

Es liegen nur wenige Untersuchungen vor, die sich systematisch mit der Frage der Ansteckung des Personals beschäftigt haben. Eine solche Studie aus dem Brompton-Hospital in London ergab keinen Anhalt für eine besondere Gefährdung des Personals. Unter den gesund eingestellten Ärzten, Geistlichen, Oberinnen oder Wärtern wurde kein einziger Fall von Tuberkulose bekannt. Ein Problem der Londoner Studie ist jedoch, dass einerseits die wohl am meisten gefährdeten Wäscherinnen in der Auswertung nicht enthalten sind, eine weitere Unsicherheit hinsichtlich der Aussage über die Infektiosität ist die Frage, wie lange das Personal auch nach Ausscheiden aus dem Dienst beobachtet worden ist, weil es manchmal Jahre braucht, bis nach einer Ansteckung merkliche Symptome der Krankheit auftreten [42]. In der Realität war also die Erkrankungsrate in der Londoner Untersuchung wahrscheinlich doch etwas höher gewesen, dennoch bleibt die Grundaussage korrekt, dass nur ein relativ kleiner Teil des Personals einer Heilstätte an Tuberkulose erkrankte. Eine weitere Untersuchung von Christian Saugmann aus Kopenhagen belegt das relativ geringe Risiko für Ärzte [25]. Von 174 gesunden Ärzten, die drei Jahre in Lungenheilanstalten gearbeitet hatten, waren nach einer über 3-jährigen Nachbeobachtung nur zwei an Tuberkulose erkrankt, und diese beiden konnten geheilt werden.

Auch bei der Bevölkerung in der näheren und weiteren Umgebung der Heilstätten hat sich offensichtlich keine auffällige Tuberkulose-Sterblichkeit ergeben, und speziell in Görbersdorf waren anscheinend vor Eröffnung der Heilanstalt mehr Menschen an Tuberkulose gestorben als danach [19,25]. Wichtig zu betonen ist jedoch, dass die Infektiosität der Tuberkulose zwar relativ hoch ist, aber nicht jeder krank wird [27]. So hatten in der Nachkriegszeit nahezu alle Deutschen einen positiven Tuberkulintest und waren demnach infiziert. Auch in den Sektionsstatistiken gibt es in die gleiche Richtung weisende Zahlen. Bei vielen Menschen findet man Rückstände einer früheren Tuberkulose, obwohl diese nicht wissentlich daran erkrankt waren. Es gilt die Regel, dass eine Tuberkuloseinfektion nicht mit einer Tuberkulosekrankheit gleichzusetzen ist [25]. In Hinsicht auf das Personal in Tuberkuloseheilstätten könnte man also schlussfolgern, dass sich nahezu alle zwar infizierten, jedoch nur wenige wirklich krank waren oder wurden.

2.9.8 War am Ende die Heilstättenbewegung überhaupt sinnvoll?

War die ganze Welt mit der Heilstättenbehandlung einem Trugschluss aufgesessen? War die Heilstättenbehandlung völlig wirkungslos? Dem Grundprinzip der „gesunden Luft“ kommt sicher keine spezifische Heilwirkung gegen die Tuberkulose zu. Hilfreich und wichtig war aber, dass mit der Aufnahme der kranken Menschen in die Heilstätten diese dann nicht mehr mit ihren alltäglichen Sorgen belastet waren und sie aus ihrem zumeist sehr schwachen sozialen Milieu herauskamen. Von Vorteil war, dass zumindest nach dem Ersten Weltkrieg viele ansteckungsfähige Menschen in den Heilstätten isoliert werden konnten. Und schließlich sollte nicht unterschätzt werden, dass die Leiden für einige Patienten, zumindest vorübergehend, in den Heilstätten subjektiv besser zu ertragen waren.

Aus heutiger Sicht muss man festhalten, dass die in den Heilstätten angebotenen Behandlungsmethoden nur solange mäßig wirksam sein konnten, solange es nicht gelang, die Bakterien als Verursacher der Krankheit zu beseitigen. Aber völlig wirkungslos waren die Heilbehandlungen nun auch wieder nicht. Das Grundprinzip bestand ja darin, die Balance zwischen Krankheit und Gesundheit zugunsten der Gesundheit zu verschieben. Anders als bei den akuten Infektionskrankheiten wie Typhus oder Cholera ist die Tuberkulose meistens eine eher chronische Krankheit, bei der nicht selten über Jahre hinweg nahezu ein Gleichgewicht zwischen angreifenden Bakterien und abwehrenden Körperreaktionen besteht. So ist es durchaus vorstellbar, dass eine Stärkung der körpereigenen Abwehr zu einem Sieg über die Bakterien verhilft, und die Heilstätte stellt vor diesem Hintergrund „eine den natürlichen Genesungsprozess fördernde äußere Umgebung bereit".

Heute brauchen wir Heilstättenbehandlungen nicht mehr, da Medikamente die schädigenden Bakterien recht gut beseitigen und somit den Körper in einer unvergleichlich wirksameren Weise in seinem Kampf gegen die Bazillen unterstützen. Auch gibt es genügend pathologisch-anatomische Beweise dafür, dass der Körper unter alltäglichen Lebensgewohnheiten und ohne besondere medikamentöse Hilfe allein in der Lage ist, mit der Tuberkulose in Form einer postinfektiösen Narbenbildung in der Lunge fertig zu werden. In der Zeit nach dem Zweiten Weltkrieg hatte sich nahezu die gesamte deutsche Bevölkerung irgendwann mit Tuberkelbakterien infiziert, aber es waren davon nur etwa 10 % merklich krank geworden; die übrigen 90 % haben also spontan die Infektion erfolgreich überwunden.

Die allgemeine Stärkung der körpereigenen Abwehr war lange Zeit das Einzige, was zur damaligen Zeit der Jahrhundertwende und mit Ausnahme der operativen Behandlungsmöglichkeiten bis in die 50er Jahre des 20. Jahrhunderts für die Therapie der Tuberkulose übrigblieb. Und die Empfehlung zu einer „gesunden" und kalorienreichen Ernährung galt noch bis in die Zeit der Verfasser dieses Buches, bis in die 80er Jahre hinein(!): für Beschäftigte auf einer Tuberkulosestation war der Arbeitgeber für zusätzliche Butter, Eier und Urlaubstage verpflichtet.

Über 100 Jahre, also bis noch weit nach dem Zweiten Weltkrieg, war die „Freiluftkur" in den Heilstätten, auf ihren Terrassen und in den Liegestühlen, auf denen man wie Hans Castorp im Zauberberg vermerkt: *„... ganz ungewöhnlich bequem, wie im Himmel, lag"*, der Grundpfeiler der Tuberkulosebehandlung. Erst in den 60er und 70er Jahren mit der Entwicklung und Einführung wirklich wirksamer Medikamente gegen die Tuberkulose ging diese Ära endgültig zu Ende.

Kapitel 3

Die Seuche und die Volkskrankheit

3.1 Die Tuberkulose

Die Tuberkulose hat im Vergleich zu vielen anderen Infektionskrankheiten eine Besonderheit: der Erreger ist zumeist gegenüber dem menschlichen Organismus nur mäßig aggressiv, d. h. über lange Zeit kommt es nur unterschwellig zu körperlichen Beschwerden, sodass am Anfang die Tuberkulose kaum als Krankheit wahrzunehmen ist. Der menschliche Körper kann Tuberkulosebakterien isolieren und nicht selten über Jahrzehnte verhindern, dass es zu einem Ausbruch oder zu einer fortschreitenden Erkrankung kommt. All das wussten unsere Vorfahren nicht. Man erkannte lediglich, dass es manchmal bei einer bestimmten Kombination von Symptomen zu einem sichtbaren Schwinden des körperlichen Allgemeinzustandes kam, an dem der Kranke dann nicht selten verstarb.

Hippokrates schrieb: „*Das Fieber verlässt sie nicht, niedrig ist es am Tag, aber in der Nacht flammt es wieder auf, es kommt zu reichlichen Schweißabsonderungen, die Kranken haben Hustenreiz und dennoch ist der Auswurf unerheblich. Die Augen liegen tief in ihren Höhlen, die Backen röten sich, die Fingernägel biegen sich um, die Hände fangen an zu brennen, besonders an den Fingerspitzen, und die Füße schwellen an, der Appetit geht verloren.*“

Die von Hippokrates eindringlich beschriebenen Symptome waren natürlich Zeichen einer fortgeschrittenen Krankheit, so wie man sie auch bei einer Krebskrankheit kennt. Tuberkulose und Krebs sind sich im Schwinden der körperlichen Kraft und Minderung des Allgemeinzustandes sehr ähnlich.

Für hunderte von Jahren war die Frage nach der Ansteckung der Tuberkulose von elementarer Bedeutung. Hätte man dies schon früh gewusst, wären nicht nur Maßnahmen zur Verringerung von Leiden, sondern auch zur Vorbeugung möglich gewesen. Heute ist die Ansteckungsfähigkeit der Tuberkulose für uns eine Selbstverständlichkeit, aber noch bis Anfang des 20. Jahrhunderts war dies unter Fachleuten ein heiß umstrittenes Thema. Selbst nach der Entdeckung der Tuberkulose-Bakterien gab es noch Zweifel, und es war sicher nicht die bloße Ignoranz der Experten, wenn sie die Ansteckungsfähigkeit der Tuberkulose verneinten.

Die Tuberkulose ist eine Krankheit, die die Menschen in tausenden von Jahren im wahrsten Sinne des Wortes in Atem hielt, und es ist spannend zu erfahren, wie Ärzte in den vergangenen 2500 Jahren mit dieser Krankheit umgegangen sind und zum Schluss dann endlich wirksame und heilende Mittel gegen die Seuche gefunden haben.

3.1.1 Prähistorie und Antike

Verschiedene Arten von Quellen können Informationen über antike und prähistorische Fälle von Tuberkulose geben. Einmal sind es schriftliche Überlieferungen aus der damaligen Zeit, zum anderen können archäologische Funde aus alten Gräbern Informationen liefern. Heute verfügen wir zusätzlich über die Molekularbiologie, die Tuberkulosebakterien in sehr kleiner Zahl nachweisen kann, wenn Körperreste gefunden werden, die noch bis in unsere Zeit erhalten sind.

Die Zeitreise in die Vor-Hippokratische-Vergangenheit verdeutlicht, dass Krankheiten als gottverursacht verstanden worden sind – und dann auch als gottgegeben hingenommen werden mussten. Den Begriff der „Lungenschwindsucht“ oder der „Tuberkulose“ kannte man in der Antike noch nicht. Die damaligen diagnostischen Verfahren mussten sich auf die Beschreibung von Symptomen beschränken, technische Hilfsmittel zur Erkennung von Krankheiten waren nicht vorhanden. Es wurden Schlussfolgerungen allein aus Beobachtungen gezogen, zumeist jedoch erst in Spätstadien der Krankheit, die dann keine Heilung mehr zuließen.

Erstmals berichtete der Papyrus Ebers, also etwa 1600 v. Chr., über die damalige medizinische und magische Praxis, und es wurde eine rätselhafte auszehrende Fieberkrankheit „Uchet“ erwähnt, nicht jedoch Schwindsucht, Lungenschwindsucht oder Siechtum. Aber es gab auch zusätzlich bei einer atembezogenen Krankheit die Empfehlung, viel Fettiges zu essen, dies könnte bezüglich der Auszehrung auf eine Schwindsucht hindeuten.

In den Büchern der Weisheit, der Ayurveda etwa 1400 v. Chr., findet man Schwindsucht als einen allgemeinen Begriff, jedoch ohne Bezug auf eine konkrete Krankheit. Aber in der indischen Sprache, dem Sanskrit, bildete sich dann der kombinierte Begriff „Ksaya-Kasa“ heraus, der Husten und Schwindsucht in Zusammenhang bringt.

Einen unter Husten, Durchfall, Heiserkeit, Appetitmangel und Fieber leidenden Schwindsüchtigen sollte ein „nach Ruhm strebender Arzt“ aber tunlichst nicht behandeln, so hieß es; anscheinend hat man die Heilungschancen für aussichtslos angesehen. In Indien gab es ein Ehegesetz, das Manusmriti (12. Jh. v. Chr.), nach dem sich ein Angehöriger der oberen 3 Kasten keine Frau aus einer Familie nehmen durfte, in der „Schwindsucht“ vorkam; d. h. man hielt die Schwindsucht offenbar für eine erbliche Familienkrankheit und wollte durch das Verbot die Kaste „rein“ halten. Doch nicht allein bei den Indern, sondern auch bei den Chinesen war Schwindsucht nicht gänzlich unbekannt. Eine Art Schwindsucht soll unter dem Namen „Caoping“ schon um die Zeit des gelben Kaisers Huáng-Di (ca. 2700 v. Chr.) beobachtet worden sein.

Es scheint also nicht ausgeschlossen, dass es schon vor Hippokrates in verschiedenen Regionen der Welt eine vage Vorstellung von einer Krankheit gab, bei der es unaufhaltsam zu einer tödlichen Auszehrung des Körpers im Zusammenhang mit Atmungsproblemen kam. Den Begriff der „Tuberkulose“ gab es aber in der Antike sicher noch nicht. Bei den Griechen tauchte der Begriff der „Phthisis“ auf, als Bezeichnung für eine Auszehrung im Allgemeinen. Der Lungensüchtige wurde als „Phthisikos“ bezeichnet, bei den Römern wurde der Name „Tabes“ und bei den Germanen die Namen „Swinan“ bzw. „Swinden“ gebraucht.

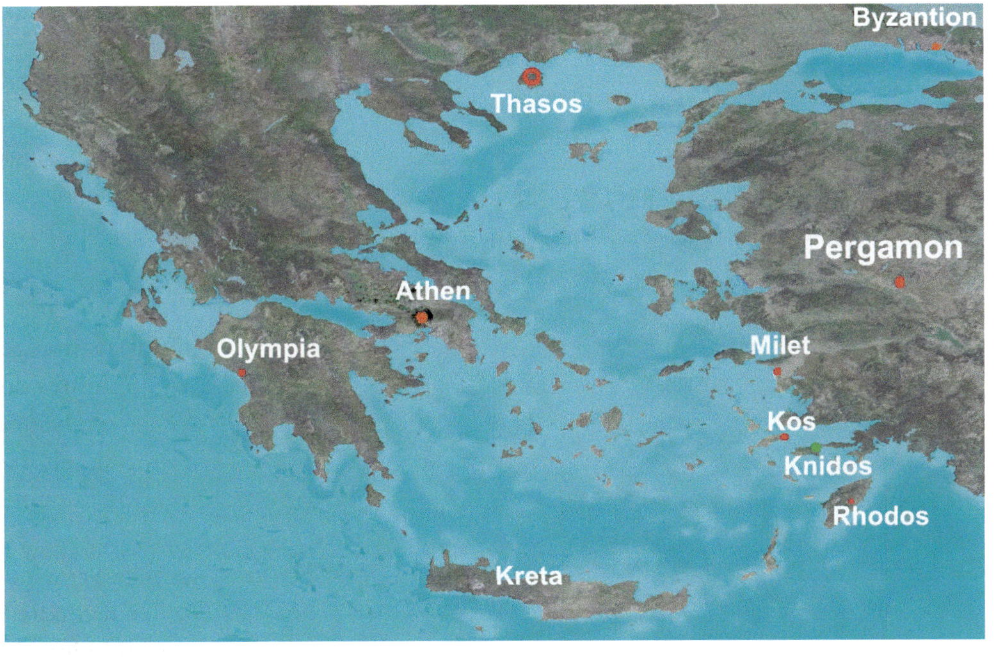

Abbildung 189: Ägäisches Meer

Hippokrates (s. Abb. 2 S. 11) hatte sich 381 v. Chr. in Griechenland auf Thasos nach mehrjähriger Tätigkeit als Wanderarzt in Kleinasien niedergelassen [1]. Er stammte aus dem Geschlecht der Asklepiaden, die sich als Nachfahren des Heilgottes Asklepius verstanden und als solche ihre medizinischen Kenntnisse ausschließlich innerhalb der Familie weitergaben. Hippokrates brach dieses Tabu. Er wollte die „Heilslehre" weiterverbreiten, sodass sie auch andere Personen mit geeignetem Charakter lernen konnten. Weil er jedoch aus der Familie nicht genügend Bewerber dafür fand, richtete er deswegen in Kos (Abb. 189) eine Schule ein, in der er seine Heilslehre unterrichtete. Mit der Öffnung dieser Schule konnte Hippokrates auch Geld verdienen und zum Schutz der Familie und des Missbrauchs mussten die fremden Schüler eine spezielle Verpflichtung in Form eines Eides eingehen [1].

Hippokrates hat versucht, die Krankheitslehre so umzugestalten, dass die eigenen Beobachtungen und Erfahrungen die hauptsächlichen Säulen seiner Lehre wurden. Mit den mystischen Vorstellungen der antiken Menschen, dass Krankheiten vorwiegend auf göttliche Einflüsse zurückzuführen seien, und dann ein Opfer für irgendwelche Götter erforderten, oder magische Kräfte zur Hilfe gerufen werden mussten, räumte Hippokrates auf. Deshalb wurde er später in der Neuzeit als der erste Arzt mit naturwissenschaftlich orientierter Medizin bezeichnet.

Hippokrates' Auffassungen zur Schwindsucht (Phthisis) waren bemerkenswert. Er beschrieb die Symptome der Betroffenen mit Husten und ständiger Gewichtsabnahme und betonte, dass viele von diesen Kranken ein recht unsolides Leben geführt hätten. Da aber nicht alle mit einem solchen Lebensstil erkranken würden, müsste auch noch ein anderer Faktor vorliegen, der bestimmte Personen für diese Krankheit empfänglicher machen würde. Hippokrates hatte also erkannt, dass zwei Faktoren die Schwindsucht begünstigten: die Lebensverhältnisse und die Disposition. Beide Faktoren haben bis heute ihre Gültigkeit nicht verloren.

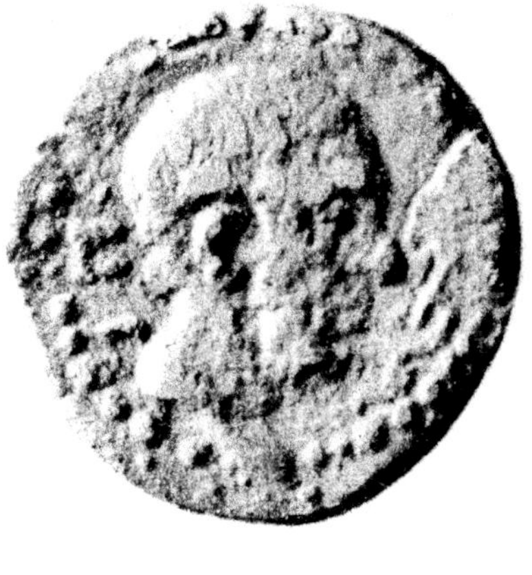

Abbildung 190: Bronzemünze

Hippokrates wurde berühmt. Ein jüngerer Zeitgenosse, der griechische Philosoph Platon (428–348 v. Chr.) würdigte ihn bereits als großen Arzt; das Gleiche tat auch etwas später Aristoteles [1]. Seine Geburtsstadt erhob Hippokrates zum Heros und in der frühen römischen Kaiserzeit war er immer noch hochgeachtet; ihm zu Ehren wurden auf Kos Bronzemünzen mit seinem Bildnis geprägt (s. Abb. 190).

Hinsichtlich möglicher Ursachen der Schwindsucht hat sich Hippokrates nicht weiter geäußert. Bis zum Mittelalter war die tradierte 4-Säftelehre noch fester Bestandteil aller Überlegungen. Ausscheidungen aus dem Gehirn (dieses Organ wurde damals noch für eine Drüse gehalten) flossen in die Lunge und führten hier zur Schädigung. Die Galle und der Schleim verursachten die Krankheit, wenn sie zu feucht bzw. zu trocken oder zu heiß bzw. zu kalt wurden. Das Phlegma wurde durch zu große Feuchtigkeit aus dem Gehirn gedrückt und gelangte dann durch den Katarrh (= griechisch: Abflüsse) bis in die Lunge. Hier verstopfte das Phlegma den Weg für das eingeatmete, lebensnotwendige Pneuma. Die geschilderten Gedankengänge erscheinen uns heute zu Recht etwas wirr, aber anders konnte man sich die Krankheit damals offensichtlich nicht erklären.

Unerwartet, aber hinsichtlich ihrer großen Bedeutung der Schriften dann auch nachvollziehbar, gibt es bei der Durchsicht des Alten Testaments Hinweise, die tatsächlich die Tuberkulosekrankheit berühren könnten. Im 5. Buch Mose (Deuteronomium) 28,22 heißt es:

> *„Für den Fall, dass … ihr mir aber nicht gehorcht und nicht alle diese Gebote tut, Der HERR wird dich schlagen mit Auszehrung, Entzündung und hitzigem Fieber, Getreidebrand und Dürre; die werden dich verfolgen, bis du umkommst.“*

Und im 3.Buch Mose (Levitikus) 26,16 steht geschrieben:

> *„…so will auch ich euch dieses tun: Ich will euch heimsuchen mit Schrecken, mit Auszehrung und Fieber, dass euch die Augen erlöschen und das Leben hinschwindet.“*

Zweifellos erwähnt das Alte Testament also eine Krankheit, die mit Fieber und Auszehrung zum Tode führt. Ob hiermit tatsächlich die Tuberkulose gemeint ist, kann nicht eindeutig geklärt werden, würde aber gut passen. Ausgehend von der Bibel gibt es dann noch eine allerdings sehr gewagte theoretische Überlegung. Es wird erwogen, dass das israelische Volk von der Tuberkulose heimgesucht worden sei, und in dessen Folge eine Selektion des Volkes mit besserer Abwehr gegen die Tuberkulose entstanden sei. Eine überraschende These, deren Beweis wissenschaftlich plausibel klingt, aber offenbleiben muss [2].

Nicht nur das Alte Testament, sondern auch das Neue droht mit Krankheit, wenn man sich nicht an die vorgegebenen Regeln hält. So liest man in der Offenbarung des Johannes 2,20–23:

20 „Aber eins habe ich an euch auszusetzen: Ihr duldet diese Isebel, die sich als Prophetin ausgibt. Mit ihrer Lehre verführt sie meine Diener, Unzucht zu treiben und Fleisch von Tieren zu essen, die als Götzenopfer geschlachtet worden sind.

21 Ich habe ihr Zeit gelassen, sich zu ändern; aber sie will ihr zuchtloses Leben nicht aufgeben.
22 Darum werde ich sie aufs Krankenbett werfen. Alle, die sich mit ihr eingelassen haben, werden Schlimmes durchmachen müssen, wenn sie nicht den Verkehr mit dieser Frau abbrechen.
23 Ich werde auch ihre Kinder durch eine Seuche töten."

Welche konkrete Seuche nun Johannes gemeint hat, bleibt leider im Unklaren.

Auch Aelius Galenus von Pergamon[61], dessen Lehre bis weit in das Mittelalter die gesamte Heilkunst beherrschte, hat sich zur Schwindsucht geäußert. Galenus war fest davon überzeugt, dass er von Gott als Heiler auserwählt worden sei und ein Mensch, der sich als von Gott auserwählt glaubt, habe einen Freiheitsgrad mehr: er hat außerirdische Unterstützung und er hat immer Recht! Galen war Leibarzt des Kaisersohnes Commodus geworden und hatte besonders in der Aristokratie großes Ansehen. Er stützte sich in seinem medizinischen Denken im Wesentlichen auf Hippokrates, unterschied sich aber doch in einigen wichtigen Punkten. So war er davon überzeugt, dass die Lungenschwindsucht ansteckend sei [3] und teilte damit die Auffassung von Aristoteles, über dessen Lehre er schon in früher Jugend von seinem Vater unterrichtet worden war. Galen huldigte prinzipiell der Säftelehre, wenn auch in etwas abgeänderter Form. Zur Linderung der Beschwerden bei der Schwindsucht empfahl er viel frische Luft; Seereisen hätten sich sehr bewährt. Fisch, Obst, Milch und Gerstenwasser seien ebenfalls nützlich. Ganz der Säftelehre behaftet, war natürlich der Aderlass ein Grundpfeiler der Behandlung.

Schriftliche Überlieferungen aus der Antike haben hinsichtlich der Informationen über eine einzelne Krankheit den großen Nachteil, dass unsere frühen Vorfahren darauf angewiesen waren, ihre Diagnose lediglich aus dem äußeren Erscheinungsbild und dem zeitlichen Ablauf der Krankheiten zu stellen. Wenn man dieses Problem auf die Tuberkulose überträgt und sich auf die Kardinalsymptome stützt, so gibt es zahlreiche andere Krankheiten, die sehr ähnlich aussehen und auf diese Weise damit nicht zu unterscheiden sind. Wenn man in der Antike von „Auszehrung" oder „Phthisis" sprach, hat man somit aus unserer heutigen Sicht immer ein ganzes Bündel von unterschiedlichen Krankheiten zusammengefasst.

3.1.2 Funde in den Grabstätten

Wenden wir uns mit allem Respekt vor der Würde der damals verstorbenen Menschen den Untersuchungen ihrer Überreste aus dieser frühen Zeit zu. Diese Überreste können eigentlich nicht lügen, und dennoch sind solche Funde häufig nicht eindeutig und bedürfen Interpretationen, die ihrerseits fehlerhaft sein können.

[61] * 129 bzw. zwischen 128 und 131 in Pergamon in Kleinasien; † zwischen 199 und 216 in Rom

Auch wenn es die Tuberkulose schon vor tausenden von Jahren gegeben haben muss, war sie doch relativ selten. Die Menschen lebten noch nicht in so großer Anzahl eng zusammen, als dass sich die Tuberkulose in größerem Maße hätte ausbreiten können. Wichtige Hinweise auf die Häufigkeit der Tuberkulose in der damaligen Zeit stehen indirekt mit dem Bau des Assuan-Staudamms in Verbindung. Ende des 19. Jahrhunderts hat die ägyptische Regierung den Damm geplant und im Jahr 1902 in seiner ersten Stufe fertig gestellt. In weiser Voraussicht hatte die ägyptische Regierung vorgesehen, die vielen tausend Gräber in dem später gefluteten Gebiet zu sichten und zu untersuchen; d. h., ohne diesen Staudamm wäre es wahrscheinlich nie zu einer so großen und archäologisch höchst aufschlussreichen Kraftanstrengung gekommen. Berater und ständiger Begleiter dieses Vorhabens war u. a. Sir Grafton Elliot Smith (1871–1937), australischer Anatom und Anthropologe an der Universität Kairo. Im nubischen Teil des Nil-Tales wurden mit finanzieller Unterstützung der ägyptischen Regierung etwa 6.000 menschliche Körper ausgegraben und in das Museum nach Kairo gebracht [9,10]. Nur bei einem einzigen fanden sich Hinweise auf eine Knochentuberkulose – nämlich eine schwere Wirbelsäulentuberkulose bei einem Priester von Ammon aus der Zeit der 21. Dynastie [9]. Offensichtlich ist somit die Tuberkulose im Süden Ägyptens eher selten gewesen.

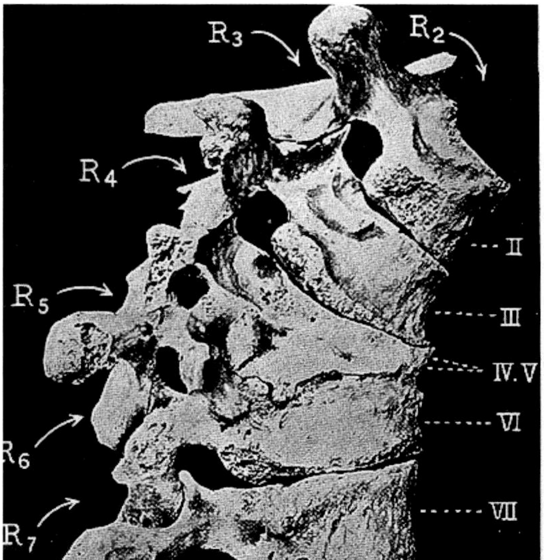

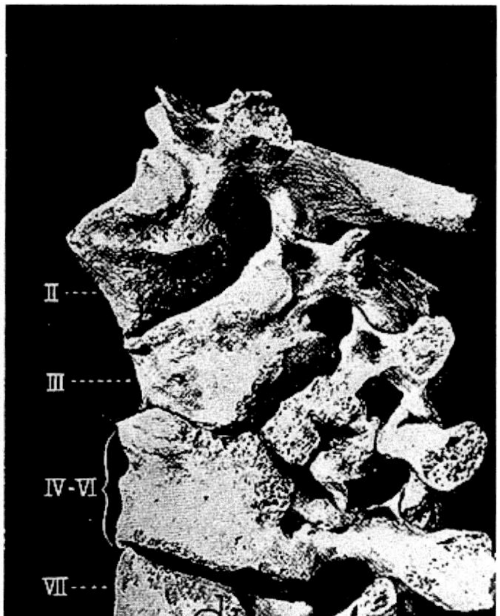

Abbildung 191: Wirbelsäulenkaries aus der jüngeren Steinzeit, ca. 5000 v. Chr.

Es gibt noch weitere Belege für das Vorkommen der Wirbelsäulentuberkulose, so beispielsweise selbst bei einem nur 7 bis 8-jährigen Kinderskelett aus dem Neuen Reich Ägyptens [8]. Paul Bartels hat von einer Erkrankung des 4. und 5. Brustwirbelkörpers

(Abb. 191) bei einem ausgegrabenen neolithischen Knochengerüst in der Nähe von Heidelberg berichtet [12]. Aufgrund eines zusammengesinterten tuberkulösen Wirbelkörpers zeigt die Wirbelsäule einen erheblichen Knick. 1909 hat Ellioth Smith vier Fälle von Wirbelkaries in einer frühdynastischen Begräbnisstätte in Nubien entdeckt [11]. Und schließlich hat man bei einem vor ca. 3000 Jahren verstorbenen jungen Priester Veränderungen gefunden, die mit sehr großer Wahrscheinlichkeit auf eine Tuberkulose zurückzuführen sind (Abb. 192). Zum einen waren die Wirbelkörper betroffen, und es hatte sich der typische Knick in der Wirbelsäule gebildet, und zum anderen fand sich noch ein großer Abszess im Bauchraum rechts neben der Wirbelsäule, wie er typischerweise bei Tuberkulose vorkommen kann [13].

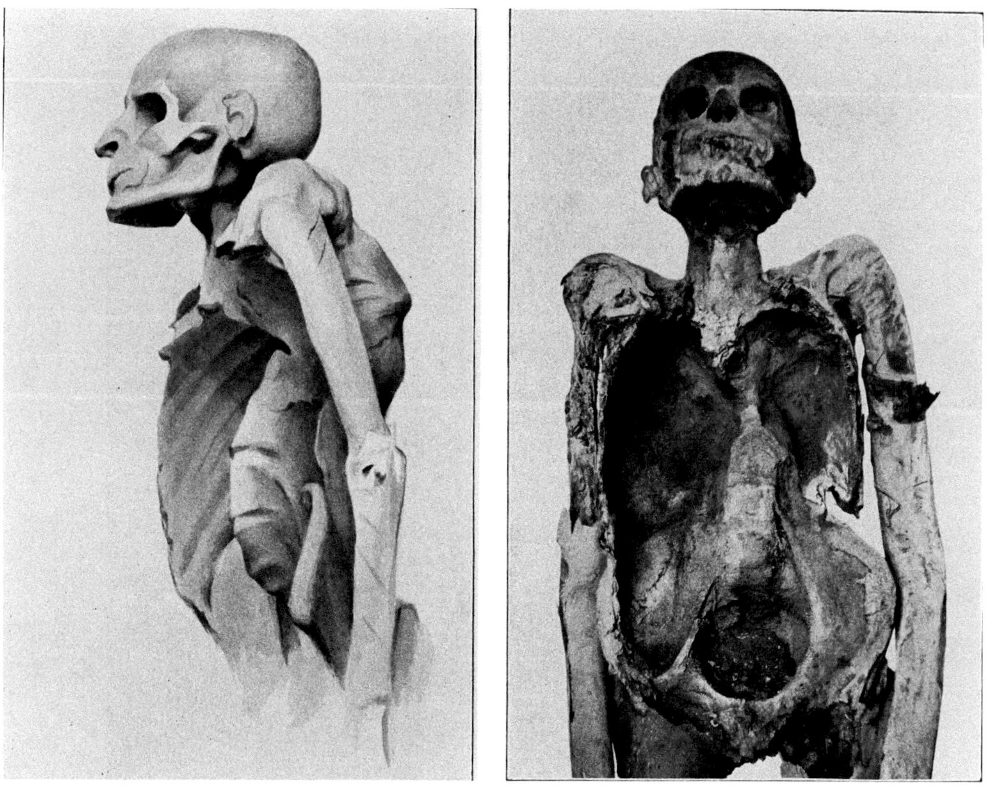

Abbildung 192: Mumie eines Priesters ca. 1000 v. Chr. Links: Für eine Tuberkulose typische spitze Buckelbildung (Pottsche Krankheit) Rechts: Rechts neben der Wirbelsäule typischer „Psoasabszess“

Dass die Mumienbefunde bis 4000 Jahre v. Chr. keine Zeichen einer tuberkulösen Lungenbeteiligung erkennen ließen, ist damit begründet, dass Lunge bzw. generell Eingeweide des Körpers sich nicht bis in die Neuzeit halten konnten oder schon bei der Einbalsamierung entfernt worden waren. Aber es gab auch wenige Ausnahmen,

z. B., wenn ein Stück Lunge innerhalb einer narbigen Verklebung des Rippenfells erhalten geblieben war. Ein solches Beispiel zeigt Abb. 193 an einer Mumie aus Theben (ca. 600 v. Chr.), die der englische Frauenarzt Dr. Augustus Bozzi Granville 1821 als Erster wissenschaftlich untersucht hat. In der weiblichen etwa 50-jährigen Mumie, namens „Lady Irtyersenu", waren die Eingeweide noch vorhanden und man fand einen Eierstocktumor, der zunächst für die Todesursache gehalten wurde. Später zeigte sich, dass dieser Tumor gutartig war und nicht für den Tod verantwortlich gewesen sein konnte. Erst 2009 konnten molekularbiologisch Tuberkulosebakterien in kleinsten Lungenresten nachgewiesen werden, demnach ist die Dame also allem Anschein nach an einer disseminierten Tuberkulose gestorben [4].

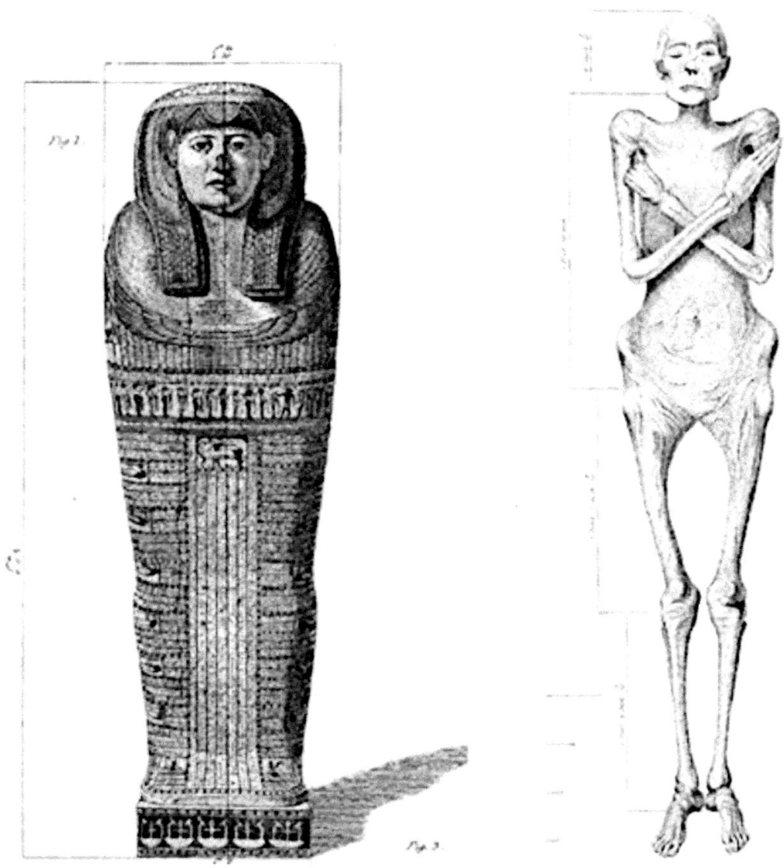

Abbildung 193: Dr. Granvilles' Mumie – 50-jährige Lady Irtyersenu, etwa 600 v.Chr.

Interessant ist die Geschichte des Pharaos Echnaton (600 v. Chr). Echnaton (Abb. 194) war der Vorname des Pharaos Amenophis IV. aus der 18. Dynastie, (ca. 1351–1334 v. Chr.), er wird als eine kachetische und häufig kränkliche Persönlichkeit beschrieben.

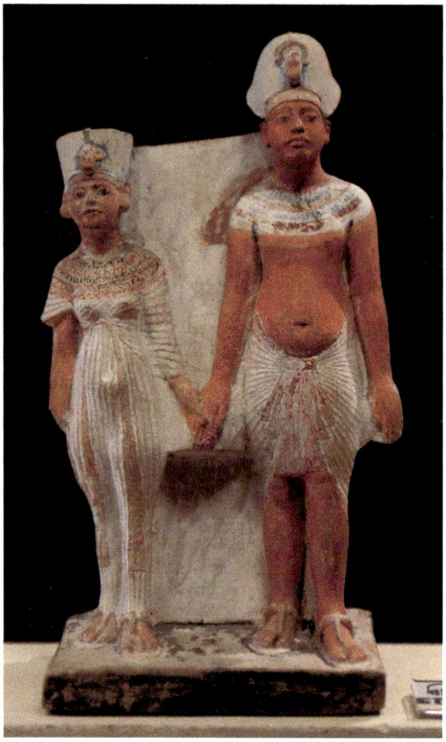

Abbildung 194: Echnaton und Nofretete (Louvre, Paris)

Trotzdem hat er in seinem kurzen Leben Großes geleistet. Amenophis IV. hat den Polytheismus in Ägypten abgeschafft und verehrte nur noch die Sonnenscheibe Aton. Er führte die Religion wieder auf frühere ägyptische Zeiten zurück und war als Pharao die einzige Person, die Zugang zu dem Gott Aton hatte. Dies stärkte seine Macht, und er konnte die sonst so einflussreichen Priester absetzen. Echnaton Amenophis war offenbar eine sehr rührige Person, der viel Anerkennung entgegengebracht worden war, wie man aus den vielen Darstellungen und Skulpturen schließen kann. Verheiratet war er mit seiner Schwester Nofretete, deren weltbekannte Büste im ägyptischen Museum in Berlin steht. Echnatons Leben ist wahrscheinlich durch die Tuberkulose geprägt worden, an der er schon vor seinem 20. Lebensjahr starb.

Sein Sohn wurde nach ihm Pharao mit dem Namen Tutanchamun (1341–1323) übersetzt: „Lebendes Abbild des Amun“. Tutanchamun hat dann die vorherigen ägyptischen Götter wieder eingesetzt und den Staatstempel Amun in Karnak wieder in Betrieb genommen. Möglicherweise hat er den frühen Tod seines Vaters als Strafe der vorübergehend vom Vater abgesetzten Götter angesehen.

3.1.3 Das geschichtliche Alter der Tuberkulosebakterien

Die Molekularbiologische Forschung ermöglicht einen neuen und völlig anderen Zugang zu der Geschichte der Tuberkulose. Zum einen erlaubt sie die sichere Diagnose einer Tuberkulose in archäologischen Funden, zum anderen ermöglicht sie, das geschichtliche Alter der Bakterien abzuschätzen. 2008 hat eine internationale Forschergruppe, an der neben Franzosen, Holländern und Belgiern auch zwei deutsche Institute (Konstanz und Borstel) beteiligt waren, eine Arbeit publiziert, die sich mit der Herkunft und Entwicklung der für die Tuberkulose verantwortlichen Bakterien beschäftigt. Die Forscher fanden mit einem Wahrscheinlichkeitsmodell heraus, dass sich der Urstamm der Tuberkulosebakterien wahrscheinlich bereits vor etwa 40.000

Jahren in Ostafrika gebildet hat [5]. Zuvor war man davon ausgegangen, dass die Tuberkulose erst eine relevante Rolle spielte, nachdem der frühzeitliche Mensch sesshaft geworden war und größere Gemeinschaften gebildet hatte. Dazu passte wiederum der älteste direkte molekularbiologische Nachweis einer Tuberkulose bei einer zusammen mit ihrem Kind vor etwa 9.000 Jahren gestorbenen Frau in der Nähe von Haifa [6]. Mit einem weiteren molekularbiologischen Verfahren kam eine zweite internationale Forschergruppe zu dem Ergebnis, dass es schon vor 70.000 Jahren Tuberkulosebakterien gegeben haben muss [7]. Unabhängig von den Altersschätzungen gehen beide Arbeitsgruppen davon aus, dass der Ursprung dieser Bakterien in Afrika liegt. Abb. 195 zeigt, wie sich allem Anschein nach die Tuberkulosebakterien dann auf der Welt verbreitet haben.

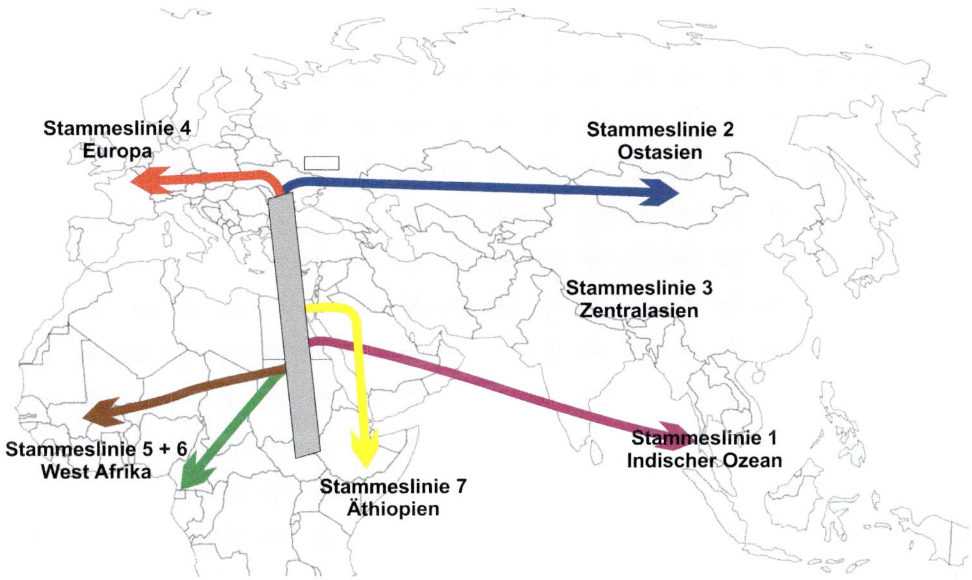

Abbildung 195: Verbreitung der Tuberkulosebakterien

Jeder paläoarchäologisch tätige Forscher will in seinem Forschungsbereich für sich in Anspruch nehmen, den ältesten fossilen Befund entdeckt zu haben. Da macht auch die Tuberkuloseforschung keine Ausnahme, und so wetteifern die ausgegrabenen Knochen mit den Reagenzgläsern molekularbiologischer Techniken. In einem etwa 500.000 Jahre alten Schädel eines Homo erectus aus der Provinzstadt Denizli in der Türkei fanden sich Spuren, die als typisch für eine tuberkulöse Hirnhautentzündung angesehen werden. Das wäre dann damit zweifellos der älteste Hinweis auf eine Tuberkulose, aber es wäre auch viel früher, als man genetisch die ersten Tuberkulosebakterien vermutete. Fazit: trotz Molekulargenetik bleibt in der heutigen Zeit noch Vieles im Verborgenen [14].

3.1.4 Tuberkulose nach dem Mittelalter

Bis zum Ende des Mittelalters hat sich hinsichtlich der Kenntnisse über die Schwindsucht nichts Wesentliches verändert. Galen hatte die Medizin in Europa und in der arabischen Welt in den vergangenen nahezu 1500 Jahren wesentlich geprägt. Vor dem Hintergrund der christlichen Lehre, dass Krankheiten häufig als Strafe Gottes anzusehen seien, konnte sich eine naturwissenschaftliche Medizin mit der Suche nach den Krankheitsursachen kaum entwickeln. Relevante neue diagnostische oder therapeutische Verfahren wurden nicht eingeführt. Wegen dieses Stillstands oder gar Rückschritts der Wissenschaften wird die Zeit des Mittelalters, also etwa zwischen dem 6. und 15. Jh., von vielen Historikern auch als eine „dunkle" Zeit angesehen. Aber wenn auch die tiefe, christliche Gottesgläubigkeit als ein Grund für den mangelnden Fortschritt gelten mag, muss betont werden, dass das Christentum vor allem einen für die Menschheit noch viel wichtigeren und sehr positiven Einfluss hatte: der Schutz der Armen gegenüber den Mächtigen. Die heute für uns alle selbstverständliche Gleichberechtigung der Menschen ist ohne das Christentum wohl kaum denkbar.

Erst in der Renaissance, also etwa ab dem 16. Jahrhundert, begannen, wenn auch sehr zögerlich, Bestrebungen, die Säftelehre als Basis der Medizin zu verlassen und durch eine naturwissenschaftliche Betrachtungsweise zu ersetzen. Und es gibt keinen Grund, das „rückständige" Mittelalter anzuklagen: Wir finden auch in der Neuzeit zahlreiche Beispiele von Medizinverständnis, die sich von der mystischen Denkungsweise des Mittelalters wenig unterscheiden. Samuel Hahnemann, der schon der neueren Zeit zugeordnet werden muss, propagierte mit seiner Homöopathie das Simile-Prinzip („Ähnliches kann durch Ähnliches geheilt werden"), das weiterhin auf einem magischen Kausalitätsdenken beruht [15]. Diese Form der Medizin fand viele Anhänger, zumal sie, besonders bei entsprechenden Verdünnungen der für die Therapie benutzten Substanzen, keine relevanten Nebenwirkungen hatte. Zur Zeit Hahnemanns hatte eine solche Therapie gegenüber den sonst üblichen teils sehr aggressiven „Heilverfahren" mit auch nur sehr fragwürdiger Wirkung zweifellos einen Vorteil. Nicht ganz verständlich erscheint jedoch, dass selbst in unserer heutigen, so „aufgeklärten" Bevölkerung viele weiterhin dem Simile-Prinzip frönen. Immerhin, das Contraria-Prinzip (Behandlung allein der Krankheitssymptome) aus der Säftelehre und die „Dreckapotheke" konnten sich zwar noch bis tief in das 19. Jahrhundert halten, spielen aber heute kaum mehr eine ernst zu nehmende Rolle.

Bis in das 19. Jahrhundert hinein gab es über die Tuberkulose nichts relevant Neues. Die Krankheit blieb weiterhin unverstanden. Richard Morton (1637–1698) aus London hat bereits in kluger und auch wegweisender Manier versucht, etwas Ordnung in die Definition der Lungenschwindsucht zu bringen, indem er postulierte, dass *„jede Lungenphthise auf Tuberkeln beruhe"*. Zuvor hatten die meisten Ärzte in ihrer Not versucht, der Krankheit dadurch näher zu kommen, dass man unzählige Unterformen bildete, was aber hinsichtlich der Ursache keinen Fortschritt brachte, sondern nur für noch mehr Verwirrung sorgte. *„Die Vervielfältigung der Terminologien – eine der größten wissenschaftlichen Thorheiten! – erschwert jede Wissenschaft ohne Nuzzen"* [55].

Um die Wende vom 18. zum 19. Jahrhundert wurden viele, häufig als verwerflich empfundene Verhaltensweisen als Ursache für die Tuberkulose angesehen. Eine solche Aufstellung hat Diederich Wilhelm Sachtleben 1792 geschrieben; sie zeigt nicht nur die Hilflosigkeit der damaligen Zeit; sie führt uns auch vor Augen, welchen Umbruch die damalige Gesellschaft zu erfahren hatte. Sachtleben schrieb und forderte [55]:

Die vorzüglichsten Ursachen scheinen mir folgende zu sein:

1) *Eine von den Aeltern auf die Kinder fortgepflanzte höchst zarte und schwächliche Körperkonsituzion.*
2) *Eine gar zu zärtliche physische Erziehung der Kinder.*
3) *Der iezzige – alle Gränzen überschreitende Luxus,– Denn wie weit – wie himmelweit – übersteigt dieser nicht die wenigen Bedürfnisse unserer Väter– – Ganz vorzüglich verdienen hier gerügt zu werden:*
    - aa) *Der Luxus in Nahrungsmitteln,*
    - bb) *Der Luxus in Moden. Der Göttin Mode wird jezt überall, und zwar mehr als jemals gehuldigt.*
        - a) *Eine gar zu leichte Bekleidung, welche Mode in jezzigen Zeiten so häufig Personen von beiderlei Geschlechte unterjocht.*
        - b) *Gar zu enge Kleidungsstükke.*
        - c) *Die Schnürbrüste.*
        - d) *Die Schminkmittel.*
        - e) *Zurüktreibende Waschwasser und Salben.*
        - f) *Häufige Aderlässe, Purganzen, Klistire; die dem Körper die edelsten Säfte entziehen, ... Bekanntlich hält die galante Pariserin, Wienerin und Berlinerin ac. eine gesunde Gesichtsfarbe für häßlich, – kleinstädtisch ja! bäurisch; Zu ihrer Koketterie gehört vielmehr eine blasse und kränkliche Gesichtsfarbe, da diese nach ihrer Meinung ein schmachtendes Ansehen – ein air de langueur – verschaft. Um hierin nun aber recht nach Wunsche zu reüssieren, sind häufige Aderlässe, Klistire wie auch Laxanzen ebenso würksam, als der Gesundheit nachtheilig.*
        - g) *Eine beinahe zur Mode gewordne sitzende Lebensart der Frauenzimmer.*
        - h) *Die gegenwärtige thörichte Mode, junge Frauenzimmer so frühzeitig – bevor noch ihr Körper den gehörigen Grad von Stärke und Festigkeit erlangt, hat – in die große Welt – wie es genannt wird – einzuführen.*

4) *Ein Uebermaaß der aniezt so mannigfaltig abwechselnden, und der Gesundheit gemeiniglich höchst nachtheiligen Vergnügungen und Lustbarkeiten. Ganz vorzüglich verdienen hier die häufigen und bis spät in die Nacht fortgesetzten Bälle und Redouten genannt zu werden, wo der Körper nicht nur durch heftiges Tanzen stark echauffiert und ermüdet wird, sondern wo auch Erhitzungen und Erkältungen häufig miteinander abzuwechseln flegen.*
5) *Das Laster der Wollust.*
6) *Ein zu frühes und häufiges Studieren.*
7) *Ein unmäßiges Tabaksrauchen, eine der Gesundheit so äusserst nachtheilige Gewohnheit. Billig solte auch gegen diese Debauche von den Kanzeln geeiffert werden. Denn ich kenne in der That nicht leicht etwas wiedersinnigeres, als sich durch wiederholte Versuche endlich an einen höchstekelhaften und wiedrigen Dampf zu gewöhnen, der – ob er gleich anfangs Uebelkeiten, Kopfschmerzen, Beängstigungen, Betäubung, kalte Schweise, Erbrechen u. erzeugte –zuletzt sogar zum Bedürfniß wird.*
8) *Ein zu kühles Verhalten bei Katarrhen, oder wohl gar eine gänzliche Vernachlässigung derselben.*

Es ist nicht bekannt, in welchem Umfang die feine Gesellschaft am Ende des 18. Jahrhunderts Sachtleben gefolgt ist, sicher ist nur, dass seine Forderungen weder die Ausbreitung der Tuberkulose noch das Leid der Betroffenen begrenzt oder gar gemindert haben.

Zurück zur Tuberkulose. Inzwischen war in Frankreich ein Stern am wissenschaftlichen Himmel aufgegangen. René Théophile Hyacinthe Laënnec (* 17.2.1781; † 13.8.1826) (Abb. 196, s. auch S. 61) hat nicht nur mit der Einführung der Auskultation der Lunge die körperliche Untersuchung des Kranken wertvoll bereichert, er war bei seiner Erforschung der Schwindsucht sehr systematisch vorgegangen und konnte dabei ganz eindeutig nachweisen, dass sich die Tuberkulose pathologisch-anatomisch klar definieren lässt, und alle möglichen Unterformen nur etwas andere Erscheinungen ein- und derselben Krankheit sind [33]. Aber Laënnec war leider der festen, wie sich später herausstellte falschen, Überzeugung, dass die Lungenschwindsucht niemals entzündlicher Natur sei. Pneumonie, Bronchitis oder Pleuritis seien immer nur Folge und nicht Ursache der Lungenschwindsucht. Laënnec widersprach damit insbesondere seinem Kollegen Gaspard Laurent Bayle (1774–1816), der diese These erstmals so klar formuliert hatte [33,45,73].

Mit Laënnec hat aber endlich einer mit dem Unfug von den unzähligen Untergruppen der Schwindsucht aufgeräumt. Allerdings kam ihm sehr zugute, dass der „Zeitgeist" zunehmend verlangte, pathologisch-anatomische Kennzeichen zur Definition von Krankheiten einzuführen. Laënnec hat sich also zur richtigen Zeit mit dem richtigen

Thema befasst, und aufbauend auf dieser Sichtweise hat dann der deutsche Arzt Johann Lukas Schönlein (* 30.11.1793 Bamberg; † 23.1. 1864 ebd.) 15 Jahre später den Begriff der „Tuberkulose" geprägt, den Krankheitsnamen, der sich bis in unsere heutigen Tage erhalten hat [16,30].

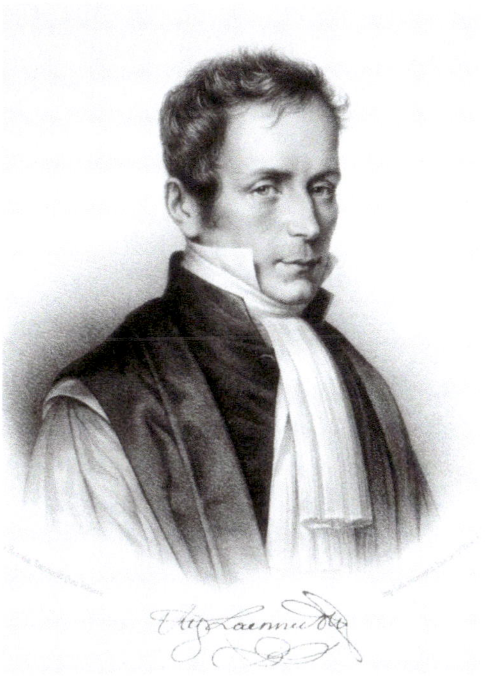

Abbildung 196: René Théophile Hyacinthe Laënnec

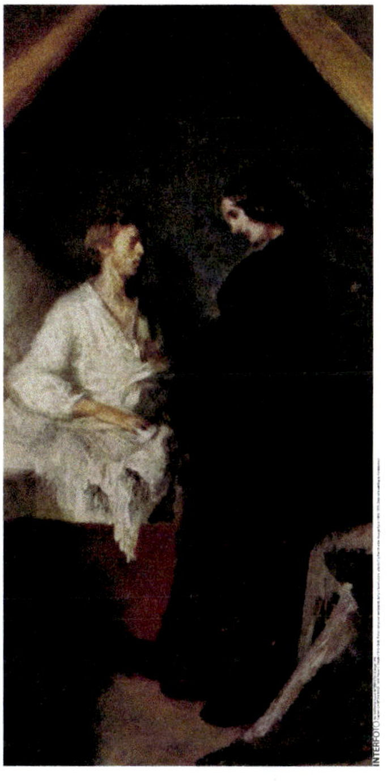

Abbildung 197: Frédéric Chopin und George Sand auf Mallorca

Laënnec vertrat die Meinung, dass die Lungenschwindsucht zwar eine eigenständige, aber nicht infektiöse, sondern eher eine tumoröse Neubildung sei. Sachtleben mokierte sich sehr darüber, dass so viele Ärzte die Ansteckung der Lungenschwindsucht negierten: *„da sie doch durch die bündigsten Erfahrungen der größten Aerzte ausser Zweifel gesetzt worden ist."* Dabei seien in mehreren Ländern sogar Gesetze erlassen worden, um die Ansteckungsgefahr einzudämmen, und die Ärzte hätten dort sogar mit Strafen zu rechnen, wenn sie eine Lungenschwindsucht in höherem Stadium nicht an die Behörden melden würden [55]. Im Mai 1826 verließ der etwas kränklich gewordene Laënnec Paris und zog in die Bretagne. Sein Neffe Médiarec hörte mit dem Laënnecschen Stethoskop die Brust des Onkels ab und führte ihm vor Augen, dass er an Schwindsucht litt. Laënnec hielt eine Heilung nicht für möglich, ließ sich selbst jedoch noch nach den damals üblichen Methoden behandeln, u. a. auch mit Aderlässen, und starb schließlich im August 1826, nur 45 Jahre alt [33].

Inzwischen war die Zeit der Romantik angebrochen. Schriftsteller, Dichter, Maler und Musiker prägten den Zeitgeist und die Gesellschaft und Krankheit mutierte zum Katalysator für das künstlerische Schaffen. Und so befähigte, eine seltsame Wandlung, auch der Schrecken einer todbringenden Tuberkulose eine künstlerische Leistungssteigerung, die in vielfältiger Weise zum Ausdruck kam und die Welt bereichert hat. Einer der großen Künstler, der an der Tuberkulose erkrankte, war Frédéric Chopin[62]. Chopin hatte 1829 Paris verlassen, weil er glaubte, sich auf Mallorca von seiner Tuberkulose erholen zu können, was jedoch nicht der Fall war (Abb. 197). Chopin floh am Ende von der Insel zurück nach Paris, die Mallorquiner verweigerten ihm jede Form von Zuwendung, weil sie fürchteten, von ihm angesteckt zu werden. Die Ansteckung – das war nicht nur ein wissenschaftlich medizinisches, sondern vor allem auch ein gesellschaftliches Problem. Chopin hat zwei grundverschiedene Betrachtungsweisen über die Ansteckungsfähigkeit der Tuberkulose am eigenen Leib erfahren müssen. In Spanien war die Furcht vor der Ansteckung allgegenwärtig und Kranke wurden als Aussätzige angesehen und behandelt. In Frankreich hingegen ging man mit dieser Krankheit unbekümmerter um. War es wirklich so schwer zu erkennen, dass die Tuberkulose ansteckend war? Warum waren so viele medizinische Autoritäten nur von der Erblichkeit der Tuberkulose überzeugt und lehnten eine Ansteckungsfähigkeit ab? Der französische Pathologe Jean Baptiste Théodore Baumes (1756–1828) hat ausgangs des 18.Jahrhunderts die damalige Literatur sehr solide zusammengestellt und 1805 in einem Buch publiziert. Er formulierte, dass es sowohl für eine spezielle Veranlagung als auch für die Ansteckungsfähigkeit der Tuberkulose Beweise gab [17]. Und weil diese Beweise auf konkreten Erfahrungen beruhten, konnte man sie doch nicht einfach so ignorieren. Baumes kam also sehr nahe an unsere heutigen Vorstellungen über die Infektiosität der Tuberkulose heran.

Um die Widersprüchlichkeit im Umgang mit der Schwindsucht z. B. in Spanien im Gegensatz zu Frankreich zu verstehen, muss man sich vor Augen halten, dass Spanien ganz andere Erfahrungen mit der Tuberkulose gemacht hatte. Vor allem viele Engländer kamen nach Mallorca, um ihre Tuberkulose dort auszukurieren; da in der Folge die dort lebenden Spanier dann vermehrt an Tuberkulose erkrankten, war klar, dass eine Ansteckung stattgefunden haben musste. Sehr ähnlich ist es auch in Italien, besonders in Neapel, gewesen und führte dazu, dass auch Italien strenge gesetzliche Auflagen erlassen hat, um einer Ansteckung vorzubeugen [29]. Nicht die Wissenschaft hat also hier für klare Verhältnisse gesorgt, sondern die tägliche Erfahrung der Bevölkerung. Gottlob gab es auch in Deutschland Stimmen, die

[62] * 22.2.1810 Zelazowa Wola bei Warschau; † 17.10.1849 Paris

vor der Ansteckungsgefahr der Schwindsucht öffentlich warnten. *„Man sei sehr bemüht, den Ärzten nicht auf die Füße zu treten, aber auch der einfache Mann auf der Straße könne erkennen, dass diese Krankheit ansteckend sei"* [77]. Es verwundert nicht, dass offensichtlich Priester infolge der Ausübung ihres Berufs oder ihrer engen Lebensweise in Klöstern vermehrt unter Tuberkulose zu leiden hatten [60]. In einem nordspanischen Kloster bei Bilbao waren 3 Nonnen an der Tuberkulose gestorben, die alle hintereinander in derselben Zelle gewohnt hatten. Nachdem man diese Zelle geschlossen hatte, trat kein Todesfall mehr auf [56]. Ein weiterer „Klosterfall" trug sich bei einem etwa 40 Jahre alten Abt zu, dessen Aufgabe es u. a. war, eine vornehme, an Tuberkulose erkrankte Dame zu betreuen, er spielte regelmäßig mit dieser Dame Karten. Kurze Zeit nach ihrem Tod erkrankte auch der Abt mit hohem Fieber [56,57].

Zweifel an der alleinigen Infektiosität der Tuberkulose und Argumente auch für erbliche Faktoren ergaben sich aus der Familiengeschichte des berühmten Malers Rembrandt Harmenszoon van Rijn (* 1606 Leiden; † 1669 Amsterdam). Selbst nicht tuberkulosekrank, hat er seine ersten beiden Kinder kurz nach der Geburt und dann auch seine junge Frau durch Tuberkulose verloren. Zuvor waren auch seine Schwiegermutter und eine Schwägerin an der Schwindsucht gestorben [28]. Sprach das nicht alles auch sehr für einen erblichen konstitutionellen Vorgang? Die Familientragödie Rembrandts hatte offensichtlich einen überwältigenden Einfluss auf seine Malerei. Nachdem 1643 nur noch er selbst mit seinem 2. Sohn am Leben geblieben war, sind viele Bilder Rembrandts düsterer geworden. Sein eigenes Schicksal spiegelt sich in dem Bild wider, das Abraham darstellt, wie er gerade noch rechtzeitig daran gehindert wird, seinen eigenen Sohn zu opfern (Abb. 198). Dass diese Auftragsarbeit eines siegreichen Hauptmanns, namens Banning Cocq, oberflächlich betrachtet, diesen dann nicht als den strahlenden Helden, sondern als den verzweifelten Heiligen zeigt, und dadurch unerwünscht und unbezahlt blieb, verwundert nicht. Rembrandt starb verarmt und einsam 1669 [28].

Im 19. Jahrhundert wuchsen langsam die Kenntnisse über den Bau und die Funktionen von Bakterien. In den 40er Jahren eroberte Rudolf Ludwig Karl Virchow (* 13.10.1821 Schivelbein; † 5.9.1902 Berlin) (Abb. 199) die Bühne der Medizin. Virchow war nicht nur einer der ganz großen Ärzte seines Jahrhunderts, er war auch politisch aktiv, in dem er sich immer wieder für bessere Lebensbedingungen insbesondere der ärmeren Bevölkerung eingesetzt hat. Virchow war fest davon überzeugt, dass Armut häufig mit schwereren Krankheiten verbunden ist und dass die Regierenden solche Armutsverhältnisse verhindern müssten [26,27]. Wegen seines unermüdlichen Engagements für bessere Lebensbedingungen der armen Menschen und besonders auch wegen seiner aktiven Beteiligung an der Märzrevolution 1848 war Virchow in der militärärztlichen Akademie in Berlin in Ungnade gefallen. Obwohl er sich als

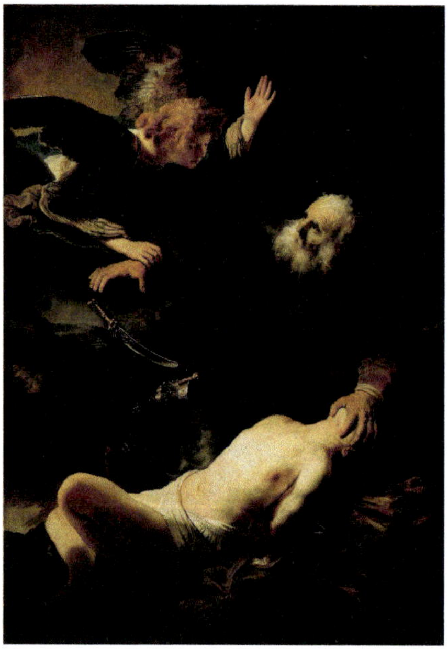

Abbildung 198: Rembrandt. Ein Engel hindert Abraham, seinen Sohn zu opfern

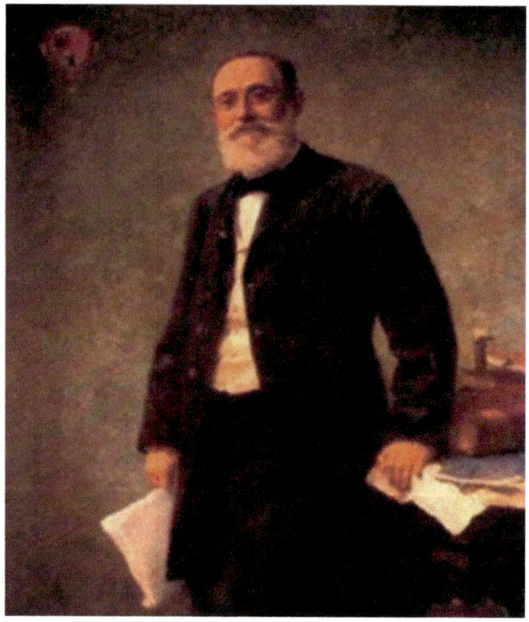

Abbildung 199: Rudolf Virchow porträtiert von Hugo Vogel 1861

Herausgeber der Zeitschrift „Archiv für pathologische Anatomie und Physiologie und für klinische Medizin“ (später Virchows Archiv) international bereits einen Namen gemacht hatte, durfte er in Berlin seine Stelle als Prosektor nur behalten, indem er sich verpflichtete, sich aus allen politischen Aktivitäten herauszuhalten [26,27]. Gewiss zu seiner Erleichterung bekam Virchow dann einen Ruf nach Würzburg, wo man für ihn eine eigene Abteilung für pathologische Anatomie eingerichtet hatte [26,27]. In Würzburg gründete Virchow seine Familie – und obwohl er sich in der Stadt wohlfühlte, betrieb er doch immer wieder seine Rückkehr nach Berlin. 8 Jahre später, 1856, wurde Virchow an die dortige Universität berufen und übernahm das neugeschaffene Ordinariat für Pathologie.

In Berlin blieb Virchow politisch nicht stumm und unterstützte die öffentliche Sozialfürsorge. Bei einem heftigen Redegefecht 1865 mit Otto von Bismarck (Abb. 200) im Preußischen Landtag, bei dem Virchow Zweifel an der Wahrhaftigkeit Bismarcks äußerte, wurde er, zum Entsetzen aller, von diesem zum Duell gefordert [26,27,37]. Die Wiener Wochenschrift veröffentlichte daraufhin 1865 zur Unterstützung Virchows einen sehr emotionalen Leserbrief im Namen der Wiener Ärzteschaft [36]. Hinsichtlich strafrechtlicher Folgen war bei dem geplanten Duell besonders pikant, dass Bismarck, hätte er Virchow verletzt oder getötet, anscheinend straffrei ausgegangen wäre, während umgekehrt Virchow mit einer harten Strafe hätte rechnen müssen [27].

Bismarck hatte bereits Pistolen-Duellerfahrung mit dem Parlamentarier und linksorientierten Georg von Vincke am 25. 3. 1852 gemacht, bei dem allerdings keiner der beiden Kontrahenten zu Schaden gekommen war. Virchow hatte solche Erfahrungen natürlich nicht. Virchow lehnte das Pistolenduell mit der Begründung ab, dass diese Art der Auseinandersetzung nicht mehr zeitgemäß sei. Möglicherweise hat eine Vermittlung des Kriegsministers ebenfalls zur Schlichtung des Streits beigetragen und Bismarck zum Einlenken bewogen; allerdings gab es auch Stimmen, die meinten, Virchow habe von seiner Herkunft her gar keine „Ehre", die es zu verteidigen gegolten hätte. In der „Königlich privilegierten Berlinischen Zeitung" las man später von einer außerordentlich großen Zustimmung der Bevölkerung zu Virchows Verhalten, wenngleich Bismarck, wie nicht anders zu erwarten, politisch als Sieger aus dem Streit mit Virchow hervorging [37].

In Amerika machte derweil ein Gerücht unter dem Titel „The Great Sausage Duel of 1865" die Runde. Danach habe Virchow die Auffassung vertreten, dass ihm die Wahl der Waffen für das bevorstehende Duell zustehen würde und als Waffe habe er zwei Würstchen vorgeschlagen, von denen das eine mit todbringenden Trichinen vergiftet gewesen sei. Virchow hatte sich zu dieser Zeit intensiv mit Trichinen bei Schlachttieren beschäftigt. Woher die Geschichte von den sich duellierenden Würstchen stammt, bleibt im Dunkeln. Sie erschien erstmals in den amerikanischen „Homoeopathischen News" im Jahre 1893 – und auch wenn sie möglicherweise nicht der Wahrheit entspricht, ist sie doch gut erfunden [39].

Virchow war eine außerordentlich inspirierende Persönlichkeit: er hat die Medizin durch eine neue Krankheitssystematik aus ihrer Lethargie geholt. Briefmarken als Ausdruck seiner auch für die Gesellschaft wichtigen Lebensleistung wurden sowohl von der Deutschen Post Berlin (West), als auch der Deutschen Post der DDR (1960) herausgegeben. Aber Kompromissbereitschaft war nicht seine Stärke. Die Tuberkulose hielt er für eine eigenständige Zellvermehrung ähnlich wie bei bösartigen Tumoren; eine Infektionskrankheit wäre sie jedenfalls nicht.

Bezogen auf die Medizin und ihre Folgen für den Einzelnen und die Gesellschaft spürte man im 19. Jahrhundert deutlich eine Änderung im Denken der Menschen, was auch auf das Wirken von Virchow zurückzuführen war. Ähnlich wie Hippokrates vor mehr als 2000 Jahren, wollte man naturwissenschaftliche Fakten in den Vordergrund der Betrachtungen stellen und nicht philosophische Ideen. Dies kontrastierte allerdings mit der sonst in der Bevölkerung sich breit machenden romantisch verklärten Kunst- und Literaturszene. *„Wir leben im Zeitalter der Thatsachen"* forderte der Berliner Militärarzt und Schriftsteller Hermann Klencke (* 16.1.1813 Hannover; † 11.10.1881

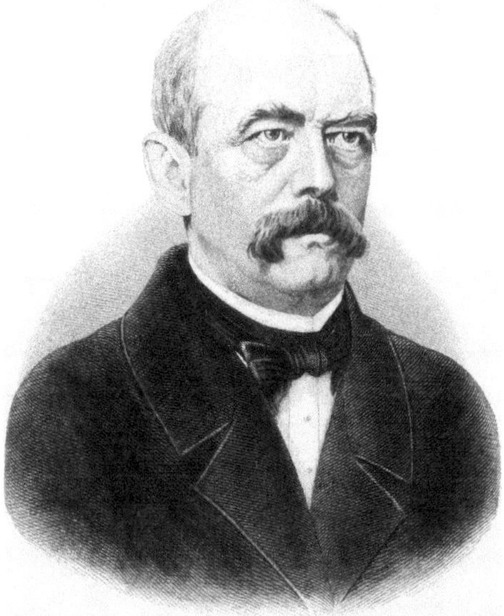

Abbildung 200: Reichskanzler Otto von Bismarck

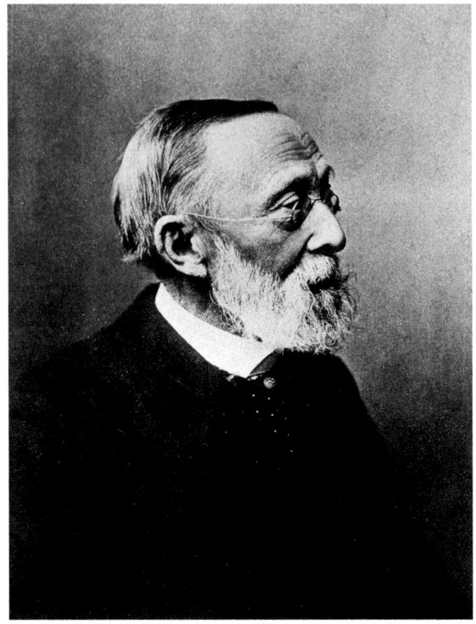

Abbildung 201: Rudolf Virchow, fotografiert von Wilhelm Fechner.

ebd.) in seinem 1843 erschienenen Buch „Untersuchungen und Erfahrungen im Gebiete der Anatomie, Physiologie, Mikrobiologie und wissenschaftlichen Medizin“ [18].

Hermann Klencke hat auch die ersten Impfversuche mit tuberkulösem Material beschrieben: *„Die Tuberkelzellen verhalten sich ebenso wie die Carcinomzellen; sie lassen sich verpflanzen. Ein dafür sprechender Versuch ist der, wo ich Tuberkelzellen, die ich zuvor deutlich unter meinem Schiek'schen Compositum (Mikroskop) dargestellt und meinem Assistenten gezeigt hatte, in die Halsvene eines Kaninchens brachte und bei Tödtung desselben nach 26 Wochen eine weitverbreitete Tuberkulosis in Leber und Lungen beobachtete …“* [18]. Und damit hatte Klencke die Übertragbarkeit der Tuberkulose nachgewiesen, was jedoch nicht automatisch auch Ansteckungsfähigkeit bedeutete, Klencke sprach nicht von Erregern, sondern von kranken Zellen.

Etwa 20 Jahre später hielt der französische Arzt Jean-Antoine Villemin (* 25.1.1827; † 3.10.1892) (Abb. 202) vor der Pariser Akademie der Wissenschaften einen Vortrag über die Übertragung der Tuberkulose durch Impfung mit infiziertem Material [19]. Nach diesem Vortrag wurde Villemin als derjenige gefeiert, der als Erster nachgewiesen hatte, dass die Tuberkulose übertragbar ist. Villemin hat zweifellos sehr viel intensiver geforscht als seine Vorgänger und er hat sehr unterschiedliche Materialien, u. a. Sputum, zum Impfen benutzt. Auch hat er die unterschiedliche Empfindlichkeit von einzelnen Tierarten gegenüber der Tuberkulose untersucht. Villemin hat als Erster klare Äußerungen zur Ätiologie der Tuberkulose in Form eines Erregers gemacht [19,20], und dieses ihn ehrende Primat steht ihm sicherlich auch zu. Dass er in seinen Publikationen die Untersuchungen von Klencke etwa 20 Jahre zuvor nicht erwähnt hat, ist allerdings ein wissenschaftlicher Fauxpas.

Es lässt sich nicht ganz leugnen: so wichtig eine Entdeckung an sich ist, eine besondere und ebenso wichtige Rolle spielt aber auch der Zeitpunkt einer Entdeckung. Der englische Arzt Benjamin Marten (1690–1752) hat schon vor Klencke und Villemin, d. h. nahezu 150 Jahren früher, Impfversuche bei Tieren durchgeführt [21,22]. Im Jahr 1720 war er damit seiner Zeit weit voraus, als er zu dem Ergebnis kam, dass die Tuberkulose eine erregerbedingte, ansteckende Krankheit sein müsse. Er nannte diese für ihn noch hypothetischen *„wundervollen winzigen Erreger“* „Animalcula“ ein Begriff, den er wohl von dem berühmten Holländer Antoni van Leeuwenhoeck (* 24.10.1632; † 27.8.1723) übernommen hatte. Dieser wiederum hatte ein paar Jahre zuvor als Erster mit seinem selbstgebauten Mikroskop die winzigen Krankheitserreger gesehen; allerdings hatte Leeuwenhoeck keine Ahnung davon, dass diese kleinen Gebilde Krankheiten auslösen könnten [25]. Marten kannte offensichtlich die Arbeit von Leeuwenhoeck und war sich sicher, dass es sich um etwas Lebendiges und zur Vermehrung Befähigtes handeln müsse. Marten ist übrigens bis Anfang des 20. Jahrhunderts in der Fachwelt weitgehend unbekannt geblieben. Sein Buch mit seinen Gedankengängen und Experimenten wurde nicht in ehrenwerten wissenschaftlichen Gesellschaften publik gemacht, sondern in Kaffeehäusern (Queen Annes London) zusammen mit Empfehlungen von Quacksalbern und Scharlatanen [22].

Auch Leeuwenhoeck ist wie Marten aus der wissenschaftlichen Welt verschwunden. Leeuwenhoeck war kein studierter Medicus, sondern ein einfacher Tuchmacher. Er hat jedoch ein Mikroskop konstruiert, mit dem er erstmals eine 250-fache Vergrößerung realisieren konnte. Wie er die dafür benötigte Linsen geschliffen hat, ist der Nachwelt leider nicht erhalten geblieben.

Und selbst Marten war nicht der Erste, der bei der Tuberkulose eine erregerbedingte Krankheit postuliert hat. Etwa 200 Jahre zuvor hat Girolamo Fracastoro[63], ein italienischer, ungewöhnlich vielseitiger Naturforscher (Literatur, Musik, Geographie, Geologie, Philosophie, Astronomie und Medizin) von sich Reden gemacht (Abb. 203). Berühmt wurde der Professor für Logik und Anatomie an der ehrwürdigen Universität von Padua, an der er auch Kopernikus kennenlernte, durch seine Abhandlung über die Syphilis [24]. In seinem medizinischen Hauptwerk *„De Contagione et contagiosis morbis et eorum curatione, libri tres“* erklärte er 1546 die Syphilis, die aus der von Kolumbus neu entdeckten Welt nach Europa eingeschleppt worden war, für eine

[63] * um 1477 Verona; † 6. oder 8.8.1553 Incaffi bei Verona

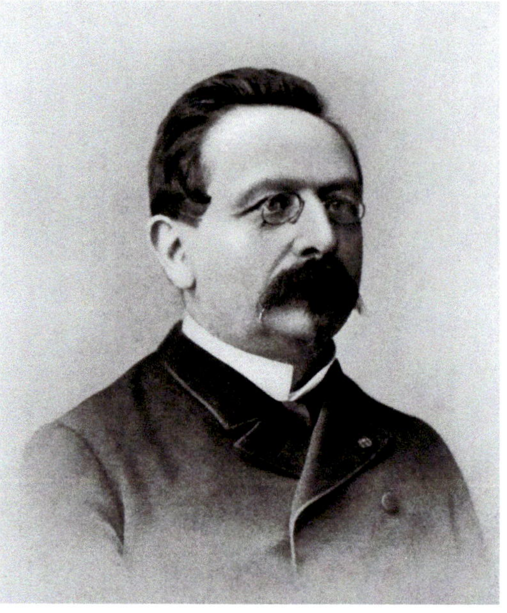

Abbildung 202: Jean-Antoine Villemin

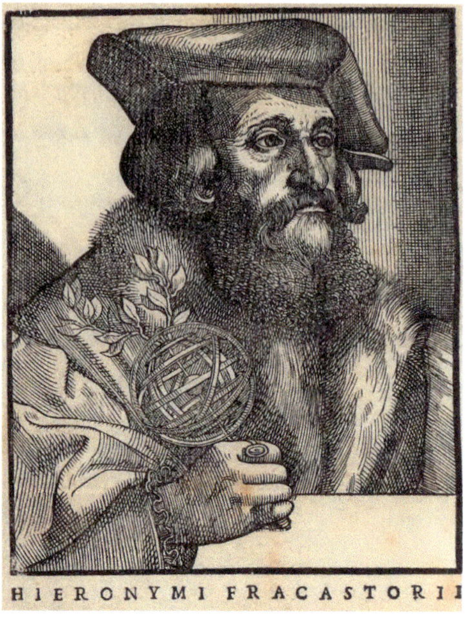

Abbildung 203: Authentischer Holzschnitt von Fracastoro

höchst ansteckende Krankheit, und prägte in einem weit beachteten Gedicht auch den heute noch üblichen Namen [23].

Bei all diesen großartigen Leistungen von Girolamo Fracastoro ist anscheinend seine durchaus revolutionäre Abhandlung über die Tuberkulose bzw. Schwindsucht oder Phthise untergegangen. Er erklärte auch die Tuberkulose für ansteckungsfähig und vertrat die Idee, dass es kleine, unsichtbare vermehrungsfähige Keime geben müsse, die er „seminaria" (seminarium = Keim von Pflanzen) nannte, und dass diese Keime im Rahmen von „Sympathie und Antipathie" Krankheiten übertragen würden. In „*De sympathia*" beschrieb Girolamo Fracastoro die Grundlage für seine Ansteckungstheorie „*De contagione*" [23].

Girolamo Fracastoro war als Naturwissenschaftler ein überzeugter Gegner von direkten göttlichen Eingriffen in die Natur, indirekt jedoch traute er den „Konjunktionen von Saturn, Jupiter und Mars" durchaus höchst wirkungsvolle Einflüsse auf die Ansteckungskrankheiten zu.

Der Senat von Verona hat seinem großen Wissenschaftler noch im 16. Jahrhundert ein bleibendes Denkmal im Zentrum der Stadt gesetzt (Abb. 204): eine lebensgroße Statue, die in ihrer rechten Hand die Erde hält. Eine alte Legende besagt, dass die Weltkugel in seiner Hand auf den ersten Richter, ersten Rechtsanwalt, auf das erste Regierungsmitglied oder den ersten Adligen fallen würde, wenn dieser vorbeiläuft und eine wirklich ehrliche Person ist [24]. Bis jetzt, 400 Jahre später, ist die Erde noch nicht heruntergefallen.

Die Zeit für die fortschrittlichen Ideen von Girolamo Fracastoro im 16. Jahrhundert oder von Benjamin Marten im 18. Jahrhundert zur Infektiosität der Tuberkulose war einfach noch nicht reif gewesen, und so konnte also Villemin in der zweiten Hälfte des 19. Jh. die wissenschaftlichen Ehrungen dafür entgegennehmen. Die früheren Wissenschaftler hatten zwar die richtige „Idee", Villemin hat mit seinen Experimenten jedoch den tatsächlichen Nachweis geführt, dass diese Ideen auch richtig waren [19]. Die französische wissenschaftliche Gesellschaft hat sich intensiv und in vielfältiger Weise mit den Forschungsergebnissen von Villemin auseinandergesetzt und Villemin hat mit seinen Impfversuchen die Tür zu neuen Untersuchungsmethoden aufgestoßen. Er definierte auch als Erster den Tuberkel nach infektiologischen Kriterien: *„Was beim Impfen wieder Tuberkel erzeugt, ist ein Tuberkel."* Letztlich konnte sich aber auch Villemin mit seiner Meinung nicht durchsetzen, da es noch einige Unsicherheiten in seiner Beweiskette gab und Virchow, einer der größten medizinischen wissenschaftlichen Koryphäen der damaligen Zeit, der Meinung war, es handle sich bei der Tuberkulose eher um einen selbständigen Tumor und die Tuberkulose sei nicht auf Tiere übertragbar. Dass der große Virchow sich, im Übrigen nicht zum ersten Mal, irrte, beweist ein Bericht von Dr. Malin aus dem Jahr 1839 über den Fall eines Hundes, der sich ganz offensichtlich mit der Tuberkulose angesteckt hatte [75,76].

„Eine 58-jährige Lungenschwindsüchtige hielt sich einen Stubenhund, welcher ein Jahr hindurch ihre eiterigen Sputa mit grosser Gier verschlang; schon nach einem halben Jahr bekam der Hund Husten, warf gleichen Eiter aus und krepirte. Es wurde nun ein 1 Jahr alter Spitzhund angeschafft; auch dieser erkrankte durch dieselbe Ursache nach einem halben Jahre und starb binnen zwanzig Wochen. Das Thier wurde geöffnet: beide Lungen waren durch die Eiterung fast gänzlich zerstört; in der rechten befand sich überdies ein grosser geschlossener Eitersack." [50].

1868, 3 Jahre nach seinen Impfversuchen mit Tieren, ist Villemin noch einen Schritt weiter gegangen, indem er verkündete: *„Die Tuberkulose der Rinder ist eine vom Rind auf den Menschen und umgekehrt übertragbare Krankheit".* Und auch diese Erkenntnis ist von den medizinischen Koryphäen, voran von Virchow – aber auch von Robert Koch – noch lange Zeit vehement bestritten worden. Impfversuche an Rindern riefen im Übrigen obskure Irritationen hervor. Bei der sog. Perlsucht des Rindviehs handelt es sich um eine Krankheit, die viele Parallelen zur Tuberkulose des Menschen aufweist und bei potenzieller Ansteckungsfähigkeit über die Milch eine Gefahr für Menschen, hauptsächlich für Kinder, darstellte. Besonders pikant war die Diskussion um die Perlsucht, weil sich bei früheren Untersuchungen gezeigt

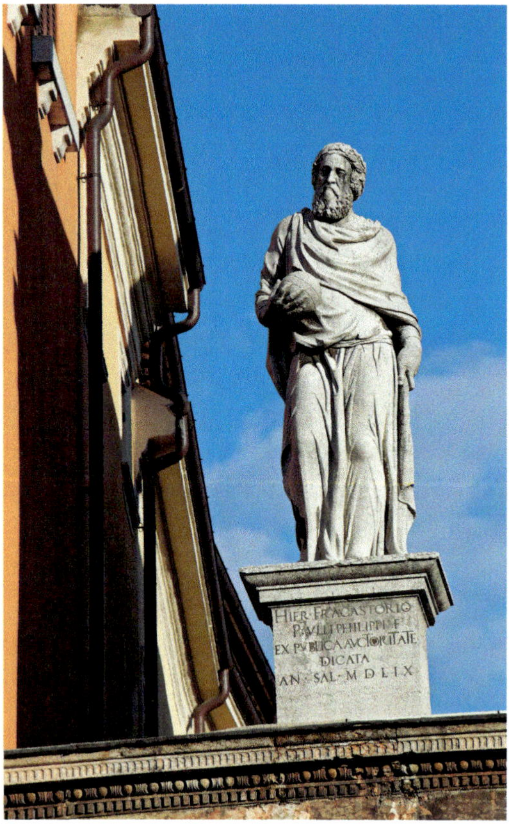
HIER·FRACASTORIO
PAVLLI PHILIPPI F
EX PVBLICA AVCTORITATE
DICATA
AN·SAL·M D L I X

Abbildung 204: Statue von Fracastoro im Zentrum von Verona

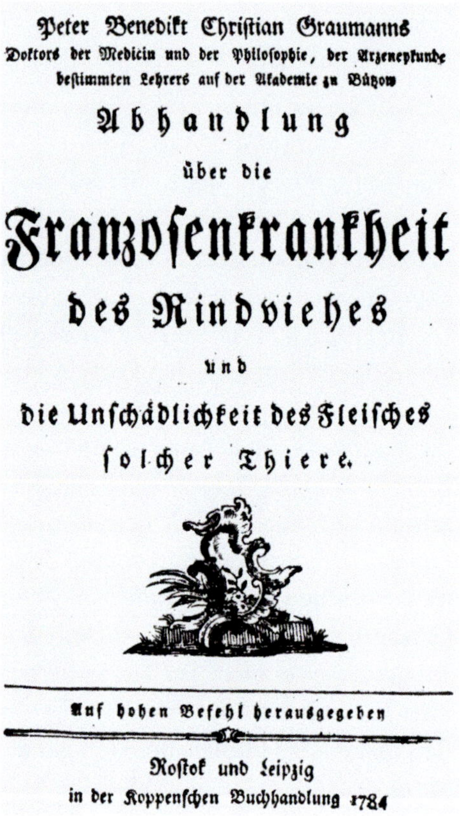

Peter Benedikt Christian Graumanns
Doktors der Medicin und der Philosophie, der Arzeneykunde bestimmten Lehrers auf der Akademie zu Bützow

Abhandlung
über die
Franzosenkrankheit
des Rindviehes
und
die Unschädlichkeit des Fleisches
solcher Thiere.

Auf hohen Befehl herausgegeben

Rostok und Leipzig
in der Koppenschen Buchhandlung 1784

Abbildung 205: Peter Graumann über die Franzosenkrankheit

hatte, dass die befallenen Kühe eine ungewöhnliche Erregung des Geschlechtstriebs bekamen; man nannte die Krankheit deswegen bei den Kühen auch „Stiersucht" oder „Monatsreiterei" [32]. Von Gleichberechtigung war damals übrigens noch keine Rede, korrespondierende Bezeichnungen für die Stiere hatte man nicht. Peter Benedict Christian Graumann (* 23.11.1752 Waren/Müritz; † 15.10.1803 Bützow) hat 1784 behauptet, dass der flämische Universalgelehrte Johan Baptista van Helmont (1580–1644) die Auffassung vertreten habe, es handele sich bei der Perlsucht des Rindviehs um Syphilis, die sich diese Tiere infolge eines „sodomitischen Beischlafs" zugezogen hätten [30]. Im deutschen Sprachgebrauch hieß es fortan „das Tier hat die Franzosen" oder „das Tier ist ein Franzose" [30,46], wobei Fracastoro bereits 1521 ein Gedicht über diese „französische Krankheit" geschrieben hatte [40]. Im Deutschen Reich war es bis Ende des 18. Jahrhunderts verboten, das Fleisch von Tieren mit Perlsucht zu verzehren, bis Graumann 1784 die Unbedenklichkeit publiziert hatte (Abb.

205) [31,32]. Dass Graumann dabei im Wesentlichen die Arbeit des Kreisphysikus Ernst Ludwig Heim (1747–1834) aus dem Jahre 1782 kopiert hat, ohne dabei Heim gebührend zu erwähnen, nährt allerdings erhebliche Zweifel, ob Graumann überhaupt jemals ein Rindvieh mit Perlsucht gesehen und untersucht hat [31].

Großes Interesse, wenn auch nur für eine begrenzte Zeit, fanden die Impfversuche von Louis Waldenburg (* 31.7.1837; † 14.4.1881), Internist, Chefarzt an der Charité und Protagonist von Lungenheilstätten. Waldenburg berichtete im November 1867, also noch bevor das Buch von Villemin gedruckt worden war, vor der „Berliner medicinischen Gesellschaft“ über 80 Impfversuche [47]. Für die Impfung hatte Waldenburg u. a. Auswurf von Patienten mit Katarrh ohne Hinweis auf eine Tuberkulose, und vorbehandeltes als keimfrei deklariertes Material verwandt. Trotzdem erkrankten viele der geimpften Tiere an Tuberkulose. Waldenburg schloss daraus, dass man selbst mit sterilem Material Tuberkulose erzeugen könne. *„Dass diese Meerschweinchen dann ebenfalls eine tuberkuloseartige Krankheit bekommen hatten, beweise doch, dass man auch mit nichttuberkulösem Material eine solche Krankheit erzeugen könne“* [67]. Waldenburg interpretierte seine Untersuchungen dahingehend, dass die tuberkuloseartigen Veränderungen bei den Versuchstieren nur völlig unspezifische Reaktionen seien, ein Trugschluss, der aber in der „Berliner medicinischen Gesellschaft“ trotzdem volle Zustimmung fand. Die damaligen Berliner Experten einschließlich Virchow negierten damit die Untersuchungsergebnisse von Villemin: das Expertenvotum lautete, die Tuberkulose gehöre nicht zu den erregerbedingten Infektionskrankheiten – leider ein zu schnell geäußerter Irrtum, wie sich recht bald in Berlin herausstellte [41].

Selbstverständlich ist es mit heutigem Wissen recht leicht, viele der damaligen Impfversuche von Waldenburg in Frage zu stellen. Wenn Waldenburg behauptete, er habe „tuberkulose-freien“ Auswurf verimpft, ist die Wortwahl zumindest irreführend. Das Impfmaterial von Waldburg muss Tuberkulosebakterien enthalten haben, andernfalls wäre es ja nicht zu einer Tuberkuloseinfektion der Meerschweinchen gekommen. Und auch der an einem „Katarrh leidende Patient“ dürfte, wie die Folgen seines Sputums beweisen, eine Tuberkulose in einem noch frühen Stadium gehabt haben, ohne dass man dies mit den damaligen diagnostischen Methoden erkennen konnte. Ein Patient in einem frühen Stadium der Tuberkulose hat noch keine Gewichtsabnahme und hustet auch noch kein Blut ab, und dennoch kann er sehr wohl Tuberkulosebakterien in seinem Auswurf haben. In der damaligen Zeit war der „1. Grad“ einer Lungenschwindsucht, also das Frühstadium, allein durch Krankheitssymptome definiert. Die pathologisch gesicherten Frühstadien der Tuberkulose sind aber auch heute in der Regel nicht zu diagnostizieren, weil in diesen Fällen die Beschwerdesymptomatik des Patienten einfach nicht ausreicht, dass der Betroffene einen Arzt aufsucht, oder aufsuchen muss.

Um weitere Zweifel an seinen Thesen auszuräumen, hat Waldenburg am 10. Juni 1868 nochmals ein tuberkulöses Meerschweinchen zur Demonstration in die „Medicinische Gesellschaft" mitgebracht [47]. Waldenburg hatte das Tier mit Auswurfmaterial geimpft, das er vorher mit Spiritus desinfiziert hatte. Trotzdem konnte man bei dem Meerschweinchen eine Tuberkulose nachweisen – warum, blieb rätselhaft. Eine recht einfache Erklärung dafür wäre eventuell, dass sich das Versuchstier in seiner Behausung infiziert hat, möglicherweise in einem gemeinsamen Käfig mit bereits erkrankten Tieren. Bemerkenswert ist somit nicht allein das Ergebnis des wissenschaftlichen Vortrages, bemerkenswert ist viel mehr, dass die Herren Experten offensichtlich einen völlig unbrauchbaren Versuchsaufbau im Labor von Dr. Waldenburg für ihre Meinungsfindung akzeptiert haben.

Villemin war dem endgültigen Beweis der Übertragbarkeit der Tuberkulosekrankheit schon sehr nahe: es fehlte lediglich der Nachweis bzw. die Isolierung des eigentlichen Erregers. 1879 hat der Pathologe der Universität Leipzig Julius Friedrich Cohnheim (* 20.7.1839 Demmin; † 15.8.1884 Leipzig), die Bedeutung der Untersuchungen von Villemin in seiner Schrift „Die Tuberkulose vom Standpunkte der Infektionslehre" als „epochale Entdeckung" gewürdigt und unmissverständlich gefolgert, dass die Tuberkulose eine ansteckende Krankheit sei und auch eine Übertragung von Mensch zu Mensch stattfindet [43]. Cohnheim schließt seine Monografie mir den Worten: es ist „*... deshalb mit Sicherheit zu erwarten, dass in einer, hoffentlich nicht zu fernen Zukunft, im Innern, der Tuberkelknötchen und der scrophulösen Produkte der Nachweis jener specifischen corpusculären Elemente gelingen werde...* " [43]. Nur 3 Jahre später war es so weit: Robert Koch entdeckte das Tuberkelbakterium.

Am 24.Februar 1882 hielt Heinrich Hermann Robert Koch (* 11.12.1843 Clausthal; † 27.5.1910 Baden-Baden) nicht vor der sehr angesehenen „Berliner Medicinischen Gesellschaft" sondern vor der „Berliner Physiologischen Gesellschaft" seinen bahnbrechenden Vortrag über „Die Aetiologie der Tuberkulose" (Abb. 206) [44]. Hinter vorgehaltener Hand tuschelte man, dass Robert Koch die direkte Konfrontation mit dem doch etwas despotisch anmutenden Virchow in der „Medicinischen Gesellschaft" scheute. Virchow konnte oder wollte nicht akzeptieren, dass die Tuberkulose eine entzündliche, durch Bakterien hervorgerufene Krankheit war, er blieb bei seiner Meinung, dass der Phthise *„der infektiöse Charakter fehle"* [45]. Die bisher bekannten Infektionskrankheiten (z. B. Pest, Pocken oder Typhus), hatten alle einen relativ plötzlichen Krankheitsbeginn und zusätzlich einen schnellen Krankheitsverlauf. Ansteckung und Erkrankung lagen bei diesen Infektionskrankheiten also nahe beieinander [29]. Dass es krankmachende Bakterien gab, die längere Zeit im menschlichen Körper leben konnten, ohne ihn sofort mit ernsten Folgen zu gefährden, das konnte und wollte man sich nicht vorstellen.

Koch hat in seinem Vortrag hervorgehoben, dass es einen Erreger für die Tuberkulose geben müsse, jedoch könne man im Gegensatz zu vielen anderen Krankheitserregern diesen mit den üblichen Färbemethoden im Mikroskop nicht sehen. Offensichtlich blieb der Farbstoff an den Tuberkulosebakterien nicht haften. Koch hat verschiedene Vorbehandlungen seiner mikroskopischen Schnitte vorgenommen, bis er nach Anwendung einer alkalischen Lösung die Tuberkulosebakterien tatsächlich anfärben konnte. Mit der Anfärbung der Bakterien war der erste wichtige Schritt getan, es blieb schließlich nur noch herauszufinden, unter welchen Bedingungen die Bakterien sich so gut vermehren konnten, dass sie in Reinkultur anzuzüchten waren. Konnte man schließlich mit diesen Bakterien eine Tuberkulose auslösen, war das Gesamtproblem gelöst und man hatte die Ursache der Tuberkulose erkannt. Robert Koch war sich durchaus bewusst, dass seine eigene Forschung auf den Erkenntnissen zahlreicher früherer Wissenschaftler aufbaute, und hat dies auch klar in seinem Vortrag zum Ausdruck gebracht.

Auch wenn Villemin – und ebenso Marten oder auch Fracastoro – die Infektiosität der Tuberkulose bereits als richtig und gegeben erkannt hatten, so ist es dem Fleiß und der pingeligen Genauigkeit von Robert Koch zu verdanken, dass er das so umworbene Bakterium sichtbar gemacht hat, wobei seine Forschungsergebnisse so signifikant waren, dass sie von der wissenschaftlichen Hautevolee nicht mehr negiert werden konnten. Auch der Beharrlichkeit Kochs ist es zu verdanken, dass alle Zweifler nicht mehr zum Zuge kamen – und es muss in der Charité deshalb erhebliche Spannungen gegeben haben. Der selbstherrliche Virchow lehnte die Infektionsfähigkeit weiterhin vehement ab. Waldenburg hatte zwar die Übertragbarkeit der Tuberkulose nachgewiesen, war jedoch ein Gegner der Infektionstheorie und meinte sogar, bewiesen zu haben, dass es solche Erreger gar nicht geben könne. Koch setzte sich mit allen Widerständen in seiner eigenen Universität auseinander, die kritischen Stimmen wurden allmählich leiser, das wissenschaftliche Feld wurde von anderen Themen besetzt, und in den Vordergrund rückten weitere wichtige Infektionskrankheiten wie Cholera, Malaria oder auch Typhus.

Nicht unerwähnt bleiben darf, dass der Königsberger Pathologe Paul Clemens von Baumgarten (1848–1928) (Abb. 208) den Tuberkulosebazillus zeitgleich mit Koch gefunden und dies auch publiziert hatte [74]. Auch ein weiterer Pathologe und Mikrobiologe aus Königsberg, Edwin Klebs (1834–1913) (Abb. 209) muss genannt werden, ein durchaus streitbarer und recht selbstbewusster Schüler Virchows, dessen höchst potente Wissenschaft ihn bis in die USA brachten. Klebs hat 1877, also 11 Jahre vor Koch, auf der 50. Versammlung Deutscher Naturforscher und Ärzte, in München über besondere Mikroorganismen berichtet, die er „Monas tuberculosum“ nannte, und mit denen er nach Kultivierung über mehrere Generationen Tuberkulose erzeugen konnte [49]. Ob Klebs diese Erreger mikroskopisch auch wirklich erkannt hat, ist

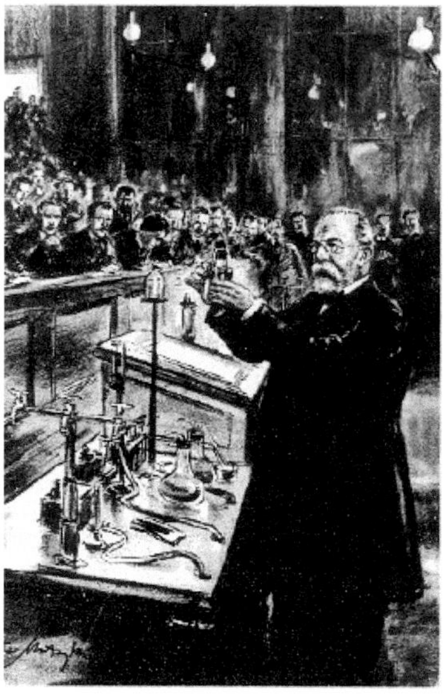

Abbildung 206: Robert Koch vor der Berliner Physiologischen Gesellschaft

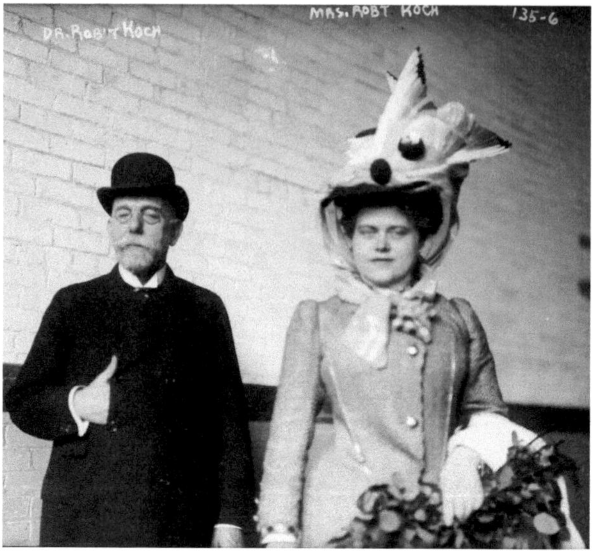

Abbildung 207: Robert Koch mit seiner zweiten Ehefrau Hedwig im Jahre 1908

allerdings zweifelhaft, weil er sie als lebhaft bewegliche Körperchen beschrieb, die Tuberkulosebakterien aber tatsächlich unbeweglich sind [44].

Der Ruhm für die Entdeckung der Erreger der Tuberkulose ist weder Klebs noch Baumgarten zuteil geworden, sondern nur Robert Koch (Abb. 206, 207). Koch hat zwar fair und korrekt frühere Untersuchungen anderer Autoren über die Infektion und Übertragbarkeit der Tuberkulose in seinem Vortrag 1882 erwähnt und auch gezeigt, dass großen Entdeckungen zumeist eine langjährige Entwicklung durch intensive Forschungsarbeit vieler Wissenschaftler vorausgehen, aber auch an der Kochschen Geschichte wird wieder deutlich, dass die „Großen", die dann später im Rampenlicht stehen und den Ruhm erfahren, meistens nur den letzten Schritt auf einem Weg gemacht haben, der mit vielen, vielen Vorarbeiten gepflastert ist. In der Wissenschaft ist es wie beim Fußball: gefeiert wird immer nur der Torschütze; derjenige, der ihm den Ball so genau zugespielt hat, hat zwar mindestens genauso viel Verdienst, geht aber in dem Ruhmesrausch des Torschützen unter. So soll auch das Verdienst von Robert Koch in keiner Weise geschmälert werden: er war ein sehr kluger, innovativer und ungewöhnlich konsequenter Wissenschaftler.

Es liegt wohl generell in der Natur des Menschen, an allem und jedem Zweifel zu haben, und diese Eigenschaft ist Fluch und Segen zugleich. An der langen Geschichte der Tuberkulose blieb auch nach der Entdeckung der Erreger irritierend, dass sich zwar

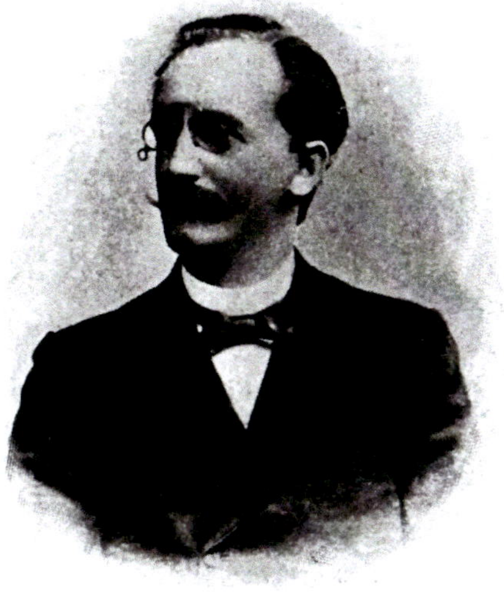

Abbildung 208: Paul Clemens von Baumgarten

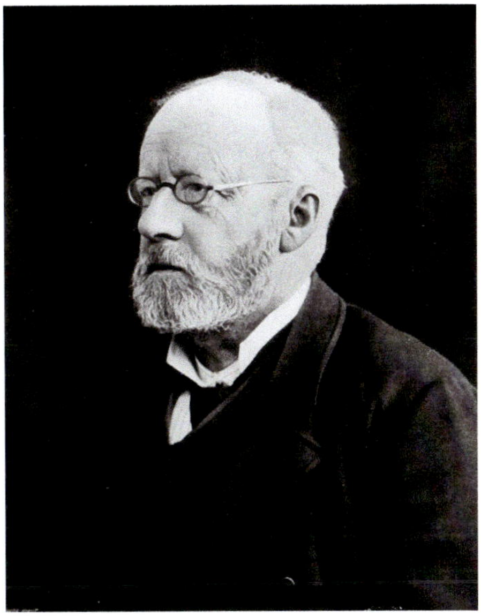

Abbildung 209: Theodor Albrecht Edwin Klebs

jeder Mensch mit Tuberkulosebakterien infizieren kann, dass aber nicht jeder Mensch erkrankt, und dass dies eine im Einzelnen noch wenig verstandene individuelle Konstitution entscheidet. Und so gab es in den Jahren nach Koch und nach 1882 nur geringe Lichtblicke für die Therapie der Tuberkuloseerkrankung, aber immerhin eine feste und besser verstandene Basis für eine Vorbeugung.

3.1.5 Wege und Irrwege der Behandlung

Die Beschäftigung mit der Ursache der Tuberkulose hat über tausend Jahre zahlreiche, zumeist unbrauchbare, theoretische Betrachtungen und philosophische Ideen hervorgebracht. Die therapeutischen Vorschläge für diese Krankheit waren noch viel zahlreicher. Therapieempfehlungen leiteten sich entweder von einer falschen pathophysiologischen Vorstellung, nämlich der 4-Säfte-Theorie ab, oder sie beruhten auf einzelnen Beobachtungen sowie Zufällen. Und aus den Beobachtungen entwickelten sich Erklärungsversuche, die uns heute abenteuerlich, und gelegentlich auch furchterregend erscheinen.

3.1.6 Die Säfte-Therapie

Eine von der Säfte-Theorie grundsätzlich ausgehende Behandlungsmethode beruhte darauf, dass sich im Blut schädliche Säfte anreichern, die dann die Krankheit auslösen. So hatte man im 17. Jahrhundert die Vorstellung, dass der im Körper gebildete

Eiter über die Kapillaren in das Blut aufgenommen und dann entsorgt wird. Eiter oder „scharfe Säfte" könnten aber auch spontan im Blut auftreten, ohne dass sich irgendwo im Körper ein konkreter Eiterherd befindet. Die Leistungsfähigkeit eines Reinigungssystems wurde allgemein als begrenzt angesehen, der Eiter schwamm dann lange Zeit im Blut herum und richtete an vielen Stellen Unheil an. Was lag also näher, als die schlechten und krankmachenden Blutbestandteile auf irgendeine Art und Weise aus dem Körper herauszubringen.

Bei Verletzungen der Haut hatten Ärzte und Heiler gesehen, dass derartige Wunden eitern können. Man nahm an, dass der Körper sich damit selbst Öffnungen verschaffte, um sich der schlechten Säfte zu entledigen. Also müsste man eigentlich nur die Natur nachahmen und künstlich Wunden erzeugen und diese in der Folge zum Eitern bringen. Vor über 2000 Jahren ging man zu diesem Zweck mit einem glühenden Eisen (Brenneisen) auf die Kranken los, man nannte dies „Kauterisieren". Damit die so erzeugte Wunde nicht sofort wieder heilte, wurden in sie Fremdkörper wie z. B. Pferdehaare oder Erbsen eingelegt. Das Resultat war „großartig": „Mit Freude" konnte man sehen, wie über Wochen, gegebenenfalls auch Monate hinweg unaufhörlich diese „schädliche" Flüssigkeit aus dem Körper floss und so vermeintlich zur Heilung der ursprünglichen Krankheit beitrug.

Der griechische Arzt Euryphon von Knidos, der Mitte des 5. Jahrhunderts vor Christi praktizierte, hat angeblich fast den gesamten Körper seiner Kranken mit solchen Brandwunden versehen, und auch Hippokrates tat ähnliches. Die Leidensfähigkeit der Patienten muss riesig gewesen sein. Von Celsus wird berichtet, dass auch er in Spätstadien der Lungenschwindsucht Brandgeschwüre unter dem Kinn und am Hals sowie auf beiden Seiten der Brust und über beiden Schulterblättern anlegte [17]. Bei der Lungenschwindsucht legte man Wert darauf, dass die Wunden nicht zu klein und möglichst tief waren. Man gab dieser grausigen Behandlungsmethode den Namen „Fontanelle", (= Quelle), gemeint war damit die Quelle für den Austritt der bösen Säfte [42]. Bei Lungensucht-Gefährdeten konnte die Fontanelle auch zur Vorbeugung eingesetzt werden. Mit dem Brenneisen wurde die Haut zu einer *„gleichgewichthaltenden Thätikeit"* angeregt, damit sich die Lungenschwindsucht nicht in der Brust festsetzen konnte. Die Krankheitsursachen, so nahmen die behandelnden Ärzte an, wurden dadurch einfach nach außen abgeleitet – nach dem Prinzip „besser ein Geschwür in der Haut als in der Lunge". Gelegentlich wurden solche Brandgeschwüre auch während des ganzen Lebens offengehalten.

Der Pathologe Jean Baptiste Théodore Baumes in Montpellier, Autor des Buches „Traité de la phthisie pulmonaire" (1805), war sich durchaus bewusst, dass seine Patienten unter den geschilderten Torturen des „Fontanellens" schwer zu leiden hatten. Baumes argumentierte jedoch, dass es noch viel unmenschlicher sei, wenn man aus Mitleid eine nützliche Methode nicht anwenden wollte [17]. Und um dem

Patienten die Angst vor der bevorstehenden Behandlung zu nehmen, versteckte man das glühende Brenneisen in einem extra dafür hergerichteten Behälter.

Ein ebenfalls bereits in der Zeit der Antike angepriesenes Verfahren, die schlechten Säfte aus dem Körper zu entfernen, war der Aderlass. Natürlich war bekannt, dass man mit einem Aderlass nicht nur die bösen Säfte beseitigte, sondern auch Teile der guten Säfte verloren gingen. Wenn der Körper sich jedoch nicht anders von den bösen Säften befreien konnte, musste man dies in Kauf nehmen. Schließlich wurde dem Körper dadurch die Möglichkeit gegeben, ohne Belastung durch die bösen Säfte die guten wieder aufzunehmen oder nachzubilden. So sehr uns diese Theorie heute befremdlich erscheint, so gab es wohl doch Fälle, bei denen der Aderlass den allgemeinen Zustand des Patienten – zumindest vorübergehend – gebessert hat. Ernsthafte Bedenken wurden immer wieder dann geäußert, wenn Aderlässe zu häufig vorgenommen wurden. Thomas Reid[64] schrieb 1787, es bestünde die Gefahr, dass man dem Patienten „derjenigen Stärke“ beraubt, die er so oft nötig hat, um sein Übel zu überwinden, und man beschleunige *„mehrentheils die tödliche Periode“* [61].

Ein weiterer Weg, aus therapeutischen Gründen in das krankheitsbedingte Ungleichgewicht der Säfte einzugreifen, war der Erhalt der guten Säfte. Weil nach antiker Vorstellung bei der Nahrungsaufnahme der Nahrungsbrei über den Chylus in das Blut fließt und dadurch auch die guten Säfte verdrängt, hat man folgerichtig dem Kranken geraten, am besten gar nichts zu essen. Da dies aber für längere Zeit nicht durchzuhalten war, empfahl man, wenigstens nur eine geringe Menge leichter Kost zu sich zu nehmen. In Spätstadien auch der Lungenschwindsucht litten die Menschen sowieso an Appetitmangel und die Gewichtsabnahme war ja eines der charakteristischen Zeichen der Erkrankung. So dürfte es auch für die damaligen Ärzte eine große Überwindung gewesen sein, ihren ohnehin abgemagerten Patienten auch noch die Nahrung zu verbieten. War der Appetitmangel mit Schwäche und Abmagerung zu groß, verabreichte man allerdings „nahrhafte Klistiere“ [60].

3.1.7 Die Weibermilch

Seit Jahrhunderten stand auf dem Speise- und Getränkeplan kranker Menschen die Milch: doch welche Milch? Häufig wurde Ziegenmilch als gut empfohlen, auch Eselsmilch, am allerbesten war aber Weibermilch [70]. Der Milch-Frage kam ein Zufall zur Hilfe. Die Frau eines schwindsüchtigen jungen Mannes, dem es schon so schlecht ging, dass er sich kaum mehr im Bett bewegen konnte, hatte zu allem Unglück auch noch ihr Baby verloren, das sie folglich nicht mehr stillen konnte. Der kranke junge Mann versuchte, seiner Frau die Spannung in der Brust dadurch zu erleichtern, indem er selbst mehrfach täglich die Brüste leer trank. Und siehe da: dem jungen Mann

[64] * 26.4.1710 Strachan, Schottland; † 7.10.1796 Glasgow

ging es zusehends besser, bis er sich sogar vollends von der Lungenschwindsucht erholte. Damit schien eindrucksvoll gezeigt, dass Muttermilch für Schwindsüchtige offensichtlich die beste Milch und Medizin war. Ganz neu war diese Erkenntnis allerdings nicht. Herodikus, einer der Lehrer von Hippokrates, hatte bereits im 5. vorchristlichen Jahrhundert bei der Schwindsucht empfohlen, *„Weibermilch aus den Brüsten selbst zu saugen“* [48].

Nun war Frauenmilch natürlich für die große Anzahl der Schwindsüchtigen nicht genügend verfügbar und zusätzlich sprach es sich bei den Ammen herum, dass das neue Milchgeschäft, mit dem man durchaus gutes Geld verdienen konnte, nicht so ungefährlich war. So wird von einem Fall erzählt, in dem ein Abt eine ihm Milch spendende Amme mit der Schwindsucht ansteckte. Sie starb 2 Monate nach ihm und hatte zuvor noch ihre Schwester krank gemacht [56]. Jean Fournier (17XX–21.2.1782) berichtete über einen jungen Engländer, der schon unter einer recht fortgeschrittenen Lungenschwindsucht litt [69]. Ihm war ein Aufenthalt in Südfrankreich und Frauenmilch zur Therapie empfohlen worden. Der kranke Engländer benötigte 2 Ammen für seine ausreichende Ernährung, willigte aber in die Milch-Therapie nur unter der Voraussetzung ein, dass die milchspendenden Ammen außerordentlich hübsch sein müssten. Seine Forderungen wurden realisiert, sie kosteten einen ansehnlichen Geldbetrag und zusätzlich die Zusicherung einer lebenslänglichen Leibrente für die Ammen. Bereits nach 3 Wochen Milchtherapie von den jungen hübschen Frauen ging es dem Engländer deutlich besser und, so der Bericht, nach etwa 4 Monaten sei er wieder „völlig gesund“ gewesen. Unglücklicherweise konnte die schönere und ursprünglich stärkere der beiden französischen Ammen die Leibrente des Engländers nicht lange genießen, sie starb wenige Wochen nach ihrem Einsatz an Lungenschwindsucht [62,69]. Die Annahme, sie habe sich bei dem Engländer angesteckt, erschien offenkundig, Thomas Reid allerdings vertrat vehement die Ansicht, die Auszehrung der Amme sei durch den übermäßigen Milchverlust entstanden, denn ein erwachsener Mann trinke sehr viel mehr als ein kleines Baby [61].

Es mag für den jungen Engländer ein Leichtes gewesen sein, die Brüste seiner 2 Ammen leer zu trinken. Fournier berichtete aber auch, dass das Trinken aus der weiblichen Brust für einen erwachsenen Menschen meistens doch zu beschwerlich sei. Bei einer vornehmen Dame aus Dijon habe er die Behandlung sogar abbrechen müssen, da sie durch das Saugen *„so ermüdet und außer Atem“* gewesen sei [69]. Eingedenk dieser körperlichen Anstrengungen erdachte man sich im Einzelfall Vorrichtungen, bei der die Milch aus der Brust über einen Trichter und eine flexible Röhre dem Kranken zugeführt wurde [70]. Über Erfolge und Misserfolge der Milchtherapie bei der Lungenschwindsucht gibt es keine Zahlen. Dafür finden sich aber in der alten Literatur Krankengeschichten, in denen der Schwindsüchtige sein Bett mit der Amme teilt. Auch für diese reichlich abenteuerliche Aktion fand man eine medizinische Begründung:

Eine gesunde Amme habe Ausdünstungen, die heilsam für eine Schwindsucht sein könnten und deswegen sollte man nicht verhindern, dass der Kranke mit der Amme zusammen schliefe und beide einen sehr häufigen und engen Kontakt hätten [53].

3.1.8 Der Viehstall

Verzweifelte Menschen greifen zu verzweifelten Mitteln, um ihre Krankheit zu kurieren. So verbrachten Schwindsüchtige Wochen oder sogar Monate in einem Viehstall, wie es M. Read erstmals 1767 in seinem „Essai sur les effets salutaires du sejour des etables dans la phthisie“ beschrieben hat. Read war als Arzt der Fakultät von Montpellier und als beratender Arzt der deutschen königlichen Armee bekannt geworden [53]. Angefangen hatte es mit einer zufälligen Beobachtung. Zwei Domestiken eines edlen Herrn erkrankten an der Lungenschwindsucht und ihr naher Tod schien sicher. Weil man sich vor einer Ansteckung durch die eitrigen Ausdünstungen der beiden fürchtete, entschied man, sie in den Viehstall zu bringen und dort mit allem zu versorgen, was sie brauchten. Als sich die beiden Lungensüchtigen daraufhin überraschenderweise erholten, probierte man diese „Kur“ bei dem Sohn eines bekannten Künstlers aus, der ebenfalls an der Auszehrung litt. Und auch er erlangte nach ungefähr 5 Monaten Aufenthalt im Kuhstall wieder eine zufriedenstellende robuste Gesundheit – gleiches gelang ebenfalls bei einer jungen Dame.

Als der eigentliche therapeutische Wirkstoff für die wundersame Kuhstall-Heilung wurden Ausdünstungen und hauptsächlich die natürlichen Entleerungen des Rindviehs angesehen, vor allem Ammoniak. Thomas Beddoes (1760–1808), englischer Arzt und Verfechter der „Rinder-Therapie“ bei Tuberkulose, behauptete, dass besonders die mit Stick- und Kohlenstoffgas angereicherte Luft mit wenig Sauerstoff heilsam sei und bezog sich dabei auf Berufe, bei denen Tuberkulose in solch einer Atmosphäre seltener auftrat [51]. Seiner Meinung nach war die „blühende Schwindsucht“ demnach durch einen Überfluss an Sauerstoff verursacht worden [59]. Besonders sei jedoch die heilsame Wirkung des Viehstalls der sanften Wärme durch die Transpiration und Atmung der Tiere sowie den flüchtigen Stoffen aus ihren Exkrementen zuzuschreiben, möglicherweise aber auch den angenehmen und sanften Dämpfen der Milch, wenn diese frisch aus dem Euter geflossen war [53].

In Bristol, dem Arbeits- und Wohnsitz Beddoes, erzählte man sich, dass Beddoes aus genannten Gründen Kühe in den Patientenzimmern seiner Tuberkuloseklinik hielt. Doch auch Beddoes Vorstellungen waren nicht ganz neu. Der persische Arzt Avicenna hat schon um die erste Jahrtausendwende den Gebrauch von Gasen aus dem Mist von Kühen bei der Phthise empfohlen [53] und Anfang des 17. Jahrhunderts hielt der Augsburger Arzt Raymund Minderer den Geruch der Exkremente für heilsam: er würde vor der Pest bewahren, wenn man ihn morgens einatme.

Peter Jonas Bergius (* 6.7.1730 Eriksstad; † 10.7.1790 Stockholm) hat einen besonderen Fall geschildert, der die Atmosphäre einer Schwindsucht-Behandlung im Kuhstall sehr eindrucksvoll nachempfinden lässt [52]. In einem geräumigen Saal eines Steinhauses des vermögenden Ehemannes einer erkrankten Dame wurde ein Stall eingerichtet, in dem der Urin der Tiere frei durch ein geheiztes Zimmer, um Zugluft zu vermeiden, nach außen auf den Hof abfließen konnte. Mitten zwischen den Kühen befand sich ein Altan, ein etwas erhöhter Boden mit dem Bett für die Frau, daneben eine kleine Toilette. Im übrigen Zimmer befanden sich Stühle für die zu Besuch kommenden Freunde. Die Frau war an einer bereits fortgeschrittenen Schwindsucht mit Bluthusten erkrankt, hatte erhebliche Atemnot und Fieber und seit 2 Jahren ständig an Gewicht abgenommen.

Zunächst war ihr die Umgebung sehr fremd und sie konnte durch das Poltern der Kühe und die große Angst in der dunklen Umgebung nachts keine Ruhe finden. Auch ekelte sie sich vor der mit Exkrementen des Viehs beladenen Ablaufrinne. Bei dem Gedanken an ihre Kinder und den geliebten Ehemann kam sie jedoch langsam mit dieser ungewohnten Herberge zurecht. Bereits nach einem Monat ging es ihr gesundheitlich besser; dieses Gefühl und die häufigen Besuche ihrer Freunde machten ihr den Aufenthalt leichter. Medizin bekam sie keine, lediglich Blutegel wegen einer Augenentzündung, die bei der ammoniakreichen Luft kaum zu vermeiden war. In den Sommermonaten zog sie aufs Land, den nächsten Winter verbrachte sie erneut im Stall. Im darauffolgenden Frühjahr war die Dame während des Landaufenthaltes in deutlich gebessertem Zustand, aber im Herbst kamen alle Krankheitszeichen der Lungenschwindsucht zurück und sie starb mit nur 30 Jahren. Man glaubte, dass sie im vorausgegangenen Frühjahr zu früh aus dem Stall ausgezogen sei.

Über die Beschaffenheit und die notwendigen Einrichtungen der „Therapiekuhställe" hatte man ganz konkrete Vorstellungen. Aufgrund der doch scharfen Dünste sollte der Urin der Tiere gut abfließen können. Das Bett sollte über dem Fußboden des Stalls stehen und der Stall sollte einen „gehörigen Ventilator" haben, ohne den Raum zu sehr abkühlen zu lassen. Vorgesehen waren 4–12 jüngere und gesunde Kühe, denen Kräuter zur Nahrung zugemischt werden sollten, nachdem alle „geistigen Pflanzen vorher ausgelesen" waren [52,55].

Peter Jonas Bergius berichtete noch über zwei Männer mit Lungenschwindsucht, die jedoch bereits nach einigen Wochen den Stall verließen, da sie keine Besserung verspürten und die intensiven Dämpfe nicht ertragen konnten. Der französische Arzt Sabatier aus Montpellier heilte einen Kranken mit Bluthusten in einem Stall mit 8 Kühen. Jedes Mal jedoch, wenn die Kühe zur Weide geführt wurden, ging es seinem Patienten schlechter, sodass man entschied, jeweils 4 Kühe im Wechsel immer im Stall zu belassen [51]. Die an Lungenschwindsucht erkrankte Gemahlin des Kaisers Leopold II, Maria Ludovica von Spanien, Mutter des letzten Kaisers des Heiligen

Römischen Reiches, Franz II., bezog vergeblich eine Zeit lang einen Viehstall; sie starb am 15.5.1792 [51]. In der Deutschen Encyclopädie wird behauptet, dass die Kuhstallmethode in der Behandlung der Tuberkulose Anfang des 19. Jahrhunderts in Vergessenheit geraten sei, dies ist aber nicht ganz richtig. Alexander Spengler, der deutsche Arzt, der nach den März-Unruhen in Baden 1848/1849 in die Schweiz flüchten musste, hat noch Mitte des 19. Jahrhundert in Davos versucht, die Schwindsucht im Kuhstall zu heilen. Und in der Balneologischen Zeitung konnte man nachlesen, dass es 1857 „viele Badeorte" gäbe, wo eine solche Einrichtung noch bestehen würde, und wo die Brustkranken eine „wesentliche Verbesserung der quälenden Symptome" erfahren könnten [54].

3.1.9 Die Erdbäderkur

Eine besondere, allerdings wohl nur vorübergehend angewandte Heilmethode der Schwindsucht, waren die Erdbäder, beispielsweise im 19. Jahrhundert in Granada oder anderen Regionen Andalusiens [70]. Bei einem Erdbad wurde zunächst in einem unbewachsenen Stück Erde ein Loch ausgehoben, so tief, dass der Kranke bis zum Kinn darinstehen konnte. Dann füllte man die Grube mit frischem Erdreich. Der Kranke sollte so lange in der Grube bleiben, bis es ihm „unwohl" würde, mit Nahrung wurde er ausreichend versorgt. Da natürlich die Erdbäderkur nur in warmen Ländern möglich war, versuchte man in England die „günstigen Erdausdünstungen" dadurch zu nutzen, dass der Kranke hinter einem Pflug hinterherlief, weil man die heilenden Ausdünstungen der Erde beim Pflügen als besonders intensiv vermutete. Verschiedentlich wurde der Erde zuvor Kuhmist untergepflügt. Dass man grundsätzlich Erde mit ihren unsichtbaren Ausdünstungen für gesund hielt, war der Beobachtung geschuldet, dass die Schwindsucht bei Bauern bzw. Landarbeitern eher selten war. Und ganz nebenbei: ein ranziger Schinken im Erdreich vergraben, soll seinen unangenehmen Geruch verlieren – ist dies nicht auch ein Fingerzeig auf verborgene Heilkräfte [70]?

3.1.10 Die inneren Mittelchen

Eine „Arzney" wurde bis in die Zeit nach dem Mittelalter aus Wurzeln, Blättern oder Blüten verschiedener Pflanzen, verschiedentlich auch aus Tierbestandteilen bzw. deren Hinterlassenschaften, oder auch aus Mineralien oder Metallen hergestellt. „In der Heilbehandlung einer schweren Krankheit ist jedes Mittel recht, darf man alles probieren." Thomas Reid schrieb 1787 über die so unterschiedlichen Empfehlungen: *„ist das Verzeichniß von Brustmitteln....... so weitschweifig, daß sie fast scheinen, den ganzen Vorrath von Arzneimitteln lieber geplündert, als nur wenige Mittel für eine* *besondere Krankheit ausgelesen zu haben.*" [61]. In dem zur damaligen Zeit weit verbreiteten Buch „Schatz-Kammer Medizinisch- und natürlicher Dinge" aus dem Jahre 1767 (Abb. 210) wurden für die Schwindsucht bzw. Lungenschwindsucht über 50 verschiedene Heilmittel angegeben, wobei immer wieder erklärt wurde, dass man mit diesen Heilmitteln „günstige Erfolge" gesehen habe. Natürlich gab es durchaus wirksame Mittel, die eine gewisse Erleichterung bei den Krankheitssymptomen verschafften wie z. B. das Opium. Eine auch nur entfernt wissenschaftliche Methode zum Wirkungsnachweis hat jedoch für keines der erwähnten Mittel auch nur je existiert. In Anbetracht der falschen Vorstellung über die Entstehung von Krankheiten im Besonderen und Allgemeinen gab es infolgedessen auch keine probaten Mittel, die die Ursachen einer Schwindsucht hätten beseitigen können.

Ein „Verein von Aerzten" hat sich 1840 die Mühe gemacht, in einer Art Lexikon die unzähligen Behandlungsmethoden der „Phthisis pulmonalis", die in der Zeit von 1750 bis 1838 in Deutschland, England, Frankreich und Italien angewandt und empfohlen worden waren, gesammelt [50]. Es sind dabei etwa 50 Seiten mit hunderten von verschiedenen Empfehlungen zusammengekommen, dabei war die sogenannte „Dreckapotheke" mit ihren Heilstoffen, bestehend aus getrockneten Kröten oder Fuchslunge bzw. Kuhmist usw. noch nicht einmal enthalten. Es war nahezu alles erlaubt, und vielen Ärzten war sicherlich klar, dass alle Mittel in Anbetracht ihrer großen Anzahl nicht viel bewirken konnten.

Man versuchte, durch Probieren neuerer Mittelchen neue Erkenntnisse zu erhalten, oder bei genauer Beobachtung von zufälligen Erscheinungen Hinweise auf wirksame Methoden zu bekommen. Und man wusste sehr wohl, dass die Bekanntmachung von Behandlungserfolgen nicht immer einen wirklichen Erkenntnisgewinn darstellte, sondern vorwiegend der gesellschaftlichen Wertschätzung oder auch der persönlichen Bereicherung diente.

In Anbetracht der ständigen todbringenden Bedrohung durch die Schwindsucht fanden sich jedoch immer wieder zahlreiche Menschen, die jede neue Idee mit großer Hoffnung aufnahmen, endlich von dieser schrecklichen Geisel der Menschheit befreit zu werden. Menschen sind generell von der Hoffnung auf eine Erleichterung des eigenen Schicksals beseelt, auch wenn diese mitunter unbegründet ist. Aber genau dies öffnet auch heute noch die Tore für Ideologie und Scharlatanerie – und auch der ideologische Terrorismus lebt vom Vorgaukeln der Aussicht auf eine bessere Welt.

Ein Herr Pierre-Joseph Buchoz, französischer Arzt, Rechtsanwalt und Naturforscher (* 27.1.1731 Metz; † 13.1.1807 Paris) hat 1769 *(„Traité de la phtisie pulmonaire" – deutsche Übersetzung 1770 unter dem Namen „M. Buchoz")* für die damalige Zeit ungewöhnlich konkrete Angaben über seine Heilmethode gemacht und – ebenfalls sehr ungewöhnlich – über 30 Fälle zitiert, bei denen diese Methode angewandt worden war. Da die behandelten Personen alle namentlich und mit ihrem Wohnort und ihrer gesellschaftlichen Stellung genannt wurden, erscheinen die Behandlungsfälle mit ihren Ergebnissen recht glaubhaft [58].

Als Präservationskur wurde die Behandlung der „beginnenden" Schwindsucht im 1. Grad bezeichnet und sie entsprach der damaligen pathophysiologischen Vorstellung, dass die Behandlungsmaßnahmen einen „gegen die Brust gehenden Überfluss" verhindern sollten. Aderlässe am Fuß, Umschläge um die Hände, Haarseile, Schröpfen, Fuß- und Halbbäder würden die Feuchtigkeit von der *„Brust weg in die unteren Theile"* leiten. Milch und Mehlspeisen würden das „Aufwallen" der Feuchtigkeiten stillen. Man habe festgestellt, dass die dicke Luft an morastischen Orten, an Flussufern und in großen Städten mit ihrer großen Menge an Ausdünstungen dem Schwindsüchtigen guttut.

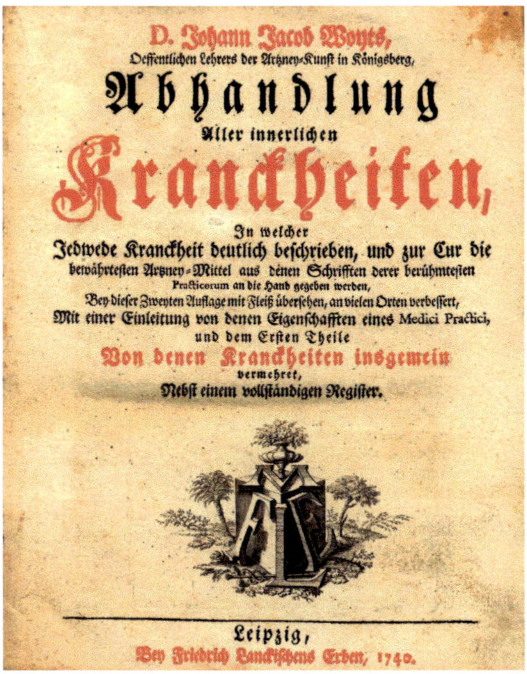

D. Johann Jacob Woyts,
Oeffentlichen Lehrers der Artzney-Kunst in Königsberg,
Abhandlung
Aller innerlichen
Kranckheiten,
In welcher
Jedwede Kranckheit deutlich beschrieben, und zur Cur die
bewährtesten Artzney-Mittel aus denen Schrifften derer berühmtesten
Practicorum an die Hand gegeben werden,
Bey dieser Zweyten Auflage mit Fleiß übersehen, an vielen Orten verbessert,
Mit einer Einleitung von denen Eigenschafften eines Medici Practici,
und dem Ersten Theile
Von denen Kranckheiten insgemein
vermehret,
Nebst einem vollständigen Register.
Leipzig,
Bey Friedrich Lanckischens Erben, 1740.

Abbildung 210: Schatz-Kammer Medizinisch- und natürlicher Dinge

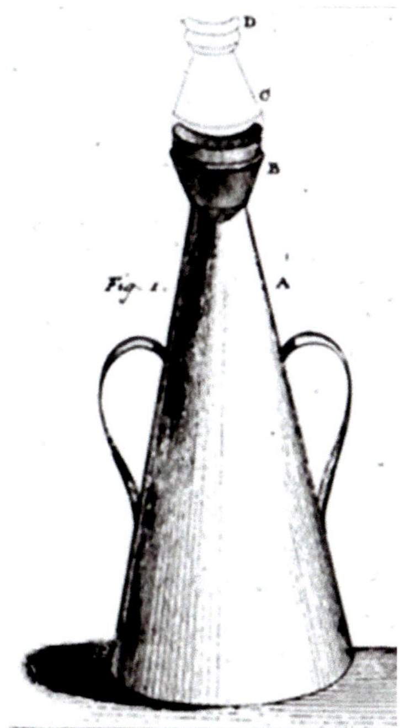

Abbildung 211: Inhalationsgerät von Buchoz

Die Zusammensetzung der verwandten Arznei hatte Buchoz von seinem verstorbenen Vorgänger übernommen. Hier die Einzelheiten:

1 Pfund Kälberlunge in Stücke geschnitten 2 Stunden lang in ausreichend Wasser kochen. Dann eine Unze Huflattigwurzel, 15 Paare Sebosten (= in Syrien und Ägypten

wachsende schwarze Brust-Beere), verdünnen den zähen Schleim der Lungen und befördern den Auswurf [64] dazu eine Hand voll Huflattigblätter, und Lungenkraut, soviel Katzenpfötchen (= Vo(a)gelkraut; gegen um sich fressende Geschwüre [63], Wundbehandlung), wie man mit drei Fingern halten kann; das alles dann durchgeseiht ergibt eine gute, heilsame Brühe, die täglich genommen werden muß.

Auch Buchoz bietet eine alternative Brühe an, ohne zu erklären, warum oder wo der Unterschied liegt:

Ein Huhn wird gefüllt mit Kochgerste, Reis, den 4 kühlenden Samen und süßen Mandeln 2 Stunden mit Wasser gekocht und dann Borragen, Huflattigblätter und Lungenkraut hinzufügen. Oder das „Brust-Opiat": Wallwurz- und Rosenlatwergen (Rosenbrei), rohe Corallen und Krebsaugen, Antihektin, Huflattigsyrup und Opium.

Bei der Schwindsucht im „2. Grade" hat sich nach damaliger Vorstellung bereits ein Geschwür in der Lunge gebildet. Mittel, die diese reinigen und heilen könnten, gab es nicht. Der behandelnde Arzt musste sich somit auf die „Palliativcur" beschränken und die Symptome lindern, d. h. Beförderung des Auswurfs, Linderung des Hustens, Abtreibung des Fiebers und die Gewichtzunahme [58]. Aber warum konnte man ein Geschwür in der Lunge nicht heilen, wo doch jeder Wundarzt wusste, dass er sonst an anderen Stellen auftretende Geschwüre sehr wohl heilen konnte? Nun, das lag daran, dass man andere Geschwüre einfach zuschnürte, um die Luft fernzuhalten, was in der Lunge natürlich nicht möglich war, außerdem konnte man die Lunge nicht ruhigstellen, wie man dies sonst bei Geschwüren getan hätte.

Der „3.Grad" der Lungenschwindsucht war durch das Hinzutreten eines Durchfalls gekennzeichnet und definiert. Nun musste der Arzt *„sein Äußerstes tun, um die Heftigkeit der Beschwerden zu lindern; wenn Arzneyen nicht helfen, würde er dem Kranken mit einem klugen Rath an die Hand gehen*" [58].

Als Besonderheit hat Buchoz jedoch eine „Neue Methode die Schwindsucht zu curieren" angeboten [58]. Buchoz postulierte, dass man die Arznei direkt an den Ort des Schadens, also in die Lunge, bringen müsse. Eine solche Inhalation würde dadurch ermöglicht, dass man „eine von verschiedenen Sorten aus dem Pflanzenreiche gemachten Dünstung" in ein zu diesem Zweck konstruiertes Gefäß, eine „blecherne kegelförmige Machine" bringt [65] (Abb. 211). Als Arzneien wurden in einer wilden Mischung empfohlen: *Lungenkrautblätter; Apostemkraut, Ehrenpreis; Ottermennig, Wullkraut (bovillon blanc), Eibisch, Pappeln, Pervinca, Gundelresben und Weegsenft von jedem eine Viertelhandvös; Schlüsssel-, Gänse-, Huflattig-, Wullkraut-, Päppel-, Katzenpfötchen-, weisse Andorn- und Mutterkrautblumen. Dazu kommt ein Decokt aus Wurzel und mekischem Balsam sowie Terpentinöl.* Das Ganze müsse erhitzt und mit „verstopfter“ Nase inhaliert werden. Obendrein gab Buchoz auch noch das „Brust-Opiat“. Auf einen aus heutiger Sicht interessanten Aspekt hat der französische Arzt zusätzlich aufmerksam gemacht. Er vertrat mit einer Art „antibiotischen“ Therapie ganz moderne Ansichten: „*Wird nun gar die Seuche, nach der allgemein angenommenen Meinung, durch gewisse Thierchen verbreitet: so können dieselben, wenn man den warmen Dunst von dem geschwängerten Wasser einhaucht, leicht umgebracht werden, ehe sie zur Lunge kommen*“ [58].

Die Inhalation von Dämpfen hat sich im Folgenden zunehmend in der medizinischen Praxis durchgesetzt. Inhalationsbehandlungen wurden mit Wasserdunst aus warmen Quellen, Kohlensäure, Stickstoff, Schwefelwasserstoff, Kohlenwasserstoff, Kohlenoxydgas, Wasserstoff, Ammoniak, und mehreren anderen „medicinischen“ Stoffen, wie Joddämpfe, Dämpfe von Kiefernadeln, des Terpentins, des Harzes und ebenso die Dünste der verarbeiteten Gerberlohe durchgeführt [54].

In einem einem ganz anderen, vielleicht stärker anthroposophischen Zugang zur Therapie der Schwind- und Lungenschwindsucht hat man die Schwäche der kranken Lunge in den Mittelpunkt gestellt. Eine Möglichkeit zur Stärkung der Lunge sah man im lauten Lesen oder im Singen, selbst Lachen sollte die Lunge stark machen [17]. Der bereits zitierte französische Pathologe Jean Baptiste Théodore Baumes dachte dabei an „die jungen schwächlichen mit der Lungenschwindsucht bedrohten Mädchen in Klöstern, die aussähen, als wenn ihr Leben mit dem leisesten Hauch entfliehen könnte, und die durch das Singen eine ganz andere Konstitution bekämen [17]“.

Noch an der Wende zum 20.Jahrhundert – also zu einer Zeit, in der die Ursache der Tuberkulose als Infektion mit Bakterien bereits bekannt war – gab es noch keine spezifische Therapie gegen die Tuberkulose. Es wurden zwar – wie in den Jahrhunderten zuvor – immer wieder „hochwirksame Arzneyen” bzw. Maßnahmen angeboten, die aber alle nicht hielten, was sie versprachen. Der Formulierung von Wilhelm Ebstein (1836–1912) kann man nur zustimmen, sie hat auch heute noch Gültigkeit: *„Die Leichtfertigkeit, mit welcher solche Mittel, oft noch bevor sie ernsthaft versucht worden waren, als unfehlbare Specifica angepriesen wurden, wird nur übertroffen durch die Leichtgläubigkeit, mit welcher die Kranken und auch einzelne Aerzte immer wieder dergleichen Anpreisungen aufnehmen”* [66].

Aus der Fülle „hochwirksamer Arzneyen“ nachfolgend noch eine kleine Auswahl: Arsenhaltige Mittel, benzoesaures Natrium, schweflige Säure oder Fluorkohlenwasserstoff. Auch vor einer Verabreichung von Schwefelwasserstoffwasser direkt mit einem Klistier in den Darm schreckte man nicht zurück. Es wurde Zimtsäure direkt in die Vene gespritzt. Auch versuchte man den Teufel durch Beelzebub auszutreiben, indem man zur Inhalation von Fäulnis erregenden Bakterien riet; diese sollten im Kampf um das Überleben die Tuberkulosebakterien besiegen. Eine besonders hinterlistige

Methode wollte den armen Kranken weniger Sauerstoff geben, da das Fieber ja durch einen gesteigerten Stoffwechsel erzeugt würde und dieser nur mit vermehrtem Sauerstoffverbrauch einherginge [66]. Man hatte eigentlich alles probiert; mit dem Aufkommen der Elektrizität wurde sogar mit Strom behandelt, und das Erkennen des Magnetismus löste eine Behandlungswelle mit Magnetfeldern aus. Und auch in Kammern mit zu hohem oder zu niedrigem Luftdruck mussten kranke Menschen zum Teil mehrere Wochen aushalten. Gottlob hatte dann alles Mitte des 20.Jahrhunderts ein Ende.

3.1.11 Häufigkeit der Tuberkulose

Krankheits- und insbesondere Todesstatistiken, wie wir sie heute kennen und jederzeit für jedes Krankheitsbild abrufen können, hat es bis in das 19.Jahrhundert hinein nicht gegeben – und dafür gibt es eine ganze Reihe schnell nachvollziehbarer Gründe. Ein Hauptgrund ist sicher die fehlende Sicherheit bei der Definition eines Krankheitsgeschehens.

Man muss sich immer wieder klar machen, dass in der Vorzeit die diagnostischen Möglichkeiten, verglichen mit unseren heutigen Ansprüchen, äußerst begrenzt waren, und Krankheitszeichen allein waren und sind immer nur ein relativ grobes Raster eines körperlichen Leidens. Bis zum Ende des Mittelalters standen den Ärzten nur ihre fünf Sinne zur Verfügung, um eine Krankheit zu erkennen. Diese fünf Sinne reichten aber nicht aus, um auch die verborgenen Vorgänge im Inneren des Körpers zu entdecken. Die sichtbaren körperlichen Symptome und die durch direkte Untersuchung erfassbaren Befunde waren also viel zu oberflächlich, um die dahintersteckenden Krankheiten zu differenzieren oder sogar deren Ursachen zu benennen. Und so blieb es nicht aus, dass in den alten Zeiten zahlreiche, heute längst als unterschiedlich bekannte Krankheiten „in einen Topf" geworfen wurden.

Wenn z. B. die Auszehrung, also eine merkliche Gewichtsabnahme, ein Hauptsymptom eines kranken Menschen darstellte, dann umfasst allein dieses Symptom eine große Gruppe von Krankheiten, zu denen Verdauungsstörungen, chronische Entzündungskrankheiten wie z. B. auch die Tuberkulose, aber auch alle Krebskrankheiten zu rechnen sind. Kann man zusätzlich Husten als Charakteristikum in die Definition einbeziehen und Durchfall ausschließen, dann kommt man damit der heutigen Definition einer Lungentuberkulose schon näher. Aber auch heute gibt es – vergleichsweise zu früher – dann keine zusätzlichen, nur äußerlich erkennbaren körperlichen Veränderungen, mit denen man insbesondere Lungenkrebs, aber auch Bronchitis, von einer Lungentuberkulose unterscheiden könnte: alle diese Krankheiten verlaufen chronisch, alle gehen mit Husten und weiterhin alle mit Gewichtsabnahme einher.

Ein wichtiges diagnostisches Kriterium in der Vorzeit war der zeitliche Verlauf einer Krankheit. Der Begriff „Auszehrung“ besagt bereits, dass es sich dabei eher um einen längerfristigen Krankheitsverlauf handeln muss, innerhalb von nur einer Woche kann eine Auszehrung nicht stattfinden. Der Beginn einer Tuberkulosekrankheit geht meistens mit einer schleichenden Symptomatik einher, sodass nur selten ein konkreter Zeitpunkt angegeben werden kann, wann die Krankheit tatsächlich begonnen hat. Aber auch eine Krebserkrankung verläuft im Anfangsstadium schleichend, sodass sich für beide Krankheiten allein aus ihrer Symptomatik heraus keine klaren Unterscheidungskriterien ergeben.

Und zusätzlich zu all den diagnostischen Schwierigkeiten gibt es in der Zeit vor dem 19.Jh. noch weitere Unsicherheiten, die die Erfassung über die Häufigkeit von Krankheiten, beispielsweise der Tuberkulose, betreffen. So wurde aus dem 18. Jh. beschrieben, dass Todesursachen bewusst gefälscht wurden. Wer an einer Syphilis litt, jedoch ausreichend vermögend war, versuchte die öffentliche Schande einer Syphiliskrankheit dadurch zu vermeiden, dass man das medizinische Personal mit Geschenken und Geld bestach, die Syphilis zu verschweigen und als zum Tod führende Krankheit „Auszehrung“ anzugeben [67]. Und selbst noch Anfang des 20. Jahrhunderts waren die Angaben auch über die Tuberkulosesterblichkeit teilweise fehlerhaft. Bernhard Hillenberg hat in einem preußischen Landkreis die statistischen Erhebungen der Todesursachen bei Fällen ohne ärztliche Totenbeschau untersucht [3]. „Etwa ein Drittel der daselbst bezeichneten Schwindsuchtsfälle ist keine Tuberkulose gewesen, wie die ärztlichen Auskünfte ergaben; jedes Leiden, das mit starker Abmagerung einherging, wurde eben zur Schwindsucht erklärt“.

Gibt es also aus Gründen fehlender diagnostischer Möglichkeiten, aber auch aus Gründen verlässlicher offizieller Dokumentationen, keine belastbaren Zahlen über die Tuberkulosehäufigkeit vor dem 20. Jahrhundert, dann muss man mit Wahrscheinlichkeiten auskommen. Die Erwähnung der Tuberkulose in der Bibel, die Knochenbefunde aus den Pharaonengräbern im alten Ägypten, die Berichte über die vielen Kranken bei den Pyramidenbauten, alles das sind Hinweise dafür, dass die Tuberkulose in der antiken Bevölkerung wohl eine wichtige Rolle gespielt hat und sie über Grenzen hinweg weit verbreitet war. Später in der Neuzeit hat die Tuberkulose zahlenmäßig sicher auch beim Militär Bedeutung erlangt: die Soldaten aller Länder waren in den Kriegen erheblichen Belastungen ausgesetzt, lebten eng beieinander und waren schlecht ernährt. Verlässliche Aufzeichnungen über das Ausmaß der Tuberkuloseerkrankten gibt es jedoch nicht.

Ludwig Teleky (1872–1957), ein österreichischer Sozialmediziner, hat 1926 im „Handbuch der sozialen Hygiene und Gesundheitsfürsorge“ Daten aus den Großstädten Breslau, Wien und Stockholm publiziert, die halbwegs glaubhaft einen Eindruck über die Sterblichkeitsraten einer Krankheit, die wir heute als Tuberkulose ansehen würden, vermitteln [3].

Obwohl die Todesstatistik (s. Abb. 212) natürlich nicht gleichbedeutend mit der Infektionsrate ist, so ist aus den Zahlen zu schließen, dass in Europa vor dem 19. Jahrhundert keine vollständige Durchseuchung der Bevölkerung stattgefunden hat. Im 19. Jahrhundert hat sich dann jedoch eine große Welle von Zuwanderung in die Städte ereignet: allein Berlin war bis 1865 um etwa 1 Million Einwohner gewachsen [68].

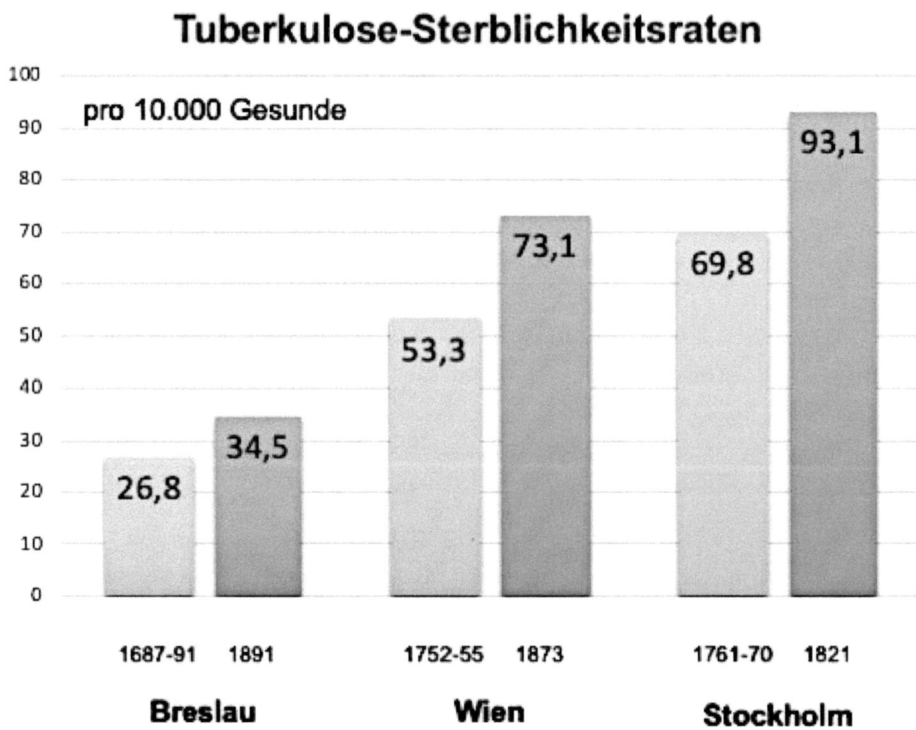

Abbildung 212: Tuberkulose – Sterblichkeitsraten nach Ludwig Teleky, 1926

Ein großer Teil der Zuwanderer kam aus ländlichen Regionen, in denen die Tuberkulose seltener war. In den eng gewordenen Stadtwohnungen konnte sich die Tuberkulose dann aber leicht ausbreiten. Die Sterblichkeitskurve an Tuberkulose in Preußen (Abb. 213) zeigt noch einen anderen Aspekt. In den Jahren 1876 bis 1928 nehmen die Todesfälle ab, obwohl es bis in die 50er Jahre des 20. Jahrhunderts noch keine wirksamen Medikamente gab. Besonders auffällig ist auch, dass die schlechten Lebensbedingungen während der beiden Weltkriege nur zu einer vorübergehenden Zunahme der Tuberkulosesterblichkeit geführt haben. Nach Beendigung der Kriege und nach der Normalisierung der Lebensverhältnisse verläuft die Kurve so weiter, wie sie wahrscheinlich auch ohne die Kriege verlaufen wäre. Die Zahlen sprechen also dafür, dass im Hintergrund ein von den Lebensbedingungen unabhängiger Prozess abgelaufen sein muss.

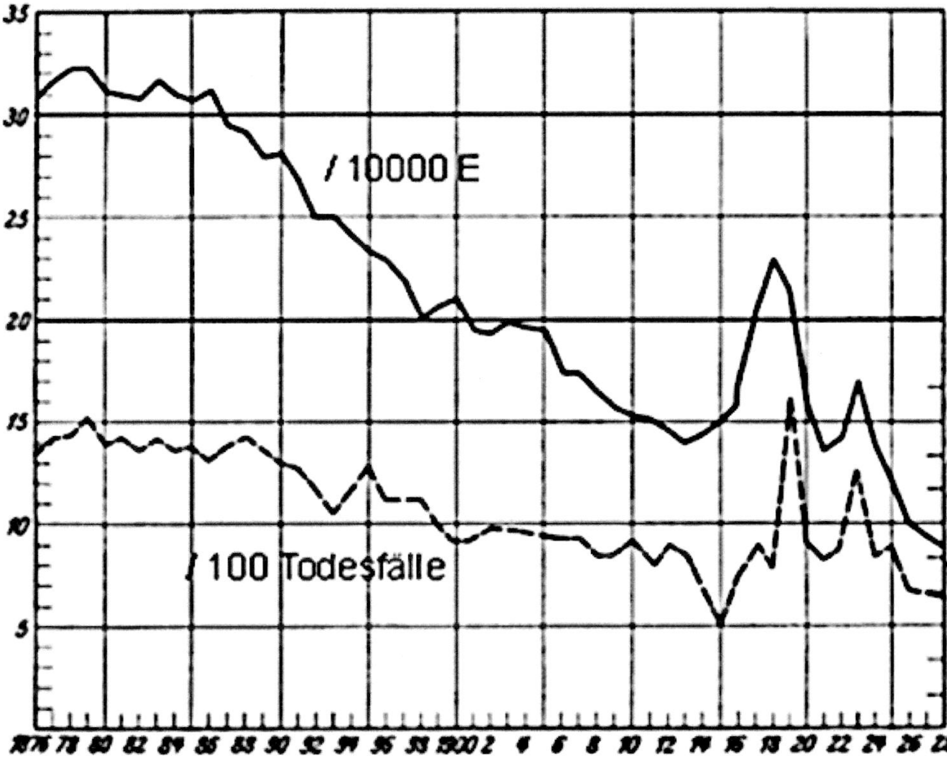

Abbildung 213: Todesfälle an Tuberkulose in Preußen

Bei der Interpretation von Sterblichkeitskurven ist der Unterschied zwischen Infektion und Letalität zu berücksichtigen. Nicht jeder Mensch wird krank oder stirbt, wenn er sich mit Tuberkulosebakterien infiziert hat. In der Zeit nach dem Zweiten Weltkrieg sind nur etwa 10 % der Infizierten erkrankt, während bei 90 % dieser Menschen keine Krankheit ausgebrochen ist. Das wiederum heißt, dass bis in die 60er Jahre des letzten Jahrhunderts in Deutschland immer eine nahezu vollständige Durchseuchung der Bevölkerung vorgelegen hatte, es waren zu diesen Zeiten nahezu alle Menschen mit Tuberkulose infiziert. Und ein weiterer Aspekt ist wichtig: Es sind immer weniger Menschen an der Tuberkulose gestorben, und das bedeutet, dass die Menschen in Deutschland auch ohne wirklich wirksame Medikamente immer besser mit den Tuberkulosebakterien fertig geworden sind. Die Gründe dafür sind zum einen, dass sich die Lebensverhältnisse kontinuierlich verbessert haben und zum anderen, dass die Zahl der genetisch besonders empfänglichen Menschen im Laufe der Jahre zuvor kleiner geworden ist, weil die Betroffenen an der Tuberkulose starben, bevor sie sich fortpflanzen konnten [3]. Die Letalität, also die Anzahl der Verstorbenen im Vergleich zu den Infizierten, hat sich demnach geändert.

Aus den genannten Überlegungen zieht Ludwig Teleky folgendes Fazit: Wenn die Tuberkulose in einer Bevölkerung häufiger vorkommt, muss die Letalität, also die Todesrate der Infizierten, geringer sein [3]. Es muss somit eine verbesserte Immunität gegenüber Tuberkulosebakterien vorliegen, und es hat eine Selektion von Menschen stattgefunden, die über eine ausreichend sichere Abwehr gegenüber den Bakterien verfügen [3].

Dass es Unterschiede in der Auseinandersetzung des menschlichen Körpers mit Tuberkulosebakterien gibt, zeigt sich bei der Verlaufsform der Tuberkulose bei afrikanischen Menschen. Dort kommt es nach einer Infektion häufig zu einer Allgemeininfektion mit massiver, exsudativer, größtenteils verkäsender Erkrankung und häufig auch nach hämatogener Streuung zur Miliartuberkulose [72], während es bei den Europäern meistens bei einer lokalen Reaktion bleibt. Ähnlich wie auf dem afrikanischen Kontinent ist es wohl den nordamerikanischen Ureinwohnern gegangen, als sie mit der Tuberkulose der europäischen Eindringlinge konfrontiert wurden und zu Tausenden starben.

Die Mitte des 19. Jahrhunderts aufkommende Heilstättenbewegung hat wahrscheinlich keinen wesentlichen Einfluss auf die Todesrate der Tuberkulose gehabt. Die öffentliche Wahrnehmung der Infektiosität nach der Entdeckung des Tuberkulosebakteriums hat vielerorts eine Verbesserung der Hygienebedingungen zur Folge gehabt; eine solche Verbesserung hätte allerdings nur Einfluss auf die Durchseuchung haben können, nicht jedoch auf die Letalität. Da aber bis in die 50er Jahre die Durchseuchung nicht abgenommen hat, sollte der Einfluss der Hygienemaßnahmen nicht überschätzt werden. Lediglich eine über die Zeit gleichmäßige kontinuierliche Verbesserung der Lebensbedingungen könnte zusätzlich einen gewissen Effekt gehabt haben.

Und hier nun schließt sich der Kreis: Die über Jahrtausende diskutierte Frage der Erblichkeit der Tuberkulose hat insofern auch heute noch eine wichtige Bedeutung: genetisch wird die Empfänglichkeit gegenüber der Tuberkuloseerkrankung von Generation zu Generation weitergegeben, und es hat sich bis Mitte des 20. Jahrhunderts durch Selektion eine gegenüber dem Tuberkulosebakterium immunologisch relativ starke Bevölkerung entwickelt. Wenn man einen solchen Selektionsprozess als ein Grundprinzip der Natur begreift, dann ist es vorstellbar, dass sich der Mensch über viele Generationen hinweg quasi selbständig von dem Schrecken eines großen Feindes und „Killers“ befreien kann, wie es beispielhaft bei der Tuberkulose passiert ist.

Aber ergibt sich damit nicht auch eine beängstigende Zukunftsfrage? Wenn wir momentan kaum mehr Infektionen mit Tuberkulosebakterien mehr haben und kein Selektionsprozess mehr stattfindet, bekommen wir dann zunehmend wieder eine Bevölkerung, die schlechter gegenüber diesen Bakterien geschützt ist? Dazu kommt folgendes. Solch ein Selektionsprozess sieht die Natur nicht nur für den Menschen vor. Auch die Bakterien sind zu einer genetischen Anpassung z. B. an unsere Medikamente fähig. Und solch eine Selektion der Bakterien hat bereits begonnen. Bakterienstämme haben zunehmend gelernt, unsere Medikamente relativ gut zu vertragen und auch abzuwehren, sodass ihre Wirkung zum Teil verloren gegangen ist. Vor diesem Hintergrund bekommt auch die seit einigen Jahren zu beobachtende zunehmende Resistenz der Bakterien gegenüber unseren Medikamenten eine ganz andere Bedeutung: Wenn man alle natürlichen Anpassungsvorgänge verallgemeinert, werden wir möglicherweise die medizinische Forschung eines Tages dazu benötigen, die durch fehlende Selektion gestiegene Empfänglichkeit gegenüber Infektionskrankheiten zu kompensieren.

3.1.12 Schlussbemerkung

Die Tuberkulose hat die Menschheit über tausende von Jahren fest im Griff gehabt und war zumindest seit dem Zusammenleben vieler Menschen auf engem Raum eine der häufigsten Todesursachen besonders bei Kindern und jüngeren Erwachsenen. Es gab unzählige Behandlungsversuche, die jedoch alle nur wenig wirksam waren, da die Ursache der Krankheit unbekannt war und somit auch keine ursächliche Therapie existierte. Nach all den Erfahrungen in den letzten 2.500 Jahren geht es uns heute gut: die Tuberkulose kann mit sehr wirksamen Medikamenten geheilt werden. Aber auch wenn die Tuberkulose heute ihren verheerenden Schrecken verloren hat, besteht die Gefahr, dass unsere Medikamente durch Anpassung der Bakterien zunehmend ihre Wirksamkeit verlieren. Also werden wir noch längere Zeit auf dieser Erde wandeln in Erwartung, dass man irgendwann eine noch gezieltere Methode findet, um eine Krankheitsentstehung durch todbringende Bakterien endgültig zu verhindern.

3.2 Das Asthma bronchiale

Der römische Philosoph Lucius Annaeus Seneca (ca. 1–65 n. Chr.), Verfasser der 124 „Briefe über die Ethik an Lucilius", litt selbst an Asthma und beschrieb seine Symptome in seinem 54. Brief aus dem Jahre 64 n.Chr. Gemessen an der aufgeschriebenen Symptomatik hat er wahrscheinlich aber unter einem „Asthma cardiale" (Atemnotbeschwerden bei Herzinsuffizienz) gelitten. Seneca schlug zur Abgrenzung von dem wenig differenzierten Begriff Asthma den Begriff „Suspirium" (seufzen, ächzen, keuchen) vor. Und dieser Begriff „Suspirium" findet sich dann im Schrifttum der folgenden Jahrhunderte immer wieder. Luther hat in der lateinischen Bibel „Vulgata" (2.B.M. 6,9) an der entsprechenden Stelle „Angustia spiritus" (Enge der Atmung) mit „Seufzer und Angst" übersetzt, das Wort „Seufzer" ist in der alten deutschen Sprache wohl im Sinne von „Engbrüstigkeit" verwandt worden.

Asthma war immer schon als bedrohlich empfunden worden. Seneca äußerte sich über seine Atemnot: *„Der Anfall [...] aber ist ein Ringen mit dem Tode. Daher nennen die Ärzte das Leiden eine Vorübung auf das Sterben."* Senecas Vorübungen auf das Sterben mögen ihm eventuell seinen letzten Schritt erleichtert haben: Nero zwang ihn, Selbstmord zu begehen, was er mit einem Aderlass im Badezuber auch tat (Abb. 214).

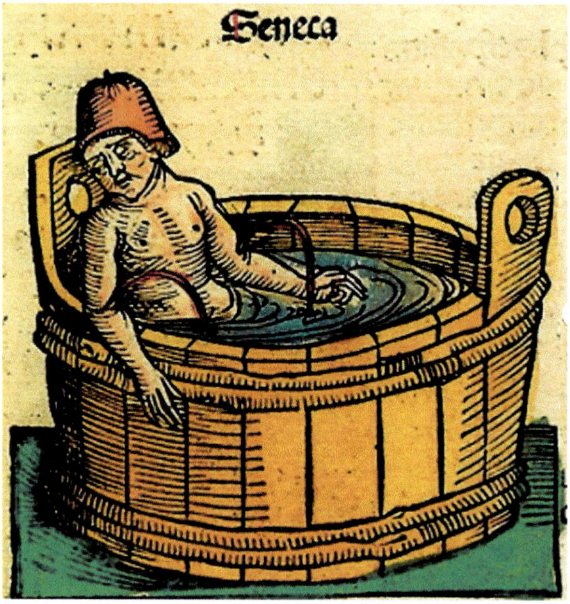

Abbildung 214: Senecas Tod

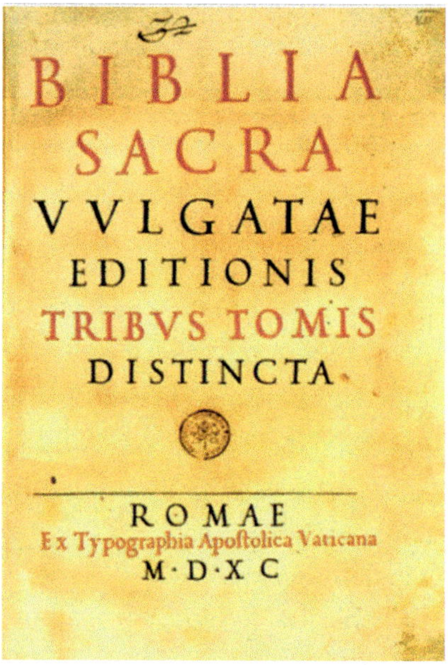

Abbildung 215: Heilige Schrift 1590

Asthma ist nicht nur bei den Menschen ein Problem, auch in der Tierwelt spielt es eine bedeutende Rolle. Ein bis in die Neuzeit gültiger Grundsatz auf dem Pferdemarkt lautete: *„Die Engbrüstigkeit gehört bei Pferden zu den Hauptfehlern, welche den Kauf ungültig machet und muss der Verkäufer an einigen Orten neun Tage an andern 4 Wochen dafür gutsagen."* [4].

Die lange und recht spannende Geschichte des Asthmas füllt viele Bücher in alten und neuen Bibliotheken der Welt. Eine großartige Arbeit findet sich im „Bulletin der königlichen Akademie der Wissenschaft" in München aus dem Jahre 1850. Sie bildet hier das Grundgerüst für die nachfolgenden Ausführungen [1].

3.2.1 Asthma: eigenständige Krankheit oder lediglich Symptom?

Hippokrates, die größte medizinische Autorität der Antike, ist wohl nicht der Erste gewesen, der den Begriff „Asthma" (= griechisch: schwieriges, beengtes Atmen) prägte. Homer tat es in seiner „Ilias" schon vorher. Mit „$\alpha\sigma\theta\mu\alpha\ \kappa\alpha\iota\ \iota\delta\rho\omega\varsigma$ " (Asthma und Schweiß) wurde ein vom heißen Schlachtkampf erschöpfter Krieger beschrieben. An einer weiteren Stelle findet sich der Ausdruck „$\alpha\sigma\theta\mu\alpha\iota\nu o\nu$" (Asthmatiker) im Sinne von „keuchend und mühsam atmend". Der Begriff Asthma gehörte also anscheinend zum damaligen allgemeinen Wortschatz und hatte primär nichts mit einer Krankheit zu tun, sondern bezeichnete lediglich eine zu erwartende, d. h. physiologische Kurzatmigkeit bei starker körperlicher Belastung.

In einer der ältesten Urkunden des Menschengeschlechts, der Bibel (Abb. 215) steht im zweiten Buche Mose (2.B.M. 6,9.), also in einem der frühesten Bücher der Heiligen Schrift, geschrieben: *„Mose sagte solches den Kindern Israel; aber sie hörten ihn nicht wegen Kürze des Athems und Schwere der Arbeit."*

Auch hier ist keine krankhafte Kurzatmigkeit gemeint, sondern die keuchende Atmung als Folge der schweren körperlichen Arbeit. Im Hebräischen wurde dieser Zustand als *„Kozer Ruach"* bezeichnet, was sich wörtlich mit „kurzer Atem" übersetzen lässt. Möglicherweise ist das hebräische *Kozer Ruach* in der Bibel symbolisch gemeint, und Luther hat dies deswegen mit „Seufzer und Angst" übersetzt. Es dürfte Mose wichtig gewesen sein, darzustellen, wie schwer das israelische Volk bei den vom Pharao aufgezwungenen Frondiensten arbeiten musste, einer der Gründe für den Auszug des Volkes Israel aus Ägypten unter seiner Führung (Abb. 216). Interessant ist, dass das hebräische „Ruach" übergreifend für Geist, Hauch, Atem steht, ganz ähnlich wie der Begriff in der lateinischen Sprache (anima, spiritus, flatus, spiratio) bzw. im Griechischen ($\pi\nu\varepsilon\upsilon\mu\alpha$, $\psi\upsilon\chi\eta$, $\pi\nu$oia) (Geist, Seele, Pnoia). Und hier gibt es dann Assoziationen zum „Odem", in Hebräisch „nephesch", im deutschen „Hauch". In diesen Begriffen schimmert so ein bisschen der Lebensgeist durch: die Atmung als Lebensspender.

Mit Asthma hat man also früher das normale Auftreten des keuchenden Atmens bei starker Belastung bezeichnet. Asthma im medizinischen Sinn ist erstmals in

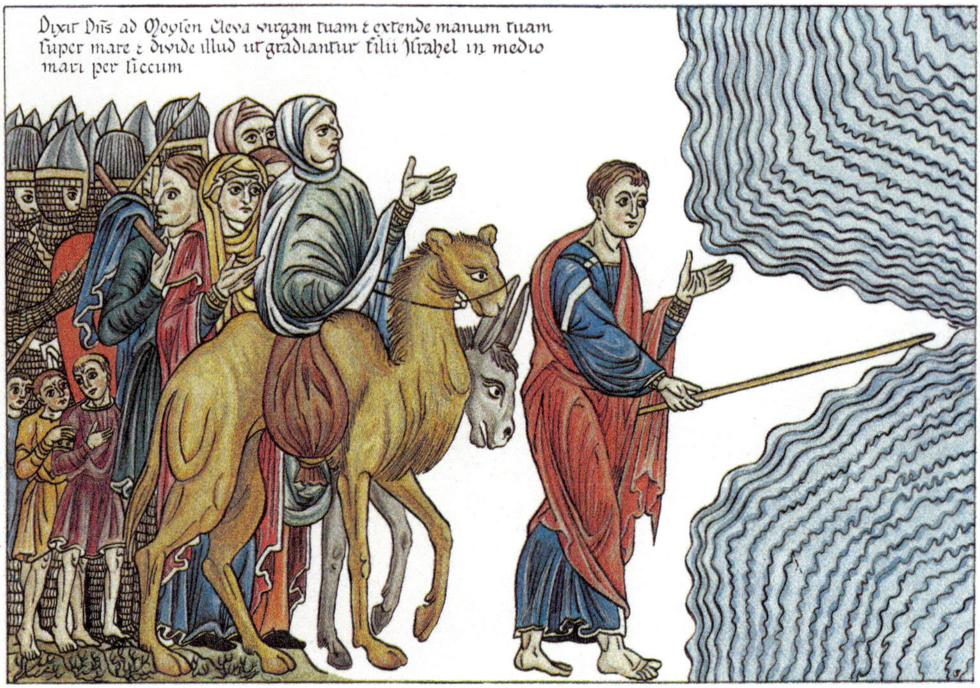
Dixit Dñs ad Moysen Eleva virgam tuam & extende manum tuam
super mare & divide illud ut gradiantur filii Israhel in medio
mari per siccum

Abbildung 216: Auszug des Volkes Israel aus Ägypten

den Schriften von Hippokrates aufgetaucht: In seinen Aphorismen beschrieb der Begriff Asthma die Kurzatmigkeit eines Kranken [28]. Galen hat Asthma in seiner Abhandlung über die Hippokratische Medizin so formuliert [29]: *Appellant nunc homines eo nomine, (sc. asthmate) illum, quae fit in cursibus et vehementoribus exercitiis, respirationem. („Man nennt jene Atmung, die beim schnellen Laufen und bei heftiger Belastung auftritt, Asthma.")*

Es dürfte schon in der antiken Zeit aufgefallen sein, dass es Menschen gab, die Atembeschwerden auch ohne körperliche Belastungen hatten. Es liegt nahe, dass man diesen Zustand ebenfalls als Asthma bezeichnet hat. Weiterhin dürfte aufgefallen sein, dass es Menschen gab, bei denen sich Atembeschwerden ohne erkennbare Ursache mit Phasen völliger Beschwerdefreiheit abwechselten. Ein solches Charakteristikum kommt der heutigen Definition von Asthma schon deutlich näher, aber es gibt keine Hinweise darauf, dass man bereits in der Antike diese beschwerdefreien Intervalle als bestimmendes Merkmal für die Abgrenzung eines eigenständigen Krankheitsbildes verwandt hätte.

Man kann also davon ausgehen, dass der Begriff „Asthma" in der griechischen Antike sehr ähnlich wie das „*Kozer Ruach*" in der hebräischen Sprache für alltägliche Zustände von Atemnot benutzt wurde. Nun muss man berücksichtigen, dass Krankheitsbezeichnungen damals vorwiegend auf einer Beschreibung von Symptomen beruhten, da die diagnostischen Möglichkeiten beispielsweise zu Zeiten von Hippokrates sehr begrenzt waren und allein mit den 5 Sinnen ein Differenzierungsgrad, wie wir ihn heute gewohnt sind, in keiner Weise zu erreichen war [10]. Auch heute genügen die Symptome allein nicht, um eine Krankheit zu definieren. Notwendig sind zahlreiche zusätzliche biochemische, genetische oder physikalische Untersuchungsmethoden zur weiteren Eingrenzung. Im Vergleich von damals zu heute kommt noch hinzu, dass nicht nur die Diagnostik damals fehlte, sondern auch noch die pathophysiologischen Vorstellungen ungeeignet waren, um daraus eine allgemeingültige Krankheitsdefinition herzuleiten.

Beschreibung des Asthmas durch Aretäus

Die vorgängigen Symptome dieses Uebels sind eine drückende Schwere in der Höhle unter den Rippen, eine unbesiegbare Abneigung, seine gewöhnlichen Verrichtungen oder sonst Geschäfte überhaupt zu besorgen, eine peinliche Beschwerlichkeit des Athemholens, wenn man bergan geht oder läuft.

Sie suchen die freie Luft, denn kein Hausraum scheint ihnen zum Behufe der Respiration genügend. Sie athmen aufrecht stehend, von dem instinktartigen Verlangen angetrieben, so viel Luft wie möglich einzuziehen, und öffnen ihren Mund so, daß sie eine größere Quantität einschlucken. Das Gesicht ist blaß, eine flüchtige Röthe ausgenommen, welche die Backenknochen umsäumt; Schweiß bethauet die Stirn und den Hals; der Husten ist beständig und erschütternd; der Auswurf ist karg, dünn, kalt, schaumähnlich und kleine Bläschen bildend. Beim Einathmen schwillt der Hals an; von den straff gedehnten Präcordien ist die nöthige Feuchtigkeit abgeleitet; der Puls schlägt leise, häufig und abgemattet; die Beine sind dünn, zusammengeschrumpft, und verschlimmern sich noch die Symptome, so erstickt der Patient wie in der Epilepsie.

Abbildung 217: Beschreibung des Asthmas durch Aretäus

Aretäus, griechischer Arzt (* 80/81; † 130/138 n. Chr.), ist bekannt und berühmt durch seine hervorragenden Schilderungen von Krankheitsbildern. Nach dem deutschen Medizinhistoriker Justus Hecker in seinem 1822 publiziertem Lehrbuch „Geschichte der Heilkunde", gelten die Schilderungen *„als vollendete Meisterwerke vielleicht die besten, die wir aufzuweisen haben"*. Aretäus hat mit seiner Beschreibung von Asthma *„die* *einzige uns aus dem Alterthume überkommene, vortreffliche Schilderung hinterlassen"* [5] (Abb. 217).

Damit hat Aretäus am Anfang unserer Zeitrechnung Hinweise gegeben, dass es sich beim Asthma um eine eigenständige Krankheit handelt, wenn dies auch von Galen bisher negiert worden war. Immerhin, auch Aulus Cornelius Celsus (ca. 25 v. Chr.–50 n. Chr.) war der gleichen Meinung wie Aretäus und hat das Krankheitsgeschehen in „Dyspnoe, Asthma, Orthopnoe" eingeteilt. Bis zum Ende des 18. Jahrhunderts hat sich in der Beschreibung des Asthmas nichts Wesentliches geändert. Es ist bemerkenswert, dass die ausführliche Beschreibung des Krankheitsbildes von Aretäus nahezu wörtlich in die erste Deutsche Enzyklopädie übernommen wurde und im Prinzip auch heute noch Gültigkeit besitzt [2].

Der Kenntnisstand über Ursachen und Hintergründe des Asthmas hat sich dann bis Ende des 17. Jahrhunderts nicht wesentlich erweitert: Asthma blieb Symptom und keine Krankheit. Jean Riolan (1577–1657), französischer Anatom und Kritiker Harveys und dessen Vorstellungen über den Blutkreislauf, widersprach zwar den Galenischen Grundsätzen, trat Anfang des 17. Jahrhunderts dafür ein, Asthma als eine idiopathische, also eigenständige, Krankheit zu betrachten; allerdings konnte auch er sich damit nicht so recht durchsetzen [1].

Wie verschwommen die Vorstellungen im 18. Jahrhundert über das Asthma waren, zeigen die Formulierungen in der Deutschen Encyclopädie von 1783 [2]. *„Der Kranke bekommt einen Husten, wobey entweder reines oder mit Schleim vermischtes Blut ausgehustet wird".* Oder: *„Endlich wird das Gesicht bleyfarbig, schwillt mit den Händen auf, es kommt eine Gelbsucht, Lähmung der Seite, oder wenigstens des Armes... es gesellt sich ein kleines Fieber mit Irrereden hinzu, und unter diesen Umständen stirbt der Kranke endlich langsam, zuweilen auch plötzlich."* Oder: *„Eine Besserung wird angezeigt, wenn sich „wässrige Durchläufe, häufiger Urin oder Speichelfluß, Blutflüsse, oder auch viertägige Fieber, nicht weniger Geschwüre an den Schenkeln" einstellen; „die Engbrüstigen befinden sich auch meistens besser, wenn die Füsse, oder bey Weibspersonen die Geburtstheile aufschwellen."*

Man muss also den Eindruck gewinnen, dass man einerseits intensiv nach organbezogenen Krankheitsursachen suchte, andererseits jedoch mangels genauerer Untersuchungsmethoden den Spekulationen über die Ursache freien Lauf ließ. So klagte Johann Ernst Wichmann (1740–1802) darüber, *„... dass in der grossen Klasse von chronischen Brustkrankheiten, besonders von Asthma und Dyspnoe, die grösste nosologische Verwirrung herrsche, die aber auch zugleich aus der ebenso grossen Dunkelheit und Schwierigkeit, sie genau zu unterscheiden, erklärbar wäre"* [1,7]. Ein wichtiger Meilenstein auf dem Weg des Begriffs Asthma vom Symptom zur Krankheit waren die Erkenntnisse des schottischen Arztes John Millar (1733–1805), nicht nur praktizierender Arzt für Arme und Waisen, sondern auch Leibarzt seines Landesherrn König Georg II. Sein Werk: „Observations on the asthma and of the hooping cough“ zeigte aufgrund von Krankheitsverläufen insbesondere bei Kindern, dass Asthma eine Krankheitsentität darstellt, die sich aus vielfältigen Symptomen entwickelt, unterschiedliche Ursachen kennt, und demnach auch differenziert therapiert werden muss[6].

Hinsichtlich der Pathophysiologie des Asthmas hatte Galen die Gedanken von Hippokrates aufgenommen und in der Folge etwas differenzierter ausgeführt [6]: *„Es entstehet aber die Engbrüstigkeit daher, weil die Höhlen, welche in der Lunge sind, zu eng sind. Die Enge aber kommt daher, weil das Eingeweide von denen auf dasselbe treffende Zuflüßen angefüllet wird. Denn der Uebergang des Kindes aus der Gebärmutter in die umgebende Luft, und die Aenderung der Nahrung, macht sie alle schwach. Wenn nun hierzu noch Zufluß von Säften auf die Lunge kommen, so können sie sie nicht vertragen*“.

Grundsätzlich dachte man demnach, dass eine Nahrungszufuhr im Bauch Platz brauche und deswegen die Lunge einengen könne. Bei Kindern sei dies besonders relevant: Vor der Geburt im Mutterleib seien der Darm und die Lunge leer; nach der Geburt müsse die Lunge die Zuflüsse von Luft aufnehmen und der Darm benötige durch die Nahrung ebenfalls mehr Platz. Die Brusthöhle könne nach der Geburt diesen zusätzlichen Platzbedarf nicht schnell genug schaffen, was die Kinder besonders anfällig für die Atemnot mache. Wenigstens bei den Kindern war Atemnot also ein mechanisches Problem.

Für die Erwachsenen war bis in die Mitte des 19.Jahrhunderts hinein Asthma nach wie vor keine Krankheit, und die meisten wissenschaftlichen Autoren setzten Asthma mit Dyspnoe gleich. Eine zu seiner Zeit anerkannte Autorität, der irische Arzt William Stokes (* 1.10.1804 Dublin; † 10.1.1878 ebd.) hat in seinem in mehrere Sprachen übersetzten Buch *„A treatise on the diagnosis and treatment of diseases of the chest*“ 1837 Asthma gar nicht besprochen, weil Asthma ihm neben Keuchhusten und Lungenschlag als Diagnose noch zu unklar war [10].

Aber es gab auch Bestrebungen, den gemeinsamen „Asthma-Dyspnoe-Topf“ etwas stärker zu differenzieren, insbesondere ein Krankheitsbild als etwas Eigenständiges abzutrennen, bei dem keine pathologisch anatomischen Veränderungen nachzuweisen waren und sich teils schwere Anfälle mit häufig beschwerdefreien Intervallen abwechselten. 1819 hat der Erfinder des Stethoskops und der damit realisierten Auskultation der Lunge, René Théophile Hyacinthe Laënnec, in seiner Schrift *„Traité de l'auscultation médiate, et des maladies des poumons et du cœur*“ das „nervliche“ von dem „spastischen“ Asthma („asthme nerveux“ und „asthme spasmodique“) unterschieden [25].

Das nervliche Asthma war für Laënnec letztlich eine Ausschlussdiagnose, wenn sich keine andere Ursache für die Atemnot des Kranken fand. (*„On ne peut se refuser à reconnaître que la gêne de la respiration dépend du trouble de l'influence nerveuse"*) Vor dem Hintergrund, dass in der Ärzteschaft große Zweifel herrschten, ob es überhaupt irgendeine ernsthafte Krankheit ohne irgendeine organische Veränderung und nur durch Einfluss der Nerven gab, versuchte Laënnec in zahlreichen Diskussionen, den Einfluss der Nerven als Ursache des Asthmas plausibel zu machen bzw. nachzuweisen, dass doch eine große Anzahl von Asthma-Anfällen durch eine Alteration des autonomen nervösen Systems ausgelöst wird [26].

Man muss realisieren, dass in der Zeit vor Laënnec physikalische Untersuchungsmethoden der Brustorgane weitgehend unzureichend waren und Atemnotleiden somit auch nicht ausreichend differenziert werden konnten. Das änderte sich erst mit der Auskultation mittels Stethoskops, wenngleich die Äußerungen des Berliner Arztes Joseph Bergson 1850 auch zu optimistisch waren. *„In unsern Tagen aber, wo man mit Hilfe scharfer physikalischer Methode die geringsten organischen Störungen in der Brust, wenn auch mit Mühe, aufzufinden im Stande ist"* ... [1]. *„Die Untersuchungen über die Physiologie und Pathologie der Respirationsorgane haben in der neuen Zeit sowohl durch Vivisectionen, mikroskopische Beobachtungen und chemische Experimente, als auch durch die Anwendung der physikalischen Methode, der Auscultation und Percussion im Gebiete der Brustkrankheiten so bedeutende Fortschritte gemacht, dass gerade dieser Theil der Medicin an Klarheit, Bestimmtheit und exakter Wissenschaftlichkeit vor allen andern sich rühmlichst auszeichnet."* [1]. Nun, mit den „scharfen Methoden" hat man damals keineswegs die „geringsten" Störungen feststellen können. Dennoch muss man für das 19. Jahrhundert anerkennend feststellen, dass man sehr viel besser Grundkrankheiten erkennen und damit auch viele der zuvor als „idiopathisch" titulierten Asthmafälle als Folge von anderen Krankheiten identifizieren konnte.

Hinsichtlich der Termini für Asthma und Luftnot hat man im deutschsprachigen Raum zunächst lange von „Engbrüstigkeit" gesprochen. Die Engbrüstigkeit war aber auch ein Oberbegriff und in Abhängigkeit von ausgehustetem Auswurf sprach man von trockener und feuchter Engbrüstigkeit. War schließlich ein Keuchen dabei, wurde der Begriff „Dümpf" gewählt. Im nichtdeutschsprachigen Raum machte man meistens diesen Unterschied nicht. Dauerte die Engbrüstigkeit längere Zeit fort und war sie nur „gelinde", sprach man von Dyspnoe und, wenn der Kranke nur in aufrechter Haltung Luft schöpfen konnte, von Orthopnoe [2].

Die „königliche Societät der Wissenschaften zu Göttingen" hat 1845 eine Untersuchung über das Wesen und die Diagnose des krampfhaften Asthmas der Erwachsenen zum Gegenstand eines Wettbewerbs ausgeschrieben. Dabei sollte u. a. die in den vorangegangenen Jahrzehnten vielfach diskutierte Streitfrage, ob das Asthma idiopathischer oder symptomatischer Natur sei, geklärt werden [8]. Joseph Bergson (1812–1902) aus Berlin hat unter den 6 eingegangenen Arbeiten die Ausschreibung gewonnen und am Tage des hundertsten Geburtstages von Goethe (1849) in Hamburg vorgestellt. Bergson hat in seinem Buch „Das krampfartige Asthma der Erwachsenen" klargestellt, dass es ein eigenständiges Asthma gibt [1]: *„Das Asthma spasmodicum ist eine idiopathische Krankheit, ein morbus sui generis"*. Bergson konnte sich auf die Diskussionen vieler angesehener Autoren stützen.

Johann Ernst Wichmann, „königlicher Hofmedicus" aus Hannover (1740–1802) trug mit seinen vortrefflichen Zusammenstellungen von *Angina Pectoris* und *Polypus cordis,* sowie von *Asthma Millari* und *Angina polyposa* viel dazu bei, dass man nun auch in Deutschland das reine Asthma von anderen Leiden zu unterscheiden begann. Ihm schloss sich in dieser Beziehung, der Medicinalrath Dr. Wolff aus Warschau mit einem gediegenen Aufsatz unter dem Titel: „Bemerkungen über das Asthma" an [9]. Unter Asthma verstand er eine periodische Engbrüstigkeit, die, wenigstens in der ersten Zeit, vollkommene „Iutermissionen" (vollständige Rückbildungen) hat. Wolff nahm zwei Formen, eine chronische und eine akute Form des Asthmas an und unterschied diese Formen streng von dem *Asthma humidum,* der *Dyspnoea* (anhaltende Engbrüstigkeit), *Angina pectoris* und vom *Polypus cordis.*

Die Selbstständigkeit des *Asthma spasmodicum* wurde nicht bloß als eine Kinderkrankheit, sondern auch als einen neurotischen Krankheitszustand der Erwachsenen betrachtet. In allen Hand- und Lehrbüchern dieser Zeit wurde fortan das Asthma in einem besonderen Kapitel abgehandelt. So besprach Laënnec die Krankheit unter dem Namen *„Asthme spasmodique"*, allerdings benutzte er den Begriff „Asthma" häufig nur als Symptom und seine Krankheitsbeschreibung des „Emphysems" entsprach häufig der eines Asthmas. [11,12]. Strümpell widmet dem Asthma als *„asthma nervosum"* sogar ein eigenes Kapitel [13]. Im „Handbuch der Medicinischen Klinik" liest man 1859 von Leubuscher das Kapitel *„Asthma, spasmus bronchialis,* auch *Asthma spasmodicum, das Asthma der Erwachsenen"*, und Lenhartz bezeichnet sein Kapitel in „Die Krankheiten der Athmungs- und Kreislauforgane" aus dem Jahre 1899 als *„Asthma nervosum bronchiale"* [15,30].

Eine gewisse Unsicherheit in der Terminologie hat sich bis in die neuere Zeit erhalten. Noch bis vor einigen Jahren hat man ein kardiales Asthma von einem bronchialen Asthma unterschieden. Die Symptome sind bei beiden sehr ähnlich: beide Krankheiten sind durch Atemprobleme und einen wenig differenten Auskultationsbefund gekennzeichnet. Beide Krankheiten entstehen aber unterschiedlich: beim kardialen Asthma ist eine Linksherzinsuffizienz, beim bronchialen Asthma ist eine allergische oder viral verursachte Entzündung in den Atemwegen entscheidend. Hinsichtlich der erforderlichen Therapie ergeben sich dadurch natürlich erhebliche

Unterschiede: beim ersten muss man das Herz behandeln und beim zweiten die Atemwege.

3.2.2 Was liegt dem Asthma zugrunde und wie entwickelt es sich?

Vor Hippokrates gibt es wohl keine Aufzeichnungen über Gedankengänge zur Ursache von asthmatischen Beschwerden. Basierend auf der Säftelehre erklärte Hippokrates die Atembeschwerden so, dass Schleim im Gehirn kondensiert, dann in die Atemwege absteigt und diese dort verstopft.

Auch Aulus Cornelius Celsus (ca. 25 v. Chr.–50 n. Chr.), war davon überzeugt, dass das charakteristische laute Atemgeräusch der Asthmatiker durch die Verengung der Luftwege entstehen würde. Ansonsten waren die physiologischen Vorstellungen über die Atmung von den heutigen weit entfernt. Den Ursprung der „Respiratio" glaubte man im Herzen zu finden, die Lunge war im Wesentlichen nur ein Werkzeug „im Auftrag" des Herzens, denn dort allein befand sich der Sitz des Lebensprinzips. Celsus hatte eine weitere Differenzierung des Asthmas in Dyspnoe, Asthma und Orthopnoe vorgeschlagen, Galen bevorzugte aber mehr einen „Sammeltopf", und definierte Asthma als „eine beschleunigte, oberflächliche und kurze Atmung". Über einen sicher aufregenden Befund hat ferner Galenus berichtet: beim Esel konnte man mittels Durchtrennung von Nerven in der Medulla spinalis ein Asthma erzeugen. Leider gibt es zu diesem Tierexperiment keine detaillierten weiteren Aufzeichnungen.

Über potenzielle Ursachen der Asthmakrankheit gibt es aus dem ersten Jahrhundert nach Christi bemerkenswerte Ideen: man vermutete Zusammenhänge von Asthma mit einer beruflichen Tätigkeit des Kranken. Von den zu Asthma prädisponierenden Gewerben hob Aretäus besonders diejenigen hervor, die es mit Wolle, Kalk oder Gips, mit Eisen, Kupfer oder Erz, oder mit dem Heizen in Bädern zu tun hatten [1].

Bis in das 18. Jahrhundert hinein haben sich die Vorstellungen über die Entstehung und Entwicklung von Krankheiten (Pathophysiologie) nicht wesentlich geändert. Man versuchte, Krankheiten so zu erklären, dass es im Körper einige wenige grundsätzliche Säfte gäbe, deren Mischungsverhältnis für Gesundheit bzw. für Krankheit verantwortlich sei. Eine Krankheit entstand also dann, wenn dieses Mischungsverhältnis durcheinandergeraten war. Da dies aber nur ein rein theoretisches Gedankengebäude war und man die Säfte ja nicht demonstrieren und erst recht nicht messen konnte, waren auf diesem theoretischem Weg auch keine weiteren Hinweise für eine Differentialdiagnose zu erhalten. Zu Recht oder zu Unrecht wurde dem „Guru" der antiken Medizin, Galen, vorgeworfen, dass er die Säftelehre festgeschrieben und damit den Erkenntnisfortschritt behindert habe, und tatsächlich ist bis in das 18.Jahrhundert hinein die Säftetheorie nicht grundsätzlich in Frage gestellt worden. Die Konsequenz dieser Geschichte: die Akzeptanz einer nicht überprüfbaren These ließ in der wissenschaftlichen Gesellschaft der damaligen Zeit keine Unstimmigkeiten aufkommen, die sonst den wissenschaftlichen Fortschritt gefördert hätten.

Ganz im Vordergrund der alten Krankheitslehre hat also die Symptomatik gestanden, und Krankheitseinheiten wurden dadurch gebildet, dass man charakteristische Symptomenelemente zusammenfasste, und man hat nicht ursächliche oder organbezogene Faktoren, wie wir es heute gewöhnt sind, berücksichtigt. Aber es wäre falsch, wenn man behaupten würde, man habe nach der Zeit des Mittelalters nicht nach einer Ursache bzw. nach dem pathophysiologischen Mechanismus gesucht. Von Nervenkrankheiten wusste man, dass es einerseits selbst bei einer Sektion des Kranken kaum fassbare körperliche Veränderungen gab und andererseits beschwerdefreie Intervalle existierten.

Nachdem dann Johan Baptista van Helmont Auffälligkeiten von Asthma und Epilepsie („Lungenepilepsie“) beschrieben hatte, wurde von dem englischen Neurologen Thomas Willisius (auch Thomas Willis) (* 27.1.1621; † 11.11.1675) erstmals auch ein eigenständiges (idiopathisches) „Asthma spasmodium“ beschrieben. Willisius unterschied ein Asthma pneumonicum, das sich aus der Enge bzw. teilweisen Verstopfung der Bronchien ableitete, von einem Asthma convulsivum, das auf einer Erkrankung der Muskeln mit einer Neigung zur Verkrampfung beruhte [14].

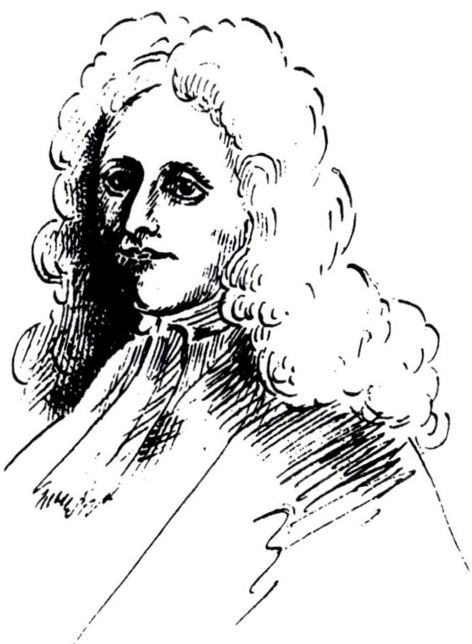

Abbildung 218: John Floyer

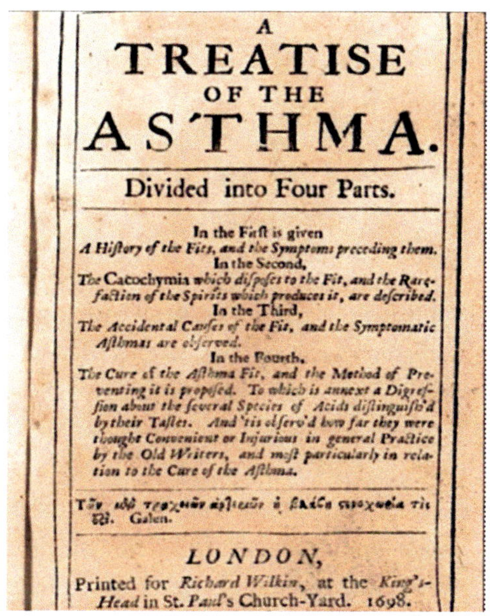

A
TREATISE
OF THE
ASTHMA.
Divided into Four Parts.

In the First is given
A History of the Fits, and the Symptoms preceding them.
In the Second,
The Cacochymia *which disposes to the Fit, and the Rarefaction of the Spirits which produces it, are described.*
In the Third,
The Accidental Causes of the Fit, and the Symptomatic Asthmas are observed.
In the Fourth,
The Cure of the Asthma Fit, and the Method of Preventing it is proposed. To which is annext a Digression about the several Species of Acids distinguish'd by their Tastes. And 'tis observ'd how far they were thought Convenient or Injurious in general Practice by the Old Writers, and most particularly in relation to the Cure of the Asthma.

Galen.

LONDON,
Printed for *Richard Wilkin*, at the *King's-Head* in St. *Paul's* Church-Yard. 1698.

Abbildung 219: John Floyers „A Treatise of the Asthma“ (1698)

Zur Zeit des Neurologen Thomas Willisius, also Mitte des 17. und Anfang des 18.Jahrhunderts, fand in England eine intensive Auseinandersetzung über das Thema Asthma statt, die in der Veröffentlichung des Buches „On the Asthma" durch John Floyer (* 3.3.1649; † 1.2.1734) (Abb. 218), selbst Asthmatiker, im Jahre 1698 ihren vorläufigen Höhepunkt fand. Die Publikation Floyers (Abb. 219) wurde in zahlreiche europäische Sprachen übersetzt und hat die damalige medizinische Welt in Europa wesentlich beeinflusst. Floyer war noch geprägt durch die humoralpathologische Schule des 17. Jahrhunderts. Er nannte die Krankheit *asthma verum flatulentem*, prädisponierend seien *„die zähe Cacochymie des Milchsaftes, der Lymphe, des Serums und die Rarefaction der thierlschen Geister"* [3,4]. Floyer nahm ferner an, dass die asthmatischen Paroxysmen den Anfällen einer „Ephemera" glichen und ein *„schleimigtes, blähendes Blut und luftvolle Geister erzeugen können"*. Das Asthma sei im Anfall *„ein kleines Fieber und eine blähende Rarefaction der Feuchtigkeiten"*, die er „Auffbrausung" nannte. Floyers Vorstellungen wurden 50 Jahre später von Bergson als „längst widerlegte" Ansichten bezeichnet, Floyers therapeutische Vorschläge (er hat z. B. kalte Bäder empfohlen) haben sich hingegen länger gehalten.

Mitte des 18.Jahrhunderts begann man allmählich, Krankheiten nach ätiologischen Prinzipien einzuordnen und suchte daher sehr intensiv nach fassbaren organischen Störungen, die ein Krankheitsprinzip hätten begründen können. Beim Asthma ergab sich das Problem, dass man die Beschwerden des Kranken nicht so einfach mit pathologischen Sektionsbefunden in Zusammenhang bringen konnte, sodass sich die Auffassung durchsetzte, Atembeschwerden seien lediglich ein Symptom anderer bereits definierter Krankheiten. Auch wurde diskutiert, dass Sektionsbefunde als Folge einer Krankheit und nicht als deren Ursache anzusehen seien, und besonders verunsichert war man durch die Beobachtung, dass man bei manchen Menschen, die im Rahmen ganz typischer asthmatischer Beschwerden gestorben waren, in der Sektion überhaupt keine krankhaften Veränderungen sehen konnte.

Obwohl man sich später zunehmend von der Vier-Säfte-Lehre trennte, blieb die Ursache der meisten Krankheiten und auch des Asthmas unbekannt. Dies führte daraufhin recht schnell zu einer symptombezogenen Definition auch des Asthmas und zu einer Unmenge von Unterarten, was jedoch keinen Gewinn für die Patienten brachte. Große Verwirrung gab es, als auch noch die „Angina pectoris" als ein „Asthma convulsivum" betrachtet wurde, wobei es noch weitere Bezeichnungen auch für die Angina pectoris gab [23]. Der englische Arzt Caleb Hillier Parry (1755–1822) und der Franzose Eugene Henri Desportes (1782–1875) haben eine Verknöcherung der Kranzarterien als Ursache für die Angina pectoralis favorisiert. Beispiele für die Angina pectoris-Nomenklatur waren: Arthritis phrenica, Asthma arthriticum, Asthma phrenicum, Asthma dolorosum oder Sternalgia.

Ausgangs des 18.Jahrhunderts unterschied man die symptomatische Engbrüstigkeit, bei der zahlreiche andere selbständige Krankheiten als Ursache angesehen wurden, von der idiopathischen Engbrüstigkeit, wobei man glaubte, dass deren Ursache eine Affektion des Nervensystems, also eine Neurose, sein müsse. *„Unter Neurose wird eine Störung der normalen Nervenfunction verstanden. In allen Fällen also, in welchen die Erscheinungen von gestörter Nerventhätigkeit in den Vordergrund treten, haben wir es mit einer Neurose zu thun"* [1,24]. *„Durch die häufige und genaue Anwendung der Auscultation und Percussion entdecke man schon während des Lebens bei vielen an Asthma Leidenden bedeutende organische Fehler des Herzens, der großen Gefäße, der Lungen".* Man resümierte – und das durchaus zu Recht –, dass die idiopathische Engbrüstigkeit demnach nur sekundäre Erscheinungen der genannten organischen Störungen waren und den Namen einer idiopathischen Krankheit keineswegs beanspruchen durften [1].

Auffallend war, dass häufig geschlechtsbezogene Unterschiede in der Krankheitssymptomatik erkennbar wurden. Alles, was mit Nerven zu tun hat, wurde vermehrt dem weiblichen Geschlecht zugeordnet. So kam es auch zu dem Eintrag in der Allgemeinen Enzyklopädie der Wissenschaften und Künste: *Je mehr das Nervensystem eines Menschen geschwächt ist, besonders vom Psychischen aus, desto schlimmer. Daher ist besonders beim gelehrten Stand die Krankheit häufiger und schwerer zu heilen, bei dem weiblichen Geschlecht gelingt die Heilung öfter* [24]. Auch Laënnec vertrat übrigens vehement die Meinung, dass Frauen häufiger im Zusammenhang mit moralischen Emotionen plötzlich eine Nervenattacke mit Atemnotsanfällen bekämen [26].

Die pathophysiologische Erklärung für einen nervalen Einfluss auf das Asthma war weder in sich schlüssig noch überzeugend. *Eine besondere Affektion der die Eingeweide der Brusthöhle versehenden Nerven hindert periodisch die normale Einwirkung derselben auf das Respirationsgeschäft. ... Mit diesem entwickelt sich hydropische Zersetzung des Bluts, dessen Mischung von dem Atemholen so sehr abhängig ist. Daher rührt offenbar die genaue Verwandtschaft dieser Krankheit mit der Brustwassersucht. Man könnte sagen, die krampfhafte Engbrüstigkeit sei das erste Stadium der Brustwassersucht. Auch haben ihre Zufälle so viel Ähnliches, daß man oft nicht im Stande ist, mit Gewissheit zu bestimmen, ob schon Brustwassersucht eingetreten ist oder nicht* [24]. Hier wurde also noch Einiges durcheinandergebracht, was man eigentlich schon als geklärt betrachtet hatte. Die Brustwassersucht ist Folge einer Herzinsuffizienz und hat primär nichts mit Asthma zu tun. Aber genau das war das Problem: man konnte das „Herzasthma" vom „bronchialen" Asthma allein über die Symptomatik nicht sicher unterscheiden.

Anfang des 20.Jahrhunderts entsprach die Pathophysiologie des Asthmas in Teilen zwar unserer heutigen Auffassung, wenngleich nicht spekulationsfrei. *„Das Bronchialasthma besteht in Anfallen von starker Atemnot mit besonderer Erschwerung der Ausatmung und beruht auf einer durch nervöse Einflüsse hervorgerufenen plötzlichen*

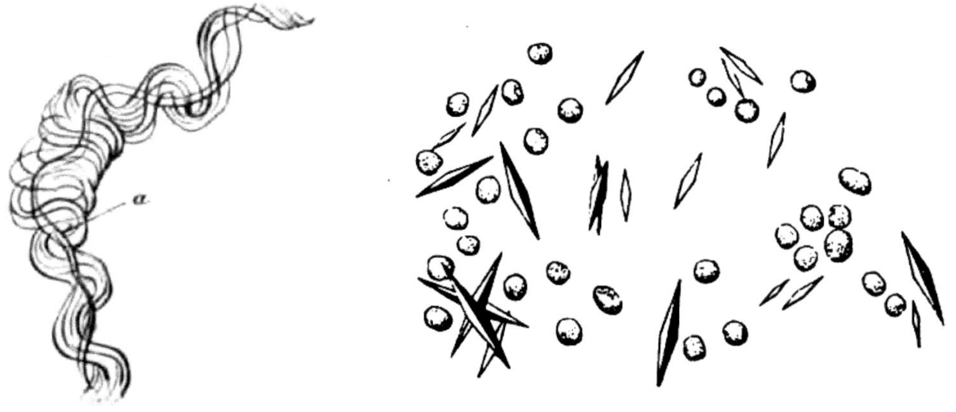

Abbildung 220: Curschmannsche Spirale (links) und Leydensche Krystalle (rechts)

Hyperämie und Schwellung der Bronchialschleimhaut mit Absonderung eines sehr zähen Schleimes und mit sekundärem Bronchialmuskelkrampf" [27]. Dornblüth (1895) und Lenharzt (1899) haben eine recht gut nachvollziehbare Zusammenfassung über die ursächlichen Faktoren beim Asthma publiziert [27,30]. Von Trousseau und Biermer wurde der Bronchialmuskelkrampf, von Wintrich und Bamberger der krampfhafte Zwerchfelltiefstand, von Leyden die Anwesenheit der sog. Asthmakrystalle, und von Curschmann das zähe, aus spiraligen Schleimfäden bestehende Sekret (Bronchiolitis exsudativa) als das primär Krankmachende angesehen (Abb. 220). Für die „nervöse" Ursache wurden Erblichkeit, Rachitis oder eine durch andere schwächende Einflüsse hervorgerufene neuropathische Beschaffenheit angenommen, auf deren Boden wiederum Bronchialkatarrhe und chronische Entzündungen der Nase und Nasennebenhöhlen entstehen würden. Auslösende Faktoren für Asthmaanfälle könnten Alkoholismus, Schwangerschaft, Uterusleiden, bestimmte Gerüche, Gemütsbewegungen oder auch Einatmungen von Heupollen sein [27].

Auch Laënnec hat einerseits die Meinung vertreten, dass es das eigenständige krampfhafte Asthma gibt, andererseits aber betont, dass die häufigste Ursache von Dyspnoe, wenn sie den Schweregrad eines Asthmas erlangt, ein trockener Katarrh sei und als Folge dann ein Lungenemphysem entstehe [26]. Heute ist gesichert, dass das Lungenemphysem keine typische Folge des Asthmas ist, auch wenn sich diese Vorstellung bei der Mehrzahl der Ärzte noch bis in die 80er Jahre des letzten Jahrhunderts gehalten hat. Dass Laënnec von einem trockenen Katarrh als Ursache des Asthmas sprach, bewies, dass er die Symptomatik genau beobachtet hatte, denn das Asthma beginnt in der Tat häufig mit einem trockenen Husten, was aber mit einer Hyperreaktivität auf dem Boden entzündlicher Vorgänge in der Schleimhaut der

Atemwege und nichts mit bakteriellen Infekten zu tun hat, sodass demnach auch jede Antibiotikatherapie sinnlos ist.

3.2.3 Der bunte Reigen von Behandlungsmaßnahmen – Zur Nachahmung nicht geeignet!

Zur Zeit von Hippokrates bestand die Vorstellung, dass die asthmatische Atemnot dadurch entstehe, dass Säftekondensate aus dem Gehirn in die Lunge herabfließen und hier zu einer Verengung der Atemwege führen. Eine Therapie dieses Leidens musste sich also entweder auf die Schleimansammlung im Gehirn erstrecken oder die Atemnot vor Ort lindern. Entsprechend der „Humoralpathologie" waren „reinigende" Maßnahmen wesentliche Bausteine der Therapie. „Reinigen" erfolgte mit Abführen, Erbrechen, Schwitzen, Harnlassen und vor allem mit Aderlässen, evtl. auch mit Schröpfen oder Blutegeln. Wichtig waren ferner diätetische Empfehlungen (wenig essen, Unverträgliches meiden) und physikalische Maßnahmen. Eine Arznei für das Asthma wurde nur einmal erwähnt: pulverisierter Schwefel, Kardamom, Gartenraute und Kümmel, alles in Wein aufgelöst, sollte nüchtern getrunken werden. Ganz allgemein, also bei jeder Form von Krankheit, gab es die Empfehlung Senf, die Pfeiffenblume Aristolochia, Raute und das Würzkraut Ysop (mit Salbei und Thymian verwandter Lippenblütler) anzuwenden. Aus der späteren, aber auch vorchristlichen Zeit wurde noch zu einer Zubereitung von Schaben mit Honig und Harz geraten [31].

Im 1. Jahrhundert n. Chr. hat der griechische Arzt Pedanios Dioskurides ein Buch über Arzneistoffe geschrieben, in dem etwa 1.000 Arzneien und fast 5.000 medizinische Anwendungen beschrieben werden: „De materia medica" [17]. Das Buch wurde in alle Sprachen der damaligen Welt übersetzt und war für eineinhalbtausend Jahre der Standard der Arzneimittellehre. In der „Materia medica" des Dioskurides wurden natürlich auch zahlreiche Mittel aufgeführt, die einen günstigen Einfluss auf die „Engbrüstigkeit" haben sollten, nachfolgend eine Auswahl ohne Wertung.

- Kankamon, ein widrig schmeckendes Harz eines arabischen Baums; Mandelöl, flüssiges Pech mit Honig
- Naphtha (Erdöl, Wirksubstanz in Mottenkugeln, wurde bereits 600 v. Chr. in Babylon zum Straßenbau verwendet)
- reife Feigen
- gekochter Wegerich
- Meerzwiebel mit Honig als Leckmittel
- der extrem bitter schmeckende Baumpilz Agarikon
- die Rhapontik (sibirische Rhabarber)-Wurzel (heute ein apothekenpflichtiges Arzneimittel mit Östrogenwirkung)

- die Pfeifenwurzel Aristolochia, (heute wegen Gesundheitsrisiken als Arzneimittel im Handel nicht erlaubt)
- das Bienenkraut Hysop (auch als Wein), das bei Ratten tödliche Krämpfe auslösen kann
- das Bohnenkraut Satureja
- Galbanum, das Harz eines syrischen Strauchs
- Ammoniakgummiharz
- der gewöhnliche Andorn
- das Fieberkraut Parthenium
- der Stinkstrauch Anagyris
- der Frauenhaarfarn Adiantum
- Thapsia (oder „Böskraut“) mit „reinigender“ Wirkung
- Pechwein aus Teer und Most
- Wachholderharz Sandaracha
- Schwefel (entweder mit Ei oder durch Räucherung)

Alle diese Mittel waren und sind jedoch keinesfalls spezifische Heilmittel gegen Asthma; sie wurden in gleicher Weise auch bei zahlreichen anderen Gesundheitsstörungen empfohlen, sind in großen Teilen gesundheitsschädlich und dürfen deswegen heute nicht mehr vermarktet werden.

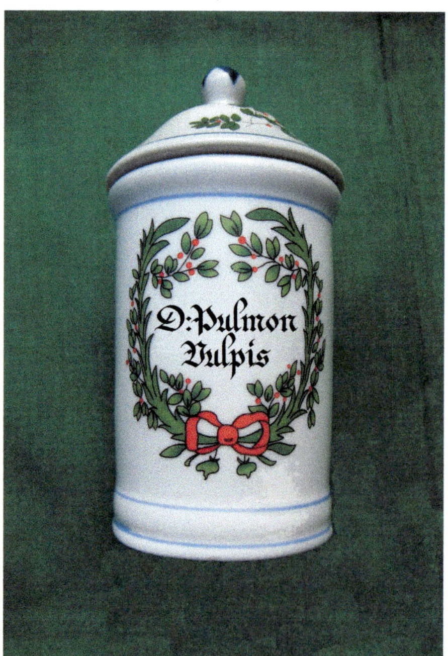

Abbildung 221: Pulver aus getrockneter Fuchslunge

Eine etwas eigenartige Empfehlung, allerdings mit Langzeitwirkung, stammt von Aulus Cornelius Celsus. Er empfahl, trockene, pulverisierte Fuchslunge zu einem Getränk zuzubereiten oder Fuchsleber so frisch als möglich in einem nicht „irdenen“ Gefäß zu braten. Die Therapie mit der Fuchslunge (Abb. 221) hielt sich über lange Zeit: Dioskurides und Galen verwandten sie gedörrt. Sie war bis zum 16. Jahrhundert Bestandteil des *„Looch de Pulmone Vulpis Mesue“*, und als Spezifikum bei Asthma in der *„Pharmakopöe Württemberg 1741“* gelistet, eines der umfangreichsten Werke der damaligen Zeit (Abb. 222) [19]. Zur Präparierung wurde die Fuchslunge mit wermuthhaltigem Wein gekocht und dann getrocknet.

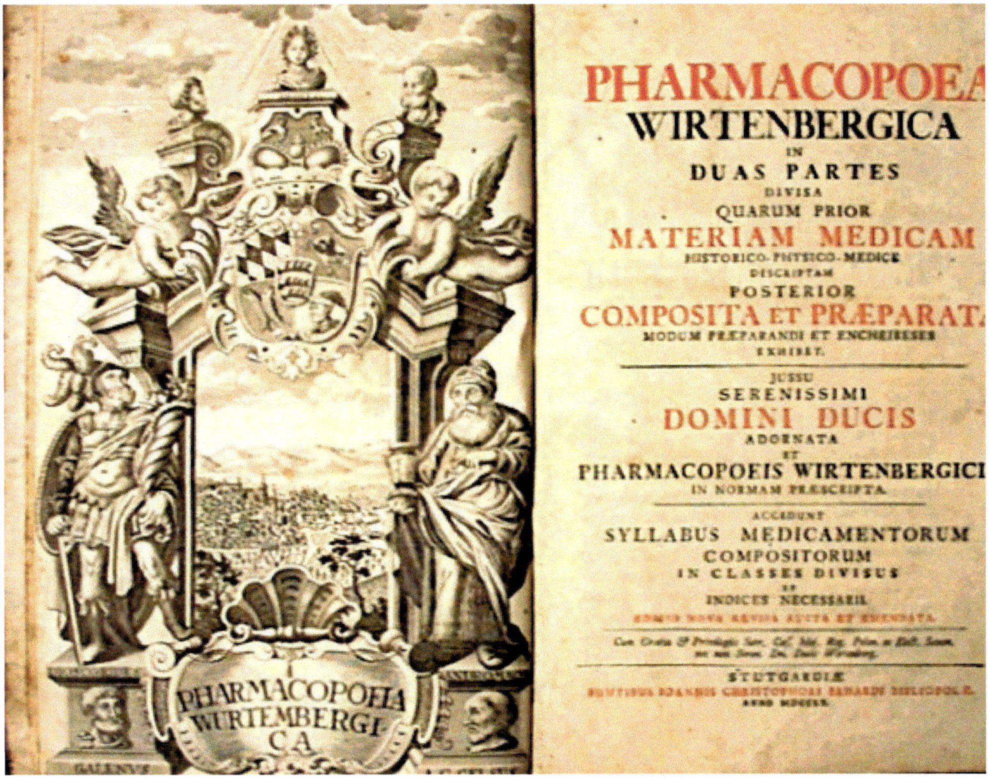

PHARMACOPOEA
WIRTENBERGICA
IN
DUAS PARTES
DIVISA
QUARUM PRIOR
MATERIAM MEDICAM
HISTORICO-PHYSICO-MEDICE
DESCRIPTAM
POSTERIOR
COMPOSITA ET PRÆPARATA
MODUM PRÆPARANDI ET ENCHEIRESES
EXHIBET.
JUSSU
SERENISSIMI
DOMINI DUCIS
ADORNATA
ET
PHARMACOPOEIS WIRTENBERGICI
IN NORMAM PRÆSCRIPTA.
ACCEDUNT
SYLLABUS MEDICAMENTORUM
COMPOSITORUM
IN CLASSES DIVISUS
ET
INDICES NECESSARII.
STUTGARDIÆ

PHARMACOPOEA
WIRTEMBERGICA

Abbildung 222: Pharmacopoea Wirtenbergica 1741

Seltener wurde zur Therapie der Engbrüstigkeit im 16. bis 18. Jahrhundert in einzelnen Taxen und Pharmakopöen anstatt der Fuchslunge auch die Hirschlunge, Pulmo Cervi, angegeben [22]. In der „Deutschen Encyclopädie" von 1785 wurde die Fuchslunge als *„ekelhaftes, kraftloses, dennoch bei Brust- und Lungenkrankheiten gerühmtes Mittel"* bezeichnet [21].

„Was die Heilung dieses Übels angeht, so kann dieselbe auf keine andere Art geschehen, als daß die Materie, welche die zum Athemholen bestimmte Werkzeuge reitzt oder verstopft, weggeschafft wird. In dem ersten Fall dienen versüssende und abführende, in dem andern stark auflösende Mittel. Die Purgir- und Brechmittel und Harntreibende Arzneyen, z. E. unter den letztern die spanische Fliegenessenz; unter den auflösenden Medikamenten das Ammoniackgummi und Meerzwibelhonig, so wie auch äußerlich Blasenplaster sind daher sehr zu empfehlen. Wann bloße Krämpfe die Ursache des Uebels sind, so sind Fontanelle, Haarseile, Mohnsaft und erweichende Dämpfe sehr nützlich.

Ist Vollblütigkeit da, so muß zur Ader gelassen werden. Bey der Gattung der Engbrüstigkeit, welche von den Bleydünsten entsteht, ist warm Milch, nebst fetten und öligen Speisen zuträglich. Bringen zurückgetriebene Blattern und Masern Ausschläge dasselbe hervor, so braucht man den Salmiakgeist mit gutem Erfolg. In jedem Fall sind aber versüßte mineralische Säuren und Syndenhams flüssigen Laudanum mit Nutze zu gebrauchen" [2].

Zu allen Zeiten – auch in unserer so aufgeklärten Zeit – halten sich in der Volksmedizin die althergebrachten Empfehlungen meistens wesentlich länger als in der wissenschaftlich orientierten Medizin. Nachfolgend eine Kostprobe der Maßnahmen für die Therapie des Asthmas, die 1838 von dem Fürstlich Waldeckschen Hofrathe und Professor der Medicin in Göttingen, Dr. Johann Friedrich Osiander (1787–18559) in der 3. Auflage als Volksmedizin zusammengetragen worden sind [18]:

15) *Asthmatische verschaffen sich oft durch Tabackrauchen große Erleichterung; es befördert den Auswurf und hebt den Brustkrampf. Die Morgenpfeife ist ihnen gewöhnlich bald unentbehrlich, indem sie ihre Brust dadurch jedes Mal erleichtert fühlen. Alte Männer, auch Frauen, zumal unter den Bauern im nördlichen Deutschland, kennen, wenn sie an ihrem s.g. Dumpfen leiden, kein größeres Labsal als eine Pfeife Taback. Während fast jeder andere Rauch die Kurzathmigkeit vermehrt, mindert sie der narkotische Tabacksrauch.*
16) *Auch der Kaffee ist ein vorzügliches Mittel gegen asthmatische Beschwerden. Pringle empfahl ihn zuerst gegen die periodische Engbrüstigkeit, und Musgrave und Pereival bestätigten die günstige Wirkung. Man läßt ihn frisch brennen und mahlen, und alle viertel oder halbe Stunde eine Tasse von 2 Loth nehmen.*
17) *Fuchsleber und Fuchslunge kommen bei Celsus als Mittel gegen Asthma vor. Die Leber soll man getrocknet pulvern und dem Getränk beimischen; die Lunge frisch gebraten essen.*
19) *Trockene Schröpfköpfe, in die Magengegend oder auf den Rücken gesetzt, wirken durch Gegenreiz ableitend bei krampfhafter Engbrüstigkeit.*
21) *(Die Brust- und Magengegend, die Hände und Füße...) Mit Brennnesseln peitschen (Urticatio) gegen Brustbeklemmung.*
24) *Um schnelle Ableitung zu bewirken, bei Erstickung drohender Brustbeklemmung, dient ein mit Pfefferpulver bestreutes Pechpflaster;*
25) *oder ein Senfteig (Senfmehl und Essig), auf die Brust gelegt.*
26) *Seidelbast, anhaltend auf beiden Armen getragen, bekommt oft Asthmatischen sehr gut.*

Nach Laënnec war das periodische Asthma üblicherweise das Ergebnis von verschiedenen organischen und nervösen Ursachen. Deswegen konnte nur eine genaue Analyse dieser verschiedenen Faktoren zu einer rationalen Therapie führen. Besonders schwierig war es jedoch, den Einfluss der Nerven günstig zu beeinflussen: Wie in allen nervösen Affektionen war nichts variabler als der Effekt von Arznei: Was vielen geholfen hat, wirkt plötzlich bei dem einen nicht, und selbst bei derselben Person kann eine Arznei einmal hervorragend helfen und das andere Mal wirkungslos bleiben [26]. Aus diesem Grund war es unumgänglich, sukzessiv verschiedene und manchmal sehr unterschiedliche Mittel auszuprobieren.

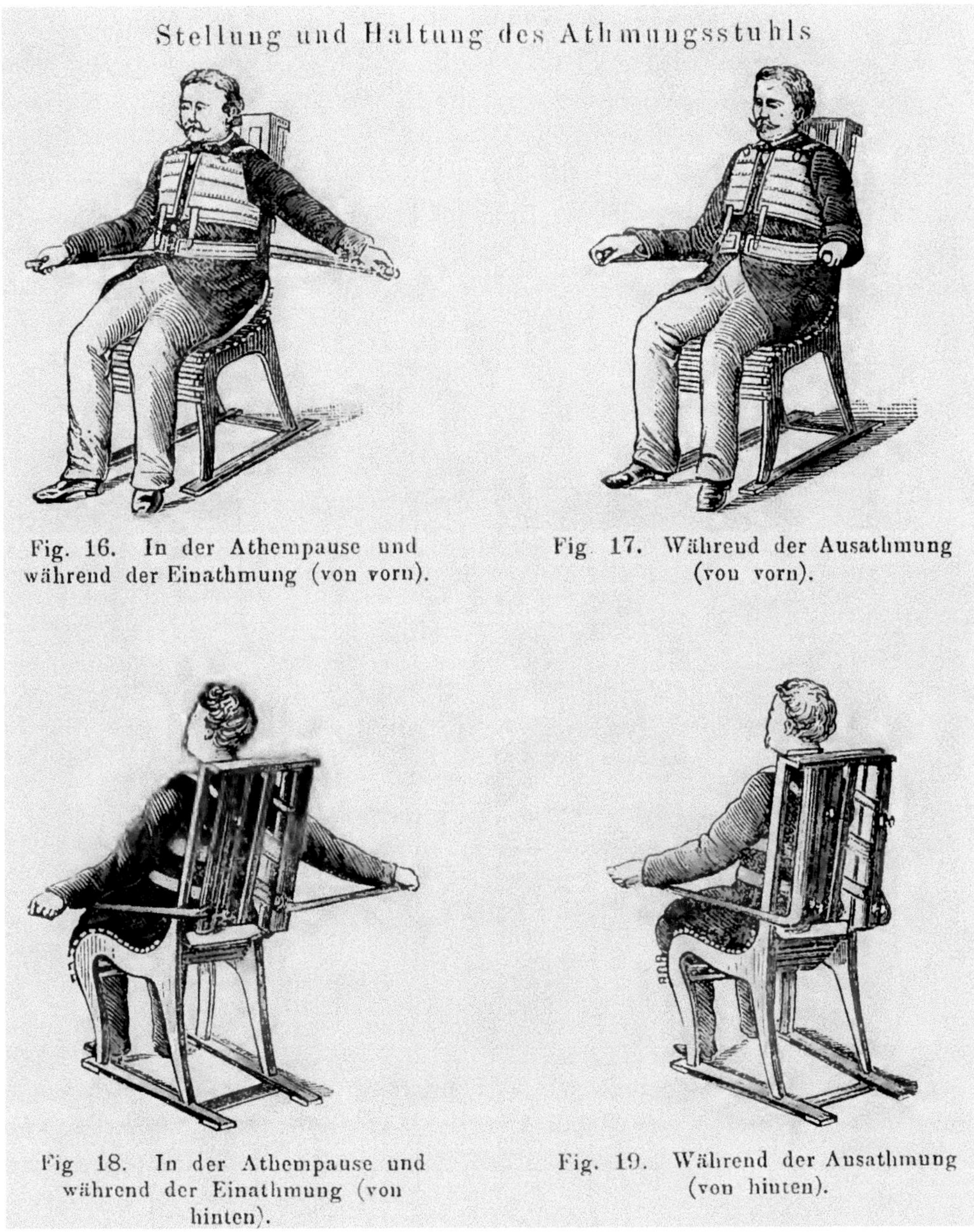

Abbildung 223: Athmungsstuhl nach Rossbach

Man hat früh erkannt, dass die Atmung bei einem Asthmaanfall besonders bei der Ausatmung behindert war. Verständlicherweise gab es deswegen zahlreiche Versuche, die Ausatmung durch mechanische Hilfen zu unterstützen. Die diesbezüglichen Erfindungen und Maßnahmen waren eindrucksvoll: Ausatmung gegen Handflächendruck auf Brust- und Bauchwand 2–3mal tgl. je 20–30mal; oder Einatmung komprimierter Luft und Ausatmung in verdünnte Luft hinein mit Waldenburgs pneumatischem Apparat oder Mayr-Geigels Schopfradventilator, oder Rossbachs Atmungsstuhl (Abb. 223) oder auch Traubs Kompressionsapparat [32]. Man ging so weit, dass man dem armen Kranken zur „Erleichterung" der Ausatmung einen Mehlsack auf den Rücken legte (Abb. 224), ein fataler Fehler, wie man heute weiß. Wird bei der Ausatmung bei Asthmatikern Druck von außen angewendet, kommt es durch Kompression der kleinen Atemwege zu einer weiteren Verengung der Bronchien, man erreicht also das glatte Gegenteil.

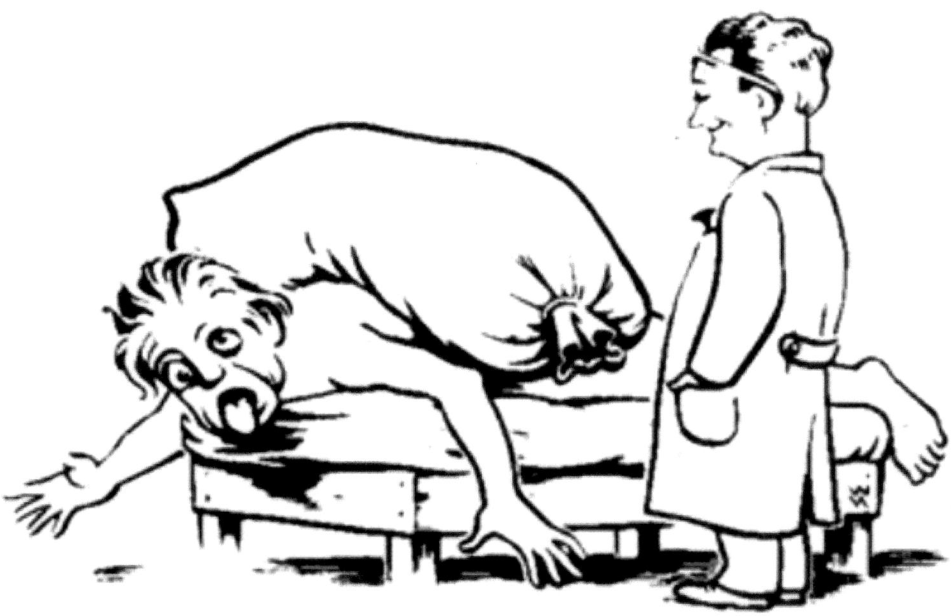

Abbildung 224: Mehlsack als Ausatmungshilfe

Ein ganz wesentliches Element der auf Hippokrates zurückgehenden und bis in die Neuzeit hineinreichenden Medizin waren Versuche, schlecht beeinflussbare Schmerzen an eine Stelle „hinüberzuziehen", an der sie dann besser erreicht wurden und möglicherweise dann auch behandelbar waren. Eine ganz wichtige Maßnahme stellten dabei die „Zugmittel" dar, mit denen beispielsweise die Engbrüstigkeit von der Lunge weg hin zu einer anderen Körperregion gezogen werden sollte. 1789 hat Joseph

Klaudius Rougemont die wichtigsten Zugmittel (ätzendes Blasenpflaster oder auch Fliegenpflaster) der damaligen Zeit bei Asthma zusammengestellt [20].

Der „Ausleerung der reizenden Schärfe", d. h. der Befreiung des Körpers von den bösen Säften, diente das Anlegen von Fontanellen an Armen und Füßen, ein weiteres Behandlungskonzept auch beim Asthma. Bei den „Fontanellen" handelte es sich um künstlich – zumeist mit Brenneisen beigebrachte – Geschwüre, die über längere Zeit eitern sollten, wobei mit dem Eiter dann auch die „bösen Säfte" aus dem Körper des Kranken wichen. Floyer hat berichtet, dass der englische König Wilhelm III. durch eine Kanonenkugel an der Schulter verletzt war und – als die Wunde später zu eitern begonnen hatte, war er von *„allem Ungemach seiner Engbrüstigkeit frey geblieben"* [35]. Derartige königliche Vorfälle haben der Anwendung von Fontanellen als Empfehlung sicher geholfen, das dürfte aber nicht für eine weitere Indikation zutreffen, bei der Fontanellen *„bisweilen als Conservierungsmittel eines guten Teints von Frauen"* benutzt wurden [36].

Zur Begründung für die Anwendung des Brenneisens und das Anlegen der Fontanellen ist bei Hippokrates zu lesen: *„Was Arzneien nicht heilen, heilt das Eisen, was das Eisen (Messer) nicht heilt, heilt das Feuer, was das Feuer nicht heilt, ist unheilbar".* (Abb. 225) zeigt einen an einen Pfahl gelehnten Jüngling, der 4 Brandmale aufweist: 2 etwa in Höhe des Zwerchfells und 2 über dem Oberbauch. Zusätzlich ist das Brenneisen auch im Bereich der Zwischenrippenräume angesetzt worden. *„Eins der vornehmsten Mittel, die Lungen zu stärken, sie von stockenden Feuchtigkeiten zu befreien, ist die Anbringung des Feuers auf die verschiedenen Theile des Körpers"* [20]. Offensichtlich nicht ganz gelöst war die Frage, welche zu brennenden Körperstellen für welche Krankheiten infrage kamen: die einen bevorzugten den Kopf, andere die Arme, wiederum andere empfahlen 15 verschiedene Stellen der Brust. Ziel der Unternehmungen war, die asthmatischen Beschwerden in eine Brandwunde an der Oberfläche des Körpers hineinzuziehen, d. h. ein nicht oder schwer behandelbares inneres Leiden sollte durch die leichter zu behandelnde Hautverletzung infolge des Brennens ersetzt werden.

Natürlich sind heute jegliche Formen von „Brennen" und natürlich auch die Instrumente dafür nicht mehr existent. Aber so ganz hat man das Behandlungsprinzip der „Ableitung" in einer sich „traditionell" bezeichneten Medizin nicht verlassen. Baunscheidtismus, Moxibustion oder Segmenttherapie heißen die Formen einer Alternativmedizin, die die Haut und ihren Bezug zu den inneren Organen in den Mittelpunkt stellt. Und so kommt es, vermutlich aber nur in Einzelfällen, auch heute noch vor, dass blasenziehende Pflaster (beschichtet mit zerstoßenden Spanischen Fliegen) z. B. bei der Lungenentzündung eingesetzt werden.

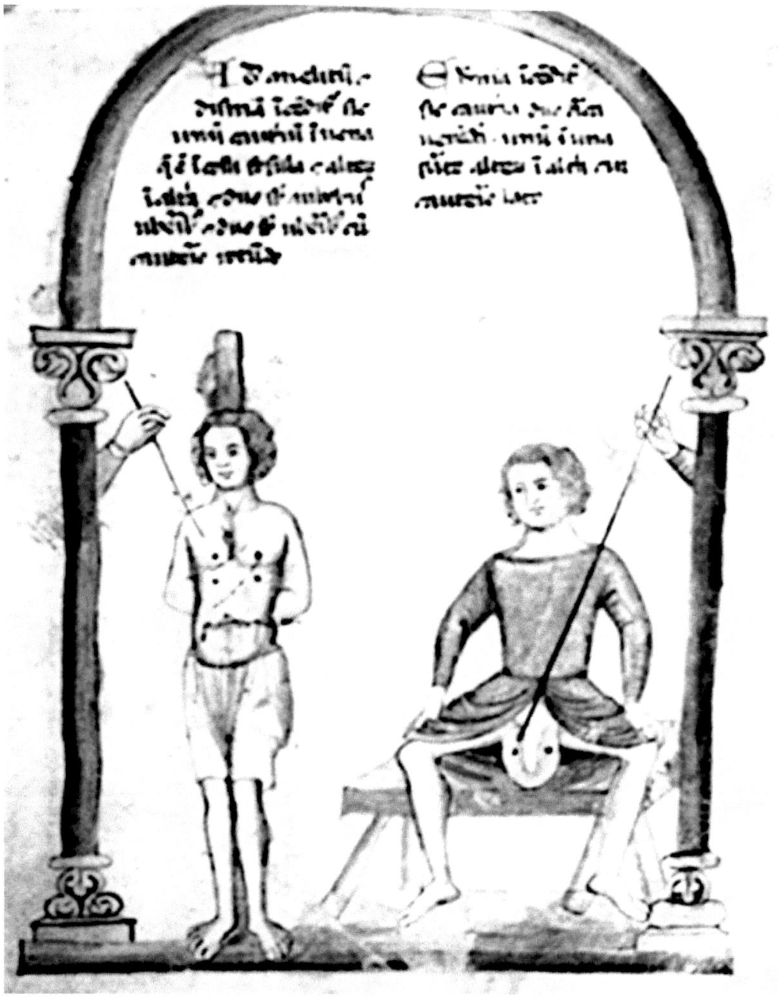

Abbildung 225: (links): Kauterisierung auf der Brust bei Asthma.

Bis Mitte des 19.Jahrhunderts waren sich die meisten Autoren einig, dass während eines Asthmaanfalls Atemnotsymptome unzweideutig auf eine Congestion (Blutstau) hinwiesen, und dass deshalb ein Aderlass zu den ersten Maßnahmen bei einem Asthmaanfall gehörte [8]. Dies hatte auch bereits Hippokrates so gesehen und empfohlen, unbedenklich sogleich zur Ader zu lassen, wenn die Atmung stockte. Zur Minderung des Blutstaus kamen neben dem Aderlass auch Methoden infrage, die das Blut aus dem Körperinneren in die Extremitäten abzuleiten in der Lage waren, wie z. B. Hand- und Fußbäder, Umschläge um die unteren Gliedmaßen mit Senfteig, aber auch Ligaturen an den Extremitäten, um das Blut zurückzuhalten. An Arzneien für einen Asthmaanfall wurden vor allem krampflösende Substanzen eingesetzt, dazu gehörten

Ysop (Hyssopus officinalis), Opium, Asa foedida (Stinkasant oder auch Teufelsdreck), Moschus, und Äther.

Gegen Ende des Anfalls wurden dann auch Oxymel (Mischung aus Honig und Essig) oder Kermesbeeren empfohlen [8]. Gerühmt wurden schließlich Nachtschattengewächse wie Belladonna, Hyoscyamus und der Stechapfel (Datura stramonium) entweder oral oder inhalativ appliziert z. B. mittels Rauchens in einer Pfeife. Und es gab zweifelsfrei noch viele weitere Substanzen, denen eine positive Wirkung auf die Beherrschung eines Asthmaanfalls zugeschrieben wurden, offensichtlich wurde alles ausprobiert, was neu war.

Es gab Vertreter in der Ärzteschaft, die die Ursache des Asthmas in einem „gesteigerten Lufthunger“ sahen. Vor diesem Hintergrund empfahl René Laënnec 1824 Narkotika, vor allem Opium, einzusetzen, um den Lufthunger zu stillen. Er schrieb: *„Alle diese Arzeneien erscheinen nützlich und wir müssen manchmal eine nach der anderen durchprobieren; wichtig ist, dass sie alle frisch zubereitet werden“* [25]. Laënnec stellte sich vor, dass man zur Verminderung der Atemnot den Atemantrieb reduzieren müsse und hatte dabei den Winterschlaf verschiedener Tiere zum Vorbild. Und tatsächlich konnte Guiseppe Mangili bei einem Murmeltier nachweisen, dass das Volumen der Atmungsluft im Winterschlaf nur etwa 1/100 des sonst erforderlichen Luftvolumens betrug [33,34].

Bei allen Behandlungsmethoden und Behandlungsbemühungen der Asthmakrankheit erkennt man recht deutlich, dass bis vor gut hundert Jahren hinsichtlich der Ursachen (Ätiologie) und der Entwicklung (Pathophysiologie) dieser Atemwegs- und Lungenkrankheit keine biologisch begründbaren Fakten bekannt waren. Die Erfolge aller Bemühungen waren demnach entsprechend klein. Die heute von ihren Vertretern propagierte „Erfahrungsmedizin“, die sich bewusst an die Beobachtungen und die vagen Erkenntnissen „aus alten Zeiten“ anlehnt, kann daher auch nicht überzeugen, und ist im Grunde genommen nur ein euphemistischer Begriff der heutigen Zeit. In der Vorzeit der heutigen Medizin blieb vieles aus einfacher Unkenntnis und aus einem religiösen und mystischen Verständnis der Welt verborgen, erst die Neuzeit mit ihrer rationalen und naturwissenschaftlichen Sichtweise konnte die Erfahrungen und Beobachtungen analysieren und Richtiges vom Falschen trennen. Man muss die Irrwege einer Krankheitslehre von den Körpersäften nicht wiederholen, man muss dem Asthmatiker durch einen Aderlass auch nicht die roten Blutkörperchen nehmen, die den lebenswichtigen Sauerstoff tragen, vielmehr muss man bei jeder Erkrankung nach dem „warum“ fragen und sich dann aber auch eingestehen, dass auch heute im 21. Jahrhundert nicht alle Fragen beantwortet werden können.

Kapitel 4

Der Zauberberg und das Watschenkonzert: Kunst und Begabung vom Atem inspiriert

4.1 Tuberkulose und schöpferische Kreativität

Es gibt keine Krankheit des Menschen, die einen so nachhaltigen Niederschlag in der Kunst gefunden hat wie die Tuberkulose, und Künstler verschiedenster Genres haben ihre schöpferische Begabung aus der Erkrankung selbst gewonnen. Die Werke von Thomas Mann mit seinem „Tristan" und dem „Zauberberg" haben dabei in der Auseinandersetzung zwischen dem Gesunden und dem Kranken, zwischen dem Durchschnittlichen und dem Besonderen, zwischen der zu Euphorie und Depression neigenden Geistigkeit des Künstlertums und der kraftstrotzenden Körperlichkeit der gemeinen Bürgerwelt einen ganz besonderen Stellenwert.

In seiner frühen Novelle Tristan, geschrieben 1902, gut 20 Jahre vor dem Zauberberg, beschreibt Thomas Mann die soeben als Tuberkulosepatientin im Sanatorium eingetroffene ätherische Gattin des robusten Kaufmanns Klöterjahn in so unnachahmlicher Weise, dass sie auch heute noch jedem medizinischen Lehrbuch als Fallbeschreibung gerecht werden würde:

> *Die junge Frau litt an der Luftröhre, wie ausdrücklich in dem anmeldenden Schreiben zu lesen stand, das Herr Klöterjahn vom Strande der Ostsee aus an den dirigierenden Arzt von „Einfried" gerichtet hatte, und Gott sei Dank, daß es nicht die Lunge war! Wenn es aber dennoch die Lunge*

gewesen wäre – diese neue Patientin hätte keinen holderen und veredelteren, keinen entrückteren und unstofflicheren Anblick gewähren können als jetzt, da sie an der Seite ihres stämmigen Gatten, weich und ermüdet in den weißlackierten, gradlinigen Armsessel zurückgelehnt, dem Gespräche folgte.

Ihre schönen, blassen Hände, ohne Schmuck bis auf den schlichten Ehering, ruhten in den Schoßfalten eines schweren und dunklen Tuchrockes, und sie trug eine silbergraue, anschließende Taille mit festem Stehkragen, die mit hochaufliegenden Sammetarabesken über und über besetzt war. Aber diese gewichtigen und warmen Stoffe ließen die unsägliche Zartheit, Süßigkeit und Mattigkeit des Köpfchens nur noch rührender, unirdischer und lieblicher erscheinen. Ihr lichtbraunes Haar, tief im Nacken zu einem Knoten zusammengefaßt, war glatt zurückgestrichen, und nur in der Nähe der rechten Schläfe fiel eine krause, lose Locke in die Stirn, unfern der Stelle, wo über der markant gezeichneten Braue ein kleines, seltsames Äderchen sich blaßblau und kränklich in der Klarheit und Makellosigkeit dieser wie durchsichtigen Stirn verzweigte. Dies blaue Äderchen über dem Auge beherrschte auf eine beunruhigende Art das ganze feine Oval des Gesichts. Es trat sichtbarer hervor, sobald die Frau zu sprechen begann, ja sobald sie auch nur lächelte, und es gab alsdann dem Gesichtsausdruck etwas Angestrengtes, ja selbst Bedrängtes, was unbestimmte Befürchtungen erweckte. Dennoch sprach sie und lächelte. Sie sprach freimütig und freundlich mit ihrer leicht verschleierten Stimme, und sie lächelte mit ihren Augen, die ein wenig mühsam blickten, ja hie und da eine kleine Neigung zum Verschließen zeigten, und deren Winkel, zu beiden Seiten der schmalen Nasenwurzel, in tiefem Schatten lagen, sowie mit ihrem schönen, breiten Munde, der blaß war und dennoch zu leuchten schien, vielleicht, weil seine Lippen so überaus scharf und deutlich umrissen waren. Manchmal hüstelte sie. Hierbei führte sie ihr Taschentuch zum Munde und betrachtete es alsdann.

„Hüstle nicht, Gabriele", sagte Herr Klöterjahn. „Du weißt, daß Doktor Hinzpeter zu Hause es dir extra verboten hat, Darling, und es ist bloß, daß man sich zusammennimmt, mein Engel. Es ist, wie gesagt, die Luftröhre", wiederholte er. „Ich glaubte wahrhaftig, es wäre die Lunge, als es losging, und kriegte, weiß Gott, einen Schreck. Aber es ist nicht die Lunge, nee, Deubel noch mal, auf so was lassen wir uns nicht ein, was, Gabriele? hö, hö!" [1].

Noch ahnt die Bourgeoisie in Gestalt des gesunden unreflektierten Kaufmanns Klöterjahn nicht, dass das Künstlertum in Gestalt der zerbrechlich morbiden Gabriele später bei dem vom Hausarzt verbotenen aber geliebten Klavierspiel in die tödliche

Krise gerät: nach einigen Nocturnes von Chopin zuletzt das Sehnsuchts- und Liebesmotiv aus Wagners Oper „Tristan und Isolde".

Streng medizinisch gesehen und von einem sehr viel späteren Zeitpunkt aus betrachtet verdanken wir den „Zauberberg" einer Fehldiagnose. Die Notizbucheintragungen der Mutter von Katia Mann, Hedwig Pringsheim, sprechen vom August 1911 an von *„Lungenreizungen"* und *„Lungenspitzenkatarrh"*: *„Katia sehr elend, abends immer fiebrig"* [2]. Mehrere Ärzte wurden konsultiert, schließlich folgt im März 1912 auf Vorschlag, sicher auch auf Drängen der Mutter die gemeinsame Reise nach Davos. Katia Mann vermerkte in ihren „ungeschriebenen Memoiren": *„Es war ein Lungenspitzenkatarrh, eine verschleppte geschlossene Tuberkulose, aber ich musste verschiedene Male zum Kuraufenthalt ins Hochgebirge. Es bestand keine Lebensgefahr und möglicherweise wäre die Geschichte, wären wir nicht zu Sanatoriumsaufenthalten in der Lage gewesen, von selbst wieder gut geworden"* [3].

Katia Mann hat 1970 dem Davoser Pneumologen Christian Virchow die Röntgenbilder aus dem Waldsanatorium Jessen aus dem Jahr 1912 zur Verfügung gestellt. Es waren drei Bilder, alle technisch einwandfrei und gut zu beurteilen und sie enthielten, auch im Vergleich zu der sehr viel späteren Übersichtsaufnahme Katia Manns von 1967, keine Hinweise auf einen entzündlichen, und schon gar nicht auf einen tuberkulösen Prozess [4]. Die Ärzte Katia Manns, sowohl im Flachland als auch in den Höhen, haben geirrt, gottlob. Bei medizinisch korrekter Einschätzung der Krankheitssymptome und -befunde, hätte Katia Mann nie ins Waldsanatorium gehen müssen, Thomas Mann hätte ihr im Mai/Juni 1912 für knappe vier Wochen in Davos nicht Gesellschaft leisten müssen, der „Zauberberg" wäre wohl nie geschrieben worden.

Thomas Mann begann den „Zauberberg" im September 1913, er beendete ihn im November 1924, nach 12 Jahren und tausend Seiten (Abb. 226). Zunächst firmierte die Geschichte als „Davoser Novelle" und sie sollte nach den Absichten des Dichters *„nichts weiter sein als ein humoristisches Gegenstück zum ‚Tod in Venedig', ein Gegenstück auch dem Umfang nach, [...] ein Satyrspiel zu der tragischen Novelle, die ich eben beendete. Ihre Atmosphäre sollte die Mischung von Tod und Amüsement sein, die ich an dem sonderbaren Ort hier oben erprobt hatte. Die Faszination des Todes, der Triumph rauschhafter Unordnung über ein der höchsten Ordnung geweihtes Leben, die im „Tod in Venedig" geschildert ist, sollte auf eine humoristische Ebene übertragen werden. Ein simpler Held, der komische Konflikt zwischen makabren Abenteuern und bürgerlicher Ehrbarkeit, soweit ging mein Vorsatz. Der Ausgang war ungewiss, würde sich aber finden [...]* [5].

Thomas Manns simpler Held war Hans Castorp. Er reiste *„im Hochsommer von Hamburg, seiner Vaterstadt, nach Davos-Platz im Graubündischen"*, betrat gesund den „Zauberberg", dieses hermetische „Internationale Lungensanatorium Berghof" mit

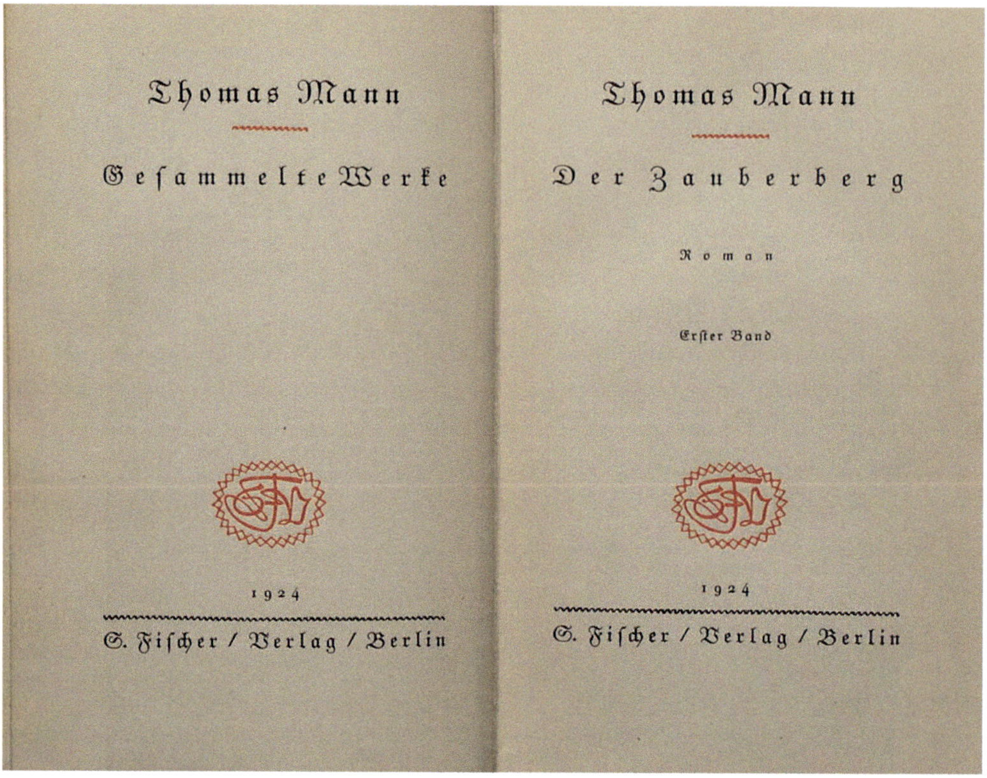

Thomas Mann

Gesammelte Werke

1924

S. Fischer / Verlag / Berlin

Thomas Mann

Der Zauberberg

Roman

Erster Band

1924

S. Fischer / Verlag / Berlin

Abbildung 226: Erstausgabe „Der Zauberberg“, 1924

seiner von Luxus und Todesverfallenheit geprägten Lebensart, und durchwanderte, dort krankwerdend, einen 7-jährigen Entwicklungs- und Bildungsweg, der ihm schließlich Zugang zu nie zuvor erahnten geistigen Perspektiven ermöglicht (Abb. 227, 228).

Thomas Mann schreibt: *„Der junge Castorp ist ein simpler Held, ein Hamburger Familiensöhnchen und Durchschnitts-ingenieur. In der fieberhaften Hermetik des Zauberberges aber erfährt dieser schlichte Stoff eine Steigerung, die ihn zu moralischen, geistigen und sinnlichen Abenteuern fähig macht, von denen er sich in der Welt, die immer ironisch als das Flachland bezeichnet wird, nie hätte etwas träumen lassen."*

Der geistige Horizont des Hans Castorp zeichnete sich bei einer ihm gestellten Frage ab, ob, wenn Krankheit der Urgrund des Schöpferischen ist, das Kranke an sich schon schöpferisch sei, also auch ungebildete und dumme Tuberkulöse produktiv werden könnten. Thomas Mann lässt Castorp sagen: *„Krank und dumm – mich mutet es ganz eigentümlich an, wenn einer dumm ist und dann auch noch krank. Man denkt, ein dummer Mensch muß gesund und gewöhnlich sein und Krankheit muß den Menschen fein* *und klug und besonders machen.*" Und an anderer Stelle heißt es: „*...das Leben ist nicht zimperlich und man mag wohl sagen, daß schöpferische, geniespendende Krankheit, die hoch zu Roß die Hindernisse nimmt, in kühnem Rausch von Fels zu Felsen springt, ihm tausendmal lieber ist, als die zu Fuße latschende Gesundheit.*"

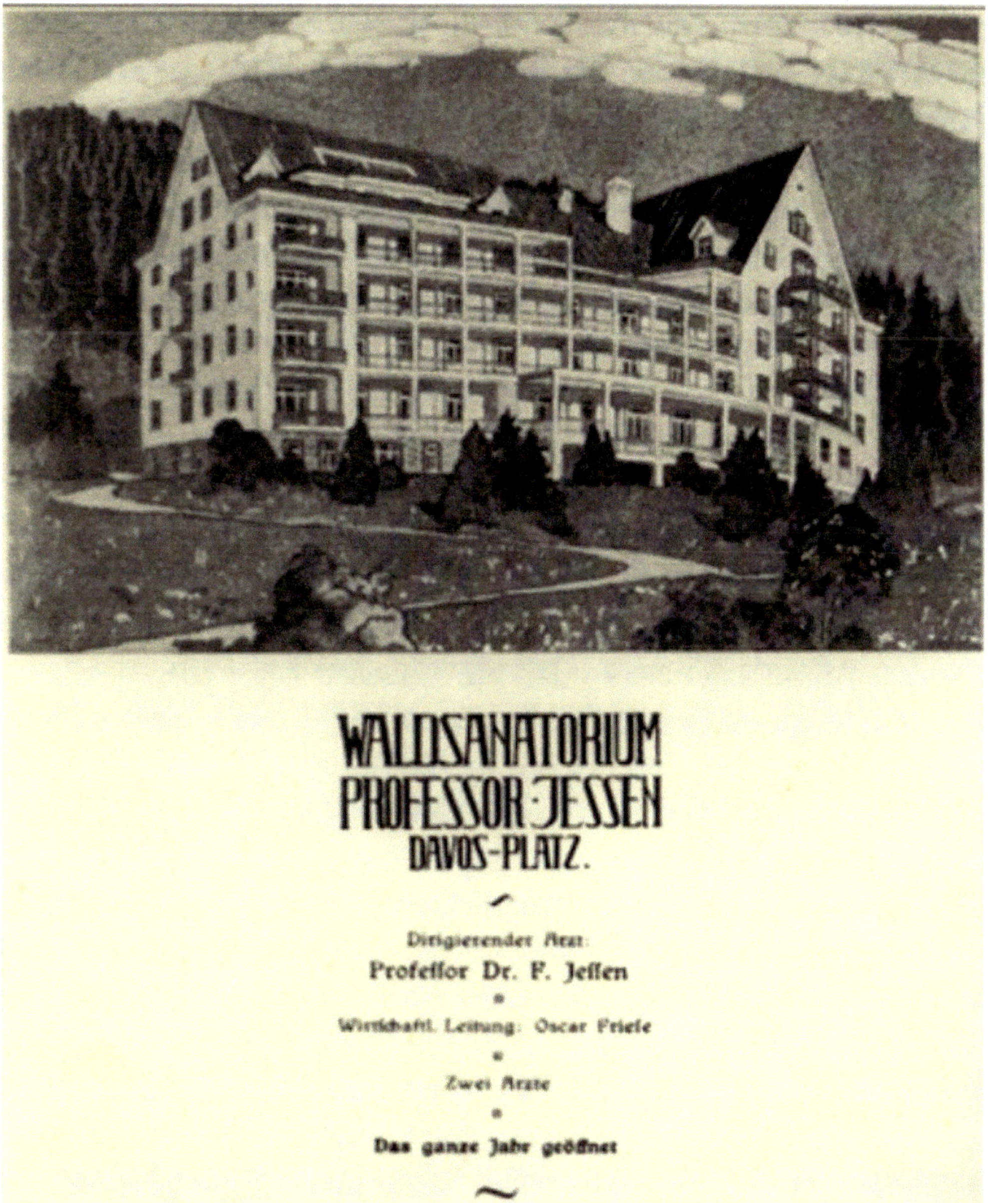

Abbildung 227: Das „Internationale Sanatorium Berghof" (Waldsanatorium Dr. Jessen)

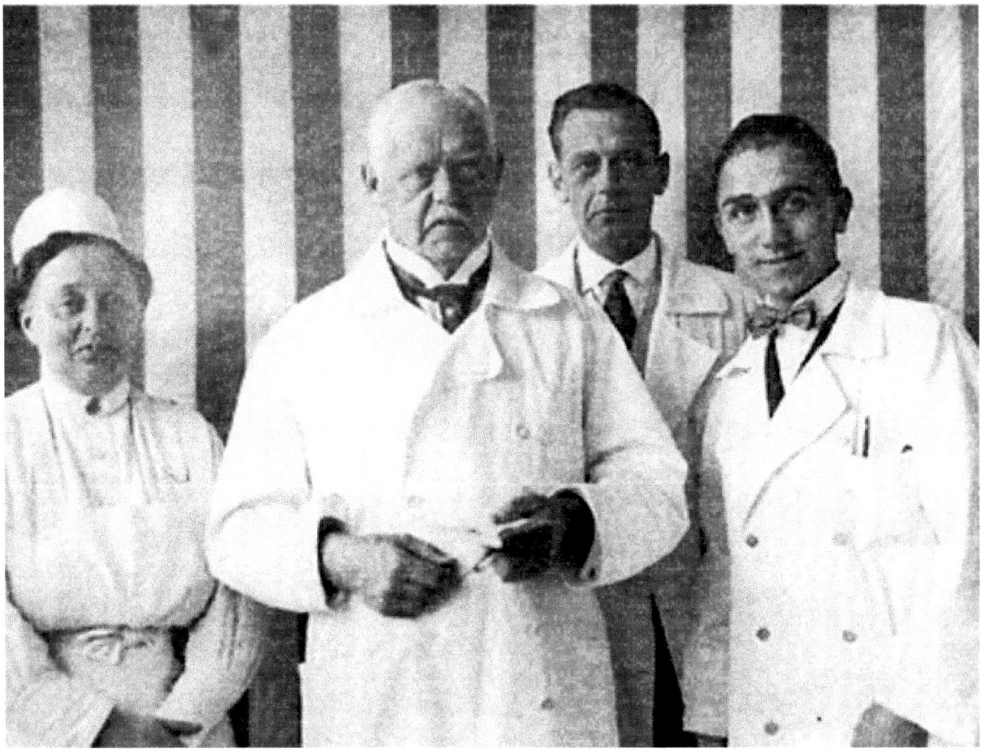

Abbildung 228: Der „Hofrat" Dr. Fritz Jessen (behandelnder Arzt von Katia Mann) und sein Team

Krankheit wird im „Zauberberg" Thomas Manns damit nicht als Unheil, sondern als Impuls für ein Freiwerden aus dem Körperlichen definiert, Krankheit ermöglicht also die Erhebung über die Alltäglichkeit und die Erschließung des Geistigen. Und so ist am Ende Krankheit nicht nur ein möglicher Katalysator, sondern Grundlage für das Schöpferische im Menschen an sich. Verglichen mit der nur Furcht einflößenden Negativdefinition von Krankheit in der heutigen Zeit ist das immer wiederkehrende Motiv des „Zauberberges" demnach die Positivvariante und damit durchaus eine bereichernde, in jedem Fall aber eine nachdenkenswerte Alternative.

Man würde weder der Weltliteratur noch ihren geistigen Urhebern gerecht, würde man die Tuberkulose ausschließlich oder vorrangig mit dem Namen Thomas Mann verknüpfen. Für Dichtungen mit Tuberkulosehintergrund gibt es zahlreiche und sehr bedeutende Werke, und ohne den Anspruch auf Vollständigkeit seien die nachfolgenden Beispiele genannt.

Alexandre Dumas der Jüngere (1824–1895) schrieb 1848 den Roman „Die Kameliendame", eine teilweise autobiographische Geschichte seiner Begegnung mit der Modistin und Kurtisane Marie Duplessis, die zu früh und zu jung an der Lungentuberkulose stirbt. Die „Kameliendame" sorgte nicht nur auf der Theaterbühne und später im Film

(u. a. in einer Verfilmung mit Greta Garbo) für Furore, sondern gelangte vor allem durch das Textbuch für Verdis Oper „La Traviata“ zu nachhaltigem Weltruhm.

Der Tod seiner Brüder Dmitrij und Nikolai an der Lungentuberkulose war für Leo Tolstoi (1828–1910) einer der Gründe für seine tiefe und seine Romane prägenden Auseinandersetzung mit dem Sterben (Abb. 229). Neben der Thematisierung der Tuberkulose in „Anna Karenina“ beeindruckt besonders seine Beschreibung der tuberkulösen Fürstin von Schirkino in seiner Erzählung „Drei Tode“ (1859) [6].

„Die Dame hielt die Hände im Schoß gefaltet, hatte die Augen geschlossen und wiegte sich schwach in den Kissen, die man ihr hinter den Rücken geschoben hatte; sie hüstelte hohl mit geschlossenem Mund, wobei sie jedesmal das Gesicht verzog. Auf dem Kopfe trug sie ein weißes Nachthäubchen und darüber ein leichtes hellblaues Tuch, dessen Enden um ihren zarten blassen Hals geschlungen waren. Ein gerader Scheitel, der unter dem Häubchen verschwand, teilte das blonde, ungewöhnlich dünne, pomadisierte Haar; die weiße Haut dieses breiten Scheitels schien eigentümlich trocken und leblos. Die gelbliche Haut lag schlaff auf den feinen und schönen Umrissen des Gesichts und hatte an den Wangen und Backenknochen rote Flecken. Die Lippen waren trocken und unruhig, die dünnen Wimpern waren seltsam gerade, und der Reisemantel fiel auf der eingefallenen Brust in geraden Falten herab. Obwohl die Augen geschlossen waren, drückte das Gesicht der Dame Müdigkeit, Gereiztheit und gewohntes Leid aus.“

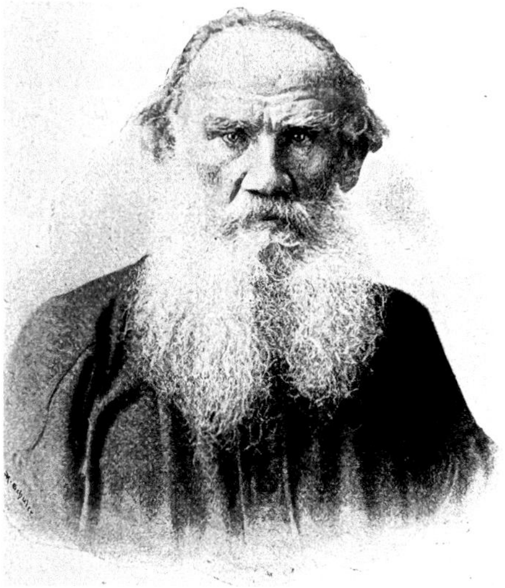

Abbildung 229: Leo Tolstoi 1902

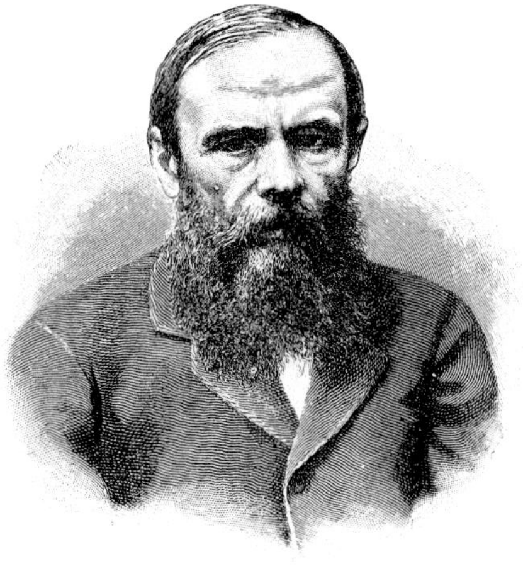

Abbildung 230: Fjodor Dostojewski 1876

Auch Fjodor Dostojewski (1821–1881) nahm sich mit seiner Romanfigur Ippolit Terentjew in „Der Idiot“ der Tuberkulose an [7] (Abb. 230).

„Ippolit war ein sehr junger Mensch, etwa siebzehn, vielleicht auch achtzehn Jahre alt, mit einem klugen Gesicht, das aber beständig den Ausdruck der Gereiztheit trug und die schrecklichen Spuren seiner Krankheit zeigte. Er war mager wie ein Skelett, mit blaßgelber Haut; seine Augen funkelten und auf seinen Backen brannten zwei rote Flecken. Er hustete beständig; jedes Wort, fast jeder Atemzug war von einem Röcheln begleitet. Er befand sich offenbar im höchsten Stadium der Schwindsucht. Es schien, daß er nur noch zwei bis drei Wochen zu leben habe. Er war sehr müde und ließ sich früher als alle andern auf einem Stuhl nieder."

Und später ruft der totkranke Ippolit in durch die Grundkrankheit toxisch bedingter Euphorie selber aus:

„Ich wusste ganz genau, dass ich an unheilbarer Schwindsucht litt. Ich betrog mich nicht und fasste alles klar auf. Je klarer ich jedoch die Sache begriff, desto krampfartiger wollte ich leben."

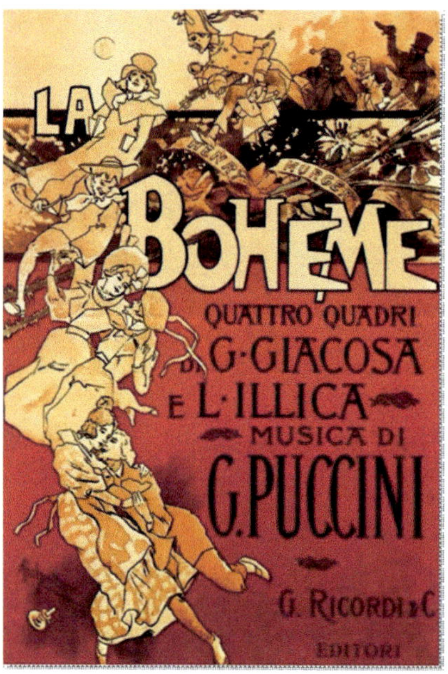

Abbildung 231: Plakat im Jahr der Uraufführung 1896

Ein weiteres berühmtes Beispiel für die Tuberkulosethematik in der Literatur ist der Roman von Henri Murger (1822–1861) „Les scènes de la vie de bohème" (1851), er wurde später zur Vorlage für das Libretto der Giacomo Puccini-Oper „La Bohème" (1896) [8] (Abb. 231).

Die schwindsüchtige und kunstvoll hustende Mimi ist weltbekannt und von ihr heißt es im Originaltext des Romans: *„Mimi war eine entzückende Frau und entsprach ganz den körperlichen und poetischen Idealen Rudolfs. Sie war jung, klein, zierlich und munter. Ihre Gesichtszüge hatten etwas Aristokratisches, wurden aber ganz überstrahlt von dem milden Glanz ihrer blauen, feuchten Augen. […]*

Junges Blut floß heiß und schnell durch ihre Adern und überzog ihre zarte, kamelienweiße Haut mit einem rosigen Schein. Diese etwas krankhafte Schönheit verführte Rudolf, und er verbrachte manche Stunde der Nacht damit, die bleiche Stirn seiner schlafenden Geliebten mit Küssen zu bekränzen, während die feuchten, müden Augen hinter den halbgeschlossenen Lidern unter dem Vorhang der prächtigen braunen Haare hervorblitzten. Was aber vor allem Rudolf wahnsinnig verliebt in Fräulein Mimi machte, das waren ihre Hände, die sie trotz der häuslichen Arbeiten wundervoll weiß zu bewahren wußte."

Wie eiskalt schließlich diese Händchen wurden, den Tod der schönen Dame ankündigend, ist jedem, nicht nur den Opernliebhabern, sogleich in Erinnerung. Sowohl im Roman als auch in der Oper wurde, wenn auch mit etwas auffälligem melodramatischen Touch, das soziale Umfeld der Tuberkulose angesprochen. Die Krankheit betraf nach damaligem allgemeinen Verständnis besonders häufig die unstet lebenden und liebenden, leichtfüßigen und oft hungernden Paradiesvögel der Künstlerszene, also die Bohèmiens.

Der Einfluss des Sozialstatus auf die Akquirierung von Infektionskrankheiten ist heute weitgehend unbestritten: so ist gesichert, dass das lockere Leben im löchrigen sozialen Milieu nicht selten Hand in Hand mit instabiler körpereigener Abwehr einhergeht und die Pathogenese und den Verlauf einer Infektion damit nachhaltig beeinflusst.

Auch in Theodor Fontanes (1819–1898) melancholischem Roman „Effi Briest" starb die Hauptfigur Effi nicht nur an gebrochenem Herzen. Sie zeigte mit den fieberhaften „katarrhalischen Affektionen", die sie zur Kur in Bad Ems gezwungen hat, eindeutig Schwindsuchtsymptome, zumindest war Effi der Tuberkulose stark verdächtig. Ob Fontane selbst dem Tuberkuloseproblem aus eigenem Erleben nahestand, ist nicht belegt. 1853 attestierte jedoch sein behandelnder Arzt: *„Herr Fontane leidet seit längerer Zeit an einem chronischen Catarrh der Lungen, der bei mangelnder Schonung einen bedeutenden Schwächezustand veranlasst hat."*

Fontane wurde daraufhin im Krankenhaus Bethanien in Letschin mit einer Salzbrunn- und Molkenkur behandelt und fuhr anschließend noch weiter zu einer Nachkur nach Kränzlin [9,10].

In jüngerer Zeit hat Max Frisch (1911–1991) die Tuberkulosekrankheit in seinem Roman „Stiller", wenn auch nur als Rahmenschauplatz, wieder aufgegriffen. Stillers Ehefrau Julika wurde zur Aufgabe ihrer Ballettschule in Paris und (mit Seitenblick zu Thomas Mann) zur Kur in Davos gezwungen, sie starb nach Tuberkuloserezidiv und Lungenteilresektion an einem Ostermontagmorgen [11].

Man kann den Weg durch die mit der Tuberkulose gewebte Literatur und Dichtung nicht beenden, ohne Thomas Bernhard (1931–1989) zu erwähnen. Seine biographischen Aufzeichnungen „Der Atem – Eine Entscheidung" (1978) und „Die Kälte – Eine Isolation" (1981) begreifen sich als „Zauberberg der kleinen und sozial unbedeutenden Menschen". Auf der einen Seite Davos, der Tuberkulose-Nobel-Kurort, Synonym für Sanatorien, mit den überdachten Veranden und zu den Bergen ausgerichteten Liegehallen und den Liegestühlen, auf denen man wie Hans Castorp im Zauberberg vermerkt : *„...ganz ungewöhnlich bequem, wie im Himmel, lag"*, auf der anderen Seite das Landeskrankenhaus Salzburg und die Lungenheilstätte Grafenhof, deren Ambiente Thomas Bernhard scharfzüngig und zynisch so beschrieb: *„In ihren schäbigen*

Nachkriegsschlafröcken, abgetretenen Filzpantoffeln, schmutzigen Nachthemdenkragen zogen sie, die Fiebertafeln unter ihre Arme geklemmt, an mir vorüber, hintereinander, ihre Blicke argwöhnisch auf mich gerichtet, ihr Ziel war die Liegehalle gewesen, eine halbverfallene Holzveranda im Freien, angebaut an das Hauptgebäude, offen gegen das Heukareck, den zweitausend Meter hohen Berg, der viermonatelang ununterbrochen seinen kilometerlangen Schatten auf das unter der Heilstätte liegende Tal von Schwarzach warf ,in welchem in diesen vier Monaten die Sonne nicht aufging" [12].

Die Biographien von Bernhard, der pneumologisch nach Krankenakten 17-jährig eine Tuberkulose mit nasser Rippenfellentzündung und später (1967) eine Sarkoidose erlitt, sind eine mit der Realität nicht immer konforme, sprachlich aber tief beeindruckende Abrechnung des Autors mit dem Heilstättenwesen und seinen damaligen ärztlichen Repräsentanten.

Noch einmal einige Sätze aus Bernhards für Ärzte nicht gerade schmeichelhaften Aufzeichnungen:

„Der Geruch in den Zimmern und in der ganzen Heilstätte war nichts für einen empfindsamen Menschen, er war dem Grau, das hier herrschte, entsprechend. Umso auffallender gebärdeten sich bei ihrem Auftreten die schneeweißen Ärztekittel. Visite war um neun Uhr, das Ärztetriumphirat erschien am Eingang der Liegehalle, Patientenköpfe, die gerade noch in der Höhe waren, fielen automatisch zurück, das Liegespalier war reglos. Die Hände in die Hüften gestemmt, bestimmte der Primarius die Therapien, verordnete er die Medikamente, in dem er von Bett zu Bett ging. Manchmal beugte er sich vor und klopfte einem Patienten auf die Brust, der Blick auf eine Fiebertafel löste bei ihm sehr oft ein Gelächter aus, das das Tal erfüllte. Mit den Herren Kollegen unterhielt er sich nur in Gemurmel. Weit über 60, gedrungen, verfettet, hatte er ein streng militärisches Gehabe und betrachtete die Patienten auch als gemeine Soldaten, mit welchen er umspringen konnte wie er wollte" [12].

Leiden gelten allgemein als Quelle der Kreativität. Sie lassen den Menschen reifen und Verständnis für die Dimensionen tragischen Schicksals gewinnen. Man möchte Thomas Manns These von der sublimierenden Macht der Krankheit angesichts der Qualität und Quantität von der Tuberkulose heimgesuchter Künstler nur zustimmen: viele Schwindsüchtige verdanken ihrer Krankheit nicht nur wichtige Lebenseinsichten, sondern vor allem schöpferisches Gestalten.

Simon Dach, 1605 geboren, Professor für Poesie an der Universität Königsberg, und vermutlich Verfasser des Liedes „Anke van Tharaw" („Ännchen von Tharau", ins Hochdeutsche übersetzt von Johann Gottfried Herder, 1744–1803) starb 1659 an der Schwindsucht, ebenso wie der jüdische Philosoph Baruch de Spinoza 1677, er wurde 45 Jahre alt. Handauflegen und Aderlässe, kräftigende Fleischbrühen, Esels- und Rossmilch oder Molke, so die damaligen Therapieprinzipien, halfen weder dem deutschen Dichter und Moralphilosophen der Aufklärung Christian Fürchtegott Gellert (1715–1769), der an einer Darmtuberkulose litt, noch Jean Baptiste Poquelin, besser bekannt unter dem Namen Molière (1622–1773), der wohl größte französische Komödiendichter und Schauspieler, der die besondere Gunst Ludwig XIV. genoss. Molière starb, welch eine Ironie, bei der vierten Aufführung seines letzten Werkes „Le Malade imaginaire“ selbst die Hauptrolle spielend, am 17. Februar 1673 auf der Theaterbühne in Paris – von einem großen Bluthusten befallen.

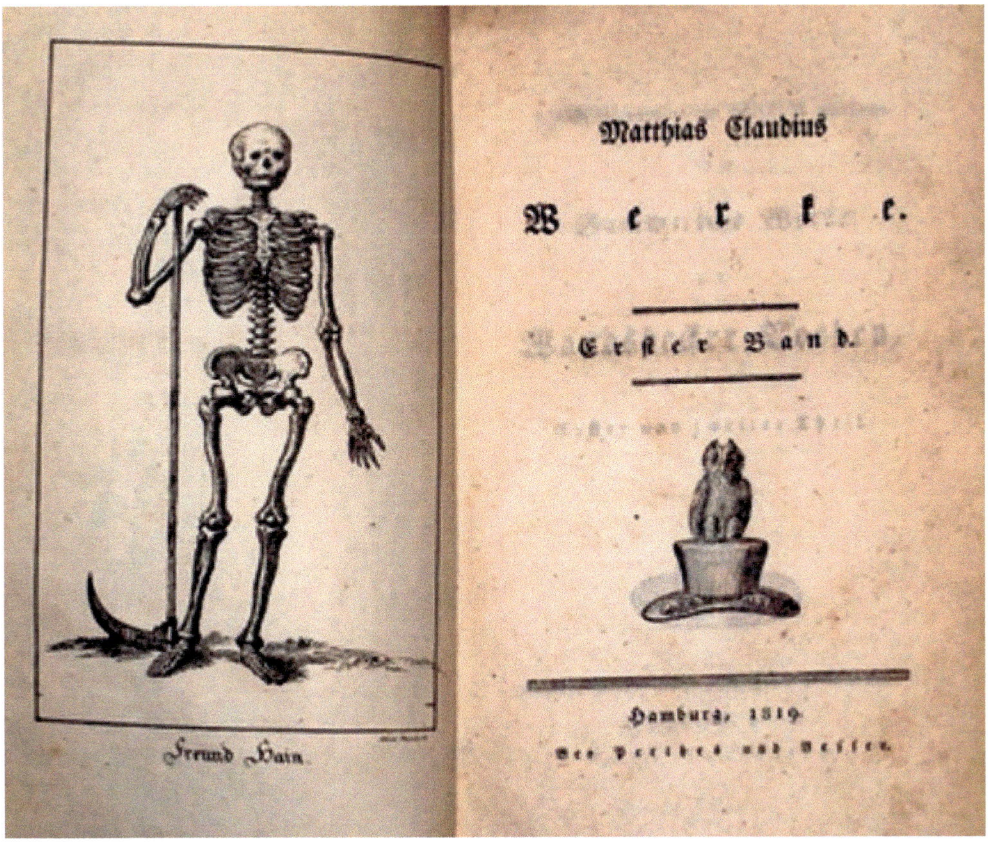

Abbildung 232: Matthias Claudius. Gesammelte Werke, 1819

Von Matthias Claudius (1740–1815), der während seiner Theologiestudien in Jena schon mit 19 Jahren an Bluthusten litt, 1776 in Darmstadt mit einer tuberkulösen „Pleuresie“ lebensbedrohlich erkrankte und 1815 an den Folgen des chronischen Lungenleidens starb, stammt das „Lied für Schwindsüchtige“ [13,14] (Abb. 232). Seine dunkelmelancholischen Verse sind ein einzigartiges Gemälde von Tuberkulose und Tod, mit denen sich Matthias Claudius zeitlebens auseinandergesetzt hat.

Ein Lied für Schwindsüchtige

Weh mir! Es sitzt mir in der Brust,
Und drückt und nagt mich sehr;
Mein Leben ist mir keine Lust
Und keine Freude mehr.

Ich bin mir selber nicht mehr gleich,
Bin recht ein Bild der Not,
Bin Haut und Knochen, blaß und bleich,
Und huste mich fast tot.

Die Luft, drein herrlich von Natur
Gott seinen Segen senkt,
Und daraus alle Kreatur
Mit Heil und Leben tränkt;

Die ist für mich nicht frei, nicht Heil.
Mein Atem geht schwer ein;
Ich muß um mein bescheiden Teil
Mich martern und kastein.

Und doch labt´s und erquickt´s mich nicht,
Macht´s mir nicht frischen Sinn;
Die Blume, die der Wurm zersticht,
Welkt jämmerlich dahin!

Auch Schlaf, der alle glücklich macht,
Will nicht mein Freund mehr sein,
Und lässet mich die ganze Nacht
Mit meiner Not allein.

Die Ärzte tun zwar ihre Pflicht,
Und fuschern drum und dran;
Allein sie haben leider nicht
Das, was mir helfen kann.

Mein Hülf allein bleibt Sarg und Grab,
O sängen an der Tür
Sie schon, und senkten mich hinab!
Wie leicht und wohl wär´s mir!

O sängen doch an meiner Tür
Sie laut: „Ich hab mein Sach etc.“
Und trügen mich, und folgten mir
In langer Reihe nach,
Rund um die Kirch ans Grab heran,
Und senkten mich hinein! –
Ich läg und hätte Ruhe dann,
Und fühlte keine Pein.

Doch ich will leiden, bis Gott ruft,
Gern leiden bis ans Ziel.
Und deinen Trost! Und etwas Luft!
Du hast der Luft so viel.

Ludwig Hölty (1748–1776) und Gottfried August Bürger (1747–1794) starben früh unter dem Zeichen des Bluthustens an der Tuberkulose. Das gleiche Schicksal ereilte Georg Philipp Friedrich Freiherr von Hardenberg, der sich den Publikationsnamen Novalis gab (1772–1801), 1791 eine enge Beziehung zu dem schwer erkrankten Friedrich Schiller knüpfte, und sich so möglicherweise an der „Schwindsucht“ ansteckte. Schillers Lungenerkrankung ist zu seinen Lebzeiten mit den verschiedensten Namen belegt worden. Die Krankheit, die Anfang 1791 den jungen Professor in Jena in eine ernste Krise stürzte, wurde u. a. als „heftiges Katarrhfieber, hitzige Brustkrankheit, Brustfieber oder auch Asthma convulsivum“ bezeichnet. Liest man das spätere Obduktionsprotokoll mit einer genauen Beschreibung der eingetretenen Lungen- und Rippenfellveränderungen, dann ist aber die Annahme, dass Schiller an einer ausgedehnten beidseitigen Lungentuberkulose und einer Darmtuberkulose gelitten hatte, nachvollziehbar und berechtigt [15].

Es darf den Romantikern generell unterstellt werden, dass sie von der äußeren Gestalt auf den inneren Wert des Menschen schließend, die Geistigkeit, als höchsten Grad menschlicher Reifung, nur mit Verlust der Körperlichkeit zu erreichen sahen. Und in der Tat verkörperte der schmächtige Astheniker und nicht mehr der kraftvolle Renaissancemensch den Idealtyp dieser Zeit, wobei dann folgerichtig die Tuberkulose als ein für Astheniker typisch angesehenes Leiden auch als Krankheit der Romantik gilt.

Die Dichterin und Komponistin Anette von Droste-Hülshoff (1797–1848), der schottische Schriftsteller Robert Louis Stevenson (1850–1894), dessen „Schatzinsel“ (1883) literarisches Allgemeingut wurde, der russische Arzt und Dramatiker Anton Tschechow (1860–1904), der u. a. die Theaterstücke „Drei Schwestern“, „Die Möwe“, „Der Kirschgarten“ schrieb, sein Landsmann Maxim Gorki (1868–1936), eigentlich Alexei

Maximowitsch Peschkow, der eine nicht kritikfreie enge Bindung zu Lenin pflegte, der Engländer David Herbert Lawrence (1885–1930) mit seinem Aufsehen erregenden „Lady Chatterley's Lover", der Brite George Orwell (1903–1950), dessen „Farm der Tiere" und „1984" in fast alle Sprachen übersetzt und dadurch über alle Grenzen hinweg bekannt wurden, der österreichische Lyriker Hans Kaltneker (1895–1919), eigentlich Hans von Wallkampf, und schließlich auch der Tscheche Franz Kafka (1883–1924), dessen in Deutsch verfasste Werke wie die Romanfragmente „Der Prozess", „Das Schloss" und „Der Verschollene" zum Kanon der Weltliteratur gehören, all diese Poeten lebten und starben mit und an der Tuberkulose, von der sie das unheilvolle Signum erhielten.

Von Alfred Henschke (1890–1928), der unter dem Pseudonym Klabund in die Literaturgeschichte einging, stammen die Sätze: *„Man müsste einmal eine Literaturgeschichte der Schwindsüchtigen schreiben, diese konstitutionelle Krankheit hat die Eigenschaft, die von ihr Befallenen seelisch zu ändern. Sie tragen das Kainsmal der nach innen gewandten Leidenschaft, die Lunge und Herz zerfrisst."* [16].

Und Christian Morgenstern (1871–1914) mit seinen absurd tiefsinnigen Galgenliedern und den in seinen Versen kreierten kauzigen Gestalten „Palmström", „Korf" und „Palma Kunkel", der lebenslang durch die Tuberkulose auf die Liegestühle von unzähligen Sanatorien verbannt wurde, sprach im Nachdenken über seine schöpferische Tätigkeit aus, was viele tuberkulöse Künstler wohl täglich haben empfinden müssen: *„Es ist bitter sagen zu müssen, dass man zwischen 35 und 45 zu erledigen hat, was man zwischen 45 und 65 hätte erledigen können"* [17]. Morgenstern starb mit 43 Jahren in Meran.

Auch Frédéric Chopin (1810–1849) erreichte nur die Vollendung seines 39. Lebensjahres. Schon mit 8 Jahren als Wunderkind in den Salons des österreichischen und polnischen Hochadels gefeiert, lebte er seit 1831 als Pianist in Paris und erkrankte dort mit Fieber und Bluthusten mit hoher Wahrscheinlichkeit an der Tuberkulose, akquiriert aus dem familiären Umfeld – seine Schwester war früh diesem Leiden erlegen gewesen. Von den unzähligen Verehrerinnen in der Pariser Gesellschaft war die Schriftstellerin George Sand ihm besonders nahe: eine feministische und sozialkritische Persönlichkeit, die sich mit Männerhosen kleidete, dicke Zigarren rauchte und die von Friedrich Nietzsche als „Milchkuh mit schönem Stil" tituliert wurde.

Im November 1836 übersiedelte Chopin mit ihr und ihren beiden Kindern nach Mallorca, weil er sich dort durch das milde Mittelmeerklima eine Linderung seines Leidens erhoffte. Aber das Gegenteil trat ein. Nicht nur, dass unter dem ständigen Regen und der Winterkälte die Lungenkrankheit exazerbierte, auch erfuhr der berühmte Pianist, dort nicht mehr getragen von der Woge des Enthusiasmus seiner Anhänger, die Isolierung und Deformierung eines Schwindsüchtigen, vergleichbar mit

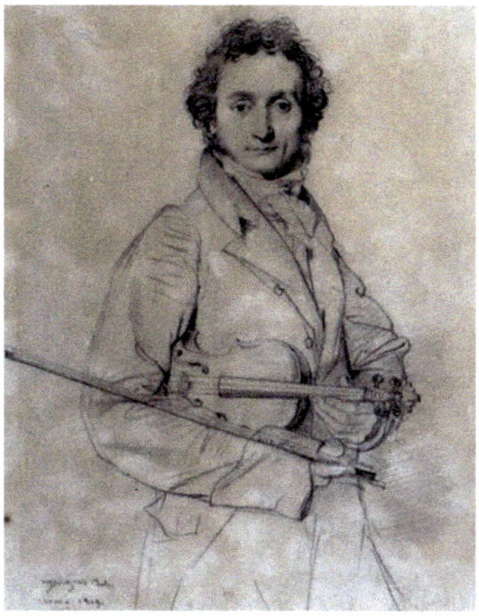

Abbildung 233: Niccolò Paganini. Kohlezeichnung von Jean Auguste Dominique Ingres

Die Tuberkulose als Stimulans und Wegbereiter schöpferischen Gestaltens war aber nicht nur Poeten und Schriftstellern zu eigen, gleiches galt für Musiker, Komponisten und Maler.

Niccolò Paganini (1782–1840), zu seiner Zeit der schillerndste und berühmteste Geigenvirtuose, bei dessen Spiel Johann Wolfgang Goethe etwas Dämonisches empfand und den Heinrich Heine als einen *„Vampir mit der Violine"* begriff, litt und starb an Kehlkopf- und Lungentuberkulose. [18,19] (Abb. 233).
Das gleiche Schicksal erfuhr ein weiterer Musiker der Romantik, Carl Maria von Weber (1786–1826). Er wurde nur 39 Jahre alt und hatte gerade in London seine Oper Oberon vollendet.

der eines Aussätzigen. Chopins Äußerungen über die mallorquinischen Ärzte waren zwangsläufig nicht die besten: *„Die drei berühmtesten Ärzte der ganzen Insel haben mich untersucht; der eine beschnupperte, was ich ausspuckte, der zweite klopfte dort, von wo ich ausspuckte, der dritte befühlte und horchte, wie ich spuckte. Der eine sagte, ich sei krepiert, der zweite meinte, dass ich krepiere, der dritte, dass ich krepieren werde"* [20].

Und es kam noch schlimmer. Nach Abbruch des Aufenthaltes auf Mallorca, auf der Rückfahrt nach Frankreich im Februar 1839 auf einem Viehtransportschiff, forderte der Kapitän des Schiffes von Chopin eine horrende Summe Geld für die durch das Blutspucken beschmutzte Kajüte. Und in Barcelona angekommen, stellte das Hotel Chopins benutztes Bett in Rechnung, da man vorgab, man hätte dieses nunmehr zu verbrennen [21]. Aber trotz jeder Art verletzender Isolierung auf Mallorca und der zunehmenden Depressionen über das fortschreitende Kranksein und Verzweifeln über ein baldiges Sterbenmüssen: auf Mallorca schuf Chopin die schönsten seiner kurzen Klavierstücke, die Präludien, unter ihnen die berühmte „Regentropfen-Prélude" (24 Préludes op.28). Die zunächst geführte Diskussion, dass Chopin nicht an einer Tuberkulose, sondern an einer Mukoviszidose litt und starb, ist revidiert worden. Polnische Wissenschaftler durften 2014 Chopins Herz, das in der Heilig-Kreuz-Kirche in Warschau in einem Glasbehälter und in Cognac wie eine Reliquie aufbewahrt wird, sehen und beschreiben, es zeigte makroskopisch alle Befunde einer tuberkulösen Perikarditis [22]. Doch sind es gewiss nicht die medizinischen Fragen, die das kurze Leben von Chopin so bedeutend machen. Vielmehr fasziniert seine ungeheure Kreativität trotz oder gerade wegen der Krankheit und des Leidens. Kein Geringerer als Gottfried Benn (1886–1956) hat 1944 ein Gedicht über Chopin verfasst, das dieser Einschätzung Rechnung trägt [23].

Chopin

Nicht sehr ergiebig im Gespräch,
Ansichten waren nicht seine Stärke,
Ansichten reden drumherum,
wenn Delacroix Theorien entwickelte, wurde er unruhig, er seinerseits konnte
die Notturnos nicht begründen.

Schwacher Liebhaber;
Schatten in Nohant,
wo George Sands Kinder
keine erzieherischen Ratschläge
von ihm annahmen.
Brustkrank in jeder Form
Mit Blutungen und Narbenbildungen,
die sich lange hinziehen;
stiller Tod
im Gegensatz zu einem
mit Schmerzparoxysmen
oder durch Gewehrsalven;
man rückte den Flügel (Erard) an die Tür
und Delphin Potocka
sang ihm in der letzten Stunde
ein Veilchenlied.

Wer je bestimmte Präludien
von ihm hörte,
sei es in Landhäusern oder
in einem Höhengelände
oder aus offenen Terrassentüren
beispielsweise aus einem Sanatorium,
wird es schwer vergessen.

Nie eine Oper komponiert,
keine Symphonie,
nur diese tragischen Progressionen
aus artistischer Überzeugung
und mit einer kleinen Hand.

In den illustren Kreis tuberkulöser Künstler reihen sich über Jahrhunderte hinweg auch berühmte Vertreter der bildenden Kunst zwanglos ein. Da ist der Maler des französischen Rokoko Antoine Watteau (1684–1721), der in die Kunstgeschichte als Meister der Darstellungen galanter Feste und ländlicher Vergnügungen („fête galant") einging, und damit eine neue Gattung der Malerei begründete. Die größte Sammlung der Watteauschen Bilder befindet sich heute im Besitz der „Stiftung Preußischer Schlösser und Gärten Berlin-Brandenburg", von Friedrich dem Großen erworben.

Da ist Philipp Otto Runge (1777–1810), er wurde nur 33 Jahre alt und gilt neben Caspar David Friedrich als der bedeutendste Maler der Frühromantik. Runge wurde durch seine symbolträchtigen allegorischen Kompositionen *(„Der Morgen", „Arions Meerfahrt", „Die Zeiten")* berühmt, schrieb aber auch das von den Gebrüdern Grimm in ihre Sammlung aufgenommene Märchen „Van den Fischer und siine Frau" (1806) und kam darüber hinaus mit dieser Geschichte im Roman „Der Butt" (Günther Grass, 1977) in die Literatur der Moderne.

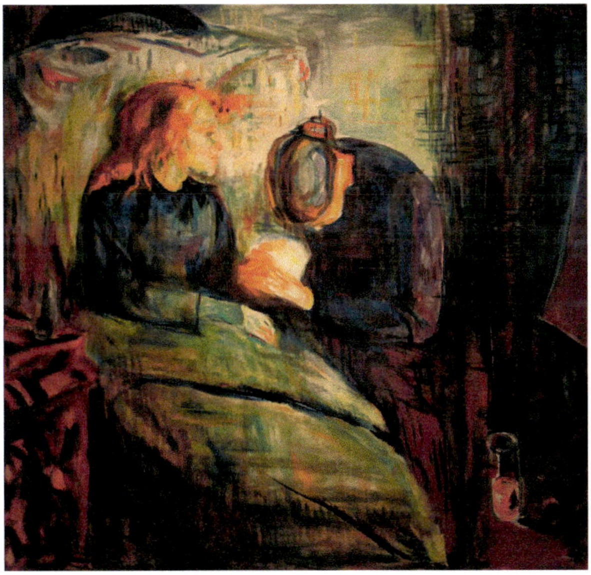

Abbildung 234: Edvard Munch: Das kranke Kind. (1885/1886)

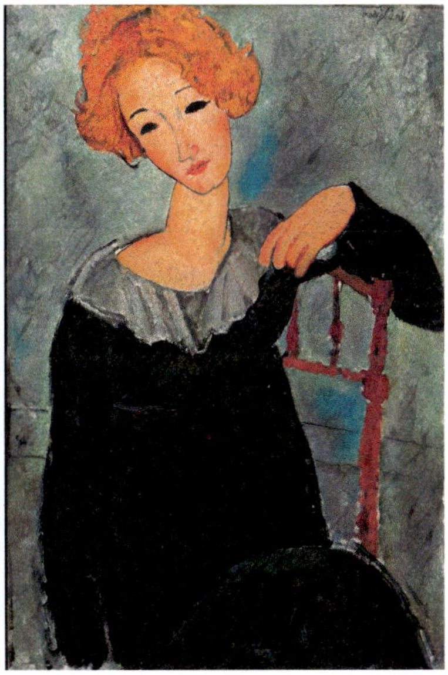

Abbildung 235: Amedeo Modigliani: Frau mit roten Haaren.

Da ist weiter der bedeutendste nordische Maler und Graphiker Edvard Munch (1863–1944), einer der Begründer des Expressionismus, selbst nicht tuberkulosekrank, doch manisch-depressiv [24]. Munch war geprägt vom frühen Tod der tuberkulösen Mutter und vom Leiden der schwindsüchtigen Schwester Sophie. Seine Bilder „Das kranke Kind" und „Der Tod im Krankenzimmer", die die Mutter und die sterbende Schwester zeigen, sind wohl die wichtigsten Gemälde zum Thema Tuberkulose überhaupt (Abb. 234). Und da ist der Engländer Aubrey Vincent Beardsley (1872–1898), ein genialer Zeichner und Karikaturist, dessen Illustrationen zu Oskar Wildes „Salomè" und mehr noch seine Zeichnungen in den Zeitschriften „The Yellow Book" und „The Savoy" im viktorianisch prüden England Skandale entfachten, dessen körperliche Leiden mit laufenden Blutstürzen ihn zum provozierenden Außenseiter der Gesellschaft machten und der mit 26 Jahren an der Tuberkulose starb. Und da ist schließlich auch noch Amedeo Modigliani (1884–1920), dieser ein bisschen verluderte große Maler und Bildhauer, als Bohemien in Montmartre lebend, von Jugend an schwindsüchtig, dem Alkohol, Haschisch und Opium verfallen. Modigliani starb 35-jährig in der Charité in Paris (Abb. 235).

Krankheit ist also Quelle von Kreativität und schöpferischem Tun. Man muss Thomas Manns These von der sublimierenden Kraft von Krankheiten angesichts der Qualität und großen Zahl der von Tuberkulose heimgesuchten Künstler nur zustimmen: viele Schwindsüchtige verdanken ihrer Krankheit tiefe Einsichten.

John Keats (1795–1821), einer der wichtigsten Dichter und Lyriker der englischen Romantik, dessen Mutter und Bruder wie er an der Tuberkulose starben, schrieb kurz vor seinem Tod: *„Die Krankheit hat, soweit ich es in so kurzer Zeit beurteilen kann, mein Gemüt von einer Last trügerischer Gedanken befreit und mich die Dinge in einem wahren Licht sehen lassen"* [25]. Alberto Moravia (1907–1990), der wegen seiner für die Zeit ungewöhnlichen erotischen Freiheiten in seinen Romanen Anfang der 50er Jahre die Moralisten in Italien auf den Plan gerufen hatte und dessen Bücher wegen Obszönität auf den Index des Vatikans gesetzt wurden, führte seine „exzessive Sensibilität" auf die Zeit zwischen dem 9. und 18. Lebensjahr zurück, als ihn eine Knochentuberkulose ins Bett und in zahlreiche Sanatorien zwang. Und schließlich besuchte der 1936 mit dem Nobelpreis für Literatur ausgezeichnete Eugene O'Neill (1888–1953) das Sanatorium in Connecticut, in dem er 1912 und 1913 für viele Monate aufgrund einer Tuberkulose gelegen hatte, Jahre später als den Ort der Wiedergeburt, an dem sein bis dahin rast- und ruheloses Leben eine entscheidende Änderung erfahren hatte [26].

Der Einfluss von Krankheit auf das schöpferische Tun von Künstlern verschiedenster Kunstgattungen ist sicher ein Individualereignis und nicht im Generellen und auch nicht auf künstlerisch weniger begabte Menschen übertragbar. Und der Einfluss kann sowohl stimulierend als auch hemmend sein. Krankheit stimuliert Kreativität durch die Wirkung auf das Vegetativum, z. B. durch subfebrile Temperaturen, vor allem jedoch durch die besonderen Lebensumstände. Es ist einleuchtend, dass die krankheitsbedingte aufgezwungene Ruhe der kritischen Auseinandersetzung am eigenen Schaffen und am Erschaffenen nützlich war. Auf der anderen Seite hemmt Krankheit die Kreativität durch Minderung der körperlichen Kraft. Aber Aufbegehren gegen das erlittene Schicksal sowie auch Resignation schaffen wiederum erneuerte Lebenskraft und Disziplin und das Ausgesondert- und Isoliertsein führen zu gesteigertem Selbstempfinden. Die Summe aller dieser Facetten des Aufbegehrens gegen ein sicher todbringendes Schicksal finden sich in der Kunst tuberkulöser Schriftsteller, Dichter, Musiker, Schauspieler und Maler verdichtet. Es hat diese Menschen außergewöhnlich gemacht.

Kunst und kreatives Tun mit und durch die Tuberkulose gehören der Vergangenheit an. Gemessen an den Dimensionen der heutigen medizinischen Wissenschaft ist selbst der bahnbrechende Vortrag vom 24.3.1886 von Dr. Robert Koch vor der Physiologischen Gesellschaft zu Berlin über die Ätiologie der Tuberkulose nur noch Nostalgie, genauso wie es die verlassenen Liegestühle mit ihrem abgeblätterten Weiß auf den Terrassen der Sanatorien sind und der verstimmte Flügel in deren Salons, von dem einst Chopins Etüden erklungen sein mögen [27].

4.2 Asthma und künstlerisches Schaffen

Vergleichsweise zur Tuberkulose spielt Asthma in seiner Beziehung zu Kunst und zu Künstlern lediglich eine Nebenrolle. Anders als die Tuberkulose wurde vor Zeiten Asthma nicht als allumfassende Krankheit, sondern vielmehr als Krankheitszeichen, als Symptom vorübergehender Unpässlichkeit von den Betroffenen wahrgenommen. Asthma, in den frühen Schriften vielfach gleichzusetzen mit Atemnot, war vor allem körperlich temporär begrenzend, und aus dieser vorübergehenden Begrenzung erwuchs mit wenigen Ausnahmen kein Stimulus für schöpferisches Gestalten. Anders als bei der Tuberkulose führte Asthma nicht zu existenziell bedrohender Isolation, nicht zur aufgezwungenen Ruhe und Auseinandersetzung mit sich selbst. Asthma war weltlich, bodenständig, nicht „geistig entrückt", also eher hinderlich für Kunst schaffende Kreativität.

Für Asthma gibt es keinen „Zauberberg", keine „Anna Karenina", auch keine kunstvoll hustende Mimi. Weltliteratur sind die Verse des Tiroler Schriftstellers und Priesters Anton Müller (Pseudonym: Bruder Willram, 1870–1939) sicher nicht, Müller schrieb Heimatgedichte und katholische Essays. Aus seiner Sammlung „Goldene Sommerfülle" stammt das Gedicht „Asthma", die Verse müssen für ein Beispiel von Asthma und Dichtung genügen [1].

Und steig ich heut' zu Berge
In Schweiß und Atemnot,
Geht unsichtbar ein Ferge
Mit mir – und der heißt Tod.

Und schau' von hoher Leite
Ich niederwärts ins Tal,
Höhnt er: „das siehst du heute
Vielleicht zum letzten Mal!"

Ob ich mir auch versicher':
„Du träumst ja, blöder Tor!"
So trag' ich sein Gekicher
Ganz deutlich doch im Ohr;

Was will ich lang mich täuschen:
Ich kenn' den Ernst des Fall's
Und spür's an den Geräuschen
Aus Lunge, Herz und Hals!

Und las ich einst die Stunde
Mir ab vom Zifferblatt,

heut gibt das Herz mir Kunde:
Wie viel's geschlagen hat.

Im Tick-Tack der Minuten
Ruft mir's die Sackuhr zu –
Und mahnt: „Du musst Dich sputen,
Bald kommt die große Ruh'!"

Das Reißen in den Knöcheln
Wie weher Messerschnitt,
Das Rasseln und das Röcheln
Bei jedem Schritt und Tritt –

Und meines Herzens Pochen, –
Es deutet sich nicht schwer:
Die Feder ist gebrochen,
Das Uhrwerk geht nicht mehr!

So wenig also Asthma im Mittelpunkt bedeutsamer Dichtung und Literatur steht, so klangvoll sind jedoch die Namen von Poeten und Schriftstellern, die an Asthma erkrankten.

Alexander Pope (1688–1744), englischer Dichter und Übersetzer, akquirierte als 12-Jähriger eine Tuberkulose und auch ein Asthma, er machte sich insbesondere mit der Übersetzung der „Ilias" und der „Odyssee" von Homer ins Englische einen Namen. Auch der an Asthma leidende Italiener Giacomo Leopardi (1798–1837) hat sich neben lyrischer Dichtung und Essays der Übersetzung von Homers Werken ins Italienische angenommen. Friedrich Nietzsche hielt ihn als einen von nur vier Meistern der Prosa im 19. Jahrhundert [2,3,4].

Nur wenige Schriftsteller dürfen für sich in Anspruch nehmen, die medizinische Literatur und Nomenklatur so nachhaltig beeinflusst zu haben wie Charles Dickens (1812–1870) (Abb. 236) [5]. Dickens erster Roman, der als Fortsetzungsroman publiziert seinen literarischen Ruhm begründete, war im Original mit *„The Posthumous Papers of the Pickwick Club"* betitelt, häufiger werden genannt *„The Pickwicker Papers"* oder *„Die Pickwickier"* [6]. Die Hauptfigur des Romans, der exzentrische Gelehrte Samuel Pickwick, Präsident des Pickwick-Klubs, trifft auf einer Reise durch England zusammen mit seinen Freunden und Klubmitgliedern auf Menschen unterschiedlichen Standes und Bildung. Die Beschreibung und Charakterisierung des Bediensteten kleinen Joes auf der Manor-Farm Mr. Wardles in Dingley Dell, der unter Fettsucht und Schläfrigkeit litt (*„and on the box sat a fat and red-faced boy, in a state of somnolency,"*) ist 1956 mit einer Kasuistik von CS Burwell über einen stark übergewichtigen, beim Pokerspiel eingeschlafenen Mann Anlass für den medizinischen Terminus „Pickwickian

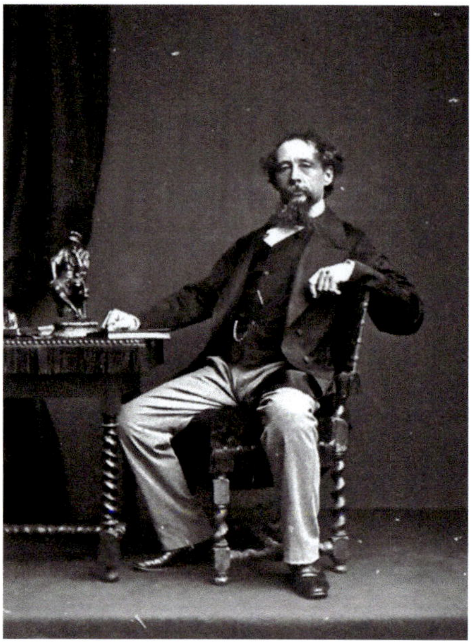

Abbildung 236: Charles Dickens

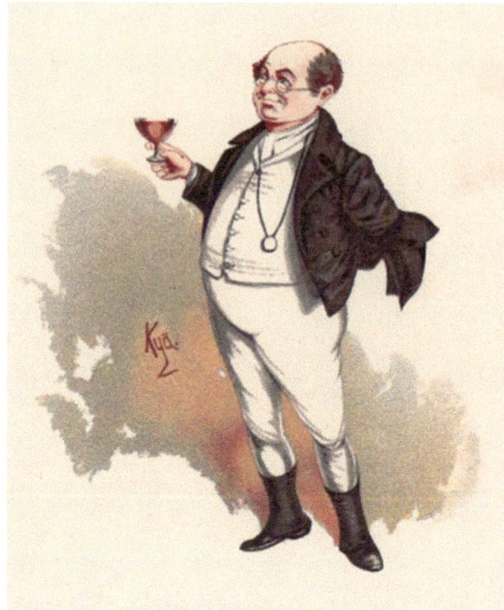

Abbildung 237: Mister Pickwick (J. C. Clarke, 1889)

Syndrom" geworden, „der kleine fette Joe" kam so in das Lexikon der Medizin (Abb. 237). Wir wissen heute, dass es sich bei der Kasuistik von Burwell um eine Sonderform schlafbezogener Atemregulationsstörungen handelt, nämlich um das Adipositas-Hypoventilations-Syndrom [7]. Charles Dickens selbst war Asthmatiker und transferierte seine eigene Erkrankung in seine Romane. In *„David Copperfield"*, ein Werk mit zahlreichen autobiographischen Bezügen, das zu den bedeutendsten Kinder- und Jugendromanen der Weltliteratur zählt, erkrankt *„Mr. Omer"* an „Asthma" und *„Major Bagstock"* im Roman *„Dombey and sons"* hustet geräuschvoll wie ein Pferd *(„... a wheeze very like the cough of a horse... ")*. Auch die Beschreibung des den Major treffenden Asthmaanfalls könnte einem medizinischen Textbuch entnommen sein: *(... " wheezing sounds would be heard, and the major's blue would deepen into purple, while his eyes strained and started convulsively ... ")* [8]. Wie Mitte des 19.Jahrhunderts üblich, wurde die Asthmakrankheit Dickens mit Opium therapiert. Es ist überliefert, das Dickens diese Behandlung als die für ihn einzig wirkungsvolle ansah. Ob und wie die Opiumapplikation dann selbst prägenden Einfluss auf Dickens Schaffen hatte, bleibt offen.

Die Krankengeschichte von Carl Friedrich May (Karl May, *1842–1912*) weist Fragezeichen auf, ebenso wie sein schriftstellerisches Gesamtwerk im Umfang und Originalität. Über asthmatische Beschwerden hat sich Karl May schriftstellerisch nie beschwert. Die aber von seinem Hausarzt Dr. Johann Leopold Curt Mickel 1910 und 1911 diagnostizierten katarrhalischen Lungenentzündungen mögen später die Gründe dafür gewesen sein, dass beim Tod von May 1912 im Bestattungsbuch als Todesursache „Herzparalyse, acute Bronchitis, Asthma" vermerkt sind. Doch kann Asthma – ebenso wie Gattenmord und Lungenkrebs – als ausgeschlossen gelten. May wurde 2014 in der Rechtsmedizin der Universität Leipzig obduziert, und als (wahrscheinlichste) Todesursache wurde in einem forensischen Gutachten eine chronische Schwermetallvergiftung attestiert [9].

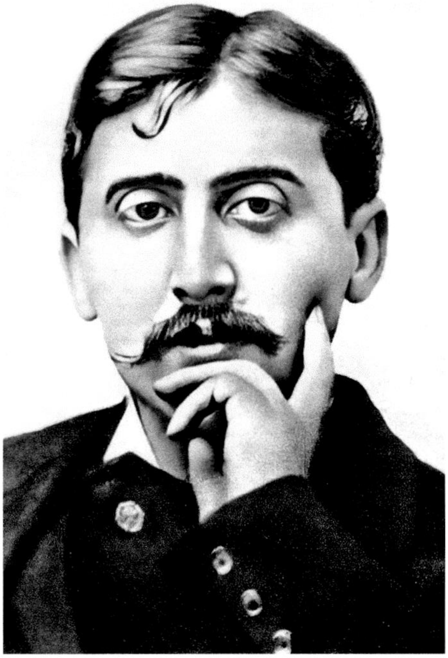

Abbildung 238: Marcel Proust

Marcel Proust (1871–1922), einer der ganz großen französischen Schriftsteller des 20. Jahrhunderts, ist Beleg dafür, dass Asthma, wenn es von den Betroffenen als persönlichkeitsformendes oder -verformendes Leiden angesehen wird, künstlerisches Gestalten prinzipiell beeinflussen kann (Abb. 238).

Proust, Sohn eines berühmten Pariser Neurologen, aufgewachsen in großbürgerlicher Gesellschaft und mit an und über die Grenzen gehender Mutterbindung, erlitt seinen ersten Asthmaanfall mit 9 Jahren. Asthma galt ausgangs des 19. Jahrhunderts weithin und insbesondere in hochgestellten Kreisen als neurasthenisches Leiden, konsequenterweise betrachtete sich Proust in anhaltender Selbstbeschau als „nervöse" Persönlichkeit.

Eine besondere Neigung zu regelhafter Arbeit hatte Proust nicht. Seinen weitgehenden Müßiggang hielt Proust durch die z. T. schweren Asthmaanfälle, die zwangsläufig seinen Tag- und Nachtrhythmus spürbar veränderten, für schicksalshaft und begründet. Proust behandelte sein Leiden überwiegend selbst. Verschiedenste Anti-Asthma-Pulver und Stramonium-Zigaretten kamen ebenso zum Einsatz wie Ether, Opiumderivate, Barbiturate, Chloralhydrat, Adrenalin, Acetylsalicylsäure und die Kombination aus Kaffee und kaltem Bier.

In selbst gewählter Isolation schlief Proust im abgedunkelten Zimmer, dessen Wände mit Korkplatten gegenüber der Umwelt abgedichtet waren. 1907, 2 Jahre nach dem Tod der Mutter und getrieben von der Angst, vor dem Tod nichts geschaffen zu haben, begann Proust sein Hauptwerk *„À la recherche du temps perdu"* (*„Auf der*

Suche nach der verlorenen Zeit"), eine fiktive Autobiographie, ein siebenbändiges Mammutwerk, je nach Ausgabe bis zu 5000 Seiten dick. Der erste Band *„Du coté de chez Swann" („Auf dem Weg zu Swann")* erschien 1913, der zweite *„À l'ombre de jeunes files en fleures" („Im Schatten junger Mädchenblüte")* 1918. Die letzten 3 Bände der „Recherche" wurden von Proust nicht mehr korrigiert: er starb im November 1922 an einer Lungenentzündung [10]. Die Bedeutung von Krankheit, in seinem Fall Asthma, hat Proust in gleichem Maße fasziniert wie geängstigt. In seinen „Recherchen" schreibt er: *„Im Zustand der Krankheit merken wir, dass wir nicht allein existieren, sondern an ein Wesen ganz anderer Ordnung gefesselt sind, von dem uns Abgründe trennen, das uns nicht kennt und dem wir uns unmöglich verständlich machen können: unseren Körper"* [11,12].

Bliebe am Ende der Betrachtung von asthmakranken Schriftstellern und Dichtern noch die Erwähnung zweier zeitgenössischer Vertreter. Walter Jens (1923–2013), vormals Ordinarius für Rhetorik an der Eberhard Karls Universität Tübingen, Schriftsteller, Literaturhistoriker, Kritiker und Übersetzer, blieb aufgrund seines schweren Asthmaleidens vom Kriegseinsatz im Zweiten Weltkrieg verschont: *„Was sollte denn schon aus einem Asthmatiker werden, der ein volles Viertel seiner Schulzeit in Sanatorien zubringen mußte (und es mit Freuden tat: Kindersanatorium Schwester-Frieda-Klimsch-Stiftung, Königsfeld im badischen Schwarzwald – ein Refugium, wo ich geborgen war)? Wie hätte einer bestehen können, der verloren war für die heroische Zeit, weil er Bronchovydrin und Alludrin in hohen Dosen brauchte, um überhaupt existieren zu können – und der zugleich doch seiner Krankheit dankbar war, weil sie ihn vorm Marschieren bewahrte und er zeitlebens nie eine Waffe in die Hand nehmen mußte?"* [13]. Jens starb neunzigjährig, nachdem 10 Jahre zuvor eine Demenz-Krankheit diagnostiziert wurde. Auch John Updike *(1932–2009)*, amerikanischer Schriftsteller, der nicht nur mit seiner „Rabbit-Pentalogie" der sich zum Materialismus wandelnden amerikanischen Gesellschaft einen Spiegel vorhielt, litt an Asthma bronchiale. Weit mehr allerdings nahm ihm eine Psoriasiserkrankung gefangen und prägte seine Persönlichkeit: der SPIEGEL betitelte ihn bei Herausgabe seiner Autobiographie *„Selbstbewußtsein, Erinnerungen"* treffend als *„Narziß mit Schuppenflechte"* [14].

Die Zahl bedeutender asthmatischer Komponisten und Musiker ist überschaubar und deutlich kleiner als die der Dichter und Denker. Ob die Asthmakrankheit Antonio Vivaldis (1678–1741) Vorwand oder Realität gewesen ist, muss letztlich offenbleiben, zumal es an Dokumenten und Briefen fehlt, die ein detaillierteres Bild dieses herausragenden Musikers zeichnen könnten. Kurz nachdem Vivaldi, 25-jährig, die Priesterweihen erhalten hatte, gab er mit Einwilligung seiner kirchlichen Vorgesetzten das Hohe Amt wieder auf, weil er sich (Zitat aus einem späteren Brief) *„aufgrund seines Brustleidens oder seiner Enge in der Brust"* nicht in der Lage sah, eine heilige Messe zu lesen [15]. Ob diese „Enge in der Brust" einem Asthma oder einem

Herzleiden entsprach, wird ungeklärt bleiben, erscheint allerdings in Anbetracht des musikalischen Werkes von Vivaldi zweitrangig.

Die Schriften über Ludwig van Beethovens (1770–1827) Erkrankungen füllen mittlerweile ungezählte Bibliotheksregale. Über seine Taubheit wird weltweit in jeder Schule informiert, die Obduktion Beethovens erbrachte neben „verkümmerten Hörnerven" eine dekompensierte Leberzirrhose. Offensichtlich war Beethoven ein schwieriger Patient, offensichtlich multimorbide und allein in diesem Kontext taucht in der Pathobiographie Beethovens neben den Diagnosen rheumatische Beschwerden, Schnupfen, Nasenbluten und Unterleibskrämpfe auch das Asthma auf. Sicher ist, dass dieses „Asthma", wenn es überhaupt eine körperliche Relevanz besaß, weder auf Beethovens Leben und schon gar nicht auf sein überragendes Schaffen Einfluss genommen hat. Dass die Behandlung einer in den letzten Lebensmonaten bei Beethoven aufgetretenen Lungenentzündung mit Bleisalz, dem eine schleimlösende Wirkung zugeschrieben wurde, zu einer heute kaum bestrittenen und demnach überwiegend wohl ärztlich zugefügten Bleiintoxikation von Beethoven beigetragen hat, wird aus pneumologischem Interesse an dieser Stelle hinzugefügt [16].

Von Max Bruch (1838–1920) wird berichtet, dass er zwei Jahre vor seinem Tod verstärkt an „Asthma und Herzbeschwerden" litt. Genaueres ist nicht überliefert.

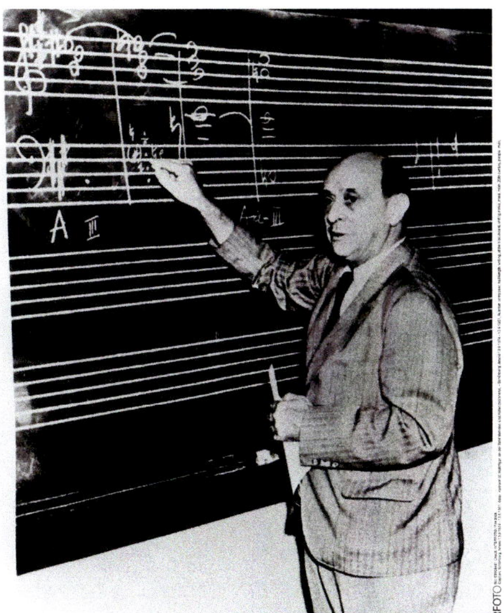

Abbildung 239: Arnold Schoenberg

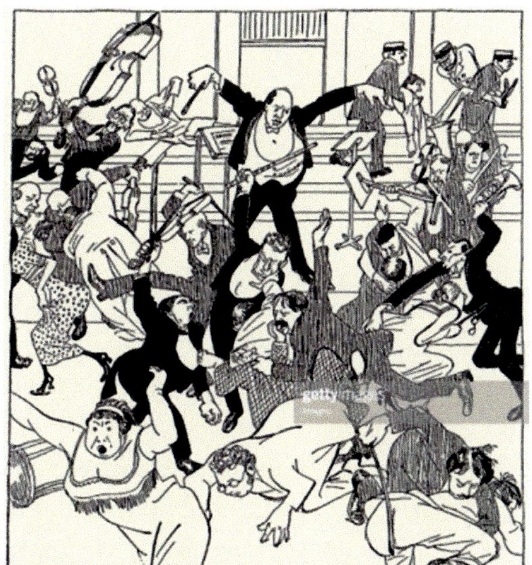

Abbildung 240: Karikatur zum „Watschenkonzert" von Schoenberg 1913

Dies gilt nicht für die Krankengeschichte von Arnold Schoenberg (1874–1951), der 1950 eine Autopathographie verfasste und damit differenzierte Einblicke in seine

Leiden zuließ [17]. Schoenberg, in Wien geboren, gilt als Hauptakteur der Komponisten des frühen 20.Jahrhunderts und wichtigster Repräsentant der „Zweiten Wiener Schule“ (Abb. 239). Seine experimentellen Arbeiten am Ausgang der Spätromantik führten zur Überführung der Dur-Moll-Tonalität in die atonale oder pantonale Musik und schließlich zur Zwölftontechnik oder Zwölftonmusik. In diesem Zusammenhang in die Musikgeschichte eingegangen ist das „Skandalkonzert 1913“ (auch „Watschenkonzert“ genannt). Schoenberg dirigierte im Saal des Wiener Musikvereins u. a. seine erweiterte „Kammersinfonie op. 9“. Während des Konzertes kam es im Saal zu tumultartigen Auseinandersetzungen von Schoenbergs Anhängern und Gegnern, die der österreichische Operettenkomponist Oscar Straus später mit der Bemerkung: *„das Klatschen der Ohrfeigen war noch das Melodiöseste, das man an diesem Abend zu hören bekam“* kommentierte [18] (Abb. 240).

Schoenbergs Lebensweg war nicht allein seines Asthmas wegen hindernisreich. Sein Vater, Schumacher und nach Schoenbergs Worten *„starker Trinker und Raucher, an Asthma leidend“*, starb während einer Influenzaepidemie in Wien, sodass Schoenberg frühzeitig die Schule verlassen musste. Schoenberg wurde im mosaischen Glauben erzogen, konvertierte 1898 zum Protestantismus und fand 1933 in Paris mit seiner Rekonversion zum Judentum zurück. Schoenberg lebte in Abhängigkeit seiner beruflich nicht beeindruckenden Karriere abwechselnd in Wien und Berlin und musste schließlich mit Hitlers Machtübernahme Österreich und Deutschland verlassen und emigrierte in die USA.

Der Asthmadiagnose Schoenbergs würde man heute das Adjektiv „infektinduziert“ zufügen, sein exzessives Inhalationsrauchen hat den Krankheitsverlauf zusätzlich signifikant beeinflusst. Schoenbergs Ärzte betonten in den späteren Jahren die große Reizbarkeit und Unruhe des Künstlers, dies mag als Hinweis auf psychosomatische Faktoren in der Ätiopathogenese Schoenbergs Asthma gelten. Schoenbergs Asthmatherapie beinhaltete neben der Inhalation von „französischen Asthmapulvern“ und der Applikation des Amphetamins Benzedrin (diese Maßnahme führte offensichtlich zu einer lebensbedrohlichen Herzattacke) auch die Anwendung alternativer Heilmethoden (dokumentiert ist eine Heilmethode nach „Hayes“). Nach den Aufzeichnungen von Schoenberg selbst und seinen Ärzten entwickelte sich von 1945 an eine zunehmende Rechtsherzinsuffizienz, an dessen Folgen Schoenberg 1951 verstarb [19].

Es mag ein Zufall der Geschichte sein, dass Alban Berg (1885–1935), von 1904 an einer der ersten Schüler Schoenbergs, ebenso an einem Asthma litt, wie sein Mentor und Meister selbst (Abb. 241) [20]. Berg, dessen Erscheinungsbild als *„ewig jung mit einer jungenhaften zumeist weiblichen Schönheit“* beschrieben wird, und den Schoenberg als *„extrem schüchtern aber mutig“* und bezüglich seiner Kompositionen als *„abenteuerlich“* charakterisierte, war mit seinen *„Fünf Orchesterlieder nach Ansichtskartentexten von Peter Altenberg“* Mitkomponist des berühmten *„Watschenkonzertes“* im März

1913 im Saal des Wiener Musikvereins [21]. Bergs Opern *„Wozzek“* (nach Georg Büchners Drama Woyzek) und *„Lulu“* zählen heute zu den bedeutendsten Werken der klassischen Moderne. Berg erlitt seinen ersten Asthmaanfall 1911, das Asthma begleitete ihn zeitlebens, immer schwerwiegender werdend. Berg starb am Heiligabend 1935 an einer Sepsis infolge einer Furunkulose.

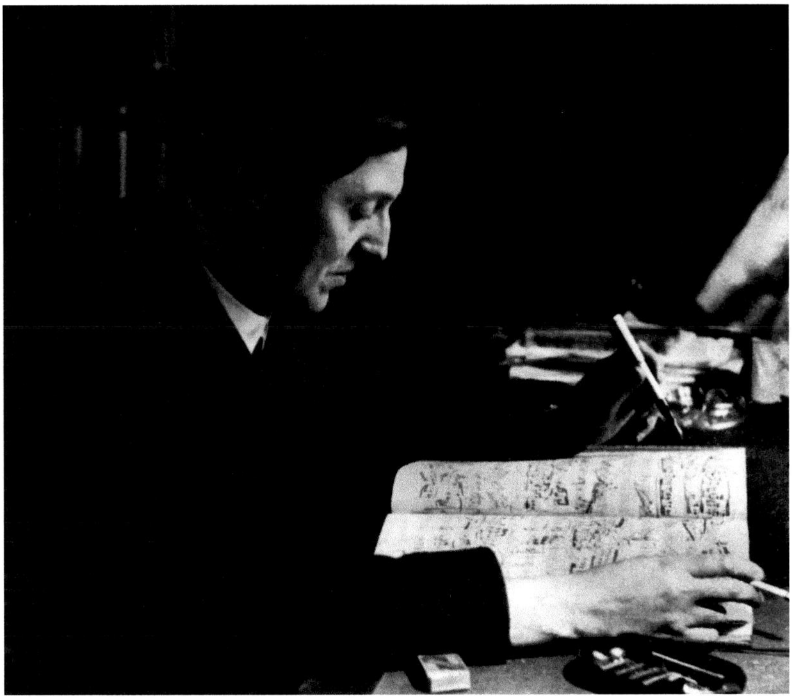

Abbildung 241: Alban Berg

Resümiert man die Betrachtungen über Musik, Komponisten und ihre Verbindung zum Asthma, so kann man ausschließen, dass die Werke von Arnold Schoenberg und Alban Berg mit ihrer Asthmakrankheit in irgendeiner Weise korrelierten. Anders als bei dem Schriftsteller Marcel Proust vermutet, hat Asthma das schöpferische Gestalten von Schoenberg und Berg, aber auch von Vivaldi, Beethoven und Bruch nicht stimuliert, sondern lediglich zeitweise durch das körperliche Missempfinden begrenzt. Kunst und Asthmakrankheit gehen nebeneinander, nicht miteinander einher, dies muss man jedoch nicht bedauern.

Epilog und Randbemerkungen

Die Lunge hat uns ihre Geschichte erzählt, eine lange Geschichte über tausende von Jahren und immer einfach hat sie es offensichtlich nicht gehabt. Blicke zurück bedürfen keiner ausmalenden Interpretation. Bilder und Dokumente füllen Bibliotheken, Irrtümer und Fortschritte reihen sich aneinander, wir wissen heute vieles, aber bestimmt nicht alles. Leben in der Gegenwart ist ohne Erinnern an die Vergangenheit nicht denkbar, wir akzeptieren diese Einsicht, nur lernen wir nicht immer daraus. Blicke in die Zukunft bergen sowohl damals als auch heute Fehleinschätzungen in sich und geben nur eine sehr persönliche Ansicht wieder. Erinnert sei beispielhaft an ein Zitat, das man dem deutschen Kaiser Wilhelm II. in den Mund gelegt hat: *„Ich glaube an das Pferd. Das Automobil ist eine vorübergehende Erscheinung.“* Konnte man damals wirklich nicht vorhersehen, dass das Automobil die Welt erobern würde?

Fehleinschätzungen einer zukünftigen Entwicklung ziehen sich durch Jahrtausende der kulturellen Entwicklung einer Gesellschaft. Auch in unserem Buch über die Geschichte des Atemholens wird gezeigt, dass immer wieder große Entdeckungen zunächst von der Allgemeinheit nicht nur unverstanden blieben, sondern häufig genug strikt abgelehnt wurden. So traute sich William Harvey nur sehr zögerlich mit seiner Aussage, dass das Blut in einem Kreislauf im Körper fließt, an die Öffentlichkeit zu treten und sah sich dann erheblichen Anfeindungen ausgesetzt. Und der große und berühmte Rudolf Virchow wollte einfach nicht glauben, dass die Tuberkulose doch durch Bakterien verursacht wird.

Viele grundlegende Erkenntnisse aus der naturwissenschaftlichen Welt hatten es also schwer, sich durchzusetzen, auch wenn es aus unserer heutigen Sicht doch eigentlich hätte selbstverständlich sein müssen. Einer der Gründe hierfür ist, dass das Beharrungsvermögen des Menschen auf das Althergebrachte groß ist. Andererseits schützt uns dieses Festhalten aber auch davor, dass wir nicht jeder neuen Idee hinterherlaufen müssen. Das, was heute als „Mainstream“ angesehen wird, muss keineswegs richtig sein, die Geschichte hat uns auch dies gelehrt.

In der heutigen – als modern apostrophierten – Medizin erleben wir schon seit vielen Jahren nicht nur einen explosiv wachsenden Wissenszuwachs in der Erkennung und Behandlung von Erkrankungen, sondern auch Entwicklungen, die einseitig nicht den erkrankten Menschen, sondern die Ökonomie in den Mittelpunkt stellen. Der Kranke ist zu einem Kunden mutiert, Schwestern, Pfleger und Ärzte zu Ausführenden einer manchmal fragwürdigen Geschäftskultur. Wenn die WHO in ihrer Verfassung von 1946 Gesundheit als *„Zustand vollständigen körperlichen, psychischen und sozialen Wohlbefindens"* und nicht nur als das Freisein von Beschwerden und Krankheit definiert, dann ist zweifelsfrei der Mensch die Maxime und nicht der Markt mit seinem Wettbewerb. Natürlich: Qualitätsstandards können und müssen dafür sorgen, dass die Ressourcen für die Gesunderhaltung nicht verschwendet werden, aber der ökonomische Zwang darf niemals die medizinische Qualität und die Zuwendung zum Kranken verdrängen. Darauf zu achten, ist Aufgabe und Grundverständnis ärztlichen Handelns.

Durch Technik und Digitalisierung in Organteile zerlegt, wird heute zu Recht der Wunsch des Patienten nach ganzheitlicher Betrachtung drängender und ist begründet. Der hippokratische Arzt kannte keine Krankheiten, sondern nur kranke Menschen. Das physiologische Grundkonzept, zugleich Weltbild, ergab sich aus der Vorstellung, dass der Mensch ein inniger integraler Bestandteil des Kosmos war. In analoger Weise verknüpfte man die vier Grundqualitäten der Erde mit den vier Säften, die das Leben im menschlichen Körper bestimmten. Auch wir sehen heute den Menschen als Teil des Ganzen, doch ist seine Rolle darin viel komplexer und komplizierter geworden. Naturwissenschaftlich begründete Sachlichkeit erschwert oder verhindert gar eine stärkere und notwendige gefühlsmäßige Bindung des Menschen an unsere Erde; und hinzu kommt, dass eine übergeordnete Welt des Glaubens und der Religion droht, abhanden zu kommen.

War also die Medizin früher besser, weil sie ganzheitlicher war? Wir leben heute länger, haben weniger Schmerzen und weniger Behinderungen. Wir dürfen darüber sehr dankbar sein, aber nicht vergessen, dass sich unser Wissen auf das unserer Vorfahren aufbaut. Und Unzulänglichkeit in unserem Gesundheitssystem gibt es heute, 2000 Jahre nach Galen, genug. Hochmut bei der Betrachtung der Medizingeschichte und auch der Geschichte unserer Lunge ist fehl am Platz. Rückbesinnung auf das „früher" ist unendlich wertvoll: sie lehrt uns Bescheidenheit und die Gegenwart nicht zu überschätzen.

Literatur

Kapitel 1

1. Tuto, D: Geschichte der Medizin. VEB, Berlin, 1980
2. Porter, R: Geschröpft und zur Ader gelassen. Eine kleine Kulturgeschichte der Medizin. Dörlemann, Zürich, 2004
3. Gehema, JA: Grausame medicinische Mord-Mittel/Aderlässe/Schröpfen/Purgieren/Clistieren/Julepieren/ und Ohnmacht-machende Herzstärkungen/wodurch unbedachtsame Geneß- und Heilmeister (nicht rechtschaffende practici) so viel tausend unschuldige Menschen jämmerlich vom Leben zum Tode helffen. Brehmen, 1688
4. Schöne, H: Markellinos' Pulslehre. Ein griechisches Anekdoton. In: Festschrift zur 49. Versammlung Deutscher Philologen und Schulmänner in Basel im Jahr 1907. Birkhäuser, Basel, 1907, 448–72
5. Kümmel, WF: Der Puls und das Problem der Zeitmessung in der Geschichte der Medizin. Med Hist J, 9 (1974) 1–22
6. Bedford, DE: The ancient art of feeling the puls. Brit Heart J, 13 (1951) 423–37
7. Mitchell, SW et al: The early History of Instrumental Precision in Medicine. An address before the second Congress of American Physicians and surgeons. Tuttle, Norberhouse & Taylor, New Haven, 1892
8. Quecke, K: Die Signaturenlehre im Schrifttum des Paracelsus. Beiträge zur Geschichte der Pharmazie und ihrer Nachbargebiete. Volk und Gesundheit, Berlin, 1 (1955) 41–52
9. Paracelsus: Geheimnüß aller seiner Geheimnüsse. Welches noch niemahls wegen seiner unvergleichlichen Fürtrefflichkeit ist gemein gemacht, sondern allerzeit in geheim gehalten worden. Frankfurt/Leipzig, 1746
10. Tschirch, A: Handbuch der Pharmakognosie. 1. Band. Allgemeine Pharmakognosie. Tauchnitz, Leipzig, 1910
11. Müller, I: Die pflanzlichen Heilmittel bei Hildegard von Bingen. Heilwissen aus der Klostermedizin. Müller, Salzburg, 1982
12. Stoiber, A.-T: Die Hl. Hildegard von Bingen und ihr medizinisches Werk „Causae et Curae" – eine Analyse ausgewählter Krankheitsbilder und deren vorgeschlagener Behandlungsmethoden. Diplomarbeit, Wien, 2013
13. Engelhardt, D v. et al: Klassiker der Medizin. 1. Band. Von Hippokrates bis Christoph Wilhelm Hufeland. Beck, München, 1991
14. Schipperges, H: Avicenna. In: Engelhardt et al: Klassiker der Medizin. 1. Band. Von Hippokrates bis Christoph Wilhelm Hufeland. Beck, München, 1991, pp 41–43
15. Müller, I: Hildegard von Bingen. In: D. v. Engelhardt et al: Klassiker der Medizin. 1. Band. Von Hippokrates bis Christoph Wilhelm Hufeland. Beck, München, 1991, 44–56
16. Ackerknecht, EH: Geschichte der Medizin. 5. Auflage. Enke, Stuttgart, 1979
17. Morwitz, E: Geschichte der Medizin. Encyclopädie der medicinischen Wissenschaften, A. Moser. 1. Band. Brockhaus, Leipzig, 1848
18. Diepgen, P: Geschichte der Medizin. Die historische Entwicklung der Heilkunde und des ärztlichen Lebens. I. Band. W. de Gruyter & Co, Berlin, 1949
19. Kümmel, W: Puls und Musik (16.–18. Jahrhundert). Med Hist J, 3 (1968) 269–93
20. Celsus: De medicina, II, 4. 1-5) In: WA Golder: Celsus und die antike Wissenschaft; Sammlung Tusculum., De Gruyter, Berlin/Boston, 2019, p 209
21. Robl, W: Eine Arztkarriere im Römischen Kaiserreich: Galenus von Pergamon – Leben und Werk. Neustadt/WN April 2000

22. Paulini, KF: Neu vermehrte heylsame Dreck-Apotheke. Friedrich Knochen Verlag, J. Köllner gedruckt, Franckfurth am Mayn 1713
23. Schott, H: Medizingeschichte(n): Arzneimittel – Dreckapotheke. Dtsch Arztebl, 101 (2004) A-3184
24. Moslehi-shad, E: Die Medizin im Islam: Versuch einer Bibliographie. In: Handbuch der Orientalistik. 1. Abt. der Nahe und der Mittlere Osten. Die Medizin im Islam. Leiden/Köln, 1971
25. Meyerhof, M et al: The Theologus autodidactus of Ibn an-Nafīs. Clarendon, Oxford 1968
26. Pelt, JM: Die Geheimnisse der Heilpflanzen. Knesebeck, München, 2005
27. Schneider, W: Über die Signaturlehre in Medizin und Chemie. Pharmazie, 5 (1950) 355–9
28. Lessing, MB: Paracelsus, sein Leben und Denken. Reimer, Berlin, 1839
29. Goddemeier, Chr: William Harvey (1578–1657): Die Entdeckung des Blutkreislaufs. Dtsch Ärztebl, 104 (2007) A-1375 / B-1226 / C-1168
30. Hohenheim, T, von (Paracelsus): Sieben Defensíones (Antwort auf etliche Verunglimpfungen seiner Misgönner) und Labyrinthus medicorum errantium (vom Irrgang des Arztes) (1538). Hrsg. K. Sudhof, Barth, Leipzig, 1915
31. Möseneder, K: Paracelsus und die Bilder: Über Glauben, Magie und Astrologie im Reformationszeitalter. Niemeyer, Tübingen, 2009, S. 13
32. Keynes, G: The Life of William Harvey. Clarendon press, Oxford, 1978
33. Göppert, E: Geschichte der Erforschung des Blutkreislaufs und des Lymphgefäßsystems. In: Bethe und Bergmann: Handbuch der normalen und pathologischen Physiologie, 7. Band, 1. Hälfte, Blutzirkulation, 1. Teil, Springer, Berlin/Heidelberg, 1926, 63–72
34. Servet, M: Christianismi restitutio, 1553
35. Tollin, H: Die Entdeckung des Blutkreislaufs durch Michael Servet (1511–1553), H. Dufft, Jena, 1876
36. Harvey, G: Exercitatio anatomica de motu cordis et anguinis in animalibus. Francofurti, 1628
37. West, JB: Ibn al-Nafis, the pulmonary circulation, and the islamic Golden Age. J Appl Physiol, 105 (2008) 1877–80
38. Malpighi: An Extract of a Latin Letter to the Publisher, concerning some Anatomical Observations, about the structure of the Lungs of Frogs, Tortoises, and perfecter Animals. Phil Trans, 6 (1671) 2149–50
39. Hooke, R: An account of an experiment made by M. Hook, of preserving animals alive by blowing through their lungs with bellows. Phil Trans, 2 (1666–67) 539–540
40. Young, J: Malpighi's De Pulmonibus. Section of the History of Medicine, J Royal Soc Med, 23 (1929) 1–11
41. Busch, GCB: Versuch eines Handbuchs der Erfindungen. 3. Band. Franz Haas, Wien und Prag, 1801
42. Haddad, SI et al: A forgotten chapter in the History of the circulation of the blood. Ann Surg, 104 (1936) 1–8
43. Baus, L: Johann Wolfgang Goethe – ein „genialer" Syphilitiker. Das Ende einer langen Kontroverse. Asklepios Edition, Homburg/Saar, 2002
44. Sterpetti, AV: The revolutionary studies by Leonardo on blood circulation were too advanced for his times to be published. J Vasc Surg, 62 (2015) 259–63
45. Meyerhof, M: Ibn An-Nafis and His Theory of the Lesser Circulation. Isis 23 (1935) 100–120
46. Moslehi-shad, E: Die Medizin im Islam: Versuch einer Bibliographie. In: Handbuch der Orientalistik. 1. Abt. der Nahe und der Mittlere Osten. Die Medizin im Islam. Leiden/Köln, 1970
47. Harvey, W: Die Bewegung des Herzens und des Blutes. Übersetzt von Ritter von Töply. Barth, Leipzig, 1910

48. Hales, St: Statical Essays: containing Haemostaticks or an Account of some Hydraulick and Hydrostatical Experiments made on the blood and Blood-Vessels of Animals. Vol II. Innys & Manby, London, 1733

Kapitel 2.1

1. Schöne, H: Markellinos' Pulslehre. Ein griechisches Anekdoton. In: Festschrift zur 49. Versammlung Deutscher Philologen und Schulmänner in Basel im Jahr 1907. Birkhäuser, Basel, 1907, 448–72
2. Kümmel, WF: Der Puls und das Problem der Zeitmessung in der Geschichte der Medizin. MedHist J, 9 (1974) 1–22
3. Bedford, DE: The ancient art of feeling the puls. Brit Heart J, 13 (1951) 423–37
4. Kümmel, W: Puls und Musik (16.–18. Jahrhundert). MedHist J, 3 (1968) 269–93
5. Celsus: Allgemeine Krankheitslehre und Diagnostik. Das ganze Elend am Krankenbett. De medicina, II, 4. 1–5) In: Celsus und die antike Wissenschaft; Sammlung Tusculum., herausgegeben und übersetzt von Werner Albert Golder. De Gruyter, Berlin/Boston, 2019, S. 209
6. Robl, W: Eine Arztkarriere im Römischen Kaiserreich: Galenus von Pergamon – Leben und Werk. Neustadt/WN April 2000
7. Floyer, J: The physician's Pulse-Watch; or an Essay to explain the old Art of Feeling the pulse, and to improve it by the help of a Pulse-Watch. Walford, London, 1707
8. Gibbs, DD: The physician's Pulse-Watch. Med Hist. 15 (1971) 187–190
9. Brockmann, Ch: Galen und Asklepios. Zeitschr Antik Christent, 17 (2013) 51–67

Kapitel 2.2

1. Helmholtz H: Das Denken in der Medicin. Rede gehalten zur Feier des Stiftungstages der militär-ärztlichen Bildungs-Anstalten am 2.August 1877. August Hirschwald, Berlin, 1877
2. Ebers, G: Papyrus Ebers – Das hermetische Buch über die Arzeneimittel der alten Ägypter in hieratischer Schrift. Wilhelm Engelmann, 1875
3. Paré, A: The workes of that famous chirurgion Ambrose Parey, translated out of Latine and compared with the French. By Th. Johnson. T. Cotes and R. Young, London, 1634
4. Corvisart, JN: Nouvelle méthode pour reconnaitre les maladies internes de la poitrine par la percussion de cette cavité par Auenbrugger. L'imprimerie de Migneret, Paris, 1803
5. Piorry, PA: De la percussion médiate et des signes obtenus a l'aide de ce nouveau moyen d'exploration, dans les maladies des organes thoraciques et abdominaux. Chaudé et Baillière, Paris, 1828
6. Wintrich, MA: Beschreibung einer neuen Perkussionsmethode. Berliner medicinische Central-Zeitung,10 (1841),1–4
7. von Gaal, G: Physikalische Diagnostik und deren Anwendung in der Medicin, Chirurgie, Oculistik, Otiatrik und Geburtshilfe, enthaltend: Inspection, Mensuration, Palpation, Percussion und Auskultation, nebst einer kurzen Diagnose der Krankheiten der Athmungs- und Kreislauforgane. Braumüller und Seidel, Wien, 1846
8. Laënnec, RTH: Abhandlung von den Krankheiten der Lungen und des Herzens und der mittelbaren Auscultation als eines Mittels zu ihrer Erkenntniß. Aus dem Französischen übersetzt von Friedrich Ludwig Meissner. August Lehnhold, Leipzig, 1832; S 5–6
9. drs.; S 292–7
10. Laënnec, RTH: A treatise on the diseases of the chest: in which they are described according to their anatomical characters, and their diagnosis established on a new principle by means of

acoustick instruments with plates. Aus dem Französischen übersetzt von John Forbes. T and G Underwood, London, 1821

11. Hofacker, JD: Ueber das Stethoskop: ein treffliches Mittel zur Erkennung der Krankheiten des Herzens und der Lungen, hauptsächlich der Lungenschwindsucht. CF Oslander, Tübingen, 1826
12. Piorry, PA: Diagnostik und Semiotik mit vorzüglicher Berücksichtigung der neusten Mechanisch-nosognostischen Hülfsmittel. Aus dem Französischen übersetzt und mit einigen Anmerkungen begleitet von Gustav Krupp. Theodor Fischer, Leipzig, 1837
13. von Škoda, J: Abhandlung über Perkussion und Auskultation. J.G.Ritter von Mösle Witwe & Braunmüller, Wien, 1864

Kapitel 2.3

1. Fölsing, A: Wilhelm Conrad Röntgen. Aufbruch ins Innere der Materie. dtv, München, 2002
2. Karsten, G, Plücker, J: in: Allgemeine Deutsche Biographie 26 (1888); S 321–323
3. Schimank, H, Hittorf, W: in: Neue Deutsche Biographie 9 (1972); S 266–270
4. Hittorf, W, Plücker, J: Neue Untersuchungen über die Spektralanalyse. Verh. d. naturhist. Ver. d. Rheinlande 20 (1863); 40
5. Crookes, W: On Radiant Matter. Nature 20 (1879); 419–423 und 436–440
6. Röntgen, WC: Ueber eine neue Art von Strahlen. Vorläufige Mitteilung. Sitzungsberichte der Physikalischen-medicinischen Gesellschaft zu Würzburg 9 (1895); 137–147
7. Béclère, A: Les rayons de Röntgen et le diagnostic des affections thoraciques. J.-B. Baillière et fils., Paris, 1901
8. (8) Williams, FH: The Roentgen Rays in Medicine and Surgery as an aid in diagnosis and as a therapeutic agent. The Macmillan Company, New York, 1901
9. Holzknecht, G: Die röntgenologische Diagnostik der Erkrankungen der Brusteingeweide. Röfo Erg., 6. (Atlas d. normalen und patholog. Anatomie in typischen Röntgenbildern, hrsg. Albers-Schönberg) Lucas Gräfe & Sillem, Hamburg, 1901
10. Bocage, AEM: A Method and Device of Radiography on a Moving Plate. Republic of France, National Office of Industrial Property. Patent No. 536,464, applied June 3, 1921, published May 4, 1922
11. Sicard, JA, Forestier, J: L'exploration radiologique des cavités broncho-pulmonaires par les injictions intra-trachéales d'huile iodée. J méd franc. 13 (1924); 3–9

Kapitel 2.4

1. Eckoldt, JG: Über das Ausziehen fremder Körper aus dem Speisekanale und der Luftröhre. Tauchnitz, Leipzig, 1799
2. Green, H: On the Introduction of the Sponge-armed Probang into the Larynx and Trachea. (1857)
3. Green, H: On the surgical Treatment of Polypi of the Larynx and Oedema of the Glottis. Putnam, New York, 1852; Anhang: New Works by the same author
4. Green, H: A treatise on the diseases of the air passages: Comprising an Inquiry into the History, Pathology, Causes, and Treatment, of those affections of the Throat called Bronchitis, chromic Laryngitis, Clergyman's sore Throat. Putnam, New York, 1852
5. Boston Med Surg J, 35 (1846) 392–97; (1947) 520; 26 (1947) 18; 33; 78; 113; 125; 176 The Bronchitis War); 253; 307; 318; 322; 343; 345
6. The medical-chirurgical Review, and Journal of practical Medicine. Ed.: James Johnson; R & G.S. Wood, New York, 28 (1838)

7. Bell, C: Surgical Observations; being a quarterly report of cases in surgery; treated in the Middlesex Hospital, the cancer establishment, and the private practice. Longman, Huest, Rees, Orme, and Browen, London, 1816
8. Green, H: On Injection of the bronchial Tubes, and tubercular cavities of the lungs. Trans N Y Acad Med, 1 (1857) 203–225
9. Erichsen, J: The science and art of surgery. A treatise on surgical injuries, Diseases, and operations. Blanchard and Lea, Philadelphia, 1854
10. Erichsen, J: The science and art of surgery. A treatise on surgical injuries, Diseases, and operations. Blanchard and Lea, Philadelphia, 1857
11. Majority Report of the special Committee, to which the paper of Dr. Horace Green, on "Injection into the bronchial tubes, and into tubercular cavities of the lungs" was referred. Trans N Y Acad Med, 1 (1857) 227–257
12. Barker, BF: Minority Report. Trans N Y Acad Med, 1 (1857) 258–72
13. Green, H: On the Difficulties and Advantages of Catheterism of the Air-Passages in Diseases of the Chest. The American medical monthly, 13 (1860) 81–97
14. Erichsen, J: The science and art of surgery. A treatise on surgical injuries, Diseases, and operations. Blanchard and Lea, Philadelphia, 1860, 728 ff
15. Officers, etc., of the N. Y. Academy of Medicine. Trans N Y Acad Med, 1 (1857) XIV
16. Green H: On the employment of Injections into the Bronchial Tubes and into Tubercular Cavities of the Lung. The American medical monthly, 3 (1855) 397
17. Clerf, JH: Manuel Garcia's contribution to Laryngology. Bull N Y Acad Med, 32 (1956) 603–11
18. Brünings, W: Die direkte Laryngoskopie, Bronchoskopie und Oesophagoskopie. Bergmann, Wiesbaden, 1910
19. Cruise, FR: The Utility of the Endoscope as an Aid in the Diagnosis and Treatment of Disease. Dublin quart J med science, 39 (1865) 329–363
20. Tobold, A: Lehrbuch der Laryngoskopie und des local-therapeutischen Verfahrens bei Kehlkopfkrankheiten. 2. Aufl. Hirschwald, Berlin, 1869
21. Bozzini, P: Der Lichtleiter oder Beschreibung einer einfachen Vorrichtung und deren Anwendung zur Erleuchtung innerer Höhlen und Zwischenräume des lebenden menschlichen Körpers. Landes-Industrie-Comptoirs, Weimar, 1807
22. Fidgor, PP: Philipp Bozzini. Der Beginn der modernen Endoskopie. Die Wiener und Frankfurter „Bozzini-Akte“ und Publikationen der Jahre 1805 bis 1807. Endo-Press, 2002
23. Starck, H: Die direkte Besichtigung der Speiseröhre. Ösophagoskopie. Ein Lehrbuch für den Praktiker. Stuber's, Würzburg, 1905
24. Reuter, M: Philipp Bozzini (1773–1809). Urologe, 45 (2006) 1084–1091
25. Nezhat, C: Nezhat's History of Endoscopy: A Historical Analysis of Endoscopy's ascention since Antiquity. Endopress, Tuttlingen, 2011
26. Desormeaux, AJ: De l'endoscope et de son application au diagnostic et au Traitement des affections de l'urètre et de la vessie: Lecons faites a l'hopital Necker. Baillère, Paris, 1865
27. Jahn, A et al: A short history of laryngoscopy. Log Phon Vocol, 21 (1996) 181–5
28. Tomaszewski, S: Die Entwicklung der medizinischen Technik im Spiegel der Berliner Klinischen Wochenschrift (1870 bis 1899). Dissertation, Ruhr Universität Bochum, 2009
29. Kirstein, A: Autoscopy of the Larynx and the Trachea. (Direct examination without mirror.) F.A.Davis Publisher, Philadelphia, 1897
30. Bell, C: Surgical Observations; being a quarterly report of cases in surgery; treated in the Middlesex Hospital, the cancer establishment, and the private practice. Longman, Huest, Rees, Orme, and Browen, London, 1816

31. Levret, A: Kunst der Geburtshilfe nach den Gesetzen der Bewegung und Naturlehre. H.G. Rithen, Gera/Leipzig, 1774
32. Bozzini, Ph: Der Lichtleiter oder Beschreibung einer einfachen Vorrichtung und deren Anwendung zur Erleuchtung innerer Höhlen und Zwischenräume des lebenden menschlichen Körpers. Landes-Industrie-Comptoirs, Weimar, 1807
33. Garcia, M: Observations physiologique sur la voix human. La Societé royale de Londre. 1835
34. Czermak „Physiologische Untersuchungen mit Garcia's Kehlkopfspiegel. Band XXIX, Kais Akad Wissensch, K.K. Hof- und Staatsdruckerei, Wien, 1858
35. Hirsch, NP et al: Alfred Kirstein. Pioneer of direct laryngoscopy. Anaesthesia, 41 (1986) 42–45
36. Becker, H et al: A short History of Bronchoscopy. In: Introduction to Bronchoscopy. University Press, Cambridge, 2017
37. Byck R: Cocain papers by Sigmund Freud. Stonehill, New York, 1974
38. Howard Markel, H: An Anatomy of Addiction: Sigmund Freud, William Halsted, and the Miracle Drug Cocaine. 2011
39. Freud S: Ueber Coca. Centralbl Ges Ther, 1884, 2, 289–314
40. Lübbers, W et al: Aus der Geschichte der Endoskopie. Vom Schwertschlucken zum Schlauchschlucken. HNO-Nachrichten, 44 (2014) 60–2
41. Verhandlungen des Vereins süddeutscher Laryngologen 1894–1903. Stuver Verlag, 1904
42. Kirstein, A: Autoscopy of the Larynx and the Trachea. (direct examination without mirror.) F.A.Davis Publisher, Philadelphia, 1897
43. Nakhosteen A et al: Atlas und Lehrbuch der Thorakalen Endoskopie: Bronchoskopie, Thorakoskopie. 4. Aufl., Springer, 2009
44. Kollofrath, O: Entfernung eines Knochenstücks aus dem rechten Hauptbronchus auf natürlichem Wege und unter Anwendung der direkten Laryngoskopie. MMW, 38 (1897) 1038–9
45. Becker, HD et al: A short history of Bronchoscopy. In: Introduction to Bronchoscopy. Cambridge University Press, 2017
46. Killian, G: Über die directe Bronchoskopie. MMW, 27 (1898) 844–7
47. Mann, G: Der Frankfurter Lichtleiter: Neues über Philipp Bozzini und sein Endoskop. Med Hist J, 8 (1973) 105–30

Kapitel 2.5

1. Menzies, Dr: A dissertation on Respiration (translated from the latin). Edinburgh, G. Mudie & Son and J. Johnson, London, 1796
2. Jürgenssen Th: Croupöse Pneumonie, Katarrhalpneumonie, Hypostatische Vorgänge in der Lunge, embolische Pneumonie. In: Th. Jürgenssen et al.: Handbuch der Krankheiten des Respirations-Apparates II. In: H. v. Ziemssen: Handbuch der speziellen Pathologie und Therapie. Vogel, Leipzig, 1874, pp.1–256
3. Gerhardt C: Lehrbuch der Auscultation und Percussion mit besonderer Berücksichtigung der Inspection, Betastung und Messung der Brust und des Unterleibes zu diagnostischen Zwecken. Laupp'sche Buchhandlung, Tübingen, 1876
4. Sibson, F: On the method to ascertain the movements of respiration in disease, and on the indications it affords. London medical gazette or Journal of practical Medicine. 8 (1849) 361–7
5. Wintrich, MA: Einleitung zur Darstellung der Krankheiten der Respirationsorgane. In: Handbuch der speziellen Pathologie und Therapie 5. Band, 1. Abt. F. Enke, Erlangen, 1854, p 1–224
6. West, JB: Robert Boyle's landmark book of 1660 with the first experiments on rarified air. J Appl Physiol, 98 (2005) 31–9

7. Boyle, R: New experiments physico-mechanical, touching the string of the air, and its effects; Made, for the most part, in a new pneumatical engine. 3. Edition. Hall, Oxford, 1682
8. Hutchinson, J: On the Capacity of the Lungs, and on the Respiratory Function, with a view of establishing a precise and easy method of detecting disease by the spirometer. Medico-Chirurgical Transactions (London). 29 (1846) 137–252
9. Davy, H: Researches, chemical and philosophical; chiefly concerning Nitrous Oxide or dephlogisticated air, and its respiration. Johnson, London, 1800
10. Simon, G. et al.: Ueber die Menge der ausgeathmeten Luft bei verschiedenen Menschen und ihre Messung durch das Spirometer, ein Beitrag zur medicinischen Diagnostik. Inauguralabhandlung, Universität Gießen, 1848
11. Mayow, J: Medico-Physical Works being a translation of tractatus quinque medico-physici. Alembic club, Edinburgh, 1907
12. Philos Trans 6, (1671) 2141
13. Anonymus: Novæ hypotheseos de pulmonum motu et respirationis usu specimen. London, 1671
14. Borelli, GA: Von der wundersamen Macht der Muskeln. 1706
15. Menzies: A dissertation on respiration. Edinburgh, 1796
16. Gibson, GJ: Spirometry: then and now. Breath, 1 (2005) 207–16
17. Hales, St: Vegetable Staticks, or An Account of some Statical Experiments on the sap in Vegetables: Being an Essay toward a Natural History of Vegetation. Also, a specimen of An Attempt to Analyse the Air, by a great Varriety of Chymio-Statical Experiments., Innysm London, 1727
18. Cavendish, H: Three Papers, containing Experiments on factitious Air. Philos Trans, 56 (1766) 141–84
19. Watt, J: Description of a Pneumatic Apparatus, With Directions for Procuring the Factitious Airs. Bulgin & Rosser, London, 1796
20. Goodwin, E: The connection of life with respiration; or an experimental inquiry into the effects of submersion, strangulation, and several kinds of noxious airs, on living animals. Johnson, London, 1788
21. Lavoisier, de A.L: Traité élémentaire de chimie. Présenté dans un ordre nouveau, et d'après les découbertes modernes. Deterville, Paris, 1801
22. Parascandola, J et al: History of the Pneumatic Through. ISIS, J Hist Sci Soc, 60 (1969) 351–61
23. Clayfield, W: Description of a Mercurial Air-Holder, suggested by an inspection of Mr. Watt's Machines for containing Factitious Airs. Philos Magaz, 7 (1800) 148–50
24. Vierordt, K: Physiologie des Atmens mit besonderer Rücksicht auf die Ausscheidung der Kohlensäure. Th. Groß, Karlsruhe, 1845
25. Brehmer, H: Die chronische Lungenschwindsucht und Tuberkulose der Lunge. Ihre Ursache und ihre Heilung. Enslin, Berlin, 1869
26. Hutchinson, J: On the Capacity of the Lungs and the Respiratory Movements, with the view of establishing a precise and easy Method of detecting Disease by the Spirometer. Med Times, 14 (1846) 106–108
27. Petty, TI: John Hutchinson's Mysterious Machine revisited. Chest, 121 (2002) 219–23
28. Candevia, B: John Hutchinson in Australia and Fiji. Medhist, 21 (1977) 365–83
29. Milic-Emili, J: 150 years of blowing: Since John Hutchinson. Can Respir J, 4 (1997) 239–45
30. Hutchinson, J: Von der Capacität der Lungen und von den Athmungsfunctionen mit Hinblick auf die Begründung einer genauen und leichten Methode, Krankheiten der Lungen durch das Spirometer zu entdecken. Aus dem Engl. übersetzt und mit Anmerkungen von Dr. Samosch; mit zahlreichen in den Text eingedruckten Holzschnitten. Vieweg, Braunschweig, 1849
31. Nolte, D: Von Hutchinson's Vitalkapazität und Vogel's wohlfeilem Spirometer. In: Sternstunden der Pneumologie, Atemwegs- und Lungenkrankheiten, Dustrie-Verlag, 2007

32. Fabius, H: De Spirometro ejusque usu observationibus cum aliorum, tum propriis Illustrato. Dissertation, Amstelodami, 1853
33. Wichert, von P: Ludolph Brauer – ein moderner Internist und Pneumologe. Pneumologie, 63 (2009) 492–6
34. Boerhaave, On the physic being a genuin Translation of his institutes and explanatory comment. Vol IV, Innys, London, 1745
35. Comroe, JH: Man-Cans. Amer Rev Respir Dis, 116 (1977) 945–50
36. Gad, C: Über Grösse und Bedeutung des Residualluftraumes. Tagblatt der 54. Versammlung Deutscher Naturforscher 14.–28. September 1881.
37. Pflüger, E: Das Pneumonometer. Pflügers Arch ges Physiol, 29 (1882) 244–6
38. Christie, RV: The lung volume and its subdivisions. I. Methods of measurements. J Clin Invest, 11 (1932) 1099–1118
39. West, JB: The birth of clinical bodyplethysmography: it was a good week. J Clin Invest, 114 (2004) 1943–5
40. DuBois DB et al: A new method for measuring airway resistance in man lung using a body plethysmograph: Values in normal subjects and in patients with respiratory disease. J Clin Invest, 35 (1956) 327–35
41. DuBois, DB et al: A rapid plethysmographic method for measuring thoracic gas volume: a comparison with nitrogen wash out method for measuring functional residual capacity in normal subject. J Clin Invest, 32 (1956) 322–7
42. DuBois, DB: Body Plethysmography. International Symposium on Body Plethysmography, Nijmegen, 17.-18. September 1968. In: Progress in Research, Vol. 4, Karger, Basel
43. Spriggs, EA: John Hutchinson, the inventor for the spirometer – His north country Background, Life in London, and scientific achievements. Medhist, 21 (1977) 357–64
44. Hutchinson, J: On the capacity of the lungs, and on the respiratory functions, with a view of establishing a precise and easy method of detecting disease by the spirometer. Med Times, 14 (1846) 106–8
45. Hutchinson, J: Contributions to Vital Statistics, obtained by means of a Pneumatic Apparatus for valuing the Respiratory Powers with relation to Health. Quart J Statist Soc London, 7 (1844) 193–212
46. Riegel, F: Die Athembewegungen. Eine physiologich-Pathologische Studie. A. Stuber's, Würzburg, 1873
47. Riegel; F: Ueber graphische Darstellung der Athembewegungen. Dtsch Arch Klin Med, 11 (1873) 379–390
48. Riegel, F: Die Krankheiten der Trachea und der Bronchien. In: Handbuch d. spez. Pathologie u. Therapie, Bd. IV, 2. Hälfte, Ziemssen, Vogel-Verlag, Leipzig, 1875
49. Partington, JR: The live and work of John Mayow (1641–1679). Part one. ISIS, 47(1956) 217–30
50. Chelius, F: Zur Lehre von der Athemmessung. Allgemeine medicinische Central-Zeitung, 26 (1857) 1895–7
51. Bain, WP: On a portable Spirometer. BMJ, (1870) 129
52. Edens, E: Lehrbuch der Perkussion und Auskultation mit Einschluss der ergänzenden Untersuchungsverfahren der Inspektion, Palpation und der instrumentellen Methoden. Springer, 1920
53. Renggli, R: Die Anfänge der Spirometrie im 19. Jahrhundert. Gesnerus, 38 (1981) 247–58
54. Zimmermann, V: Das iatromechanische Denken im medizinischen Frühwerk Daniel Bernoullis. Medizinhist J, 24 (1889) 48–64
55. Borelli, JA: De motu animalium. Pars II. Petrum Gosse, 1743
56. West, JB: Essays on the history of respiratory physiology. Springer, New York, 2015

57. Quain, R: The Stethometer: An Instrument for Facilitating Diagnosis, by Measuring the Difference in the Mobility of Opposite Sides of the Chest. London J Med, 2 (1890) 923–7

Kapitel 2.6

1. Furley, DJ: Galen. University Press, Princetown, 1984
2. Kopp, H: Geschichte der Chemie. Vieweg, Braunschweig, 1843
3. Hales, St: Vegetable Staticks, or An Account of some Statical Experiments on the SAP in Vegetables: Being an essay towards a Natural History of Vegetation. Also, a specimen of an Attempt to Analyse the Air, by a great Variety of chymo-statical experiments. Innys, London, 1727
4. Remler, JCW: Neues chemisches Wörterbuch oder Handlexicon und allgemeine Uebersicht der in neuern Zeiten entworfenen französisch-lateinisch-italienisch-deutschen chemischen Nomenklatur. Keyser, Erfurt, 1793
5. Redgrove, HS: Johannes Babtista van Helmont. Alchemist, Physician and Philosopher. Rider, London, 1922
6. Helmont, van JB: Ortus medicinae id est, initia physicae inaudita. Progressus medicinae novus, in morborum ultionem ad vitam longam. Amterdami, 1648
7. Black J et al: Magnesia alba, Quick-lime, and other alcaline substances. Creech, Edinbourgh, 1777
8. West, J: Joseph Black, carbon dioxide, latent heat, and the beginnings of the discovery of the respiratory gases. Am J Physiol, 306 (2014) L1057–63
9. The Edinbourgh enzyclopaedia conducted by David Brewster. First American Edition. Parker, Philadelphia, 1832
10. Soukup, RW: Michael Sendivogius: An alchemist and Austrian-Polish double agent of the beginning 17th century. In: The global and the local: The history of science and the cultural Integration of Europ. Proceedings of the 2th ICESHS.Cracow, 2006, p 425–8
11. Zedler, JH: Großes Universal-Lexicon aller Wissenschaften und Künste, welche bishero durch menschlichen Verstand und Witz erfunden worden. 37. Band, 1743
12. Geschichte der menschlichen Narrheit oder Lebensbeschreibungen berühmter Schwarzkünstler, Goldmacher, Teufelsbanner, Zeichen- und Liniendeuter, Schwärmer, Wahrsager, und anderer philosophischer Unholden. 6. Theil. Weygandsche Buchh., Leipzig, 1788
13. Severinghaus JW: Eight sages over five centuries share oxigen' discovery. Adv Physiol Educ, 40 (2016) 370–6
14. Meyrink, G: Goldmachergeschichten. Die Abenteuer des Polen Sendivogius/Der seltsame Gast/Der Mönch Laskaris, Berlin 1925 (Neuauflage u. a. Hopenberg, Berlin, 2016)
15. Zedler, JH: Großes Universal-Lexicon aller Wissenschaften und Künste, welche bishero durch menschlichen Verstand und Witz erfunden worden. 39. Band, 1744. P 1547
16. Mayow, J: Tractatus quinque medico physici. Primus: De Laan-Nitro; et spiritu Nitro-aereo; Secundus: De respiratione; Tertius: De respiratione foetus in utero, et ovo; Quartus: De motu musculari et spiritibus animalibus; Ultimus: De Rachitide. Sheldoniand, Oxon (Oxford), 1674
17. Medico-Physical Works. Being translated of tractatus quinque Medico-Physici by John Mayow. Alembic Club, Edinbourgh, 1907
18. Boyle, R: The sceptical Chymist: or Chymico-Physical Doubts & Paradoxes, Touching the Spagyrist's Principles commonly called Hypostatical; As they are wont to be Propos'd and defendet by the Generality of Alchymists. Caldwell, London, 1661
19. Boyle, R: The sceptical Chymist. English Edition. Dent, New York,1680
20. Meyrink, G: Die Abenteuer des Polen Sendivogius. (Neuauflage Tredition, Hamburg,
21. Harris, JC: Alchemist Sendivogius and Sigmund III Vasa. Arch Gen Psychiatry. 68 (2011) 771–772
22. Speter, M.: Lavoisier und seine Vorläufer. Eine historisch-kritische Studie. Enke, Stuttgart, 1910

23. Koellner, DJ: Johann Mayow's chemisch physiologische Schriften. Aus dem Lateinischen übersetzt. Göpferdt, Jena, 1899
24. Mayow, AJ: De Respiratione alter de Rachitide. In: Philosoph Trans Royal Soc, 3 1668, 833–5
25. West, J: Robert Boyle's landmark book of 1660 with the first experiments on rarified air. J Apl Physiol, 98 (2005) 31–9
26. Böhm, W: John Mayow und die Geschichte des Verbrennungsexperiments. Centaurus, 11 (1965) 241–58
27. Proctor, DF: A history of breathing Physiology. Lung biology in Health and Disease, 83 (1995) Dekker, New York
28. Hughes, JT: Miraculous deliverance of Anne Green; an Oxford case of resuscitation in the seventeenth century. Brit Med J, 285 (1982) 1792–3
29. Martin, R: English child-murder News and the culture of Equitiy. In: Leonard, A.E. et al.: Masculinities, Childhood, Violence: Attending to Early Modern Women – and Men. Proceedings of the 2006 Symposium. University of Delaware Press, Newark, 2011) S. 273
30. Breathnach, CS et al: Intensive Care 1650: The revival of Anne Green (C. 1628-59). J Med Biogr, 17 (2009) 35–8
31. Webster, D: The Edinbourgh Encyclopedia. Vol. III, Blackwood, Edinbourgh. 1830
32. Priestley, J.: Experiments and Observations on different kinds of air. Jonson, London, 1775
33. Priestley, J: Observations on different kinds of Air. Phil Trans, 62 (1772) 147
34. Scheele, CW: Chemische Abhandlung von der Luft und dem Feuer. Magn. Swederus, Leipzig, 1777
35. Hermann, A: zur Entdeckung des Sauerstoffs vor 200 Jahren. Nucl Phys, 461 (1973) 503–7
36. Hales, St: Vegetable Staticks, or An Account of some Statical Experiments on the SAP in Vegetables: Being an essay towards a Natural History of Vegetation. Also, a specimen of an Attempt to Analyse the Air, by a great Variety of chymo-statical experiments. Innys, London, 1727
37. Lavoisier, de AL: Traité Elémentaire de Chimie (1789). (Source: Chemical Heritage Foundation
38. Karamanou, M: Hallmarks in the study of respiratory physiology and the crucial role of Antoine-Laurent de Lavoisier (1743–1794) Am J Physiol Lung Cell Mol Physiol (2013) 305: L591–L594,
39. Grimaux, È: Lavoisier 1743–94. D'après sa correpondance, ses manuscripts, ses papiers de famille et d'autres documents inédits. Gabay, Sceaux, 1992
40. Archiv und Zeitung des Apotheker-Vereins in Norddeutschland. H. Wachenroder & L. Pley. 3. Band. Hannover, 1843
41. O'Shaughnessy, WB: The blue epidemic Cholera by the injection of highly oxygenised salts into the venous system. Lancet, I, (1831–32) 366–71
42. Stain, JH: Treatment of Cholera, by inhalation of Oxygen. Lancet, I, (1831–32) 364–5
43. Slyke, van DD: Gasometric determination of the Oxygen and hemoglobin of blood. J Biol Chem, 33 (1918) 127–33
44. Slyke, van DD: Studies of acidosis: II. A method for the determination of carbon dioxide and carbonates in solution. J Biol Chem, 30 (1917) 347–68
45. Slyke, van DD: Note on a portable form of the manometric gas apparatus, and on certain points in the technique of its use. J Biol Chem, 73 (1927) 121–6
46. JBC Contennial 1905–2005. 1000 years of biochemistry and molecular biology. J Biol Chem, 277 (2002) e16
47. Slyke, van DD et al.: The determination of gases in blood and other solutions by vacuum extraction and manometric measurement. I. J Biol Chem, 61 (1924) 523–73
48. Acosta, de J: Natural & moral History of the Indies. Reprinted from the edition of 1604. Hakluyt Society, London, 1880

49. Koehler, M et al: Die Geschichte des Sauerstoffs – von der Entdeckung bis zur medizinischen Anwendung. Pneumologie, 65 (2011) 736–41
50. Dose et al: Chemische Evolution und der Ursprung lebender Systeme (= Bücher der Zeitschrift Naturwissenschaftliche Rundschau). Wissenschaftliche Verlagsgesellschaft, Stuttgart, 1975
51. Scharf, KH: Der Streit um die Etablierung naturwissenschaftlicher, insbesondere chemischer Unterrichtsinhalte in den höheren Schulen. Dissertation, München, 2018

Kapitel 2.7

1. Morales, JO., Fathe, KR. A. Brunaugh et al.: Challenges and Future Prospects for the Delivery of Biologics: Oral Mucosal, Pulmonary, and Transdermal Routes. AAPS J 19 (2017); 652–668
2. Mehta, P: Dry Powder Inhalers: A Focus on Advancements in Novel Drug Delivery Systems. J Drug Deliv 2016 (2016); 8290963
3. Kallet, R.H: The role of inhaled opioids and furosemide for the treatment of dyspnea. Respir Care 52 (2007); 900–910
4. Mallet, J.P., P. Diot, E. Lemarié: Inhalation route for administration of systemic drugs. Rev Mal Respir 14 (1997); 257–267
5. Odyssee XXII, 481–494, in der Übersetzung von H.J.Voß nach dem Text der Erstausgabe, Hamburg 1781 Deutscher Bücherbund, Stuttgart-Hamburg, 1967
6. Ebbell, B: The Papyrus Ebers: The Greatest Egyptian Medical Document (translation to English). Levin & Munksgaard, Copenhagen; p 67, 1937
7. Kritikos, PG, SP Papadaki: The history of poppy and opium and their expansion in antiquity in the eastern Mediterranean area. Bull Narcotics 19 (1967); 17–38
8. Schmidt, E: Versuche zur Synthese des Ephedrins. Arch.d.Pharm. 243 (1905); 73–78
9. Gandevia, B: Historical Review of the use of parasympathetic agents in the treatment of respiratory disorders. Postgrad Med 51 (1975) (suppl.7); 13–20
10. Muszkat, A: Technik der Inhalationstherapie. Julius Springer, Berlin, 1923; S 1
11. Bostock, J, Riley HT: The Natural History of Pliny. Volume V (translation to English). Henry G. Bohn, London; 1856
12. Brenner BE: Where have we been. The History of Acute Asthma. In: BE Brenner: Emergency Asthma. Marcel Dekker, New York, 1999; pp 1–32
13. Stern, P: Medical advice to the consumptive and asthmatic people of England; wherein the present method of treating disorders of the lungs is shewn to be futile and fundamentally wrong, and a new and easy method of cure. J. Almon, London, 1767; pp 1–38
14. Mudge, J: A Radical and Expeditious Cure for a Recent Catarrhous Cough. E. Allen, London, 1778; pp 131–147
15. Dr. Nelson's improved earthenware inhaler. The Lancet 11 (1863);152
16. Medicinisch-chirurgische Zeitung. Band 2. Mayer'sche Buchdruckerei, Salzburg, 1815; S 394–397
17. Scudamore, C: Inhalation of Iodine and Conium in Tubercular Phthisis. Med Chir Rev 20 (1834); 420–422
18. Cohen, JS: Inhalation in the treatment of disease: its therapeutics and practice. Lindsay & Blakiston, Philadelphia, 1876; pp 184–188
19. Bergson, J: Beschreibung neuer Inhalations-Apparate. Deutsche Klinik 15 (1863); S 65–68
20. Siegle, E: Die Behandlung und Heilung der Hals- und Lungenleiden durch Einathmungen mittelst eines neuen Inhalations-Apparates. A.Kröner, Stuttgart, 1864
21. Lewin, GR: Die Inhalationstherapie in Krankheiten der Respirationsorgane mit besonderer Berücksichtigung der durch das Laryngoskop ermittelten Krankheiten des Kehlkopfs. August Hirschwald, Berlin, 1865

22. Waldenburg, L: Die Inhalation der zerstäubten Flüssigkeiten sowie der Dämpfe und Gase in ihrer Wirkung auf die Krankheiten der Atmungsorgane. Lehrbuch der respiratorischen Therapie. Georg Reimer, Berlin, 1864
23. Muszkat, A: Technik der Inhalationstherapie. Julius Springer, Berlin, 1923
24. Schmid, A: Inhalationsbehandlung der Erkrankungen der Atmungsorgane. In: Penzoldt, F., Stintzing, R: Handbuch der Speciellen Therapie innerer Krankheiten. Bd.3, S 33ff. Gustav Fischer, Jena, 1895
25. Abel, JJ: Ueber den blutdruckerregenden Bestandteil der Nebennieren, das Epinephrin. Hoppe-Seyler's Zeitschrift für physiologische Chemie 28 (1899); 318–362
26. Stolz, F: Ueber Adrenalin und Alkylaminoacetobrenzcatechin. Ber Dtsch Chem Ges 37(1904); 4149–4154
27. Dakin HD: The synthesis of a substance allied to noradrenaline. Proc Roy Soc Lond Series B 76 (1905); 491–497
28. Solis-Cohen, S: The use of adrenal substance in the treatment of acute asthma. JAMA 34 (1900); 1164–1166
29. Kahn RH: Zur Physiologie der Trachea. Arch Anat Physiol Arch Physiol (1907); 398–426
30. Ephraim, A.: Ueber endobronchiale Therapie. Berliner Klin Wochenschr 47 (1910); 1317–1320
31. Barger, G, HH Dale: Chemical structure and sympathomimetic actions of amines. J Physiol 41 (1910); 19–59
32. Willstätter, R: Synthese des Tropidins. Ber Dtsch Chem Ges 34 (1901); 129–144
33. Terray, P: Über Asthma bronchiale und dessen Behandlung mit Atropin. Med Klin 1 (1909); 79–83
34. Konzett, H: Neue broncholytisch hochwirksame Körper der Adrenalinreihe. Naunyn-Schmiedebergs Arch Exp Pathol Pharmakol 197(1940); 27–40
35. Reeder, WH, GS Mackey: Nebulized cortisone in bacterial pneumonia. Dis Chest 18 (1950); 528–534
36. Gelfand, ML: Administration of cortisone by the aerosol method in the treatment of asthma. N Engl J Med 245 (1951); 293–294
37. Zeidler, H: Raoul Dufy (1877-1953). Maler der Farben und des Lichtes. Seine Wiedergeburt durch Kortison. Akt Rheumatol 43 (2018); 121–123
38. Freedman, T: Medihaler therapy for bronchial asthma. Postgrad Med 20 (1956); 667–673

Kapitel 2.8

1. Brunschwick,J: Das Buch der Wundartzney. Handwirckung der Cirurgia. 1513 p IX
2. Großes vollständiges Universal Lexicon aller Wissenschaften und Künste. Zedler,1732, 1. Band. S. 493
3. Großes vollständiges Universal Lexicon aller Wissenschaften und Künste. Zedler, 1743, 35. Band. S. 1238
4. Sachs, M: Geschichte der Chirurgie, Band 1: Historische Entwicklung chirurgischer Operationen. Kaden, Heidelberg, 2000; S. 68
5. Gaw, JL: In: A time to heal. The diffusion of Listerism in Victorian Britain. Trans Amer Philos Soc. 89 (1999) 6
6. Bhattacharya, K: Robert Liston: "The surgeon with the fastest Knife". Ind J Surg, 84 (2022) 272–5
7. Bopp, C: Alfred Schönwerth (1865–1941). Ein Münchner Chirurg in der Nachfolge von Johann Nepomuk von Nußbaum. Dissertation. Medizin der Technischen Universität, München, 2005; S. 8
8. Zimmermann, Ritter JGv: Über Friedrich den Grossen und meine Unterredungen mit ihm kurz vor seinem Tode. Weidmannische Buchhandlung, 1788; S. 11 und 287

9. Cooper, Sir A: theoretisch-praktische Vorlesungen über Chirurgie oder Ergebnisse einer fünfzigjährigen Erfahrung an Krankenbette. Aus dem Englischen übersetzt. 1. Band, Fischer, Leipzig, 1837; S. 1 und 5
10. Szmuk, P et al: A brief history of tracheostomy and tracheal intubation, from the Bronze Age to the Space Age. Intens Care Med (2008) 34:222–8
11. Sosath, J: Die geschichtliche Entwicklung der perkutanen dilatativen Tracheotomieverfahren im historischen Kontext. Dissertation, Greifswald, 2007
12. Sprengel K: Geschichte der wichtigsten chirurgischen Operationen. Kümmel, Halle, 1805; S. 178
13. Fabricius, H: De perforatione aspera arteria in Angina. In: Opera chirurgica, Caffin&Plaignard, Lugduni,1628
14. Casserius I: De larynge vocis organo. In: De vocis auditusque organis historia anatomica; singulari fide method ac industria concinnata tractatibus duobus explicate ac variis inconibus aere excusis illustrata. 1.Buch, Ferrara, 1600
15. Dionis, P: Cours Operations de Chirurgie. Bruxelles, 1708; S. 329
16. Pierson DJ: Tracheostomy from A to Z: Historical Context and Current Challenges. Respir Care, 50 (2005) 473–5
17. Felisati, D et al: George Washington (1732–1799). Acta Otorhinolaryngol Ital. 25 (2005) 55–58.
18. Zehmisch, H: Die Kehlkopferkrankung bei Kaiser Friedrich III, Ärzteblatt Sachsen. (2003) 226
19. Sachs, M: Geschichte der Chirurgie, Band 1: Historische Entwicklung chirurgischer Operationen. Kaden, Heidelberg, 2000; S. 108
20. Cicero: De natura deorum. 3. Buch, Kap. 28.
21. Teltower Kreisblatt, Berlin: 32, 21. Juni 1888
22. Death of Sir Morell Mackenzie. Ashburton Guardian, Volume XIII, Issue 2583, 5 February 1892
23. Voß, JH: Homers Werke. Ilias, 11. Gesang. Gotta, Stuttgart/Tübingen, 1840; S. 162
24. Gerßdorf v, H: In Feldbuch der Wundarzney. Joann Schott, 1528 S. XLIII-XLV
25. Encyclopädisches Wörterbuch der medicinischen Wissenschaften. V. Gräfe, Hufeland, Link, Rudolphi. Beike, 1829; S. 198
26. Bopp C.: Alfred Schönwerth (1865–1941). Ein Münchner Chirurg in der Nachfolge von Johann Nepomuk von Nußbaum. Dissertation München, 2005; S. 10
27. Marchetti de P: Observationum medico-chirurgicarum rariorum sylloge. 1664 S. 79
28. Dionis, P: Cours Operations de Chirurgie. Bruxelles, 1708; S. 291
29. Tulpius N: Observationes medicae. 2 Buch, Leyden, 1716 S. 107
30. Valescus, de Taranta: Practica de Valesci de Taranta que alias Philonium dicitur. Lugdunum, 1535
31. Sprengel, K: Geschichte der chirurgischen Operationen. Kümmel, Halle, 1819 S. 463
32. Das erste Buch Mose, Genesis. 2. Kapitel, Das Paradies, Vers 21,22
33. Bopp C: Alfred Schönwerth (1865-1941). Ein Münchner Chirurg in der Nachfolge von Johann Nepomuk von Nußbaum. Dissertation. Medizin der Technischen Universität München, 2005; S. 9
34. Gmelin, JF: Allgemeine Geschichte der Pflanzengifte. Raspe, Nürnberg, 1777; S. 203
35. Plinius Secundus, Gaius: Naturgeschichte. Übersetzt von Ph.H. Külb. Buch 25, 4, § XCIV, Metzler, Stuttgart, 1855. S: 2814
36. Gurlt, EJ: Geschichte der Chirurgie und ihrer Ausübung. 2. Band. Hirschwald, Berlin, 1898; S. 197
37. Dioskurides, P: De materia medica. Übersetzt von Julius Berendes, Enke, Stuttgart, 1902
38. Gmelin, JF: Allgemeine Geschichte der Pflanzengifte. Raspe, Nürnberg, 1777; S. 469
39. Gerßdorff v, H: In: Feldbuch der Wundarzney. Joann Schott, 1528 S. LXXXII
40. Chauliac, de Gy: Chirurgia magna. Michaelem, Lugduni,1585; S. 273
41. Sertürner, FW: Über das Morphium, eine neue salzfähige Grundlage, und die Mekonsäure, als Hauptbestandtheile des Opium. Annalen der Physik, 25 (1817) 68–89
42. Meyer, K: Dem Morphin auf der Spur. Pharmazeutische Zeitung online. 2004; Ausgabe 16

43. Pagel, W: Paracelsus' ätherähnliche Substanzen und ihre pharmakologische Auswertung an Hühnern. Generus, 21 (1964) 113-25
44. Paracelsus, PT: Von den natürlichen Dingen. Das Sibend Capitel, Vom Schwefel. 1582; S. 143
45. Long, CW: An account of the first use of Sulphuric Ether by Inhalation as an Anaesthetic in Surgical Operations. Southern Madic Surg J, 5 (1849) 707–12
46. Povacz, F: Geschichte der Unfallchirurgie. 3. Kapitel Springer, Berlin, 2007. S. 95–121
47. Mannhemer Abendzeitung; Hammer A.: Die Anwendung des Schwefeläthers im Allgemeinen und insbesondere bei Geburten. Selbstverlag, 1847 321–46
48. Goerig, M et al: Adam Hammer (1818–1878) -Anmerkungen zu einem vergessenen Pionier der Ätheranwendung in der Geburtshilfe. Anästhesiol Intensivmed Notfallmed Schmerzther, 39 (2004) 265–275
49. Siebold v., ECJ: Über die Anwendung der Schwefel-Äther-Dämpfe in der Geburtshülfe. Abhandl Königl Ges Wissensch Göttingen, 3 (1847) 116–40
50. Genesis 3. Kapitel, Der Sündenfall Vers 16
51. Genesis 2. Kapitel, Vers 21
52. Kaufmann, M et al: Geburtshilfliche Anästhesie – Von den Anfängen zu den modernen heutigen Verfahren: „Ladies, this is no humbug". Dtsch Ärztebl, 98 (2001) A834, B 693, C647
53. Sachs, M: Geschichte der Chirurgie, Band 1: Historische Entwicklung chirurgischer Operationen. Kaden, Heidelberg, 2000; S. 237, 251, 252
54. Sauerbruch, F: Das war mein Leben. Bertelsmann, 1959; S. 57
55. Vesalius, A: De humani corporis fabrica. Venetia 1568
56. Tuffier, MM et al: Opérations intrathoraciques avec respiration artificielle par insufflation. C. R. Soc. Biol. (Paris) 48 (1896) 951–953
57. Boyer, A: Abhandlung über die chirurgischen Krankheiten und über die dabei angezeigten Operationen. 7. Band, Stahlsche Buchhandlung, Würzburg, 1822
58. Habicot, N: Question chirurgicale, par laquelle il est démontré que le Chirurgien doit assurément pratiquer l'opération de la Bronchotomie, vulgairement dicte Laryngotomie, ou perforation de la flute ou tuyau du polmon. J. Corrozet, Paris, 1620
59. Kuhn, F: Die perorale Intubation mit und ohne Druck. Deutsche Zeitschrift f. Chirurgie 81 (1906) S. 63–70
60. Kuhn, F: Technik der peroralen Tubage. Deutsche Med Wschr. 30 (1902) 539–41
61. Goldschmid, E: Heinrich Quincke. Schweiz Med Wschr, 75 (1945) 973–8
62. Murphy, JB: Surgery of the Lung. JAMA. 312 (1898) 151–165
63. Potain, M: Bulletin de l'academie de medicine. 19 (1888) 537–51
64. Mazzarello, P: A Physical Cure for Tuberculosis. Carlo Forlanini and the Invention of Therapeutic Pneumothorax. Appl Sci, 10 (2020) 1–10
65. Gluck, T: Experimenteller Beitrag zur Frage der Lungenextirpation. Berl Klin Wschr 18 (1881) 645–648
66. Schmid, H: Experimentelle Studie über partielle Lungenresektion. Berl Klin Wschr 18 (1881) 757–759
67. Krönlein, RU: Über Lungenchirurgie. Berl Klin Wschr 21 (1884) 129–132
68. Block, CO: Über Lungenresektion und ihre Indikationen, mit Demonstration von Versuchstieren. Verh Dtsch Ges Chir 11 (1882) 77–81
69. Block, CO. Experimentelles zur Lungenresektion. Dtsch Med Wschr, 7 (1881) 634–636
70. Naef, AP: Hugh Morriston Davies-First Dissection Lobectomy in 1912. Annals of Thoracic Surgery 56 (1992) 988–989
71. Brunn, H: Surgical principles underlying one-stage lobectomy. Arch Surg 18 (1929) 490–515
72. Nissen, R: Erlebtes aus der Thoraxchirurgie. Dtsch Med Wschr 79 (1955) 311–316

73. Horn L, Johnson D: Evarts A Graham and the first pneumonectomy for lung cancer. J Clin Oncol 26: (2008) 3268–3275.
74. Heidenhain, L: Ausgedehnte Lungenresection wegen zahlreicher eiternder Bronchiectasien in einem Unterlappen. Arch klin Chir, 64 (1901) 891–8
75. Rolando da Parma detto dei Capezzuto: La Chirurgia. Roma, 1264
76. Virchow, R: Gutachten über ein aus dem Kehlkopfe Sr. K.K.Hoheit des Kronprinzen entleertes Gewebsstück vom Geh. Medicinalrath Herrn Prof.Dr. Rudolf Virchow. Dtsch Med Wschr 8 (1888) 137–138
77. Sauerbruch, F: Mitt. Grenzgeb. Med. Chir. 13 (1904) 399–482
78. Hammer, A: Ein Fall von thrombotischem Verschlusse einer der Kranzarterien des Herzens. Wien med Wschr, 28 (1878) 97–102
79. Humphry, D: Researches, chemical and philosophical; chiefly concerning nitrous Oxide, or dephlogisticated nitrous air, and its respiration. Johnson, London, 1800

Kapitel 2.9

1. Gottstein, A: Allgemeine Epidemiologie der Tuberkulose. Die Tuberkulose und ihre Grenzgebiete in Einzeldarstellungen. Beihefte zu den Beiträgen zur Klinik der Tuberkulose und spezifischen Tuberkuloseforschung. Springer, Berlin, 1931
2. Moser, U: Schwindsucht; eine andere deutsche Gesellschaftsgeschichte. Matthes/Seitz, Berlin, 2018
3. Ackerknecht, EH: Rudolf Virchow: Arzt, Politiker, Anthropologe. Enke, Stuttgart, 1957 S. 11
4. Colomb v, M: Die Berechtigung der Wasserheilmethode vom wissenschaftlichen Standpunkte aus. Enslin, Berlin, 1852. Vorwort
5. Richter, CAW: Versuch zur wissenschaftlichen Begründung der Wasserkuren. Barnewitz, Friedland, 1838
6. Seidel, H: Von Perlin nach Berlin und Anderes. Aus meinem Leben. Cotta, Stuttgart/Berlin, 1925
7. Krzywanek, O: Die Entstehung der Berliner Kanalisation. Ein Kraftakt. Publikation der Freien Universität Berlin (fu-berlin.de)
8. Winklhöfer, K: Die Wasserqualität der Berliner Spree zwischen Reichsgründung und Erstem Weltkrieg. Dissertation, 2014, Berlin
9. Die Geschichte Berlins. Wikipedia.org
10. Colomb v, M: Das kalte Wasser. Schicksal einer Hydrotherapeutin. In: Hundt, I: Vom Salon zur Barrikade. Frauen in der Heinezeit. Metzler, Stuttgart/Weimar, 2002
11. Colomb v, M: Bericht in der Balneologischen Zeitung, Spengler, L. 3. Band, 1856
12. Daniel, TM: Hermann Brehmer and the origins of tuberculosis sanatoria. Int J Tuberc Lung Dis 15 (2011) 161–162
13. Brehmer, GARA: De legibus ad initium atque progressum tuberculosis pulmonum spectantibus. Dissertatio, Berlin, 1853
14. Brehmer, H: Die chronische Lungenschwindsucht und Tuberkulose der Lunge. Ihre Ursache und ihre Heilung. Enslin, Berlin, 1869
15. Delile, AR: On pulmonary consumption. Dissertation, New York, 1807
16. Leopoldina. Amtliches Organ der Kaiserlichen Leopoldino-Carolinischen deutschen Akademie der Naturforscher. Jane, 1859
17. Lower, R: Tractatus de corde item de motu, colore, & transfusione sanguis, et de chyli in eum transitu: Ut et de nenae sectione. Dissertatio, Lugduni Batavorum (Leiden), 1728

18. Mayer v, C: Zur Aetiologie und Therapie der Lungenschwindsucht. Die angeborene Kleinheit des Herzens ist ebenso wenig eine Ursache der Schwindsucht, als der verminderte Luftdruck ein Heilmittel dagegen. Zwei Antithesen gegen Dr. H. Brehmer. St. Petersburg, 1871
19. Blümel, KH: Brehmers „Ätiologie der chronischen Lungenschwindsucht" im Spiegel seiner und unserer Zeit. Beitr Klin Tuberk, 64 (1926) 216–40
20. Kinghorn, HM: Hermann Brehmer. Trans Am Climatol Clin Assoc. 37 (1921) 193–210
21. Brehmer, H: Mittheilungen aus Dr. Brehmer's Heilanstalt für Lungenkranke in Görbersdorf, 1889
22. Wolf: Brehmers Ätiologie und Therapie der chronischen Lungenschwindsucht im Lichte heutiger Anschauungen. Beitr Klin Tuberk, 31 (1914) 467–79
23. Wehmer, F: Rückblick auf Brehmers Lebensarbeit. Beitr Klin Tuberk, 31 (1914) 457–66
24. Jüttemann, A.: Die preußischen Lungenheilstätten 1863–1934 (unter besonderer Berücksichtigung der Regionen Brandenburg, Harz und Riesengebirge). Dissertation. Berlin, 2015
25. Meissen, E: Tuberkulöse Infektion und tuberkulöse Erkrankung. Beitr Klin Tuberk, 11 (1908) 175–217
26. Blümel: Neuere Ansichten über Entstehung und Verhütung der Tuberkulose. Beitr Klin Tuberk, 31 (1914) 541–70
27. Cornet, G: Die Tuberkulose. In: Nothnagel, H.: Specielle Pathologie und Therapie. XIV. Band, III.Theil, Hölder, Wien, 1899
28. Cornet, G: Die Tuberkulose. In: Nothnagel, H.: Specielle Pathologie und Therapie. XIV. Band II. Hälfte. Wien, 1907
29. Neumann, W: Das Heer der Nicht-Tuberkulösen Apizitiden und der fälschlich sogenannten Apizitiden. In: Die Klinik der beginnenden Tuberkulose Erwachsener. Springer, Wien, 1925
30. Bernhard, O: Zur Geschichte der Klima-Therapie und Physiologie des Hochgebirges. Bündnerisches Monatsblatt, Chur, 2 (1936)
31. Bruck v, B: Alexander Spengler – Pionier der Klimatherapie. Dtsch Ärztebl, 101 (2004) A357
32. Sprecher, Th: Davos, Ort des Heils. In: Bartl, A et al: „In Spuren gehen ..." Festschrift für Helmut Koopmann. Niemeyer, Tübingen, 1998, p. 323–37
33. Virchow, C: Medizinhistorisches um den „Zauberberg". „Das gläserne Angebinde" und ein pneumologisches Nachspiel. Gastvortrag an der Universität Augsburg am 22.Juni 1995. Pressedruck und Verlags-GmbH, Augsburg, 1995
34. Knopf, SA: Hermann Brehmer. The semi-centennial celebration of Brehmer's Sanatorium for the treatment of consumptives; the first institution of this kind. Reprinted from the New York Med J and Philadelphia Med J, 2. July 1904
35. Gesetz, betreffend die Invaliditäts- und Altersversicherung. Vom 22. Juni 1889. Deutsches Reichsgesetzblatt Band 1889, Nr. 13, Seite 97–144
36. Tracht, D: Architektur von Volksheilstätten um 1900. Pneumologie, 59 (2005) 901–9 Beelitz Heilstätten. Wikipedia.org
37. Luce, C: The Sanatorium Movement in America. In: The white plague in the city of Angels. Mapping Jewish Los Angeles, 2013
38. Roberts, CS: Trudeau at lake Saranac. In Selected medical luminaries. Proc (Bayl Univ Med Cent), 22 (2009) 246–63
39. Mera, FE: History of the Sanatorium Movement in America. Dis Chest, 1 (1935) 8–9
40. Gebhard, H: Zeitschr Tuberkul Heilst, 1 (1900) 38–43
41. Davies, Ch: Communicability of Phthisis. In: The causes of consumption. With special reference to its prevalence in the Isle of Man. Brown&Sons, Douglas, 1899
42. Hamel, C: Medizinalstatist. Mitt. aus dem Reichs-Gesundheitsamt,16 (1913)
43. Schmitt. A: „... leuchten wir mal hinein ..." Das Waldhaus Charlottenburg in Sommerfeld/Osthavelland 1905–1945. Ein Stück Berliner Tuberkulosemedizin. Dissertation. Berlin, 199

44. Beelitz-Heilstätten – Wikipedia

Kapitel 3.1

1. Grmek MD: Die Geschichte des medizinischen Denkens. Antike und Mittelalter. Beck, München, 1996, p 31
2. Lipphardt, V: Biologie der Juden: Jüdische Wissenschaftler über Rasse und Vererbung 1900–1935, Vandenhoeck & Ruprecht, 2011, p 147
3. Teleky, A: Die Tuberkulose. In: Gottstein, A. et al: Handbuch der sozialen Hygiene und Gesundheitsfürsorge. 3. Band. Springer, Berlin, Heidelberg, 1926, p115–402
4. Donoghue HE et al: Tuberculosis in Dr Granville's mummy: a molecular re-examination of the earliest known Egyptian mummy to be scientifically examined and given a medical diagnosis. Proc R Soc B, 277 (2010) 51–56
5. Wirth T et al: Origin, Spread and Demography of the Mycobacterium tuberculosis Complex. PLoS Pathog, 4 (2008) 1-10e1000160
6. Hershkovitz I et al: Detection and Molecular Characterization of 9000-Year-Old Mycobacterium tuberculosis from a Neolithic Settlement in the Eastern Mediterranean. PLoS One. 3 (2008) 10.1371/journal.pone.0003426
7. Comas I et al: Out-of-Africa migration and Neolithic co-expansion of Mycobacterium tuberculosis with modern humans. Nat Genet, 45 (2013) 1176–1182
8. Papyrus Ebers und die antike Heilkunde. Akten der Tagung vom 15.–16.3.2002 in der Albertina/UB der Universität Leipzig. Hrsg. Hans-Werner Fischer-Elfert; Harrassowitz, Wiesbaden, 2005
9. Moody RL: Paleopathology. An Introduction to the Study of ancient Evidences of Disease. Illinois, 1923
10. Waldron HA: The Study of the Human Remains from Nubia: The Contribution of Grafton Elliot Smith and his Colleagues to Paleopathology. Medical History, 44 (2000) 363–388
11. Smith, GE: Report on the unwrapping of the mummy of Me(r)nephtah. Ann Serv antique Ègypte, (1907) 5–8 381
12. Bartels P: Tuberkulose (Wirbelkaries) in der jüngeren Steinzeit. Arch Anthropol, 6 (1907) 243–55
13. Smith, GE. et al: Pottsche Krankheit an einer ägyptischen Mumie aus der Zeit der 21. Dynastie (um 1000 v. Chr.). Histor Biol Krankheitserr. Materialien, Studien und Abhandlungen, 3.Heft, Töpelmann, Gießen, 1910, S. 9–16
14. Kappelmann J et al: First Homo erectus from Turkey and implications for migrations into temperate Eurasia. Am J Phys Anthropol, 135 (2008) 110–116
15. Fischer-Elfert, HW: Papyrus Ebers und die antike Heilkunde. Akten der Tagung vom 15.–16.3.2002 in der Albertina/UB der Universität Leipzig. Harrassowitz, Wiesbaden, 2005
16. Schönlein JL: Allgemeine und specielle Pathologie und Therapie. Ettlinger, Würzburg, 1832
17. Baumes, M: Traité de Phthisie pulmonaire. Connue vulgarement sur le nom de Maladie de Poitrine. Ouvrage que la Société royale de Médecine de Paris – couronna en 1785. Tome 1. 2. Éd. Méquignon, Paris 1805
18. Klencke, PF: Untersuchungen und Erfahrungen im Gebiete der Anatomie, Physiologie, Mikrologie und wissenschaftlichen Medicin. Fest, Leipzig, 1843
19. Villemin JA: Etudes sur la Tuberculose. Preuves rationelles et expérimentales de sa spécifité et de son inoculabilité. Baillière, Paris, 1868
20. Behring v, E: Einführung in die Lehre von der Bekämpfung der Infektionskrankheiten. Hirschwal, Berlin, 1912
21. Marten B: A new theory of consumption: More especially of a Phthisis, or Consumption of the lungs. Knaplock, London, 1720

22. Doetsch, RN: Benjamin Marten and His „New Theory of Consumptions". Microbiological Reviews, 42 (1978) 521–528
23. Fracastorii H: De sympathia et antisympathia rerum. Liber unus. De contagione et contagiosis morbis et curatione. Libri III: Venetii 1546
24. Pesapane, F et al: Hieronymi Fracastorii: the Italian scientist who described the „French disease"*. An Bras Dermatol. 90 (2015) 684–686
25. Leeuwenhoeck A: Observations concerning little Animals in Rain- See- and Snow-water; as also in water where in Pepper had lain infused. Letter to the Royal Society 1676
26. Ackerknecht, EH: Geschichte der Medizin. 5. Auflage. Enke, Stuttgart, 1979
27. Unger, H: Virchow. Ein Leben für die Forschung. Hoffmann/Campe, Hamburg, 1953
28. Ulrichs T: Rembrandt und die Tuberkulose. Pneumologie, 62 (2008) 200–3
29. Cornet, G: Die Tuberkulose, 14. Band, 3. Teil. In: Nothnagel: Spezielle Pathologie und Therapie. Hölder, Wien, 1899
30. Predöhl, A: Die Geschichte der Tuberkulose. Voss, Hamburg/Leipzig, 1888
31. Albers, J.CH: Ueber den Genuss des Fleisches von kranken Thieren. In: Rust JN: Magazin für die gesamte Heilkunde mit besonderer Rücksicht auf das allgemeine Sanitäts-Wesen im Königl. Preuss. Staate. Reimer, Berlin. 55 1840 S. 195–241
32. Graumann, PBCh: Abhandlung über die Franzosenkrankheit des Rindviehes, und die Unschädlichkeit des Fleisches solcher Thiere. Koppen, Rostock/Leipzig, 1784
33. Laënnec, RTH: Treatise on the Diseases of the Chest and on mediate Auscultation. Transl. By John Forbes. London, 1829
34. George Sand: Ein Winter auf Mallorca, 1846. Übersetzt von K. Elsner, Nachdruck. Palma, Mallorca, 1974
35. Anneli Newill: Elias Metschnikoff und der Tuberkelbazillus. Grundlagen der Immunologie und Klinik der Tuberkulose. LitVerlag Berlin, 2016
36. Schlesinger, W: Virchow und Bismarck. Wien Med Wschr, 15 (1865). 863–4
37. Feddersen, LH: Die Darstellung Rudolf Virchows in der Vossischen Zeitung im Zeitraum vom 1. Januar 1844 bis zum 31. Dezember 1865, Dissertation, Hamburg, 2010
38. Machetanz, H: Trichinen und die Duell-Forderung Bismarcks an Virchow im Jahre 1865. Medizinhist J, 13 (1978) 297–306
39. Notes and Comments: Trichinae in sausage. The homoeopathic News, 22 (1893) 507
40. Pesapane, F et al: Hieronymi Fracastorii: the Italian scientist who described the „French disease"*. An Bras Dermatol 90 (2015) 684–686
41. Predöhl, A: Die Geschichte der Tuberkulose. Voss, Hamburg&Leipzig, 1888
42. Zedler, JH: Großes Universallexicon aller Wissenschaften und Künste, welche bißhero durch menschlichen Verstand und Witz erfunden und verbessert worden sind. 9 (1735)
43. Cohnheim, J: Die Tuberkulose vom Standpunkte der Infectionslehre. Edelmann, Leipzig, 1880
44. Koch, R: I. Die Aetiologie der Tuberkulose. Berl Klin Wschr, 9 (1882) 221–30
45. Blümel, KH: Brehmers „Ätiologie der chronischen Lungenschwindsucht" im Spiegel seiner und unserer Zeit. Beiträge zur Klinik der Tuberkulose und spezifischen Tuberkulose-Forschung, 64 (1926) 216–38
46. Sattelmair, H: Die Tuberkulose des Rindes – ein Beitrag zur Geschichte der Haustierkrankheiten. Dissertation, TU-Berlin, 2005
47. Verhandlungen der Berliner Medicinischen Gesellschaft aus den Jahren 1867 und 1868. Berlin, 1871
48. Rosenbaum, J: Kurt Sprengels Versuch einer pragmatischen Geschichte der Arzneikunde. 1. Band. Gebauer, Leipzig,1844, p 309

49. Klebs, E: Ueber die Umgestaltung der medicinischen Anschauungen in den letzten drei Jahrzehnten. In: Bericht über die allgemeinen Sitzungen im königl. Odeon. II. Allgemeine Sitzung am 20. September 1877. Amtlicher Bericht der 50. Versammlung deutscher Naturforscher und Aerzte in München,1877.
50. Hering, E: Repertorium der Thierheilkunde, 1, Verlag Ebner & Seubert, Stuttgart, 1840 p 90
51. Deutsche Encyclopaedie oder allgemeines Real-Wörterbuch aller Künste und Wissenschaften von einer Gesellschaft Gelehrten. 23. Band. Kre-Ky, Frankfurt, 1804
52. Bergius, PJ: Ueber Lungensüchtiger Cur im Viehstalle. In: Der Königl. Schwedischen Akademie der Wissenschaften Neue Abhandlungen aus der Naturlehre, Haushaltungskunst und Mechanik, für das Jahr 1782. Heinsius, Leipzig, 1785, p.298–307
53. Read M: Essai sur les Effets salutaires du séjour des étables dans la Phthisie. Rivière, Londres, 1767
54. Ferger, G: Die Inhalationskur. Balneologische Zeitung, 19 (1857) 189–297
55. Sachtleben, DW: Versuch einer Medicina Clinica oder praktischen Pathologie und Therapie der auszehrenden Krankheiten für angehende Aerzte. 1. Theil. Danzig, 1792
56. Ullersperger, JB: Die Frage über die Heilbarkeit der Lungenphthisen. Historisch, pathologisch und therapeutisch. Stahel, Würzburg, 1867
57. Raulin: Abhandlung von der Lungenschwindsucht nebst ihren auf Wahrnehmungen gegründeten Verwahrungs- und Heilungsart. Übersetzt von Grundmann. 1. Theil. v. Trattnern, Wien, 1788
58. Buchoz: Abhandlung von der Schwindsucht. Aus dem Französischen übersetzt. Felhecker, Frankfurt & Leipzig, 1770
59. Beddoes, T: Observations on the nature and cure of the calculus, sea-scurvy, consumptions, catarrh, and fever: together with conjectures upon several other subjects of physiology and pathology Murray, London, 1793.
60. Schandein, C: Ueber die Heilbarkeit der Tuberkulose. Diss. Erlangen, 1860
61. Reid, T: Über die Natur und Heilung der Lungenschwindsucht nebst einem Anhang von dem Nutzen und den Wirkungen der öfters gegebenen Brechmittel. Übersetzt von Diehl. Weiß/Grede, Offenbach, 1787
62. Ullersperger JB: Die Contagiosität der Lungenphthise. Preisschrift, von der kaiserlichen Gesellschaft des Med., Chir. und Pharm. Zu Toulouse gekrönt. Heuser, Neuwied & Leipzig, 1869
63. Woyt, DJJ: Gazophylactium medico-physicum, oder Schatz-Kammer Medizinisch-natürlicher Dinge. 16. Auflage. Hebenstreit, D.J.E.Junius, Leipzig, 1767
64. Großes Universallexicon aller Wissenschaften und Künste, welche bishero durch menschlichen Verstand und Witz erfunden worden. 4. Band. Zedler, Halle & Leipzig, 1733
65. Physikalisch ökonomische Auszüge aus den neuesten und besten Schriften, die zu Naturlehre, Haushaltungskunst, Polizei, Kameral- auch andern damit verwandten Wissenschaften gehören, mit untermischten und ganz neuen Abhandlungen und Zusätzen. 10. Band. Metzler, Stuttgart, 1769
66. Liebermeister v: Die Tuberkulose der Lungen. In: In: Ebstein W.: Handbuch der praktischen Medizin. 1.Band: Die Krankheiten der Athmungs- und Kreislauforgane. Enke, Stuttgart, 1899
67. Gottstein, A: Zur Geschichte der Lungenschwindsucht. Hygien Rundsch, 12 (1902) 265–72
68. Seidel, H: Von Perlin nach Berlin. Aus meinem Leben (1894). Biografie & Autobiografik. Tredition, Hamburg, 2012
69. Fournier, J: Beobachtungen über das schleichende oder auszehrende Fieber und dessen Ursachen und Behandlungsart. Aus dem Französischen übersetzt. Weygand, Leipzig, 1782
70. Praktischer Arzt in Wien: Gründliche Heilart der Schwindsucht für Aerzte und Leidende an dieser Krankheit. Kupffer, Wien, 1803
71. Frei, W: Tuberkulose in den Tropen und Subtropen. Acta Tropica, 7 (1950). 223–236.

72. Borrel A: Pneumonie et tuberculose chez les troupes noires. Ann. Inst. Pasteur 34 (1920) 105–48
73. Bayle, GL: Remarques sur les tubercules. J med chir pharm 6 (1803) 5
74. Baumgarten v, PC: Entdeckung des spezifischen Tuberkelbazillus, 20 (1882) 257–259
75. Malin: Repertorium der Thierheilkunde. Hering, Stuttgart. 1 (1840) 90
76. Malin: Übertragung der Phthisis pulmonalis auf Haustiere. Wschr ges Heilk, Berlin, 1939, p225–6 und Therapie. IV. Bnd, Leipzig, 1891
77. Wichmann: Die Schwindsucht. Eine Polizei-Angelegenheit. Hannov Magaz, 18 (1780) 801–14

Kapitel 3.2

1. Bergson, J: Das krampfhafte Asthma der Erwachsenen. Eine von der königlichen Societät der Wissenschaften zu Göttingen mit dem Hauptpreis der physikalischen Klasse gekrönte Preisschrift. Nordhausen. Büchting, Nordhausen 1850
2. Gesellschaft Gelehrten: Deutsche Encyclopädie oder allgemeines Real-Wörterbuch aller Künste und Wissenschaften von einer Gesellschaft Gelehrten. 8. Band. Wenner, Frankfurt, 1783 p 409
3. Floyer, J: A treatise of the asthma. Wilkin, London, 1717
4. Floyer, J: Abhandlung von der Engbrüstigkeit. Übersetzt von JCF Scherf. Gykisch, Leipzig, 1782
5. Hecker, JFK: Geschichte der Heilkunde. 1. Bd. Enslin, Berlin, 1822
6. Millar, J: Bemerkungen über die Engbrüstigkeit und das Hühnerweh. Aus dem Englischen übersetzt. Fritsch, Leipzig, 1769
7. Wichmann, JE: Ideen zur Diagnostik. Beobachtenden Ärzten mitgetheilet. 2, Bd. 2. Auflage. Helwing, Hannover, 1801
8. Universal-Lexicon der praktischen Medicin und Chirurgie. Bd.2. Franke, Leipzig, 1836 p 601
9. Wolff, I: Bemerkungen über das Asthma. J pract Heilk Wundarzney, Hufeland, Berlin, 18 (1804) 9–86
10. Stokes, W: Abhandlung über die Diagnose und Behandlung der Brust-Krankheiten. Krankheiten der Lunge und Luftröhre. Aus dem Englischen übersetzt G. von dem Busch. Heyne, Bremen, 1838
11. Laënnec, RTH: Abhandlung von den Krankheiten der Lungen und des Herzens und der Auscultation als eines Mittels zu ihrer Erkenntniß. Aus dem Französischen übersetzt. 2.Theil. Lehnhold, Leipzig, 1832 p 238
12. Laënnec, RTH: De l'auscultation médiate ou traité du diagnostic des maladies des poumons et du cœur, fonde principalement sur ce nouveau moyen d'exploration, Band 1. Brosson/Chaude, Paris 1829 p 210
13. Strümpell A: Lehrbuch der speciellen Pathologie und Therapie der inneren Krankheiten. Für Studierende und Ärzte. 1. Bd. Vogel, Leipzig, 1890 p 248
14. Willis, Th: De Asthmate. Caput XII, Sectio I. In: De medicamentorum operationibus in corpore humano. In: Pharmaceutice rationalis, sive diatriba de medicamentorum operationibus in humano corpore. In: Opera Omnia, G. Blasii, Amstelaedami, 1682
15. Leubuscher, R: Handbuch der medicinischen Klinik. 1.Bd. Engelmann, Leipzig, 1859 p 370
16. Ryan, M. Observations on the History and Cure of the Asthma; in which the propriety of using the cold bath in that disorder is fully considered. Robinson, London, 1793
17. Dioskurides: De materia medica. 1902 Übersetzt von Julius Berendes, 1998
18. Osiander, JF: Volksarzneymittel und einfache, nicht pharmaceutische Heilmittel gegen Krankheiten des Menschen. Osiander, Tübingen, 1838
19. Schröder, J: Pharmacopoeia Universalis, das ist Allgemeiner Medicinisch-Thimischer Arzney-Schatz. 3.Teil, die Kräuter und Gewächs- nebst der Thier-Lehre. 4. Auflage, Stein/Raspe, Nürnberg, 1748

20. Rougemont, FK: Versuch über die Zugmittel in der Heilkunde. Übersetzt von Wegeler. Frankfurt, 1798.
21. Gesellschaft Gelehrten: Deutsche Encyclopädie oder allgemeines Real-Wörterbuch aller Künste und Wissenschaften von einer Gesellschaft Gelehrten. 10. Band. Wenner, Frankfurt, 1785
22. Schneider, W: Lexikon zur Arzneimittelgeschichte. Sachwörterbuch zur Geschichte der pharmazeutischen Botanik, Chemie, Mineralogie, Pharmakologie, Zoologie. Bd. 1. Frankfurt, 1968
23. Jurine, L: Abhandlung über die Brustbräune. Preisschrift. Hahn, Hannover 1816
24. Allgemeine Encyclopädie der Wissenschaften und Künste. 34. Theil. Erste Section. Gruber, Leipzig, 1840 p 230
25. Laënnec, RTH: A treatise of the disease of the chest and on mediate Auscultation. Übersetzt von J. Forbes, Underwood, London, 1829 p 152;161
26. Laënnec, RTH: Traité de L'auscultation médiate, et des maladies des poumons et du cœur. 2. Bd. Chaudé, Paris, 1837
27. Dornblüth, O: Kompendium der Inneren Medizin für Studierende und Ärzte. Veit, Leipzig, 1895
28. Hippocratis opera, ed. Kühn. Lips. 1897. T. III. p. 796. aphorism. Ub. III. 96
29. Galenus: Extra ordinem Classium Libri in quibus breves rerum determinationes tractuntur, quarum perceptio, superiorum librorum lectionem requirit. Venetiis, 1556
30. Lenharzt, H: Die übrigen Krankheiten der Lungen. In: W. Ebstein, Handbuch der praktischen Medizin: 1. Band. Die Krankheiten der Athmungs- und Kreislauforgane. Enke, Stuttgart, 1899, pp. 392–516
31. Walker-Arnott: Notizen aus dem Gebiet der pharmaceutischen Thierkunde. Die gemeine Schabe, Blatta orientalis. Annalen der Pharmacie. 325 5. Abtl.Winter, Heidelberg, 16 (1835) 318–338
32. Dornblüth, O: Die Arzneimittel der heutigen Medizin mit therapeutischen Notizen. Kabitzch, Würzburg, 1906
33. Mangili, G: Saggio d'osservazioni per servire alla storia dei mammiferi soggetti a periodico letargo. Milano, 1807
34. Mangili, G: Ueber den Winterschlaf der Thiere. Arch Physiol, 8 (1808) 427–448
35. Floyer, J: A treatise of the Asthma. London, 1698
36. Klose. CL: Ueber Krankheiten als Mittel der Verhütung und Heilung von Krankheiten. Breslau, 1826

Kapitel 4.1

1. Mann, Thomas: Tristan, S. Fischer, Berlin, 1903
2. Pringsheim, Hedwig: Notizbucheintrag 22. 8. 1911. In: Jens, Inge und Walter: Frau Thomas Mann. Das Leben der Katharina Pringsheim. Rowohlt, Reinbek bei Hamburg, 2003. S. 85
3. Mann, Katia: Meine ungeschriebenen Memoiren. Hrg. von Elisabeth Plessen und Michael Mann. S. Fischer, Frankfurt, 1974. S. 78
4. Virchow, Christian: Medizinhistorisches um den „Zauberberg" – Das „gläserne Angebinde" und ein pneumologisches Nachspiel. Universitätsreden 26. Presse-Druck und Verlags-GmbH, Augsburg, 1995
5. Mann, Thomas: Der Zauberberg, S. Fischer, Berlin, 1924. 2 Bde.
6. Tolstoi, Leo: Drei Tode, Biblioteca dlja tschtenija, Sankt Petersburg, 1859
7. Dostojewski, Fjodor: Der Idiot, Russki Westnik, Moskau, Januar 1868–Februar 1869
8. Murger, Henry: Scènes de la Bohème, Michel Lévy frères, Paris 1851
9. Dieterle, Regina: Theodor Fontane, Hanser, München 2018

10. Gravenkamp, Horst: Um zu sterben, muss sich Herr F. erst eine andere Krankheit anschaffen, Theodor Fontane als Patient, Wallstein, Göttingen, 2004
11. Frisch, Max: Stiller, Suhrkamp, Frankfurt, 1954
12. Bernhard, Thomas: Die Kälte. Eine Isolation, Residenz, Salzburg-Wien, 1981
13. Claudius, Matthias: Ein Lied für Schwindsüchtige, Voßischer Musenalmanach, 1781; S. 119
14. Claudius, Matthias: Werke, Perthes und Besser, Hamburg, 1819
15. Ebstein, Erich: Schillers Krankheiten, Arch. f. Gesch. der Medizin 19 (1927); 197–203
16. Klabund: Geschichte der Weltliteratur in einer Stunde, Dürr und Weber, Leipzig,1923; S. 88
17. Morgenstern, Christian: Stufen. Eine Entwicklung in Aphorismen und Tagebuch-Notizen. Piper, München, 1922
18. Eckermann, Johann Peter: Gespräche mit Goethe in den letzten Jahren seines Lebens, 1823–1832. Zwyter Theil, F. U. Brockhaus, Leipzig, 1836; S. 299
19. Heine, Heinrich: Florentinische Nächte. In: Der Salon, Dritter Band, Hoffman und Campe, Hamburg, 1837
20. Kobylanskaya, Krystyna (Hrsg.): Frydryk Chopin. Briefe, Henschel, Berlin, 1983; S. 158
21. Scharlitt, Bernard: Chopin. Breitkopf und Härtel, Leipzig, 1919
22. Witt M, Szklener A, Kawecki J, Rużyłło W, Negrusz-Kawecka M, Jeleń M, Langfort R, Marchwica W, Dobosz T: A closer look at Frederic Chopin's cause of death, Am J Med 131 (2018), 211–212
23. Benn, Gottfried: Statische Gedichte, Arche, Zürich, 1948
24. Rothenburg, A: Bipolar illness, creativity, and treatment, Psychiatr Q 72 (2001); 131–147
25. Gothein, Marie: John Keats, Leben und Werke, Niemeyer, Halle, 1897
26. Braem, Helmut M: O'Neill, Friedrich, Hannover 1965
27. Koch, Robert: Die Aetiologie der Tuberkulose, Berliner klinische Wochenschrift 19 (1882), 221–230

Kapitel 4.2

1. Müller, Anton: Asthma. In: Letzte Lese. Universitätsverlag Wagner, Innsbruck, 1938
2. Nietzsche, Friedrich: Wir Philologen. In: Kritische Studienausgabe. Hrsg. Giorgio Colli und Mazzon Montinari. dtv, München, 1999. Bd.8, S. 22
3. Nietzsche, Friedrich: Die fröhliche Wissenschaft. 2.Buch, Abschnitt 92. In: Kritische Studienausgabe. Hrsg. Giorgio Colli und Mazzino Montinari. dtv, München, 1999. Bd.3, S. 448
4. Cohen, SG: Asthma among famous. Giacomo Leopardi (1798-1837), Italian poet and author. Allergy and Asthma Proceedings 17(1996); 377–379
5. Kryger, M: Charles Dickens. Impact of Medicine and Society. J Clin Sleep Med (2012); 333–338
6. Dickens, Charles: Pickwick Papers. Chapman & Hall, London, 1836
7. Burwell, CS, Robin ED, Whaley RD, Bickelmann AG: Extreme obesity associated with alveolar hypoventilation – a Pickwickian Syndrome. 1956. Obes Res 2(1994); 390–397
8. Bergofsky, EH: A follow-up visit with Dr. Dickens. Chest 100 (1991); 820–822
9. Karl May Stiftung: Untersuchungen der sterblichen Überreste Karl Mays. Pressemitteilung 30. 3. 2016
10. Proust, Marcel: Auf der Suche nach der verlorenen Zeit. Übersetzt von Eva Rechel-Mertens. Suhrkamp, Frankfurt, 1953-1961
11. Bogousslavsky, J: Marcel Proust's diseases and doctors. The neurological story of a life. Front Neurol Neurosci 22 (2007), 89–104
12. Proust, Marcel: Auf der Suche nach der verlorenen Zeit. Guermantes. Hg. L. Keller. Suhrkamp, Frankfurt, 1996. S. 417

13. Jens, Inge und Walter: Vergangenheit gegenwärtig. Biographische Skizzen. Radius, Stuttgart, 1994. S. 65
14. Winkler, W: Narziß mit Schuppenflechte. Spiegel Spezial III/1990, Hamburg. 51–52
15. Heller, K: Antonio Vivaldi. Reclam, Leipzig, 1991. S. 378
16. Zittlau, J: Matt und elend lag er da. Berühmte Kranke und ihre schlechten Ärzte. Ullstein, Berlin, 2009
17. Kerner, D.: Schönberg als Patient. Melos 26 (1959), 327–329
18. Großer Skandal im Musikvereinssaal. Ein abgebrochenes Konzert. Reichspost, Morgenblatt, 17458 /1913. S. 12
19. Cohen, SG: Asthma Among the Famous. Arnold Schoenberg (1874–1951) Austrian-American Composer. Allergy and Asthma Proc 19 (1998), 47–57
20. Falliers, CJ: Asthma and Human Excellence. Arnold Schoenberg and Alban Berg. The Serial Music and Serious Asthma of Two Leading 20th-Century Composers. J Asthma 23 (1986), 211–217
21. Redlich, HF: Alban Berg. Versuch einer Würdigung. Universal Edition, Wien, 1957

Bildnachweis

1. CC BY 4.0 https://creativecommons.org/licenses/by/4.0, via Wikimedia Commons
2. Rufus46, CC BY-SA 3.0 <https://creativecommons.org/licenses/by-sa/3.0>, via Wikimedia Commons
3. eigenes Bild
4. (a) Luca Borghi, Public domain, via Wikimedia Commons
   (b) Galens Vorstellung über die Energieversorgung nach Bedford, DE: The ancient art of feeling the puls. Brit Heart J, 13 (1951) 423–37
5. Kloster Disibodenberg, iStock-1066857400
6. (a) Miniatur aus dem Rupertsberger Codex des Liber Scivias
   (b) Aus: Bildarchiv Institut für Geschichte der Medizin, Wien Josephinum
7. Deutsche Bundespost
8. Monte Cassino, Adobe Stock 418522409
9. Unbekannter Künstler – muslimisches Erbe: https://digital.bodleian.ox.ac.uk/inquire/p/2a16dc40-fc18-47db-8fda-48ffc9e79abe, Gemeinfrei, https://commons.wikimedia.org/w/index.php?curid=1718587
10. Tommaso da Modena, Public domain, via Wikimedia Commons
11. Thomas v. Aquin, Abbildung aus: Brockhaus 1966 iStock 697992256
12. Library of the University of Bologna, Public domain, via Wikimedia Commons
13. Nach Peter Paul Rubens, Public domain, via Wikimedia Commons
14. Lungenkraut iStock-985267486
15. Aus: Bildarchiv Institut für Geschichte der Medizin, Wien, Josephinum
16. Gehema, JA: Grausame medicinische Mord-Mittel/Aderlässe/Schröpfen/Purgieren/Clistieren/Julepieren/ und ohnmacht-machende Herzstärkungen/wodurch unbedachtsame Geneß- und Heilmeister (nicht rechtschaffende practici) so viel tausend unschuldige Menschen jämmerlich vom Leben zum Tode helffen. Brehmen, 1688
17. Georg Fr. Nicolai: Die Mechanik des Kreislaufs. In: W. Nagel: Handbuch der Physiologie des Menschen; 1. Band, 1909. S. 672
18. Alexknight12 CC BY-SA 3.0 http://creativecommons.org/licenses/by-sa/3.0/, via Wikimedia Commons
19. eigenes Poster
20. Rothschuh, KE: Geschichte der Physiologie. Springer, Berlin, 1953 S. 30 und 31
21. Vesalius, A: De Humani corporis fabrica. Libri VII. 1542, S. 702
22. Colombo, MR: De Re Anatomica. Libri XV, Titelseite
23. De christianismi restitutio, 1553, Titelseite
24. Aus: Opera omnia, a Collegio Medicorum Londinensi edita; Aus: Bildarchiv Institut für Geschichte der Medizin, Wien, Josephinum
25. iStock 118289458
26. Young, J: Malpighi's "De Pulmonibus". Proc R Soc Med, 23 (1929) 1–11
27. Hall, WD: Stephen Hales: Theologian, Botanist, Physiologist, Discoverer of Hemodynamics. Clin.
28. Eigene Zeichnung nach Bedford, E: The ancient art of feeling the pulse. Br Heart J. 13 (1951) 423–437
29. Anonym: Fasciculus medicinae. Textsammlung, Venedig, 1491. Public domain, via Wikimedia Commons
30. Fasciculus Medicinae, Venedig 1495, PD-alt-100, https://de.wikipedia.org/w/index.php?curid=9365522
31. Alamy 2BN6AR3

32. Bedford, E: The ancient art of feeling the pulse. Br Heart J. 13 (1951) 423–437
33. Essay sur le Puls par rapport aux affections des principeaux organs. Montpellier, 1818 Public domain, via Wellcome Collection https://wellcomecollection.org/works/sy7ae4q8
34. Bedford, E: The ancient art of feeling the pulse. Br Heart J. 13 (1951) 423–437
35. (a) Wellcome Library, London. From a photograph by Heck, Vienna. Copyrighted work available under Creative Commons Attribution only licence CC BY 4.0 http://creativecommons.org/licens es/by/4.0/
    (b) Ungar, S.: Leopold Auenbruggers Neue Erfindung. Wien 1843
36. Aus: The monaural stethoscope. antiquemed.com
37. Berliner medicinische Central-Zeitung 10 (1841); 3
38. Welcome library, London
39. Science Museum London, Bridgeman UIS5065871
40. (a) Aus: The monaural stethoscope. antiquemed.com
    (b) Alamy j4a7jh
41. iStock 1344296735
42. Deutsches Röntgenmuseum, Remscheid
43. Sitzungsbericht der Physikalisch-medizinischen Gesellschaft, Würzburg, Dezember 1895, W.C. Röntgen: Ueber eine neue Art von Strahlen.
44. Wilhelm Röntgen, Public domain, via Wikimedia Commons
45. Siemens Healthineers MedMuseum, Erlangen
46. Monell, SH.: X-Ray Methods and medical uses of light, hot air, vibration and high frequency currents. E.R. Pelton, New York, 1902; Plate 37
47. Monell, SH: X-Ray Methods and medical uses of light, hot air, vibration and high frequency currents. E.R.Pelton, New York, 1902; Plate 181
48. Deutsches Röntgenmuseum, Remscheid
49. eigenes Bild
50. Adobe Stock301153351
51. eigenes Bild
52. http://resource.nlm.nih.gov/101417098 The National Library of Medicine believes this item to be in the public domain: https://creativecommons.org/publicdomain/mark/1.0/
53. http://resource.nlm.nih.gov/67820270R The National Library of Medicine believes this item to be in the public domain: https://creativecommons.org/publicdomain/mark/1.0/
54. Majority Report of the special Committee, to which the paper of Dr. Horace Green, on Injection into the bronchial tubes, and into tubercular cavities of the lungs was referred. Trans N Y Acad Med, 1 (1857) 227–257
55. Materialien der Richard Wolf GmbH, 7134 Knittlingen
56. Bozzini, Ph: Der Lichtleiter oder Beschreibung einer einfachen Vorrichtung und deren Anwendung zur Erleuchtung innerer Höhlen und Zwischenräume des lebenden menschlichen Körpers. Landes-Industrie-Comptoirs, Weimar, 1807
57. eigenes Bild
58. Materialien der Richard Wolf GmbH, 7134 Knittlingen
59. Mackenzie, M: The use of the Laryngoscope in the diseases of the throat with an appendix of rhinoscopy. Hardwicke, London, 1865
60. Desormeaux, AJ: De l'endoscope et de son application au diagnostic etx au Traitement des affections de l'urètre et de la vessie.: Lecons faites a l'hopital Necker. Baillère, Paris, 1865
61. Tobold, A: Lehrbuch der Laryngoskopie und des local-therapeutischen Verfahrens bei Kehlkopfkrankheiten. 2. Aufl. A. Hirschwald, Berlin, 1869

62. Tobold, A: Lehrbuch der Laryngoskopie und des local-therapeutischen Verfahrens bei Kehlkopfkrankheiten. 2. Aufl. A. Hirschwald, Berlin, 1869
63. Tomaszewski, S: Die Entwicklung der medizinischen Technik im Spiegel der Berliner Klinischen Wochenschrift (1870 bis 1899). Dissertation, Ruhr Universität Bochum, 2009
64. Kirstein, A.: Autoscopy of the larynx and the trachea : (direct examination without mirror) by Alfred Kirstein. F.A. Davis Publisher, Philadelphia, 1897. Quelle: Wellcome Collection. Public Domain
65. Aesculap AG für Feinmechanik (Hg.): Aesculap-Musterbuch, AG für Feinmechanik, vormals Jetter & Scheerer. Tuttlingen 1922, S. 554
66. Kirstein, A.: Autoscopy of the larynx and the trachea : (direct examination without mirror) by Alfred Kirstein. F.A. Davis Publisher, Philadelphia, 1897. Quelle: Wellcome Collection. Public Domain
67. Garcia, M.: Observations physiologique sur la voix human. La Société royale de Londre. 1835
68. Inonnu(e), CC BY-SA 4.0 <https://creativecommons.org/licenses/by-sa/4.0>, via Wikimedia Commons
69. eigenes Bild
70. Public domain, via Wikimedia Commons
71. Ardfern, CC BY-SA 3.0 https://creativecommons.org/licenses/by-sa/3.0, via Wikimedia Commons
72. Brünings, W: Die direkte Laryngoskopie, Bronchoskopie und Oesophagoskopie. Bergmann, Wiesbaden, 1910
73. Klaus D. Peter, Wiehl, Germany. Public domain, via Wikimedia Commons Repro, Universität Freiburg, Germany http://www.uniklinik-freiburg.de/hno/live/hno-op/geschichte.html klausdpeter@gmail.com
74. Brünings, W: Die direkte Laryngoskopie, Bronchoskopie und Oesophagoskopie. Bergmann, Wiesbaden, 1910
75. Frenzel, H: Die Tracheobronchoskopie. In M. Kirschner et al.: Die Chirurgie. Band IV, 2. Teil p 385
76. Frenzel, H: Die Tracheobronchoskopie. In M. Kirschner et al.: Die Chirurgie. Band IV, 2. Teil p 383
77. eigene Zeichnung
78. Sibson, F: On the method of using a Chest-Measurer, to ascertain the movements of respiration in disease, and on the indications it affords. London medical gazette or Journal of practical Medicine. 8 (1849) 362
79. Gemeinfrei, https://commons.wikimedia.org
80. Giovanni Alfonso Borelli – Motu Animalium book cover, Gemeinfrei, https://commons.wikimedia.org/w/index.php?curid=12366743
81. Borelli, Von der wundersamen Macht der Muskeln. Aus des Borelli seinem vortrefflichen Werk von der Bewegung der Thiere, 1706; Fig. 7
82. Hales, St: Vegetable Staticks, or An Account of some Statical Experiments on the sap in Vegetables: Being an Essay toward a Natural History of Vegetation. Also, a specimen of An Attempt to Analyse the Air, by a great Varrety of Chymio-Statical Experiments, Innysm London, 1727
83. Beddoes, Th et al: Considerations on the medicinal use, and on the production of factitious airs. Bulgin & Rosser, London, 1796AB8/Menzies, Dr.: A dissertation on Respiration (translated from the latin). Edinburgh, G. Mudie & son and J. Johnson, London, 1796
84. Goodwin, E: The Connection of life with respiration. Johnson, London, 1788
85. Lavoisier, de AL: Traité élémentaire de chimie. Présenté dans un ordre nouveau, et d'après les découvertes modernes. Deterville, Paris, 1801, Tab. VIII
86. https://de.wikipedia.org/wiki/CavendishCavendish – Wikipedia
87. Clayfield, W: Description of a Mercurial Air-Holder, suggested by an inspection of Mr. Watt's Machines for containing Factitious Airs. Philos Magaz, 7 (1800) 148–50

88. Kentish, E: An account of Baths, and of a Madeira-House at Bristol: with a drawing and Description of a Pulmometer; and cases, shewing its utility in ascertaining the state of the lung in diseases of the chest. Brown, Bristol, 1814
89. Vierordt, K: Physiologie des Atmens mit besonderer Rücksicht auf die Ausscheidung der Kohlensäure. Th. Groos, Karlsruhe, 1845
90. Hutchinson, J: On the Capacity of the Lungs and the Respiratory functions, with a view of establishing a precise and easy Method of detecting Disease by the Spirometer. Med Chir Trans, 29 1846) p 238
91. Hutchinson, J: On the Capacity of the Lungs and the Respiratory Movements, with the view of establishing a precise and easy Method of detecting Disease by the Spirometer. Med Chir Trans, 29 1846) p 236
92. Hutchinson, J: On the Capacity of the Lungs and the Respiratory Movements, with the view of establishing a precise and easy Method of detecting Disease by the Spirometer. Med Chir Trans, 29 1846) p 143
93. Simon, G et al: Ueber die Menge der ausgeathmeten Luft bei verschiedenen Menschen und ihre Messung durch das Spirometer, ein Beitrag zur medicinischen Diagnostik. Inauguralabhandlung, Universität Gießen, 1848
94. Wintrich, MA: Einleitung zur Darstellung der Krankheiten der Respirationsorgane. In: Handbuch der speziellen Pathologie und Therapie 5. Band, 1. Abt. F. Enke, Erlangen, 1854, p 94
95. 1905 Mills Novelty Hat Blower. In: The diverse, quirky and mostly forgotten history of Pulmonary Function testing
96. Menzies, Dr: A dissertation on Respiration (translated from the latin). Edinburgh, G. Mudie & Son and J. Johnson, London, 1796
97. DuBois AB: How it really happened. Airway resistance. Am J Respir Crit Care Med, 162 (2000) 345–34
98. Franz Xaver Karl Palko. 1724 Breslau/Prag 1767: Gott haucht Adam das Leben ein. Rijksmuseum, CC0, via Wikimedia Commons
99. Helmont, van JB: Ortus medicinae id est, initia physicae inaudita. Progressus medicinae novus, in morborum ultionem ad vitam longam. Amterdami, 1648 Redgrove, H. Stanley, No restrictions, via Wikimedia Commons
100. Hales, St: Vegetable Staticks, or An Account of some Statical Experiments on the SAP in Vegetables: Being an essay towards a Natural History of Vegetation. Also, a specimen of an Attempt to Analyse the Air, by a great Variety of chymo-statical experiments. Innys, London, 1727
101. Hales, St: Vegetable Staticks, or An Account of some Statical Experiments on the SAP in Vegetables: Being an essay towards a Natural History of Vegetation. Also, a specimen of an Attempt to Analyse the Air, by a great Variety of chymo-statical experiments. Innys, London, 1727
102. Sendivogius bei der Demonstration seiner Fähigkeit, Edelmetall herzustellen; Jan Matejko, Public domain, via Wikimedia Commons
103. Alamy J4WJJ3
104. Boyle, R: New Experiments Physico-Mathematical Touching The Spring of the air, and its effects. Hall, Oxford, 1660
105. Mayow, J.: Tractatus quinque medico physici. Primus: De Laan-Nitro; et spiritu Nitro-aereo; Secundus: De respiratione; Tertius: De respiratione foetus in utero, et ovo; Quartus: De motu musculari et spiritibus animalibus; Ultimus: De Rachitide. Sheldoniand, Oxon (Oxford), 1674
106. Alamy J985XH
107. (a) Titelblatt von Walkins, R: News from the Dead. or a True and Exact Narration of the Miraculous Deliverance of Anne Greene, who Being Executed at Oxford December 14. 1650. Afterwards Revived... Lichfield, Oxford, 1651

(b) Burdet, W: A wonder of wonders. Oxford, 1651
108. Wikipedia Commons (Gemälde von Rembrandt Peale)
109. Priestley, J.: Experiments and observations on different kinds of air. Johnson, London, 1775
110. Scheele, CW: Chemische Abhandlung von der Luft und dem Feuer. Crusius, Leipzig, 1777
111. Lavoisier, de AL: Traité Elémentaire de Chimie (1789). Cuchat, Paris, 1793, Fig VIII
112. Lavoisier, de AL: Traité Elémentaire de Chimie (1789). Cuchat, Paris, 1789 Fig VI
113. Wikimedia Commons
114. Alamy DCJCEC
115. Slyke, van, DD: Note on portable form of the manometric gas apparatus, and on certain points in the technique of its use. J Biol Chem, 73 (1927) 121-6
116. eigenes Bild
117. Schwab, G.: Die schönsten Sagen des klassischen Altertums. Bertelsmann, Gütersloh/Leipzig, 1882
118. Stein, SW, CG Thiel: The history of Therapeutic Aerosols: A Chronological Review. J Aerosol Med Pulm Drug Deliv 29 (2016); 1–22; p 3
119. Bennet, Ch: Theatri Tabidorum vestibulum seu Exercitationes Dianoeticae cum Historiis et Experimentis demonstrativis. S. Thomson, London, 1654
120. Cohen, J: Solis (1876) Inhalation in the treatment of disease: its therapeutics and practice. Lindsay & Blakiston, S.20
121. Alamy 2A3WNRA
122. Cohen, J: Solis (1876) Inhalation in the treatment of disease: its therapeutics and practice. Lindsay & Blakiston, S. 186
123. http://www.inhalatorium.com
124. Alamy W7C7WR
125. Advertisement in The Illustrated London News, 1893
126. Muszkat, A: Technik der Inhalationstherapie. Julius Springer, Berlin, 1923; S. 15
127. Muszkat, A: Technik der Inhalationstherapie. Julius Springer, Berlin, 1923; S. 15
128. http://www.inhalatorium.com
129. http://www.inhalatorium.com
130. http://www.inhalatorium.com
131. Alamy FKC2AA
132. http://www.inhalatorium.com
133. http://www.inhalatorium.com
134. Advertisement Riker La. Philadelphia 1957
135. Gerßdorff v, H: In Feldbuch der Wundarzney. Joann Schott, 1528 S. CXXX
136. Wikimedia Commons
137. Wikimedia Commons
138. eigene Postkarte
139. Cooper, Sir A.: theoretisch-praktische Vorlesungen über Chirurgie oder Ergebnisse einer fünfzigjährigen Erfahrung an Krankenbette. Aus dem Englischen übersetzt. 1. Band, Fischer, Leipzig, 1837; p 1
140. Casserius, J: De Vocis Auditusque Organis Historia anatomica. Ferrara: Victorius Valdinus, 1600, Tab.XXII
141. Dionis, P: Cours d'Operations de Chirurgie, demonstrations au Jardin du Roi. Serstevente/Claudinot, Bruxelles, 1708; S. 329 Fig XXIX
142. CC BY 4.0 https://creativecommons.org/licenses/by/4.0, via Wikimedia Commons. 1887. Wellcome Images
143. eigene Postkarte

144. Teltower Kreisblatt, Berlin: 32, 21. Juni 1888
145. Gerßdorff v, H: In Feldbuch der Wundarzney. Joann Schott, 1528 S. XLIII–XLV
146. Dionis, P: Cours d'Operations de Chirurgie, demonstrations au Jardin du Roi. Serstevente/Claudinot, Bruxelles, 1708; S. 457 Fig XXVI
147. Adobe Stock 421758885
148. Titelblatt: Valescus de Taranta, Practicae medicinae 1535
149. Der Wiener Dioskurides. Wikipedia Commons
150. Gmelin, JF: Allgemeine Geschichte der Pflanzengifte. Raspe, Nürnberg, 1777; p 203
151. iStock 501537891
152. Sertürner, FW: Über eines der fürchterlichsten Gifte der Pflanzenwelt, als ein Nachtrag zu seiner Abhandlung über die Mekonsäure und das Morphium; mit Bemerkungen, den aciden Extractivstoff des Opiums und seine Verbindungen betreffend. Analen der Physik, 27 (1817) 183-202
153. Alamy BTC18K
154. Alamy J46EJ8
155. Alamy 2ANCT1R
156. Alamy FFYMKF
157. Mannheimer Abendzeitung; Hammer A: Die Anwendung des Schwefeläthers im Allgemeinen und insbesondere bei Geburten. Selbstverlag, 1847 321–46
158. iStock-682046
159. Wikipedia Commons
160. Alamy 2E4WB58
161. Sauerbruch, F: Chirurgie der Brustorgane. 1. Band. Die Erkrankungen der Lunge. Springer, 1920 p 383 Abb. 332
162. Sauerbruch, F: Chirurgie der Brustorgane. 1. Band. Die Erkrankungen der Lunge. Springer, 1920 p 382 Abb. 333
163. Sachs, M: Geschichte der Chirurgie, Band 1: Historische Entwicklung chirurgischer Operationen. Kaden, Heidelberg, 2000; p 252 Abb. 15–9 c
164. Sauerbruch, F: Chirurgie der Brustorgane. 1. Band. Die Erkrankungen der Lunge. Springer, 1920 p 387 Abb. 335
165. iStock_505974471
166. Sauerbruch, F: Chirurgie der Brustorgane. 1. Band. Die Erkrankungen der Lunge. Springer, 1920 p 394 Abb. 341
167. Alamy 2BEG3E5
168. Murphy, JB: Surgery of the lungs. JAMA 1898, 31, 151–165, 208–216, 281–297, 341–356
169. Gottstein, A: Allgemeine Epidemiologie der Tuberkulose. Die Tuberkulose und ihre Grenzgebiete in Einzeldarstellungen. Beihefte zu den Beiträgen zur Klinik der Tuberkulose und spezifischen Tuberkuloseforschung. Springer, Berlin, 1931. P 14
170. Wikipedia Commons
171. Alamy PR09W9
172. Titelblatt Brehmer, GARA: De legibus ad initium atque progressum tuberculosis pulmonum spectantibus. Dissertatio, Berlin, 1853
173. Beiträge zur Klinik der Tuberkulose und spezifischen Tuberkulose-Forschung. 31 (1914) 457
174. Balneologische Zeitung. Correspondenzblatt der deutschen Gesellschaft für Hydrologie. ED Louis Spengler, 8 (1859)
175. Rohde, J: Vinzenz Priessnitz (1799—1851) und die Abhärtung. Schweiz Z Ganzheitsmed, 22 (2010) 45–54
176. Tracht, D: Architektur von Volksheilstätten um 1900. Pneumologie, 59 (2005) 901–9

177. Zeitungsbericht von 1876, in Eigenbesitz
178. Eylers, E: Planing the nation: the sanatorium movement in Germany. J Archit19 (2014) 667–692
179. Moeller, A: Die Behandlung Tuberkulöser in geschlossenen Heilstätten. In: Die Deutsche Klinik am Eingang des zwanzigsten Jahrhunderts. Leyden & Klemperer. IV. Band: Erkrankungen der Athemwege, des Herzens und der Nieren. Berlin & Wien, 1907 S. 146
180. Medizinische Festschrift zum 25jährigen Bestehen des deutschen Hauses Agra, 1939
181. Cornet, G: Die Tuberkulose. In: Spezielle Pathologie und Therapie. II. Hälfte. Wien, 1907
182. Moeller, A: Die Behandlung Tuberkulöser in geschlossenen Heilstätten. In: Die Deutsche Klinik am Eingange des zwanzigsten Jahrhunderts. Leyden & Klemperer. IV. Band: Erkrankungen der Athemwege, des Herzens und der Nieren. Berlin & Wien, 1907
183. Moeller, A: Die Behandlung Tuberkulöser in geschlossenen Heilstätten. In: Die Deutsche Klinik am Eingange des zwanzigsten Jahrhunderts. Leyden & Klemperer. IV. Band: Erkrankungen der Athemwege, des Herzens und der Nieren. Berlin & Wien, 1907
184. Alamy KW511Y
185. Alamy PCMFRF
186. Postkarte, in Eigenbesitz, Sanatorium Turban, Davis
187. Visual Experts Interfoto 30267841
188. Adobe Stock 408591470
189. eigene Zeichnung
190. Wellcome Images. CC BY 4.0 https://creativecommons.org/licenses/by/4.0, via Wikimedia Commons.
191. Bartels P: Tuberkulose (Wirbelkaries) in der jüngeren Steinzeit. Arch Anthropol, 6 (1907) 243–55
192. Smith, GE et al: Pottsche Krankheit an einer ägyptischen Mumie aus der Zeit der 21. Dynastie (um 1000 v. Chr.). Histor Biol Krankheitserr. Materialien, Studien und Abhandlungen, 3.Heft, Töpelmann, Gießen, 1910, S. 9–16
193. Donoghue HE et al: Tuberculosis in Dr Granville's mummy: a molecular re-examination of the earliest known Egyptian mummy to be scientifically examined and given a medical diagnosis. Proc R Soc B, 277 (2010) 51–56
194. Alamy F6R2WH
195. eigene Zeichnung nach: Comas I et al.: Out-of-Africa migration and Neolithic co-expansion of Mycobacterium tuberculosis with modern humans. Nat Genet, 45 (2013) 1176–1182
196. Wikimedia Commons
197. Visual Experts Interfoto 35036633
198. Visual Experts Interfoto 02553783
199. Wikipedia Commons Portrait von Hugo Vogel (1855–1934)
200. Adobe Stock 32219450
201. Wellcome Images. CC BY 4.0 https://creativecommons.org/licenses/by/4.0, via Wikimedia Commons
202. Alamy 2CCWWR4
203. Wikipedia Commons
204. iStock 527050025
205. Graumann, PBCh: Abhandlung über die Franzosenkrankheit des Rindviehes, und die Unschädlichkeit des Fleisches solcher Thiere. Koppen, Rostock/Leipzig, 1784
206. Zeichnung von Theo Matejko. Aus: Im Kampf gegen die Seuche. Schettler, Köthen/Anhalt, 1940
207. Alamy WAE0G3
208. Public domain, via Wikimedia Commons
209. http://ihm.nlm.nih.gov/images/B16318, Gemeinfrei, via https://commons.wikimedia.org/w/index.php?curid=19268621

210. Hebenstreit, JE: Schatz-Kammer Medicinisch und natürlicher Dinge. Leipzig 1767
211. Buchoz: Abhandlung von der Schwindsucht. Aus dem Französischen übersetzt. Felhecker, Frankfurt & Leipzig, 1770
212. Eigene Grafik
213. Gottstein, A: Allgemeine Epidemiologie der Tuberkulose. Die Tuberkulose und ihre Grenzgebiete in Einzeldarstellungen Bd.9 Springer, Berlin, 1931
214. Wikimedia Commons
215. Wikimedia Commons: Vulgata Sixtina
216. Wikimedia Commons
217. Wikimedia Commons
218. Wikimedia Commons
219. The art of medicine. Asthma, illness and identity. Lancet 372 (2008) 1030-31
220. Strümpell A: Lehrbuch der speciellen Pathologie und Therapie der inneren Krankheiten. Für Studierende und Ärzte. 1. Bd. Vogel, Leipzig, 1890 p248
221. eigene Photographie
222. Pharmacopoea Wirtenbergica: In Duas Partes Divisa, Quorum prior, Materia Medica, Histori-co-Physico-Medice Descriptam, Posterior, Composita Et Praeparata, Modum Praeparandi Et Encheireses, Exhibet, 1741
223. Rossbach, JM: Lehrbuch der Physikalischen Heilmethoden für Ärzte und Studierende. 2. Aufl., Hirschwald, Berlin, 1892 p59
224. Eigenbesitz, Zeichnung von Inge Marei Hoppe
225. Sudhoff, K: Brennstellenbilder und Ms. Rawlinson C. zu Oxford (um 1350); Tafel XXVIII. In: Beiträge zur Geschichte der Chirurgie im Mittelalter. Leipzig, 1914
226. Erstausgaben Thomas Manns (2011). Herausgeber: Antiquariat Dr. Haack, Leipzig Foto H.-P. Haack
227. aus: G. Schwarzberg: Es war einmal ein Zauberberg. Thomas Mann in Davos – eine Spurensuche. Steidl, Göttingen, 2001
228. aus: G. Schwarzberg: Es war einmal ein Zauberberg. Thomas Mann in Davos – eine Spurensuche. Steidl, Göttingen, 2001
229. iStock 1270320453
230. iStock 1066857400
231. Alamy C5WMGG
232. Claudius, Matthias: Werke, Erster Band 1819
233. Paganini, Niccolò: Kohlezeichnung von Jean Auguste Dominique Ingres
234. Alamy CPJX8X
235. Alamy RAW1DJ
236. Aus M. Sims: A Fan Letter to Charles Dickens. The New York Times 2017
237. J. Clayton Clarke („Kyd“): Mr. Pickwick. 1889
238. Von Otto Wegener – Gemeinfrei, https://commons.wikimedia.org/w/index.php?curid=13186238
239. Visual Experts Interfoto 00108461
240. Aus „Die Zeit“ vom 6. 4. 1913
241. Alamy G16EXB

Personenregister

Die Autoren

Professor Dr. med. Rainer Dierkesmann – Internist und Lungenarzt – wurde 1942 in Freiburg im Breisgau geboren, studierte Medizin an den Universitäten Freiburg, Erlangen und Würzburg und war 25 Jahre lang Chefarzt bzw. Ärztlicher Direktor der Pneumologischen Klinik Schillerhöhe in Gerlingen. Seit 1981 Mitglied in mehreren nationalen und internationalen wissenschaftlichen Fachgesellschaften war Präsident der Süddeutschen Gesellschaft für Pneumologie und Tuberkulose, der Deutschen Gesellschaft für Endoskopie und bildgebende Verfahren und der Deutschen Gesellschaft für Pneumologie, ist Ehrenmitglied der der Deutschen Gesellschaft für Pneumologie. Rainer Dierkesmann ist Ehrenmitglied der Deutschen Gesellschaft für Pneumologie, der Russischen pneumologischen Gesellschaft Pneumologie sowie Gründungsmitglied der Deutschen Lungenstiftung. Neben einer Vielzahl wissenschaftlicher Publikationen ist Rainer Dierkesmann Herausgeber und Mitautor von Medizinischen Lehrbüchern der Pneumologie und Inneren Medizin.

Professor Dr. med. Harald Morr – Internist und Lungenarzt – wurde 1944 in Helmstedt geboren, studierte Medizin an den Universitäten Freiburg, Wien und Hamburg und war dreißig Jahre lang Direktor und Chefarzt der Pneumologischen Klinik Waldhof Elgershausen in Arbeitsgemeinschaft mit der Medizinischen Fakultät der Justus-Liebig-Universität Gießen. Er war Präsident der Norddeutschen und Süddeutschen Gesellschaft für Pneumologie, ist Ehrenmitglied der Deutschen Gesellschaft für Pneumologie und Beatmungsmedizin sowie Gründungsmitglied und Ehrenpräsident der Deutschen Lungenstiftung. Neben einer Vielzahl wissenschaftlicher Publikationen ist Harald Morr Herausgeber und Mitautor von Medizinischen Lehrbüchern der Pneumologie, Inneren Medizin und Intensivmedizin.